超声扫查操作规程

SONOGRAPHY SCANNING: PRINCIPLES AND PROTOCOLS

第5版

主　编　M. Robert De Jong

主　译　王金锐　王淑敏

副主译　李丽伟　杜智慧　孙雅琴　刘　畅

译　者（以姓氏笔画为序）

马　德　王怡洁　田霁松　安众斌

孙　阳　孙素娟　杨诗源　张　丽

张　慧　张勇跃　张容锦　孟　颖

赵　朵　赵冉冉　樊雪娇　薛国艳

河南科学技术出版社

郑　州

内容提要

本书是依据美国超声医学学会最新发布的《超声诊断指南》而编写的。全书共 22 章,分别介绍了解剖生理学,正常组织结构和正常变异的超声表现,脏器扫查时患者的准备、探头选择、扫查技巧和检查原则等,逐一对腹主动脉、下腔静脉、肝、胆、胰、肾、脾,腹部、女性盆腔、男性盆腔、甲状腺、乳腺等部位的超声扫查,新生儿颅脑、脊柱和髋关节扫查,肩袖、腕管和跟腱的肌骨扫查,脑血管多普勒超声扫查及周围动静脉多普勒超声扫查等规范操作方法进行了系统介绍。本书为超声科医师必备参考书。

图书在版编目(CIP)数据

超声扫查操作规程 / (美)罗伯特·德容(M. Robert De Jong)主编;王金锐,王淑敏主译 . —5 版 . —郑州:河南科学技术出版社,2023.6
ISBN 978-7-5725-1202-5

Ⅰ . ①超… Ⅱ . ①罗… ②王… ③王… Ⅲ . ①超声波诊断 – 技术操作规程 Ⅳ . ① R445.1-65

中国国家版本馆 CIP 数据核字(2023)第 087940 号

出版发行:河南科学技术出版社
北京名医世纪文化传媒有限公司
地址:北京市丰台区万丰路 316 号万开基地 B 座 115 室 邮编:100161
电话:010-63863186 010-63863168

策划编辑:张利峰 梁紫岩 刘英杰
责任编辑:张利峰 郭春喜
责任审读:周晓洲
责任校对:龚利霞
封面设计:龙 岩
版式设计:艺澜轩
责任印制:程晋荣
印 刷:河南瑞之光印刷股份有限公司
经 销:全国新华书店、医学书店、网店
开 本:787mm×1092mm 1/16 **印张**:38.25·彩页 16 面 **字数**:878 千字
版 次:2023 年 6 月第 1 版 2023 年 6 月第 1 次印刷
定 价:348.00 元

如发现印、装质量问题,影响阅读,请与出版社联系并调换

Elsevier (Singapore) Pte Ltd.

3 Killiney Road，#08-01 Winsland House I，Singapore 239519

Tel：(65)6349-0200；Fax：(65)6733-1817

著作权合同登记号：豫著许可备字 -2021-A-0225

献给 Linda，感谢她过去 45 年以来，对我一如既往的爱和对我事业的支持。

爱能改变一切。

M. Robert De Jong, RDMS, RDCS, RVT, FAIUM, FSDMS
Owner
Bob De Jong, LLC
Ultrasound Educational Services
Where an image is more than a picture
Baltimore, Maryland
Chapter 1: Understanding Protocols and How They Are Determined; Chapter 2: Scanning Planes and Scanning Methods; Chapter 3: Scanning Protocol for Abnormal Findings and Pathology; Chapter 4: Abdominal Aorta Scanning Protocol; Chapter 5: Inferior Vena Cava Scanning Protocol; Chapter 6: Liver Scanning Protocol; Chapter 7: Gallbladder and Biliary Tract Scanning Protocol; Chapter 8: Pancreas Scanning Protocol; Chapter 9: Renal Scanning Protocol; Chapter 10: Spleen Scanning Protocol; Chapter 11: Image Protocols for Full and Limited Studies of the Abdomen; Chapter 15: Male Pelvis Scanning Protocol for the Prostate Gland, Scrotum, and Penis; Chapter 16: Thyroid Scanning Protocol; Chapter 20: Abdominal Doppler and Doppler Techniques

Aubrey Justin Rybyinski, BS, RDMS, RVT
Senior Clinical Manager
Vascular Laboratory
Navix Diagnostix
Taunton, Massachusetts
Chapter 21: Cerebrovascular Duplex Scanning Protocol; Chapter 22: Peripheral Arterial and Venous Duplex Scanning Protocols

Shannon Trebes, RDMS, RVT
Senior Sonographer II
Obstetrics and Gynecology
Johns Hopkins Hospital
Baltimore, Maryland
Chapter 14: Obstetric Scanning Protocol for First, Second, and Third Trimesters

Tricia Turner, BS, RDMS, RVT
Program Director
Diagnostic Medical Sonography
South Hills School of Business & Technology
State College, Pennsylvania
Chapter 12: Female Pelvis Scanning Protocol; Chapter 13: Transvaginal Sonography; Chapter 17: Breast Scanning Protocol

Ashley Upton, BSDI, RDMS, RVT, RVS
Pediatric Sonographer
Ultrasound
Texas Children's Hospital
Houston, Texas
Chapter 18: Neonatal Brain, Spine, and Hip Scanning Protocol

Ted Whitten, BA, RDMS, RVT, FSDMS
Ultrasound Practitioner
Sonography Department
Elliot Hospital
Manchester, New Hampshire
Chapter 18: Neonatal Brain, Spine, and Hip Scanning Protocol; Chapter 19: Musculoskeletal Scanning Protocol for Rotator Cuff, Carpal Tunnel, and Achilles Tendon

译者前言

　　临床超声技术迅速发展，WHO 临床影像诊断研究组曾提出："技术水平比设备更为重要。因设备使用人员教育不足及经验缺乏而造成误诊的有害性并不亚于没有仪器设备辅助工作的情况；尤其是超声成像，尽管其设备比许多其他影像设备廉价，但有效的超声检查对医师技术的要求更高。"超声医师的技能和知识将决定超声图像的质量和结果。作者 M. Robert De Jong 从 1976 年开始从事超声检查工作，孜孜不倦，几十年磨一剑，将多年的工作经验编写成《超声扫查操作规程》一书，奉献给广大读者。本书严格遵循美国超声医学学会颁布的指南，编写标准化超声扫查操作规程，是临床超声医学的经典参考书。

　　《超声扫查操作规程》（第 5 版）与时俱进，增加肌骨超声、肝弹性成像、新生儿髋关节、脊柱和颈部等相关内容，在保留之前的总体结构的同时，各专题章节内容均有大范围的更新。本书共包含六篇 22 章和 7 个附录：第一篇总论，第二篇病理，第三篇腹部超声扫查操作规程，第四篇盆腔超声扫查操作规程，第五篇小器官超声扫查操作规程和第六篇血管超声扫查操作规程。本书以教科书般全面详尽地介绍各系统的基础及超声知识。在内容编排上，各章风格统一，提纲挈领，重点突出，条理清晰。各章首先概述相关解剖、生理基础知识、正常变异和超声表现，接着介绍超声检查前患者准备、探头选择、患者体位和需要的扫查技巧，最后介绍各系统不同脏器扫查要求的基本图像。本书图文并茂，基础部分引用经典插图，病例部分精心筛选大量典型超声图片，重点突出，一目了然。

　　"精于工，匠于心，品于行"，每个临床专业的医师都是自己专业的"匠人"。"精雕细琢，精益求精"成就了很多杰出的医学人才，超声医师又何尝不是"匠人"，每一个手法，每一个细致入微的观察，成为疾病诊断的"福尔摩斯"，这样的技术活又何尝不是通过日积月累的打磨达到"忘技后的神来之笔"。愿本书对超声医师及相关专业的医学同仁能有所帮助。

　　衷心地感谢为本书翻译辛勤付出的各位专家教授、青年才俊；向出版社的编辑和工作人员表示深深的谢意！

　　由于翻译水平有限与经验不足，中英文表达差异，疏漏或不当之处恳请专家和读者提出宝贵意见。敬请读者批评指正。

译　者

2022 年 9 月 13 日

　　我很荣幸再次受到邀请更新和修订这部深受许多学生、教师和超声医师喜爱和使用的教科书。我从 1976 年开始一直是一名超声医师，希望多年来我学到的一些技巧和知识对学生和任何读过本书的人有所帮助，成为更好的超声医师。本版本增加了一些新的章节，包括肝弹性成像，新生儿髋关节、脊柱和颈部相关内容。考虑到超声心动图领域随着新技术的进展而迅速发展，如果只涉及基础内容，读者不会有更多的收获，也不会给超声心动图领域做出应有的贡献，所以此版本删减了超声心动图部分。本次修订采纳了 Shannon 的意见，把产科一章和产科经阴道扫查章节结合起来，因为孕妇很少进行经阴道超声检查，更多的是经腹部检查。

　　对于医学生来说，最令人沮丧的一件事情是为什么每位超声医师对患者进行扫查方式不同，没有统一的标准。此外，学校所学与实际工作中又有所不同。我希望通过阅读此书，医学生们能够理解，所有检查都有由超声学会和认证组织规定的基本扫查方式，允许超声医师在实际操作中增加扫查图像。一些超声医师可能更喜欢从横切面开始扫查，而其他医师则更喜欢从纵向切面开始，这会增加初学者的困惑。最重要的是，每次检查结束时，超声医师必须记录下要求的图像。超声检查的独特之处在于，它可以通过改变扫查顺序和扩大扫查范围来更好地检出病变。作为超声医师，我们多年来已形成自己的扫查方式。

　　超声检查是最依赖于操作者的检查方式，超声医师的技能和知识将决定超声图像的质量和结果。作为超声医师，我们经常使用批判性思维技巧来优化图像，并确定要留存哪些图像，以便为放射科医师或超声医师提供完整的诊断意见，使他们能够确定结果是否正常或是否存在病变。超声医师必须知道正常组织结构或多普勒信号，以便确定他们看到的是否存在异常。超声医师需要了解超声原理和仪器，才能获得更高质量的图像。超声设备只能对图像进行一定程度的处理，而超声医师必须通过调整适当的设备参数并选择正确的探头类型和频率，提升图像质量。

　　所有章节都遵循类似的格式，均分为三个部分。第一部分首先回顾解剖和生理学，然后是正常组织结构和正常变异的超声表现。第二部分是对脏器的扫查：患者准备、探头选择及患者体位、扫查所需的呼吸技巧和扫查技巧。最后一部分是检查原则。在撰写本书时，所有检查原则都是最新的版本，并基于美国超声医学学会（AIUM）的实践参数和国际社会认证委员会血管检测（IAC-VT）标准。AIUM 协议并非仅由 AIUM 创建，而是由超声、放射和其他在日常实践中使用超声的医疗组织共同创建和批准的。这使得遵循协议比决定是否遵循 AIUM 或 ACR 协议容易得多。IAC-VT 标准仅适用于血管检查，与 AIUM 指南非常相似。

新增内容

本版本根据美国超声学会指南和 IAC-VT 标准进行了更新，以反映目前超声检查所需的最基本图像。所有新的图像均为说明检查原则所需的图像，以及一些偶然发现的常见病变的检查示例。随着信息和图片的增加，复习题发布到了互联网上。此外，您会注意到患者的临床信息已被删除。由于目前完成超声检查的时间有限，超声医师在开始记录图像之前没有时间执行整个检查规程。许多超声检查人员开始检查，并在扫查过程中观察情况。在开始记录过程之前，一些超声医师可能会在一个切面（通常是横切面）进行快速扫查组织。我一般不会在扫查前做探查性扫查。如果声像图的目的是验证或解释另一项影像学检查的结果，我会在检查时特别关注该区域。通常在检查结束时，我会使用分屏技术记录任何肿物或病变的纵向切面和横切面图像，并进行测量。我还会根据需要在结束检查之前增加一些图像，以记录疼痛或需要特别关注的区域，包括纵向切面和横切面，无须遵循标准切面要求。

真心希望，在你一路跋涉，成为一名伟大的超声医师的旅途中有所帮助。

M. Robert De Jong, RDMS, RDCS, RVT, FAIUM, FSDMS

（翻译　孙素娟　校对　杜智慧）

致　谢

　　谚语说养育一个孩子需要举全村之力，我想说出版一部书需要举团队之力。首先，我要感谢 Elsevier 教育内容执行策略师 Sonya Seigafuse 对我的信任，并给了我这个机会。我还要感谢 Elsevier 教育、参考和连续性部门的高级内容开发经理 Luke Held 让我开启了这段旅程，并感谢 Spring Hollow 出版社的 John Tomedi 在这段旅程中为我提供了帮助和指导，给了我有见地的建议及鼓励。感谢 Elsevier 健康内容管理高级项目经理 Kamatchi Madhavan 和她的团队用文字和图像创作了这些令人难以置信的章节。没有比他们更优秀的撰稿人：Shannon Trebes，Ted Whitten，Trish Turner，Ashley Upton 和 Aubrey Rybyinski，他们为书稿的修改做了出色的工作。我还要感谢 Jeanine Rybyinski，Liz Ladrido，Marianna Holman，Tara Cielma 和 Blake Randles，感谢他们对本书图像做出的巨大贡献。

　　如果不是有以下超声医师的指导及他们的友情帮助：Marveen Craig、Anne Jones、Marsha Neumyer 和 Frank West，我不会成为超声界一名超声医师。我真的很幸运有这些超声界的传奇人物培养和引导我成为一名超声医师。我也要感谢我在霍普金斯大学的所有员工，因为他们允许我暂时离开并投身于我的事业。他们是非常优秀的职员和团队，受到每个领导者的青睐。

　　我还想感谢杰出的超声学家 Ulrike Hamper 博士，他培养我成为一名更好的超声医师，让我参与 AIUM、SRU 和 RSNA 的工作，把我介绍给全国最好的放射科医师，许多人在我的职业生涯中支持我，让我在全国会议上担任演讲者。我想感谢 Bob Gaylor 博士多年来的支持，他激励了我参与这个项目。最后，我要感谢我的第一位也是有史以来最好的领导 Michael Reese 先生，是他把我培养成了我想成为的领导者。

　　Bashir Zikria 博士和 Sheera Lerman Zohar 博士在这个项目中，如关爱患者般关心我、鼓励我，总是询问我本书进展如何，在他们的指导下，我度过了最艰难时期。

　　最后，也是最重要的是我的家人。感谢我的父母 Bob 和 Doris 向我灌输对上帝的信仰及良好的职业道德。我的两个儿子，Alex 和 Daniel，感谢他们理解为什么爸爸总是在工作，以及他们极大的支持和爱。还有点不寻常的是，我的猫 Maggie 一直陪我坐在那里打字，直到凌晨，有时"她"用爪子在键盘上帮我打字。而我的妻子 Linda，是上帝赐予我一生的伴侣和最好的朋友。在过去的45年里，我们经历了许多风风雨雨，但我们对彼此的爱比以往任何时候都要强烈。你能够理解为什么我在电脑前无数个小时、无数天、无数周、无数月，几乎整天都不理你，这使我不再感到内疚。是你一直在默默支持我。

M. Robert De Jong，RDMS，RDCS，RVT，FAIUM，FSDMS

（翻译　孙素娟　校对　杜智慧）

目 录

第一篇 总 论

第二篇　病　　理

第三篇　腹部超声扫查操作规程

第六篇　血管超声扫查操作规程

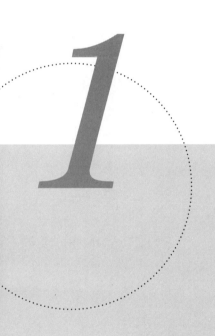

第一篇

总　论

第 1 章

熟悉检查原则及其定义

M. Robert DeJong

关键词

认可体系	健康保险可携性和责任法案（HIPAA）
辐射防护与安全最优化（ALARA）	患者身份识别腕带
病情介绍	病理情况
先天性异常	个人防护设备（PPE）
当前程序术语（CPT）代码	扫查规程
卧位	执业范围
电子病历（EMR）	超声技师
人体工程学	超声医师

目标

完成本章阅读后，你将掌握以下内容。

1. 列出确定扫查操作规程需要的脏器图像。
2. 讨论完整和有限的当前程序术语（CPT）代码之间的差异。
3. 讨论先天性异常和病变是如何影响最终扫查操作规程的。
4. 定义描述器官超声表现的术语。

扫查操作规程的决定因素

扫查规程可能会让医学生或新入职医师感到非常困惑。扫查规程到底是什么？在超声检查中，扫查操作规程规定了需要做出诊断或鉴别正常结构所需要的超声图像。超声技术员通过超声波获得患者的声像图，负责采集扫查操作规程要求的图像。尽管各个医疗机构扫查操作规程可能有所不同，但其本质要求相似。例如，A 医院可能要求在扫查右上象限（RUQ）时显示右肾全貌，而 B 医院可能只需留存伴有测量的右肾长轴图像。造成这些差异的原因是什么？全国各地的扫查操作规程不应该都是统一的吗？

超声医学组织机构

美国的超声机构和使用超声的医疗机构如美国妇产医师学会（ACOG），正在与超声认证机构合作，评估超声检查的研究质量、报告，以及帮助制定标准的超声扫查操作规程。这些组织包括美国医学超声学会（AIUM）、超声放射医师学会（SRU）、美国放射学学会（ACR）、儿科放射医师学会（SPR）、妇产医学学会（SMFM）、介入放射学学会（SIR）和ACOG。

超声检查可能在不同的科室进行，都需要执行超声扫查操作规程，须与相关的科室合作。例如，对于任何与泌尿系统相关的扫查规程，美国泌尿学协会（AUA）都有研究介入，因为有些泌尿科医师在泌尿科进行超声检查。

认证机构

检查原则的共同点是遵循认证机构的要求，他们的标准是要求至少一组图像由该机构认证。一些保险公司需要认证才能报销费用。各部门可以增加扫查操作规程要求之外的图像或视频，但不能删除其所需的图像。认证机构包括 AIUM、ACR 和跨协会认证委员会 - 血管检测（IAC-VT）。ACR 和 IAC-VT 为进行血管检查的科室或部门提供认证，AIUM 为进行非血管超声检查的部门提供认证。AIUM 的官方网站上有血管扫查操作规程，但他们并不通过 AIUM 提供血管认证。他们通过与 IAC 合作，为各方面超声检查的标准提供认证。ACR 对血管和非血管检查进行认证，大多数超声更喜欢 ACR 认证，因为他们为放射科的所有成像模式提供认证。大多数血管科通过 IAC-VT 获得认证，而自行进行超声检查的非成像部门，如泌尿科和内分泌科，则通过 AIUM 获得认证。检查原则和认证标准应每年更新一次，并且各机构的网站上可以找到。

编码

影响检查原则的另一个方面是发送给保险公司的账单代码，称为当前程序术语代码，或者 CPT 代码更为常见。CPT 代码的主要目的是定义完整和有限的超声检查。超声科使用的内部代码，如 US123 是肾超声代码，在 CPT 上代码为 76775。保险公司进行计费时，使用代码 76775，而不是代码 US123。CPT 代码 76775 用于"超声、腹膜后（如肾、主动脉、淋巴结）和图像文档，实时，图像记录，有限的"。CPT 手册定义了全面检查，合理收费所需要的超声图像。完整的腹膜后扫查的 CPT 代码 76770 定义如下：腹膜后的完整超声检查包括实时扫描肾、腹主动脉、髂总动脉起始处和下腔静脉，也包括任何已证实的腹膜后异常。另外，如果临床病史表明存在泌尿系病变，则肾和膀胱的全面评估也包括腹膜后超声检查中。这意味着，如果您所在科室的肾超声检查代码为 76770，但最终报告中未对膀胱进行扫查或评估，保险公司将拒付检查，因为提交的 CPT 代码根据定义是一项全面的研究，但实际进行的是局部项目的检查。一旦被保险公司拒付，该部门可能无法再次为该检查收费。如果一个机构只进行了部分检查而被查到是收取了完整的检查费用，他们将被处以重罚。CPT 手册中有需要完整成像目录，应该检查每个新版本，并根据需要更新协议。

　　图像存储的展望：随着技术的发展，扫查规程也在不断更新。目前，一些医院采集视频和静态图像，而另外一些医院只留存视频。通过体积成像，一些科室可以获取大量断层数据，如计算机断层扫描（CT）和磁共振成像（MRI）。随着行业的发展，将会出现记录和存储图像的新方法。

先天性异常和病理学对扫查操作规程的影响

　　超声医师必须了解并意识到先天性异常，因为这需要调整检查方案。先天性异常是指出生时不正常或发育异常，如胆总管囊肿或异位肾。如果超声医师在肾区未扫查到肾，应该扩大扫查范围达盆腔区域，以探查可能的异位肾。如果处于正常位置的一侧肾大小正常，身体的其他位置往往会有另一个肾，因为仅有一个肾时肾体积会增大。

　　当发现病理变化时，应该扩大扫查范围。如发现可疑肝转移时，应扩大扫查范围，寻找原发肿瘤及腹部淋巴结。另一个例子是在右上象限（RUQ）发现腹水。一旦发现腹水，应记录腹水范围，需要扫查侧面、盆腔和左上象限（LUQ）。有时，有明显症状患者的病因没有被诊断出来，超声医师需要继续扫查。例如，患者出现双腿肿胀，但在腿部静脉中未发现深静脉血栓形成（DVT），超声医师应扩大扫查范围，检查下腔静脉，以寻找中心静脉血栓。

扫查操作规程的非图像方面

　　扫查操作规程不仅明确了超声医师需要的留存图像，还明确了患者的检查体位、探头和频率、患者检查前准备及其他信息。此外，扫查操作规程还提示超声医师，当存在先天性疾病或病理情况时，需调整扫查方案及短期随访检查需要的图像。

扫查操作规程：患者体位和扫查切面

　　扫查操作规程描述获得所需图像的最佳检查体位及所需的特定检查体位。例如，胆囊扫查操作规程要求患者从仰卧位开始，并根据患者的情况，将患者转为左侧卧位，也称为右侧向上（RSU）位。卧位是指患者侧卧，向上或向下侧躺，其他体位包括俯卧、斜卧和坐位。各种患者体位如图 1.1 所示。

　　所有检查原则都要求至少在两个平面上获得图像，通常是纵向切面和横切面。其他成像平面包括斜切面、冠状切面、矢状切面和脏器的纵向长轴切面。

扫查操作规程：图像存储

　　随着技术的发展和在服务器上存储图像的成本降低，超声检查的存储正在发生变化。尽管图像存储和通信系统（PACS）播放的视频片段的大小是一个限制因素，但这已不再是现代 PACS 的问题。超声科室之间需要记录的图像数量可能会不同。随着越来越多的科

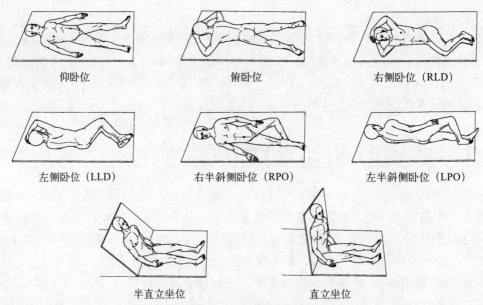

仰卧位　　　　　　　　　俯卧位　　　　　　　右侧卧位（RLD）

左侧卧位（LLD）　　　　右半斜侧卧位（RPO）　　　左半斜侧卧位（LPO）

半直立坐位　　　　　　　　　直立坐位

图 1.1 患者标准体位

根据所评估的感兴趣区，超声检查时患者采用不同的体位。最佳患者体位取决于能否获得最佳切面。标准检查是指在扫查期间使用不同的患者体位来评估各种器官。请注意，作为标准检查的一部分，必须在图像上注明体标。

室将动态视频增加整合到他们的扫查规程中，超声医师可以在评估解剖结构的同时获取这些视频，以确定扫查脏器是正常还是异常。使用检查原则对于有条理、有组织地存储记录及今后的对比研究至关重要。需要按照扫查操作规程要求的步骤进行扫查。

超声医师和患者

1. 按照部门的规定着装。许多医疗机构正在采用依据科室部门不同，员工的工作服颜色不同，从而易于区分。例如，影像诊断人员，无论他们在哪个部门工作，都穿蓝色制服，护士穿绿色制服。确保您了解佩戴首饰和文身的指导原则。如果允许穿便装，确保医师们知道什么是可以接受的，什么是不可以接受的。耦合剂和体液会弄脏衣服，所以确保这些衣服可以清洗；去污洗衣剂可以帮助去除耦合剂污渍。如果允许穿几件白大衣，可以考虑自行购买。请记住，胸卡也是制服的一部分，在工作时应始终佩戴胸卡，以便于其他人可以看到你的名字。你是你工作所在地的代表，所以着装要得体。

2. 尽快向患者做自我介绍，如你从候诊区接诊患者到诊室时。

3. 通过检查住院患者身份识别（ID）腕带，核实患者信息；一些医院和诊所也将其用于门诊患者。典型的 ID 腕带显示患者全名、出生日期、医院标识或病历号。如果患者没有身份识别腕带，请根据医院要求的信息确认患者。一些科室不允许让医师检查丢失身份识别腕带的住院患者。虽然腕带通常应该戴在患者的手腕上，但也可能在患者身体的其他部位（如脚踝）。

4. 用通俗易懂的语言向患者简要解释检查。如告诉患者，在接受检查时他或她需要左侧卧位，而不是平卧位。开始检查前，一定要询问患者是否有顾虑。确保你说话清晰，语速缓慢。

5. 如有需要，由患者自诉或从电子病历中获取简要病史，并获取所需的实验室检查数值和手术或其他影像报告。EMR 取代了患者的体格检查表，包含患者体格检查结果、生命体征、手术记录、实验室数值、影像报告和医师记录等信息。避免在询问和检查相关的病史时使用患者可能不理解的医学术语。

6. 始终要专业地、有礼貌地、尊重你的患者、同事和其他员工。

7. 在公共场所不要讨论患者信息或讲述患者的故事。注意你在社交媒体上发布的关于工作的内容，以及使用社交媒体作为抱怨的场所，尤其是关于你检查的患者。医师会因社交媒体内容不当而失业。尽管看起来很遥远，但你的评论可以被视为违反了 HIPAA。HIPAA 是一项美国法律，旨在提供隐私标准，以保护患者医疗记录和其他医疗保健的提供者。尽管这可能很困难，但千万不要告诉患者或家属超声检查结果，也不要对检查结果发表你的意见，无论他们如何乞求或威胁你。一种解决方案是让超声医师，即解释超声检查的医师，与患者或家属交谈。与经验丰富的员工讨论如何处理这些情况。记住只有医师才能合法地做出诊断，关于违反超声医师的执业范围，可以在诊断医学超声学会（SDMS）网站上找到。在医疗保健领域，执业范围会告知医疗保健从业人员在其执业范围内可以执行的程序、行动和流程。

患者和超声医师的临床安全性

1. 熟悉你所在机构的标准应急预案，如果出现相关问题，请联系相关部门，尤其是要遵循的正确程序，如果个人防护设备遇到针头污染，请联系相关部门。

2. 熟悉隔离政策和 PPE 的位置，包括工作服、手套、口罩和眼部防护。超声医师还需要知道如何对设备和探头进行消毒，超声设备的哪些部分可以擦拭，使用何种消毒剂，以及在哪里找到它们。并非所有的消毒产品都能用于超声设备和探头。超声检查人员需要了解在制造商网站上如何能找到有关消毒产品的信息。请注意，可能不同的超声设备和探头所需要的消毒产品是不同的。使用不正确的产品可能会损坏设备。最后，超声医师需要知道如何安全使用消毒产品，需要什么 PPE，以及如何处置使用过的产品。感染预防部门和安全管理员是最好的顾问。

3. 熟悉超声医师在无菌手术中的作用。可能包括探头准备，如何正确地连接穿刺活检设备，打开无菌试剂盒，以及确定活检区域的安全方法。

4. 熟悉以专业的方式帮助患者穿好病号服，这有助于保持患者的尊严。

5. 当帮助患者上下轮椅时，确保两个制动器都已锁定，腿部支架和搁脚板已推开。以正确且安全的方式帮助患者。

6. 帮助随身携带医疗装备的患者，如静脉注射（IV）泵和（或）Foley 导管袋。

7. 在帮助患者上下担架时，确保检查床和担架制动器已锁定，担架栏杆的另一侧是抬高的状态。

8. 为需要帮助的患者准备一个带手柄的脚凳，以方便他们登上检查床。

9. 如果患者已经在担架上，请避免在将担架抬进检查室时撞到墙壁。如果担架难以移动，请找其他人帮助，不仅是为了患者的安全，也是为了你自己的安全。在担架上活动时，背部或肩部很容易受伤。担架就位后，踩下刹车。

10. 给患者披上合适的衣服以便于检查，确保他或她尽可能舒适。

11. 介入性手术需要告知患者手术细节、风险及替代方法。由手术医师或助手通知并签署知情同意书。患者必须在知情同意书上签字后才能进行手术。知情同意书必须有一名见证人，可以是超声医师。家属或监护人可以为未成年人或不能沟通，以及不能自行签字的患者签署同意书。

12. 强烈建议所有经阴道超声检查都由另一名医疗保健专业人员陪同，即便超声检查者是女性。陪同人员必须是医疗机构人员，不能是家庭成员。一些医院强制要求有陪同人员在场。根据该医院的要求，需要对陪同人员进行记录。在电子病历系统中，通常会记录这些信息。陪同人员不仅能保护患者，还可以保护进行检查的超声医师。已经有女超声医师因"不当"地使用经阴道探头而被患者起诉。

13. 如果患者需要单独留在检查室，超声医师需要知道该怎么做。超声医师至少需要抬起两侧的扶手，确保检查床或担架已锁定，并将呼叫铃交给患者。

人体工程学的重要性

1. 超声诊断中的人体工程学涉及设备的设计，确定正确的工作流程、超声医师检查时的位置，以及正确使用探头，以便超声医师能够安全地完成工作。当超声医师不以人体工程学的方式进行检查时，他们有受伤的风险，尤其是肌肉、神经、韧带和肌腱。一整天的检查，大量的重复动作可能会导致超声医师肌肉骨骼（MSK）损伤。

2. 为了减少与工作相关的肌肉骨骼疾病（WRMSD）和疼痛，超声医师需要了解如何正确调整超声设备的高度，正确调整显示器和键盘，以及如何确定患者的体位和检查床。显示器和控制面板应符合人体工程学设计，以便可以调整高度和倾斜度，以适应站位或坐位的检查者及超声仪器的高度。

3. 为了保护自己，在移动患者、超声设备、担架和轮椅时，超声医师需要学习人体力学知识。

4. 超声医师需要学习如何使用楔子和垫块来帮助定位患者。

5. 固定探头时，应使用电线支撑装置来减少手腕和前臂的旋转。应使用扫查支撑海绵在扫查时为超声医师提供支撑。

6. 扫查椅的设计应符合人体工程学，以帮助超声医师保持正确的姿势，并能轻松移动。椅子应高度可调，并包括可调节的腰部支撑，以保持直立姿势。椅子应该可以旋转，在患者和机器之间轻松旋转，而不影响身体协调。

7. 检查床应专门设计，使患者和超声医师都感到舒适。床的高度应该是可调节的，以便于将患者置于头低脚高或头高脚低位。符合人体工程学的阴道扫描，应该有可用的马镫，床的末端应该更低或有一个开口。

扫查技巧

1. 检查前选择合适的探头，并将其安装在仪器上，以便快速使用。

2. 使用耦合剂（如凝胶），去除探头和患者皮肤表面之间的空气，使用前最好加热。

3. 扫查过程中，探头加压是重要的扫查方法，有助于推开气体，在加压前应先告知患者。

4. 熟悉创建图像的按键。合理地使用总增益、时间增益补偿（TGC）、图像对比度、视野或深度及聚焦，优化灰阶图像。优化和调整频谱和彩色多普勒。

5. 使用合适的输出功率，遵循 ALARA 原则（尽可能低）。重要的是保证有足够的功率来呈现高质量图像。如果使用的输出功率太低，在不增加远场增益的情况下很难探及深方的结构，这样将会增加图像中的噪声并降低分辨率。使用正确的预设条件可以确保功率在安全的水平。

图像储存

1. 所有图像都必须包含以下信息。

（1）患者姓名、身份证号或病历号。

（2）检查时间。

（3）检查地点（医院、门诊或私人诊所）。

（4）进行超声检查患者的姓名或首字母缩写。

（5）检查部位或检查脏器，如右肾、左下象限（LLQ）。

（6）患者体位，如仰卧位，RSU。

（7）扫查平面，如纵向切面、横切面或冠状面。

（8）若使用缩写，如 long 代表纵向，rt 代表右侧，kid 代表肾，请确保它们是该部门使用的公认缩写。如果一位超声医师将右肾缩写为 rt kid，而另一位超声医生将右肾缩写为 r ren，这可能会令人困惑。

2. 图像标识应位于图像的周边。尽量不要在图片上标注，除非你已对同一张图像留取了没有标注的版本。标识为医师提供重要的诊断信息同时，可以帮助超声医师理解图像。例如，超声医师在肠蠕动区域上注释"肠道"，可以避免误认为是病理改变。

扫查提示

1. 正常解剖和病变必须至少在两个平面进行扫查，通常是纵向切面或矢状面和横切面。单一切面无法准确显示整个器官或区域。任何病变都必须在至少两个平面上进行检查，以确保扫查到的是病变，而非伪像。

2.通过每 1cm 或 2cm 获取一个超声切面图像是不切实际的。因此，给超声医师提供进行诊断的代表性图像必须准确地代表正常或异常结构。使用动态视频有助于超声医师理解静态图像，如通过观察视频中的肠管蠕动可帮助鉴别肠道。

超声报告

1.超声报告是用作放射科和超声科医师解释图像及相关细节。

2.阐述病例并解释。

3.必要时结合患者的实验室检查结果及其他已知的相关信息，如其他影像检查结果。

4.展示所使用的技巧。

5.使用合适的超声诊断术语描述超声检查结果（框图1.1）。

6.将任何技术或患者相关的事项全部告知超声医师。

框图 1.1 超声描述

超声成像术语

- 无回声：既没有也不产生回声，内部没有回声，如囊肿。
- 伪像：与真实结构不一致的回声。
- 混合回声：超声显示不均匀结构，包括囊性和实性成分，如坏死性肿物。
- 囊性：充满液体的结构，不产生任何回声，如正常胆囊。
- 有回声：组织反射声波和产生回声的特征。例如，甲状腺为等回声。
- 回声不均匀：产生不同振幅回声的结构。正常肾回声不均匀，因为它由不同强度的回声组成。
- 回声均匀：由相似的回声组成的结构。甲状腺回声均匀。
- 高回声：比周围组织回声高，血管瘤是肝内的高回声肿块。
- 低回声：回声低于周围组织。肝转移瘤可表现为低回声。
- 等回声：具有相似回声的区域为等回声。前列腺癌很难被发现，因为癌组织与正常前列腺组织回声相同。

标记和扫查定位术语

- 前部：位于器官的前面或前方。
- 足侧：表示更靠近脚。
- 头侧：表示更靠近头。
- 远端：任何离参考点较远的位置；近端相反。
- 外侧：距离身体或结构的正中面或中线更远的位置。
- 内侧：靠近身体中线。
- 后方：位于后面。
- 近端：更靠近参考点的位置。
- 上极：位于上方；朝向头侧。

体位术语	（续框图）

- 卧位：躺在水平面上，根据身体停留在床面的部分而定；因此，左侧卧位的方向指患者左侧身体着床。
- 俯卧：面朝下躺。患者趴在检查床上。
- 矢状面：将身体分成左右两部分的垂直面；正中矢状面是将身体分成左右两半的平面。
- 仰卧：头部放于枕上，面部朝上，平卧于检查床上。
- 头低足高位：患者仰卧，以 30°～45° 倾斜，使足高于头部。

声像图描述

1. 检查完成后，有些医院需要超声检查者填数据表格，或提供扫查结果以及超声检查结果的书面报告。任何类型的书面文件都会成为患者病历的部分。

2. 书写和表述诊断意见需要谨慎措辞，选择合适的术语。

3. 对于异常发现，需描述其回声、大小、位置及与邻近结构的关系。

4. 如果超声检查者在扫查观察表中没有提及异常，但是却储存了相应的图像，他（她）的行为相当于已在法律规定的执业范畴内进行了操作。

（翻译　孙素娟　李丽伟　校对　杜智慧）

第 2 章

扫查切面和扫查方法

M. Robert DeJong

关键词

入射角	方向
轴位图像	位置定位
冠状面	压力
聚焦区域	矢状面
长轴	短轴
纵向切面	横切面
测量	斜切面

目标

完成本章阅读后，你将掌握以下内容。

1. 定义关键词。
2. 解释超声波成像原理。
3. 区分扫查切面和图像。
4. 熟悉扫描平面。
5. 熟悉扫查方法及探头选择。
6. 掌握得出准确测量结果的方法。
7. 识别体表标记。

标记图像

超声医师如何评估超声图像？首先，需要知道患者体位，是仰卧位还是冠状位检查？其次，需要知道用于获取图像的扫查平面，是纵向切面还是横切面？记住，探头就像手电筒，只能看到声束路径上的组织结构，只有看到解剖结构才能理解图像的方位。最后，了解图像解剖结构和器官的正常超声表现是判断图像正常或异常的关键。

解剖平面

超声检查中使用的扫描平面与人体解剖平面相同（图 2.1）。扫查图像平面取决于探头的位置及声束进入人体时的方向。

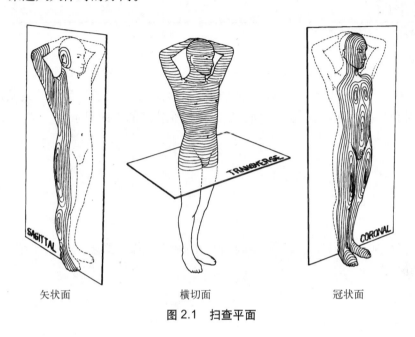

矢状面　　　　　　　　横切面　　　　　　　　冠状面

图 2.1　扫查平面

1. **矢状面**　正中矢状面将人体分成相等的左右两部分，在图像上通常称为正中矢状面（ML）。旁矢状面是平行于中线左右两侧的平面。当探头处于纵向或矢状切面时，通过将探头移动到患者身体的右侧或左侧，可以获得这些平面。就本书而言，除非另有说明，"矢状面"指旁矢状面。

2. **横切面**　将人体分成上下两部分，并与矢状面垂直。探头旋转 90°，向上或向下移动便可获得。

3. **冠状面**　将人体分为前后两部分。该平面通过沿患者一侧扫查获得，腹部扫查时探头指向身体的另一侧。经阴道和三维（3D）成像也可获得该切面。

扫查平面概述

扫查平面用于确定声束进入人体的方向及从该方向观察的解剖结构。

扫查平面通常是倾斜的，换言之，通过轻微旋转探头，使切面倾斜或成角。倾斜的程度取决于感兴趣区在人体的位置。大多数人体结构稍微倾斜，它们通常不会与人体长轴平行或垂直。斜扫查平面通常可以显示结构的最大长径。

身体结构必须在平面上观察，通常是纵向和轴向平面。纵向切面显示结构的长度和深度。轴向切面显示宽度和深度。大多数人用横切面这个词来表示轴向切面。例如，超声医生可能会将肝图像标记为右肝横切面（RT Trans liver）。

超声医师也会交替使用矢状（sag）和纵向（long）这两个术语。例如，超声医师从矢状面获取的主动脉图像标示为主动脉纵向切面图像。

超声扫描平面

矢状面

矢状面扫查（图2.2）是指声束从前方进入人体，患者处于仰卧位，或从后方进入，患者处于俯卧位。探头通常垂直于地面。解剖结构在特定的方向显示：

- 前方
- 后方
- 上方
- 下方

> **注意**：矢状面扫查观察不到其内侧和外侧的结构，探头必须向右侧或左侧移动以显示旁矢状切面。

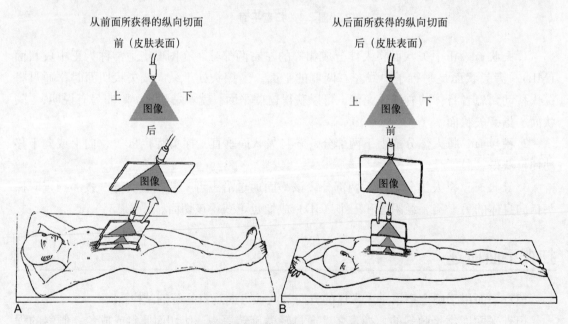

图2.2 A.矢状面扫查，前入路。B.矢状面扫查，后入路

横切面

横切面（图2.3）与矢状面成90°是指声束从前方或后方进入人体。通常情况下，声束垂直于地面，或略微向头侧或足倾斜。当声束从前方或后方进入时，解剖结构在特定的方向显示。

- 前方
- 后方
- 内侧
- 外侧

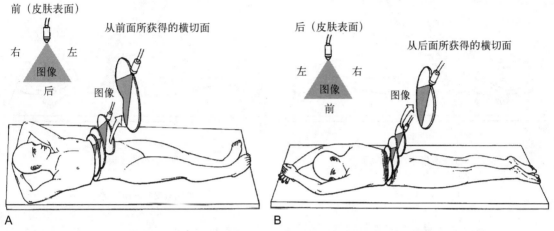

图2.3　A.横切面扫查，前入路。B.横切面扫查，后入路

注意：在横切面扫查中观察不到其上方和下方的结构，探头必须从横切面向上或向下移动，以显示相邻的解剖结构。

冠状面

冠状面扫查是指声束从右侧或左侧进入人体。通过探头沿身体一侧扫查来实现(图2.4)。纵切面和横切面都可以在冠状面上获得。在该平面上扫查主要原因之一是可以在肠道下方或肋间观察。大多数肝图像都是从系列冠状切面中获得的，因为这组切面能够最大限度地观察到肝实质。

扫查平面和解剖结构

通过纵向切面或长轴扫查方法，可以观察到的人体结构的以下方面：
- 前方
- 后方
- 上方
- 下方

通过横切面扫查方法，可以观察到的人体结构的以下方面：
- 内侧
- 外侧
- 上方
- 下方

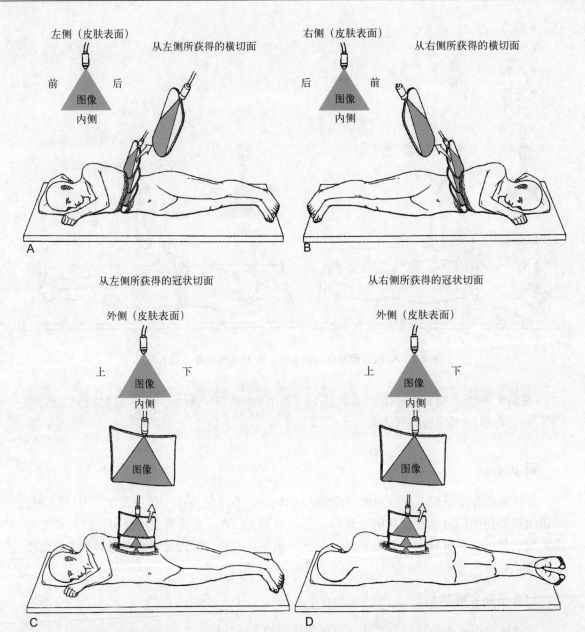

图 2.4　A. 横切面扫查，左侧入路。B. 横切面扫查，右侧入路。C. 冠状位扫查，左侧入路。D. 冠状位扫查，右侧入路

扫查方法

　　超声检查者的主要职责是为医师提供可解释的诊断图像，这完全取决于检查者的技术水平。要成为一名优秀的检查者需要不断地练习和掌握良好的扫查方法，了解如何优化图像，如何培养良好的批判性思维技能，以及掌握解剖学和病理学知识。

探头

1. 关于超声诊断的各种类型的探头发展很快。新的探头类型和样式往往能够使穿透力更深、分辨率更好和多普勒灵敏度更高。此外，符合人体工程学设计的探头能帮助超声医师显示最佳图像，并提供更好的患者护理，同时也能保护超声医师的关节。

2. 探头有多种形状和尺寸。探头的形状决定了视野，而发射声波的频率（MHz）决定了声波穿透深度和图像分辨力。

3. 扫查的脏器深度最终决定了应该使用哪种探头。低频探头的穿透力大，但其分辨率不如高频探头，高频探头穿透力较小，具有更好的分辨力，用于浅表组织。

4. 探头上的字母是指探头类型和发射频率范围。常见的诊断超声探头包括以下几种：

（1）凸阵探头：腹部、产科和妇科成像中最常见的探头类型，频率范围从 10MHz 的高频到 2MHz 的低频。如 C5 ～ 2，提示超声医师为凸阵探头（C），频率为 2 ～ 5MHz。

（2）扇形探头：使用低频探头扫查肋间和儿科病变时使用。扇形探头的频率范围可以比较小（V4 ～ 1），也可以比较大（S12 ～ 4），可用于新生儿或婴儿扫查，因为探头可以在肋间轻松扫查。V 代表 vector，S 代有 sector。

（3）线阵探头：此类探头能够显示探头下方最大数量的组织，用于表面呈像，如甲状腺、乳腺和阴囊等浅表结构。也用于多普勒检查，如颈动脉、下肢血管和肌肉骨骼检查。两种常用的探头是用于颈动脉检查的 L12 ～ 5 和用于甲状腺检查的 L18 ～ 5。L 表示线阵探头。

（4）经阴道和经直肠探头：探头的长轴末端有一个小的扫描头，用于插入阴道或直肠。有些公司采用两个独立的探头，有些公司采用相同的探头。如果是单独的经直肠探头，通常更薄。盆腔器官使用 C9 ～ 3 经阴道探头，可以获得更好的分辨率，C12 ～ 5 用于前列腺成像。这些探头属于凸阵探头，因此标记为 C。一些专用的经阴道探头标记为 EV9 ～ 3，EV 代表"阴道内"。

（5）曲棍球探头：探头类似于一个小"曲棍球棒"，体积小，主要用于术中成像和肌肉骨骼（MSK）扫查。颈动脉内膜切除术时，可以使用 L12 ～ 5 进行扫查。标记为 L，属于是线阵探头。

（6）三维成像（3D）：除了产科和妇科，3D 超声现在还用于各种情况包括评估肝肿物和血管、甲状腺病变、动脉疾病和其他。探头通常为 3D 探头，如 3D 9 ～ 3。新的 3D 探头都是电子的，没有机械扫查移动的部分。

5. 较早的探头使用聚焦区域，在该区域，声束较窄，以提高分辨率。探头的焦点区通常由图像右侧的小三角形、线或其他标记表示。扫查时，应尽力将感兴趣区定位在聚焦区，以获得最佳图像。较新的探头技术不再使用聚焦区域。

扫查技巧

超声医师会以各种方式握持探头。我更喜欢像拿铅笔一样握住探头，用小指接触患者皮肤。我用手指做引导，我认为这样可以更好地控制探头，特别是对于微小的调整。将探头视为一个支点，与握住更靠近探头的位置相比，手持离探头较远的手柄较高位置时可以在相同用力情况下，获得更大的探头移动范围。有些超声检查医师握住探头的手柄。正确的方法是便于你扫查并获得最好的图像，而不会让你感到疼痛。

扫查应该是一系列流畅的动作，包括倾斜、旋转和移动探头。探头可以很容易地移动到不同的位置，为全面评估感兴趣区和获得最佳图像提供多种选择（图 2.5）。

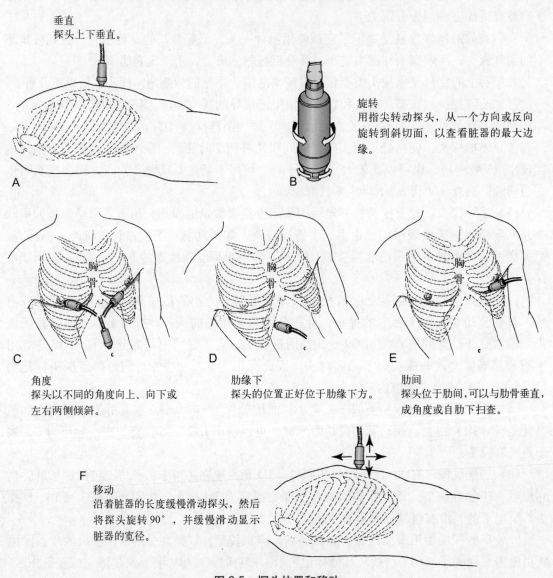

图 2.5 探头位置和移动

探头可以很容易地移动到不同的位置，以实现最佳成像。包括：A. 垂直。B. 旋转。C. 斜向。D. 肋缘下。E. 肋间。F. 移动。

入射角是声束进入物体表面(界面)的角度。当声束与界面垂直时，探头将接收所有回波，这也将确定反射结构的真实振幅。记住，回声的强度决定了它的灰度。当声束以非 90° 的角度经过界面时，一些回波将被反射而不会被探头接收。这可能会导致某些结构未显示或振幅处理错误，导致灰阶灰度错误。

对探头施加适当的压力有助于提高图像质量。通常情况下，应均匀且轻轻地施加压力，但在某些情况下，需要更大压力才能接近脏器或将气体推开。始终告诉患者何时以及为什么需要施加压力。例如，你可能会说："Smith 先生，我需要把一些气体推到一边，以便更好地观察你的胰腺。如果我推得太用力，或者你感到疼痛，请告诉我。"

需要探头的示标来确定探头在显示屏上的图像的正确方向。例如，如果你把探头横向反转180°，横切图像看起来就像患者脏器转位，器官在身体的另一侧，这是一种先天性疾病。制造商在探头上设计一些标记，如凹槽、凹痕或灯光，当探头位置正确时，探头的示标将与屏幕上的标识相对应。一种快捷的识别方法是将探头固定在横切面上，触碰探头的一端。如果手指产生的回声显示在屏幕的另一端，则说明探头的方向不对，需要将其旋转180°，使其处于正确的方向。

如何进行准确的测量

准确且可重复的测量对于患者治疗至关重要，特别是当另一名超声医师对随访患者进行检查所测的数值与之前测量值不相符时。例如，第一位超声医师测量的右肾长径为8.6cm，这对于一个肾来说偏小。患者在 3 个月后随访肾大小，这一次另一名超声医师测量的右肾长径为 10.2cm，这次测量值是正常的。再次仔细测量肾，或者让其他医师进行测量后，确定测量值 10.2cm 是正常的。小的、患病的肾不会长大，这意味着第一次测量是错误的。你如何向临床医师解释这一点？这会显得超声科医师和该科室不专业。

大多数器官并非完全位于矢状面上，而是位于斜的平面上。为了进行精确的测量，超声医师需要根据身体内部结构的方向进行扫查。方向是器官在体内的位置，由其长轴决定，长轴是组织器官的最大长度。长轴可以在何种扫查平面上看到，取决于该结构在人体中的位置。例如，胰腺倾斜地位于腹部，胰头部位于十二指肠的 C 形环下方，尾部位于脾门上方；因此，在横向斜切平面上可以显示其长轴（图 2.6）。这可以将探头保持在横切面上，然后非常缓慢地逆时针旋转探头，直到显示整个胰腺。

在真正的矢状面上，无法显示肾长轴，因为肾位于斜的平面上，下极比上极更靠前和靠外。因此，必须位于斜矢状面上，才能与肾长轴保持一致（图 2.7）。探头从矢状面开始，顺时针缓慢旋转，直到看到肾全貌。

胆囊长轴是可变的，可以在包括横切面在内的三个扫描平面中的任何一个平面上看到（图 2.8）。确定胆囊方向后，旋转探头，直到看到胆囊长轴。

从脏器长轴开始，缓慢地将探头旋转 90°，在短轴平面测量宽径，选择脏器最宽处进行测量。

为了精确测量脏器的宽径，首先垂直于脏器进行扫查，轻轻旋转探头，直到看到脏器的最宽部分，并准确测量其大小。有些脏器，如肾，在体内并不平行，而是成一定角度；因此，探头必须倾斜，即朝向头侧或足侧，直到与肾长轴垂直。例如，在获得肾的真实横切面时，探头需要向足侧倾斜。如果探头没有倾斜，将斜切肾，导致测量值偏大。对于接

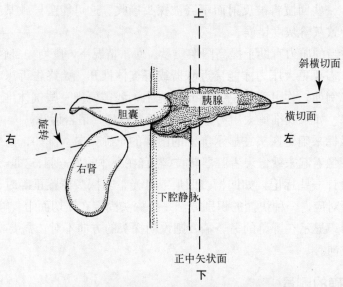

图 2.6 胰腺长轴可以在斜横切面平面上看到
如图所示，超声医师可以通过轻微旋转探头并扫查胰腺来显示长轴，直到显示出胰腺长轴。

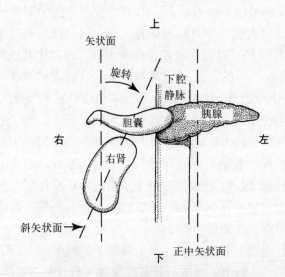

图 2.7 斜矢状切面可见右肾长轴
注意如何通过轻微地旋转探头来寻找长轴。

受某些治疗的患者来说，精确的测量非常重要，可以确定肿块或其他病变是否增大或缩小。测量不正确会直接影响患者的治疗，也会影响你作为超声医师的声誉。

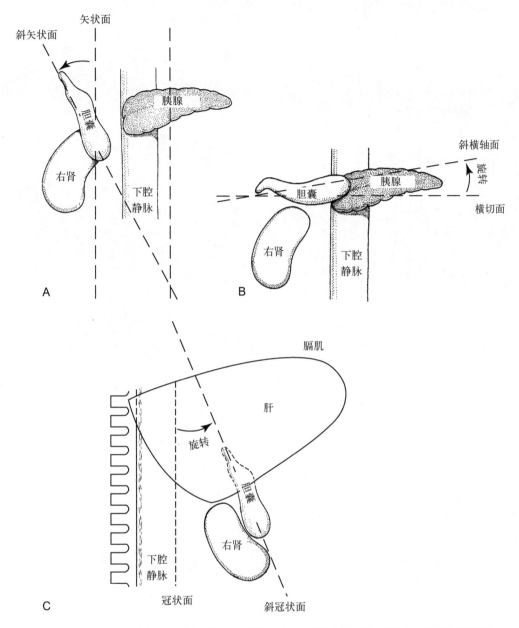

图 2.8　胆囊（GB）的方向（纵向 / 长轴）是可变的，因为它可以位于整个腹部的不同位置
如图所示，一旦确定了方向，超声医师可以稍微旋转探头，扫查并评估 GB，直到显示长轴。A.GB 长轴在斜矢状面中显示。B. GB 长轴在斜横切平面中显示。C.GB 长轴在冠状纵向平面上显示。

（翻译　孙素娟　刘　畅　校对　杜智慧　李丽伟）

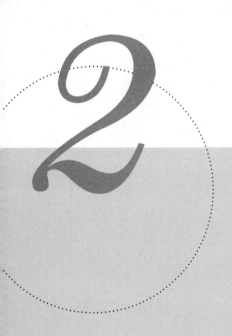

第二篇

病　　理

2

第 3 章

异常发现和病理状况的扫查操作规程

M.Robert DeJong

关键词

声影	均匀的
结石	肿块
复杂的	坏死
囊性	分隔
弥漫性疾病	单纯囊肿
增强	实性
不均匀的	

目标

完成本章阅读后，你将掌握以下内容。

1. 定义关键词。
2. 使用超声术语讨论超声图像。
3. 掌握伪像对超声诊断的帮助。
4. 列出单纯囊肿的超声诊断标准。
5. 掌握如何向超声医师显示检查结果。
6. 说明双平面成像解释病变的必要性。

评估异常发现或病变

正确表述检查结果

　　超声技师职责是区分正常和异常组织，并能够与超声医师正确讨论这些发现。超声医师是指负责解释超声检查结果的人，因为各科医师都可以解释超声检查结果，如放射科医师、产科医师、血管外科医师、泌尿科医师和心脏内外科医师。超声技师不能做出诊断；因此，我们必须学会在执业允许范围内正确地表述这些检查结果，如医学超声诊断学会网站上所述（https://www.sdms.org/about/who-we-are/scope-of-practice）。

例如，超声技师不应该告诉临床医师患者患有严重的颈动脉狭窄疾病。超声技师应告知临床医师，在颈动脉球部和颈内动脉近端内探及异常回声，局部收缩期峰值流速为230cm/s，舒张末期流速为101cm/s。通过这样的描述，虽然技师并没有告诉临床医师狭窄>70%，但临床医师借此可知该患者存在某些异常，可以等待正式报告，也可以选择咨询超声医师。根据患者超声图像及病史，超声医师可能与技师诊断不一致，报告不同程度的狭窄。所以如果超声技师提前诊断，将会造成临床医师诊断更困惑。对于超声技师来说这也是一个很好的学习机会，明白为什么超声医师不同意他们的解释。

超声诊断术语

与其他行业一样，超声诊断学使用专业术语来解释超声图像。通过观察图像，超声检查者需要描述该脏器及在其内外看到的任何病变区域。当脏器的实质回声是均匀的，整个组织灰阶相同时，描述为回声均匀，或者当有黑色 - 灰色 - 白色的不同灰度时，描述为回声不均匀。例如，正常肝描述为回声均匀（图3.1）。如果肝有转移性病变，且包含多个低回声区，则肝描述为回声不均匀（图3.2），因为其回声不一致。

当观察到回声变化时，必须评估和确定是局灶的（图3.3）还是弥漫的（图3.4）病变。局灶性病变是指一个或多个肿块容易探及，并且有可以确定和测量的边界。弥漫性疾病是指整个脏器受浸润性疾病的影响，如肝转移性疾病或甲状腺桥本病；或者脏器的所有细胞都受累及，如脂肪肝或肝硬化（图3.5）。

肿物的成分不同，超声特征不同。实性病变全部为组织成分；囊性病变充满液体；囊实性病变既有实性成分又有液体成分。实性肿块回声可以均匀，也可以不均匀，而囊实性病变表现多种多样，既有实性成分也有囊性成分。

实性肿物的回声通过其与周围正常组织相比，可进一步分为低回声（图3.6）、高回声（图3.7）或等回声（图3.8）。低回声是指肿物的回声低于周围正常组织（图3.6）；例如，肝实

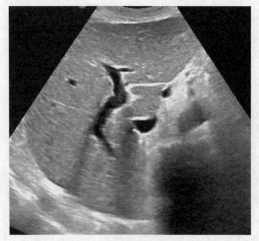

图 3.1　正常肝，实质回声均匀

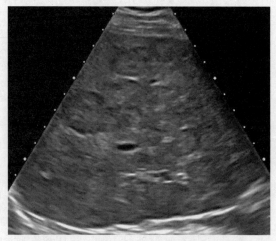

图 3.2　转移性病变导致肝回声不均匀

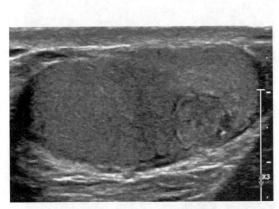

图 3.3 睾丸内局灶性肿物

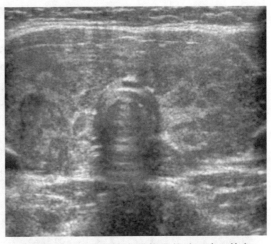

图 3.4 桥本甲状腺炎引起甲状腺回声不均匀

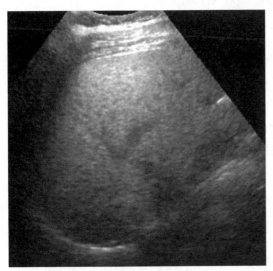

图 3.5 脂肪肝，肝回声不均匀

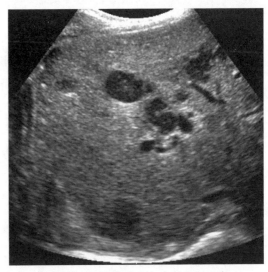

图 3.6 肝转移性病变表现为低回声

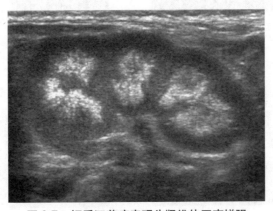

图 3.7 钙质沉着症表现为肾锥体回声增强

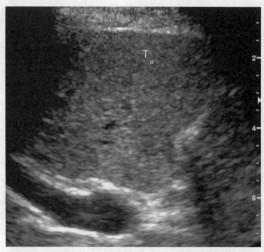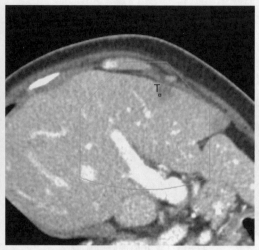

图 3.8　通过患者核磁融合图像，可见肝等回声肿物
图中带小方块的 T 代表两张图中相应肿物的位置。

质内可见低回声肿块。"回声低于某组织"是一个类似的术语，多用于描述脏器整体回声的变化，例如，胰腺的回声低于肝脏，是胰腺炎的表现（图 3.9）。高回声是指肿块的回声比正常组织更强；例如，肝血管瘤表现为肝内直径约 2cm 的高回声肿物（图 3.10）。当脏器回声增强时，如肾回声比肝和脾回声高时，提示肾存在病变（图 3.11）。等回声肿块的回声与器官组织的正常回声相同或非常接近，是最难识别的类型。超声医师需要寻找等回声肿块的继发征象，如包膜隆起、血管移位或血管异常分布的区域（图 3.12）。超声造影有助于等回声病变的鉴别。

记录异常发现和病理情况

当发现异常表现或病变时，超声技师会将病变区域的图像反映到报告中。根据需要，

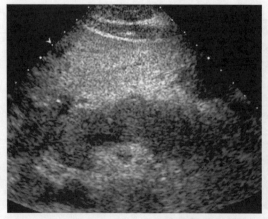

图 3.9　急性胰腺炎，胰腺的回声低于肝

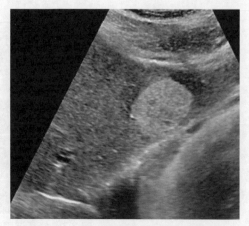

图 3.10　肝血管瘤表现为高回声肿物

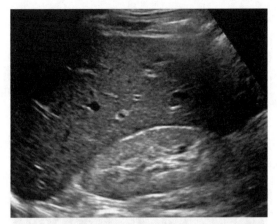

图3.11　肾和肝的回声强弱颠倒，肾的回声高于肝，提示肾存在病变

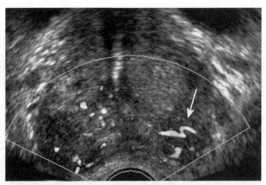

图 3.12　前列腺血管异常区域（白色箭），有助于确定活检位置，病理诊断结果为肿瘤

在完成检查后，可以获得病变区域的其他图像。重要的是，要执行完整的扫查操作规程，并且扫查不仅局限于病变区域，还应包括病变的范围、累及的一个或多个器官、超声特征、准确的测量及所有其他异常发现，以及在适当情况下，运用彩色和频谱多普勒，以确定肿块或异常血流情况。例如脓肿（图 3.13）或炎症（图 3.14）引起的血流信号增多。动态视频对于超声医师理解正常和异常解剖结构之间的关系非常有帮助。正确的注释对于超声医师理解图像的位置非常重要。注释应包括扫查平面（纵向切面、横切面、斜切面等）、人体侧别（右侧或左侧）和脏器（图 3.15）。有时，可能需要描述图像位置及扫查方式。如果没有探及病变区域，超声技师可以将疼痛区域标注为重点区域（图 3.16）。对于血管和产科检查，注释应该描述得更详细：右侧股静脉近端、左侧颈动脉球部横切面、胎儿肾、双顶径、胎盘、子宫下段（图 3.17）。

所有病变至少记录两个切面。这有助于确定病变的存在，因为在单一平面上看到的异常可能是伪像。因此，当一个器官在一个切面上看起来正常，而在另一个切面上显示肿块时，检查者需要回到之前的切面，寻找肿块。出现这种情况可能的原因是：在第一个切面上肿块与声束的角度较大，导致肿物呈等回声，不易被发现，而在第二个平面中，肿块与声束的角度更加垂直，从而可产生更好的反射。

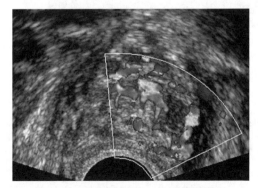

图 3.13　前列腺脓肿，血流信号增多

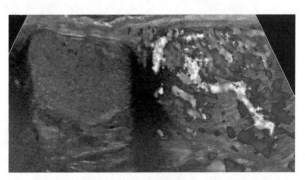

图 3.14　左侧睾丸血流信号增多，提示睾丸炎

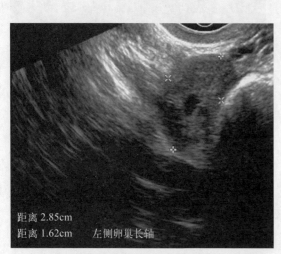

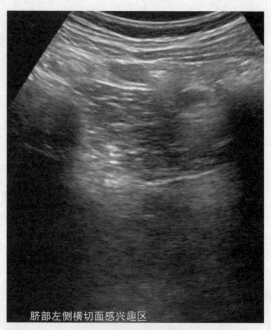

图 3.15 经阴道超声显示左侧卵巢的纵向切面   图 3.16 实时动态观察肠蠕动，未发现病变

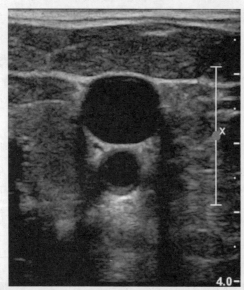

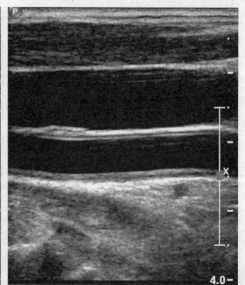

图 3.17 左侧颈总动脉（CCA）的横切面和矢状面（SAG）

当你不确定是否存在异常时，需要做出记录，因为你很难完全熟悉超声显示的每一种病变。超声检查者的目的是向超声医师提供正常组织和脏器的图像，以及所有病变的图像。将超声医师的病理生理学知识与超声检查者的超声知识相结合，可以为患者提供更准确的诊断。

一旦发现肿块或病变，超声技师应仔细测量长径、横径和前后径（AP）（图 3.18）。应在有测量和无测量的情况下分别保存图像，因为测量键或虚线可能会影响部分图像。留取没有测量的图像，然后在同一图像上进行测量并记录。大多数肿物不与地面平行，因此需要确定肿块的实际长径。AP 径应垂直于长径测量（图 3.19），横径测量应与长径测量的切面成 90°。测量键从外缘到外缘放置。草率或测量不准确会导致混淆，尤其是对于需要日后随访以观察是否增大或缩小的病变时，准确测量病变体积，对手接受治疗的患者而言尤为重要。

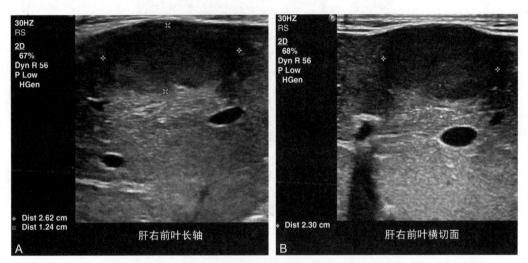

图 3.18　A. 儿童患者肝肿物的长径和前后径测量。B. 同一肝肿物（肝母细胞瘤）的横径

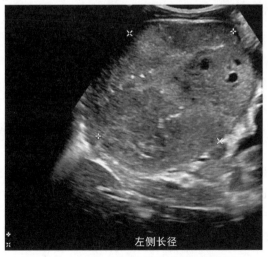

图 3.19　3 岁患者神经母细胞瘤的长径测量

　　只可以看到间接征象但找不到病变，对超声医师而言是一个挑战。例如，在肝中探及孤立的扩张胆管，但没有明显的结石或肿块。一种可能是胆管癌，这是一种起源于胆管细胞的肿瘤，在超声中很难显示。可以看到因肿瘤阻塞引起胆管扩张，但看不到肿瘤本身（图 3.20）。另一个更常见的例子是结石引起肾积水，但由于结石被肠道气体影响无法显示。为

了验证这一点，可以用彩色多普勒检查膀胱壁，观察是否有喷尿，如果没有，则考虑输尿管完全梗阻。如果看到弱喷尿，则怀疑是不完全梗阻性结石。通过这些间接征象，使超声检查变得有趣和富有挑战性。

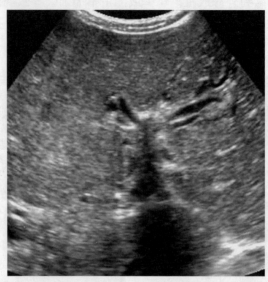

图 3.20　左、右肝总管扩张的患者
未探及结石或肿块。CT 显示为 Klatskin 肿瘤。

有诊断价值的伪像

大多数伪像可能会影响诊断，但临床实践中，有些伪像有助于诊断。超声技师应能够识别伪像并理解伪像如何产生。

一些疾病可以导致结石的形成，通常是由矿物质在器官或导管中凝结形成。超声检查可以通过声影识别结石，声影由声束通过高度衰减结构而产生的，没有声束与更深的组织相互作用，从而在结石的后方形成黑色的空间——声影。声影通常被称为有意义的伪像，有助于识别和定位结石（图 3.21）。

另一个有意义伪影是后方回声增强，与声影相反，是由声束穿过低衰减物质（如液体）引起的，导致液体后方回声增强，一些实性肿物表现为后方回声增强，从而确定肿块是充满液体的，而不是实性的。例如脓肿看起来像一个实性肿块；但是，后方回声增强提示为而不是实性组织（图 3.22）。

异常发现和病变的超声表现

技师面临的最大挑战之一是患者或家属会询问看到了什么。一名技师如何在保持其执业范围的同时回答这些问题呢？正如本章前面所讨论的，技师不能做出诊断；只能用超声术语描述他们的发现。这会超出患者的理解范围，并会导致误会及可能不必要的问题。摆

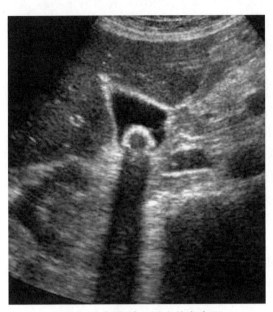

图 3.21　胆囊结石后方伴有声影

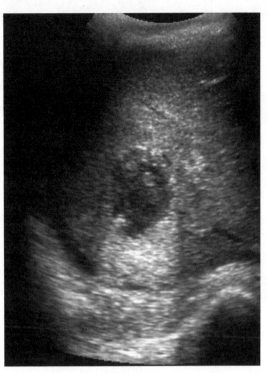

右侧肝横切面

图 3.22　肝中探及一个类实性肿块

肿块后方回声增强表明这不是一个实性肿块，而
是含有液体，符合肝脓肿表现。

脱这种情况的一个好方法是这样说："放射科医师将评估图像，并将其与您的实验室检查结果、其他成像检查和病史相结合，以便为您的接诊医师提供准确的报告。"技师也必须谨慎地对接诊医师进行转述。重要的是要记住，超声医师将做出最终诊断。技师做出诊断的危险在于，超声医师可能会不认同，并做出不同的最终诊断。这将会使技师感到困惑。接诊医师也有可能会根据技师的诊断做出判断，并可能对患者进行错误的治疗。这可能会让技师承担超出其执业范围的法律责任。最具挑战性的情况之一是胎儿没有心跳或有先天性异常。患者可能会怀疑有什么问题，特别是患者之前超声检查正常，或者是患者需要确定胎儿是否能存活，试图回避孕妇这个问题是很难的。然而，让超声医师向患者解释结果更合理，因为超声医师在解答患者问题方面会更有经验。

　　超声技师应该用超声术语描述我们的发现。例如，技师应该说在肝右叶内发现一个 2cm 的低回声区，而不是在肝中探及肿块。技师不应该说患者患有腹主动脉瘤，而应该描述为腹主动脉远端直径为 5cm。告诉患者患有胆结石似乎没什么大不了的，但是，我们无法知道患者对这个结果会有什么反应，或者当患者告诉接诊医师，技师已经告诉他们患有胆结石时，接诊医师会有何种反应。医师可能会感到不安，并可能会向放射科医师或超声医师的主任投诉超声技术，因为技师向患者提供了应该由接诊医师提供的诊断。技师应了解该部门允许对转诊医师说什么，尤其是当无法联系到超声医师时。当转诊医师站在技师旁边询问检查结果时，可能会给技师带来压力。即使在这些情况下，技师也需要用超声术语描述发现。例如，技师正在检查一位突然出现无尿的肾移植患者，肾动脉内未探及任何血流信号，技师不应该告诉医师有肾动脉血栓形成，而应该告诉医师在肾或肾主动脉中未见血流信号。这似乎是在说同样的话，但不同的是，技师不能得出肾动脉血栓的诊断，而应该描述在肾或动脉中没有看到任何彩色血流信号。大多数医师都会意识到这些超声表现的重要性，然后掌握试图挽救移植手术所需的信息。

　　囊肿描述为含有液体的结构，伴后方回声增强，结石描述为声影。肝硬化可描述为肝实质回声不均匀，内部可见结节。所有腹水描述为游离液体，并确定其位置。为了描述深静脉血栓形成，技师应说明静脉壁不可压扁，管腔内径增宽，腔内可见低回声充填，或简单描述为静脉不可压扁。当与放射科医师或超声医师讨论病例时，通常允许直接与他们谈论疾病：患者有纤维瘤，颈部淋巴结增大，腘静脉有深静脉血栓形成，或者胎儿似乎有脊柱裂。

描述病变区域

　　超声检查不能明确区分肿物的良恶性，即使有些肿块可能具有良性或恶性特征。

实性肿块

　　实性肿块是根据其回声来描述的，其回声可能可变的，可表现为高回声、低回声或等回声，也可以描述成无回声、均匀或不均匀。无回声并不全是囊肿，这就是为什么一些实性肿块没有回声。在一些肿块中，边界可能不清、轮廓可能不规则。技师可以这样描述甲状腺肿块：左侧甲状腺中叶可见 0.4cm 的低回声、均匀、边界清晰的肿块，或甲状腺右叶上极可见 2.3cm 的不均匀或混合回声肿块。

囊性肿块

　　囊性肿块描述为单纯囊肿或复杂囊肿。单纯囊肿，必须满足以下超声检查标准。
1. 圆形或椭圆形。
2. 内部没有回声。
3. 囊壁必须清晰、薄且光滑。
4. 必须出现肿块后方回声增强（图 3.23）。

　　如果不符合以上标准的任意一条，该囊肿称为复杂囊肿。复杂囊肿会出现以下一种或多种表现：囊肿内分隔，薄分隔；囊肿内有回声，主要在底部；内部可见壁结节；或者不规则的囊壁。请注意，囊肿顶部的回声通常是由混响伪像引起的，因为颗粒不会飘浮到囊肿顶部。囊肿底部的回声可以由感染或出血引起，也可能是部分容积效应引起（图 3.24）。超声医师确定回声是真实存在的还是伪像很重要。单纯囊肿描述如下：右肾下极可见一个 3cm 的囊性无回声区，后方回声增强。复杂囊肿描述如下：右肾上极可见一个 2.2cm 的囊性结构，内有分隔（图 3.25）；或左肾中极可见一个 2.8cm 的囊性结构，内可见低回声。

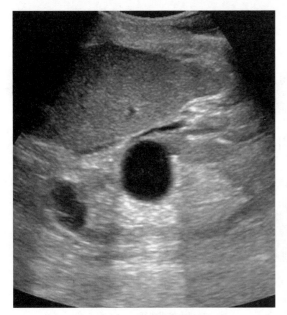

图 3.23 典型的肾囊肿

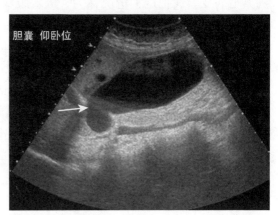

图 3.24 胆囊颈部可见混响伪像，胆囊底部可见部分容积效应（箭）

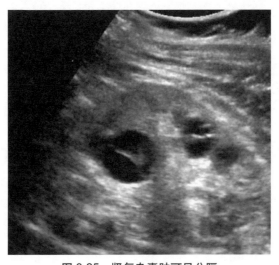

图 3.25 肾复杂囊肿可见分隔

复杂囊实性肿物

囊实性肿物既包含液性成分，也包含实性成分。囊实性肿物可能以囊性或实性为主。囊实性肿块的内部成分可随时间而变化。例如，随访中的实性肿物内可见坏死囊变区。囊实性肿物描述如下：肝右叶可见一个 7.9cm 的囊实性肿物。

扫查技巧

　　有时，超声医师可能会遗漏病变。有时超声医师专注于记录一个病理发现，而没有看到其他病变。我把这种情况称为"戴着眼罩"，并打算以一种积极的方式应对。我自己也这样做过很多次。例如，超声医师检查胰腺头部肿物、肝转移瘤和胆囊扩张可能会漏诊胰腺旁淋巴结。放射科医师注意到此种情况，并提醒超声检查者关于胰腺旁淋巴结的情况。要诚实，承认遗漏了病灶，并主动提出对该区域重新进行扫查。千万不要用诸如"那是肠道""什么都不是"或"这是伪影"之类的话对超声医师撒谎。如果超声医师走进诊室扫描患者或观察你的操作，发现该区域是异常的，你将失去超声医师的尊重，今后对你的扫查结果可能会怀疑。承认你可能对一些区域检查存在遗漏，然后重新检查。你会有不寻常的发现，关注病变区域同时要识别可能存在的其他病变，不要漏诊。不要对自己感到沮丧，但要从中吸取教训。我们都有这样的经历。

　　确保至少在两个切面上记录所有病灶。根据需要不仅要使用彩色多普勒扫查血管，也要获得频谱多普勒图像，有助于超声医师确定血管是动脉还是静脉及血流特征的评估，如动脉是高阻力还是低阻力，静脉血流是连续的还是搏动的。

（翻译　孙素娟　杨诗源　校对　杜智慧）

第三篇

腹部超声扫查操作规程

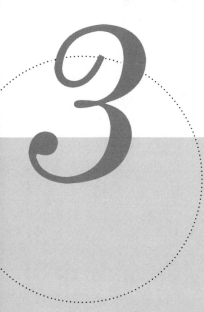

第 4 章

腹主动脉超声扫查操作规程

M. Robert DeJong

关键词

腹主动脉	中段
前后径（AP）	近段
主动脉	肾动脉
腹腔动脉（CA）	肠系膜上动脉（SMA）
髂总动脉	扭曲的
远段	宽度
左肾动脉（LRA）	

目标

完成本章阅读后，你将掌握以下内容。

1. 定义关键词。
2. 了解主动脉的超声表现。
3. 选择主动脉扫查的探头。
4. 介绍腹主动脉检查前患者准备。
5. 解释主动脉超声扫查的顺序和位置。
6. 讨论如何定位髂总动脉。
7. 讨论识别肾动脉的重要性。
8. 描述如何准确测量正常主动脉和主动脉瘤。

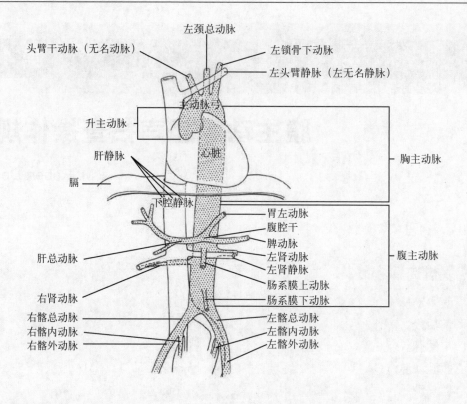

概述

解剖

主动脉是人体最大的动脉，负责向身体提供含氧的血液，起源于心脏左心室的主动脉瓣，向上成为升主动脉；U 形段称为主动脉弓；继续沿着胸腔向下，成为降主动脉；穿过横膈后成为腹主动脉；结束于主动脉分叉处，继而分为两条髂总动脉。降主动脉可分为两个部分：在膈上方为胸主动脉，在膈下方为腹主动脉。腹主动脉可进一步分为肾上段和肾下段（图 4.1）。

胸主动脉

升主动脉起自心脏，长约 2 英寸（1 英寸 =2.54cm）。冠状动脉由升主动脉发出，为心脏供血。主动脉弓在心脏上方呈弓形跨过，连接升主动脉与降主动脉。主动脉弓分别发出头臂动脉、左颈总动脉和左锁骨下动脉，这些动脉向头部、颈部及上肢供血。胸降主动脉向下穿过胸腔。它的小分支向肺、胸段食管、肋骨、膈及心包供血。

腹主动脉

腹主动脉起源于横膈处，止于脐水平，继而分为成对的髂总动脉。超声可以观察到腹主动脉的第一个分支腹腔动脉（CA），也称腹腔干，起源于主动脉前壁，于约平 T12 水平、中弓韧带的后方处发出。CA 供应胃、食管、肝、脾、胰腺和十二指肠上部。腹腔干又分为三条动脉，分别是胃左动脉、肝总动脉和脾动脉（注：腹主动脉的真正的第一个分支是

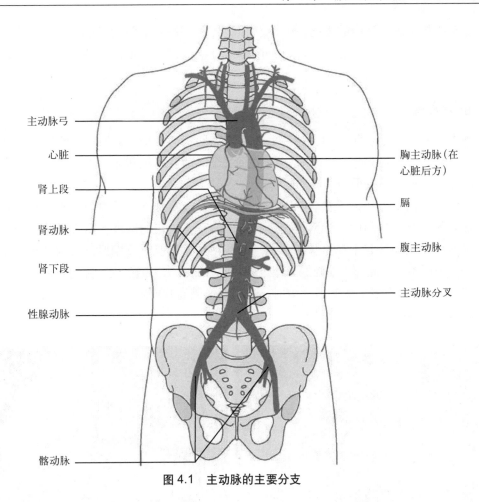

主动脉弓

心脏

肾上段

肾动脉

肾下段

性腺动脉

髂动脉

胸主动脉（在心脏后方）

膈

腹主动脉

主动脉分叉

图 4.1　主动脉的主要分支

向横膈供血的膈下动脉，以及供应肾上腺的分支动脉）。第二条由前壁发出的分支是肠系膜上动脉（SMA），约在 CA 下方 1cm 处，为胰腺、部分十二指肠和空肠、回肠、盲肠及升结肠上部和横结肠供血。肾动脉是腹主动脉发出的第一个侧向分支动脉，为肾和输尿管供血；它也是供应肾上腺的三条动脉之一。肾动脉位于 SMA 起始处的下方。肾上腺中动脉位于肾动脉的上方。为睾丸或卵巢供血的性腺动脉位于肾动脉的下方。接下来的分支是起自动脉壁后外侧的腰动脉，为脊髓、腹壁、椎管和背部肌肉供血。最后一个由前壁发出的分支是肠系膜下动脉（IMA），为降结肠、乙状结肠、直肠供血，并向 Riolan 动脉弓的吻合支提供肠系膜上下循环之间的吻合。腹主动脉的末端分支形成成对的髂总动脉，为下肢和盆腔器官供血。

　　腹主动脉位于腹膜后、脊柱左前方，在第 4 腰椎前分叉为髂总动脉。腹主动脉正常直径通常小于 3cm，并向远端逐渐变细。腹主动脉直径＞ 3cm 时，应怀疑腹主动脉瘤（AAA）。随着年龄增长和受疾病影响，腹主动脉的走行可能会变得非常弯曲。

动脉壁解剖

　　像所有的动脉一样，主动脉壁由三层结构构成。内膜是由内皮细胞组成的最内层，为血液流动提供了一个光滑的表面。中膜是中间层，由平滑肌细胞、弹性组织和胶原蛋白组成，允许主动脉随心脏搏动扩张和收缩。外膜是最外层，由胶原蛋白和外弹性膜组成，为主动脉提供支持结构。

超声表现

腹主动脉是一个管状结构，超声上表现为高回声的管壁和无回声的管腔，紧邻脊柱的左前方。纵向切面可见主动脉长轴，横切面可见主动脉的横断面。纵向切面上，主动脉呈长管状结构，横切面上呈圆形或卵圆形。

在纵向切面上容易将下腔静脉误认为腹主动脉，特别是当下腔静脉明显充盈时。通过观察血管是否具有搏动性、管壁是否是高回声的且有一定的厚度、血管前壁是否有分支发出，以此将腹主动脉与下腔静脉相鉴别。寻找搏动、明亮、管壁厚及有前分支的血管，与下腔静脉进行鉴别。此外，下腔静脉穿过肝，流入右心房，通过这一点也可以与腹主动脉区分。超声医师可以想象，扫查肝下方时，主动脉像皱眉状或者像一根直管，而下腔静脉在流入心脏时，变成微笑状（图 4.2）。

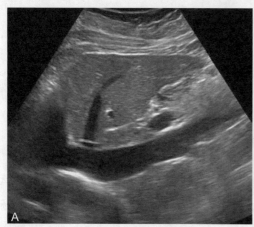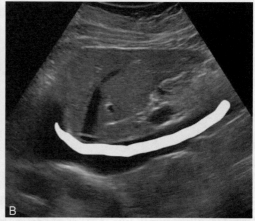

图 4.2 A. 正常下腔静脉（IVC）经过肝进入右心房。B. 超声图像显示 IVC 的走行与"微笑"的形状类似

腹主动脉分段

- 腹主动脉的近段，由膈至腹腔干水平。
- 腹主动脉的中段，由腹腔干至肾动脉水平。
- 腹主动脉的远段，由肾动脉至动脉分叉水平。

主动脉超声

主动脉超声检查的目的是完整显示腹主动脉，寻找任何病变或异常，最常见的是 AAA（发音"3A"）。许多 AAAs 是通过超声检查和计算机断层扫描（CT）偶然发现的，有些直径可达 8 ～ 10cm。如果偶然发现主动脉瘤，超声医师可能需要与临床医师电话沟通，尤其是直径≥ 5cm 的动脉瘤。另一个不太常见的病变是动脉夹层。血液穿透内膜层进入中膜层，内膜片在管腔中漂浮形成两个血管腔，称为真腔和假腔。动脉夹层可累及整个主动脉并延伸至其分支。超声需要重点观察内膜片是否影响双肾的血流。

患者准备

患者应禁食 [不能经口进食（NPO）] 至少 6 ～ 8h，以减少肠道气体，检查应安排在上午。患者可服用水或其他无色无味液体。如果患者已经进食，仍可尝试检查，因为患者 NPO 的目的是减少肠道气体，而不是出于生理性原因。除外 AAA 的检查具有急诊指征，检查前患者可以不做准备。

探头

最常用的探头是凸阵探头，频率 3 ～ 3.5MHz。新技术如宽频探头可降低频率增加检查深度。对于较胖的患者，可使用凸阵探头，频率 2 ～ 2.5MHz。凸阵探头因其面积大，所以较其他探头更容易推开肠道气体。

呼吸技巧

检查时患者正常呼吸（平静呼吸），或者深吸气、屏气或者在呼气末屏气，也有助于检查。有时，需要结合不同的呼吸技巧来全面地观察主动脉。

患者体位

多数患者行仰卧位扫查。如果无法观察到主动脉或只能观察到部分主动脉，可变换以下体位：①从患者右侧获取冠状切面图像；②右侧卧位，也称为左侧向上；③左或右后斜位；④左侧卧位，或右侧向上；⑤从患者左侧获取冠状切面图像；⑥患者取半直立位。应使用不同的体位来观察全部主动脉（图 4.3）。

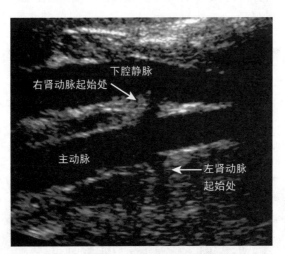

图 4.3　肾动脉水平的腹主动脉视图

将探头放置在患者右侧，将肝、下腔静脉（IVC）和主动脉同时在冠状面上显示，可以获得该视图，又称为"香蕉皮征"。

扫查技巧

主动脉腔为无回声。如果管腔内有回声,应区分是真实存在的回声还是伪影导致的回声。真实回声不能消除,而伪像可通过不同的方法消除。鉴别管腔内的回声是伪像还是血栓或者其他病变是检查的重点。最简单的方法是使用谐波和复合成像,减小动态范围可以使图像更加黑白分明,减少低回声伪像的影响,其他方法还包括调节时间增益补偿(TGC)、聚焦兴趣区、降低总增益等。如果无法探及主动脉的中远段,可用凸阵探头,一边轻压腹部,一边左右侧动探头。有些患者主动脉管腔中可以探及线状回声,可能是镜面伪影所致,该伪像会随着主动脉壁的搏动而移动,不是真正的组织结构。真正的主动脉夹层管腔内可观察到线状回声,不随主动脉的搏动而移动。

所需图像

腹主动脉扫查规程

所需留存的图像是检查过程中所有图像的一部分。扫查时使用探头施加不同的压力,以优化图像,同时注意保持患者舒适。

完整的检查应包括以下内容。

1. 主动脉近段、中段、远段及髂总动脉起始处纵向切面图像。
2. 主动脉近段、中段、远段及髂总动脉起始处横切面图像。

主动脉·纵向切面图像

1. 首先将探头置于身体中线处胸骨剑突的下方开始进行扫查。将探头向患者左侧稍微移动或倾斜,以识别肝后方的近段腹主动脉。记录有 / 无前后径(AP)、长度、测量的图像。注意测量键垂直于腹主动脉壁。有些科室可根据需求只留存带测量键的图像。

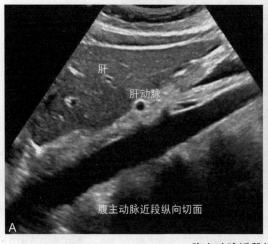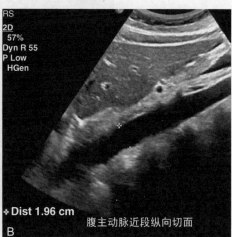

腹主动脉近段纵向切面

注意：注释由科室决定，可与一本书的建议不同。一些科室可使用机器中内置的自动注释或他们自定义的注释，有助于同一科室的超声医生之间的标准化。

2. 沿主动脉长轴向下移动探头，直到腹主动脉前壁发出分支，记录 CA 和 SMA 图像，此段对应腹主动脉中段的图像。如果很难测量主动脉的近段部分，则可以在此图像的 CA 上方的水平上进行测量。

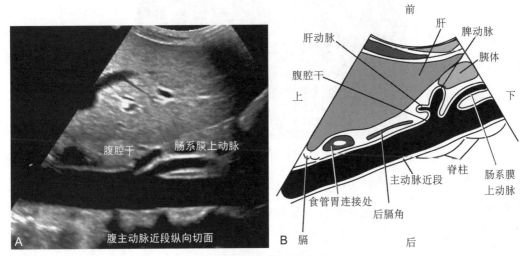

腹主动脉近段纵向切面

3. 继续沿着主动脉长轴向下移动探头。眼盯着屏幕，以图像作为指导。当 SMA 出现在屏幕左侧缘时，停止扫查，冻结图像，并留存该水平腹主动脉的图像。图像要包含肾动脉。大多数 AAAs 位于肾下方水平；因此，这是测量 AP 的重要区域。记录有 / 无测量键的图像。右图显示正确测量腹主动脉的方法，由血管外壁至外壁。

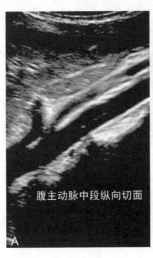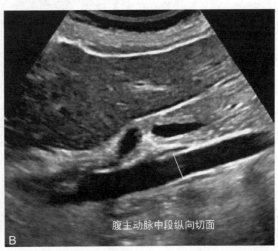

腹主动脉中段纵向切面

4.继续将探头移动至腹主动脉远端分叉水平,通常稍高于脐水平。在该水平测量前后径,并记录有/无测量键的图像。

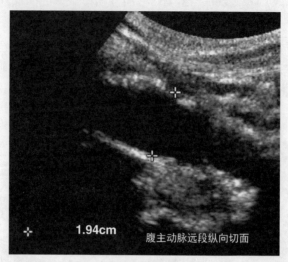

腹主动脉远段纵向切面

5.将探头置于腹主动脉远段,顺时针方向轻轻地旋转探头,直至显示右髂总动脉(ILA)近段。测量 AP 径,并记录有/无测量键的图像。

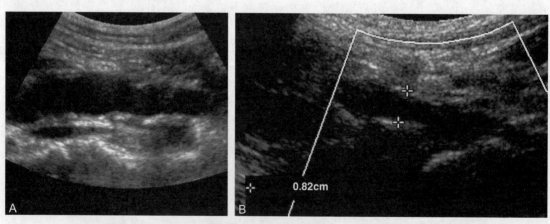

右髂动脉或髂动脉纵向切面
A.右髂动脉纵向切面;B.右髂动脉纵向切面。

6. 逆时针轻轻地旋转探头，直到显示左髂总动脉近段。测量 AP 径，记录有 / 无测量键的图像。

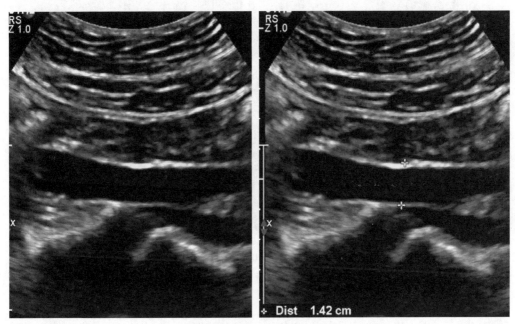

左髂动脉或髂动脉纵向切面

> **扫查提示**：如果难以显示髂动脉，则将探头置于横位。由脐部上方向足侧扫查，直到看到两个小圆圈即髂动脉。仔细观察髂动脉，旋转探头直到显示动脉长轴。另一侧重复上述操作。

腹主动脉·横切面图像

1. 探头横向置于剑突正下方，开始扫查。中线左侧和脊柱前方的圆形无回声结构为腹主动脉。如果难以获得横切面图像，将探头转回纵向位置并识别近段主动脉。从该位置，将探头缓慢旋转90°变为横切面。在该水平测量腹主动脉宽度，并留取有 / 无测量键的图像。有些患者由于肠气的遮挡很难探及最近端的腹主动脉，尤其是肝在腹部的位置较高，且肝左叶没有向左延伸至剑突下水平或肝左叶较小的患者。

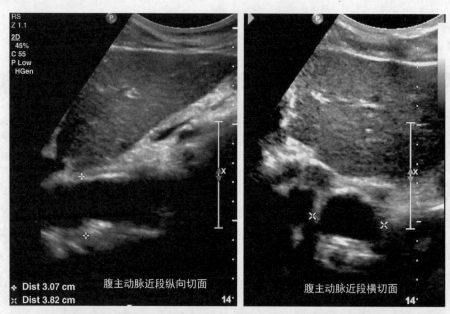

超声医师使用分屏显示主动脉近段的纵向切面和横切面图像，并进行测量。

腹主动脉近段横切面

扫查提示：检查时需多次测量 AP 值，因为在横切面上，医师很难确定探头是否垂直或倾斜，导致测量误差。

2. 缓慢地将探头向下滑动，眼盯着屏幕，以图像作为指导。扫查至 CA 和 SMA 的水平留取图像。停止扫查，冻结图像并测量图像。如无法测量腹主动脉近段，则需要在此切面上进行测量。一些科室也要求测量该区域。

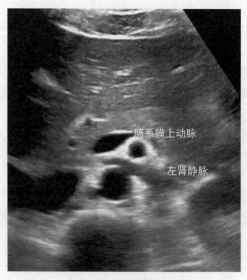

腹主动脉近段横向切面

3. 继续向下移动探头至肾动脉水平。如果肾动脉显示不清，则使用位于腹主动脉和 SMA 之间的左肾静脉作为标志。如有需要，可使用彩色多普勒协助寻找肾动脉。测量该水平的主动脉宽度，记录有 / 无测量键的图像。左图为彩色多普勒扫查定位肾动脉。右图为灰阶图像测量主动脉。由于大多数主动脉瘤位于肾下方水平，因此这是一个重要的扫查切面。

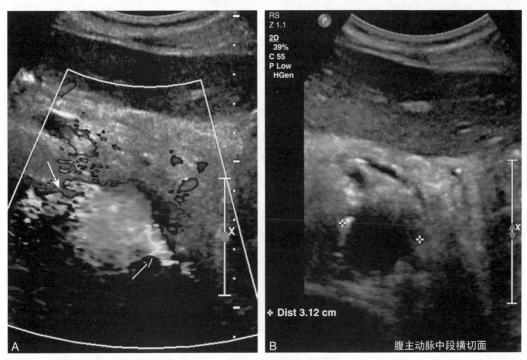

腹主动脉中段横切面

4. 继续将探头向下移动，直至脐上方腹主动脉分叉水平。图像中圆形为主动脉，继而分为两个小圆形结构即髂动脉，中线两侧各有一个。缓慢向上扫查，直到再次显示主动脉。在该水平测量主动脉的宽度，并记录有 / 无测量键的图像。

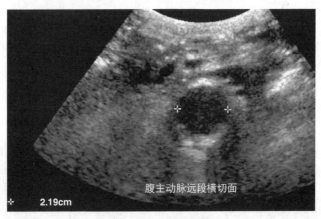

腹主动脉远段横切面

扫查提示：如果主动脉被肠道气体遮挡，缓慢施压，同时左右侧动探头，直到探及主动脉，以免引起患者不适。如果存在 AAA，动脉瘤会推挤周围肠道，因此不需要过度加压探头。如果在施加较大压力时探及 AAA，则应缓慢减少压力，直到主动脉消失。再轻轻地施加压力，直到再次探及 AAA，并留取所需的图像。

5. 将探头向下移动，直到观察到两侧髂动脉，通常可在一幅图像中看到。测量髂动脉的宽度，并记录有 / 无测量键的图像。

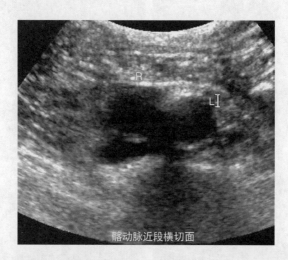

髂动脉近段横切面

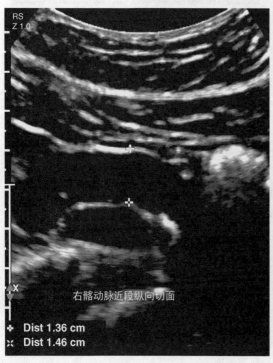

右髂动脉近段纵向切面

Dist 1.36 cm
Dist 1.46 cm

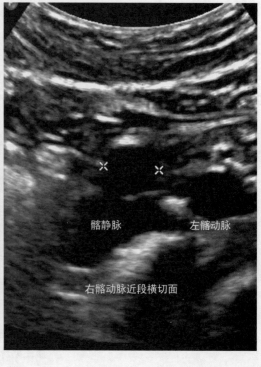

髂静脉　　　　　左髂动脉

右髂动脉近段横切面

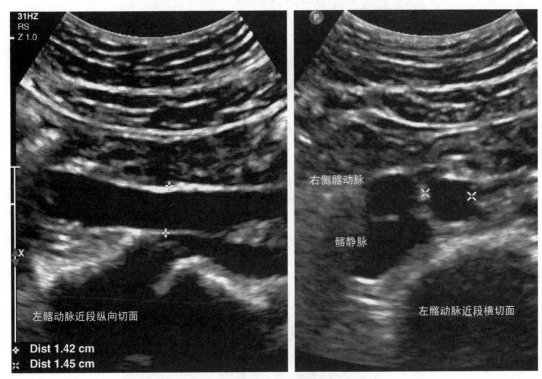

髂动脉近段横切面

彩色多普勒

　　当存在血栓时，彩色多普勒可用于勾勒主动脉管腔的轮廓，或帮助诊断主动脉夹层，以确定真腔和假腔。如果出现 AAA 或主动脉夹层，一些科室需要彩色多普勒图像来评估肾动脉的血流和灌注情况。

主动脉的测量

　　通常需要在不同水平测量腹主动脉直径，来评估扩张的范围。这些图像包括主动脉的近段、中段和远段。在纵向切面上可以显示腹主动脉的全程（图 4.4）。

　　腹主动脉直径大于 3cm 或髂动脉直径 > 1.5cm 可诊断存在动脉瘤。

　　纵向切面中，通过 AP 径测量主动脉。如果存在 AAA，还应测量动脉瘤的长度和动脉瘤近心端管腔的直径。记录动脉瘤的最大 AP 径。测量主动脉前后径时，探头必须垂直于主动脉管壁而非地面。主动脉可能会随着年龄的增长或存在 AAA 而变得迂曲，超声医师应仔细测量，得出准确的测量结果。当主动脉弯曲且不平行于地面时，垂直于地面测量会导致数值偏大。要从外壁到外壁测量。不要测量血栓边缘到对侧壁或外壁到内壁的距离（图 4.5）。

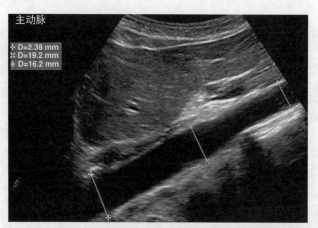

图 4.4 正常主动脉的长轴显示近段、中段、远段测量
腹主动脉逐渐变细。腹主动脉远段纵向切面。

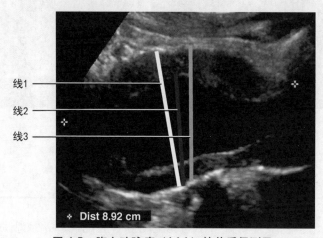

图 4.5 腹主动脉瘤(AAA)的前后径测量
第 3 条线显示动脉瘤测量线垂直于地面,测量不正确。第 2 条线显示测量线从血栓内侧缘到血管壁外侧缘,测量不正确。第 1 条线是显示垂直于主动脉壁的正确测量方式。第 3 条线会错误地高估动脉瘤的大小,第 2 条线会错误地低估动脉瘤的大小。如果不纠正错误的测量方式,则在随访中很难确定 AAA 是否增大及增大程度。

在横切面图像中,测量主动脉的宽度。由于主动脉并非始终与地面平行,因此在横切面测量会导致 AP 值高估,应进行多次测量。如需在横切面中测量前后径,应从纵向平面开始,调整探头与主动脉的角度,使声束始终与主动脉垂直。如果存在动脉瘤,还应测量并记录最宽径。

需要常规测量和记录腹主动脉的管径,因为大多数腹主动脉的超声检查都是为了排除动脉瘤。动脉瘤破裂的最大风险因素是尺寸。超过 5cm 的动脉瘤破裂的风险最大。随着动脉瘤增大,风险也随之增加。注意肾下水平是 AAA 最常见的部位。如果存在动脉瘤,还要获得肾动脉的图像,使用彩色多普勒有助于发现肾动脉。如果动脉瘤位于肾动脉水平或更高,那么治疗方案将会不同。

AAA 的大小和增长速度在治疗方案中有重要作用。动脉瘤不会缩小；因此，如果后续测量小于之前检查结果，则需要评估两次测量的检查技术。如果之前的检查结果不可用，需重新测量 AAA 进行核实，或者让另一名超声医师在不知前次测量结果的情况下进行测量。测量不当将直接影响患者治疗。医师应监测动脉瘤增大的情况，因为这将决定患者是否需要手术、介入治疗，或者缩短超声监测的间隔时间。不要为了保护之前的超声医师而伪造测量结果。如果患者需要进行第三次检查，并且第三次的超声检查结果正确，或者如果患者去做 CT 检查，来确定之前的腹主动脉瘤超声测量不正确，超声检查者此时看起来不称职。更重要的是，这非常不利于患者的治疗，可能会危及患者的生命。

筛查排除腹主动脉瘤的扫查操作规程

进行主动脉筛查可以排除 AAA。

美国超声医学学会、美国放射学学会和超声放射医师学会（AIUM/ACR/SRU）扫查操作规程

AIUM/ACR/SRU 扫查规程中需要的图像：

1. 纵向切面

a. 近段，接近腹腔干

b. 中段，位于 SMA 下方，近肾动脉水平

c. 远段，髂动脉分叉水平上方

2. 横切面

a. 近段，接近腹腔干

b. 中段，位于 SMA 下方，近肾动脉水平

c. 远段，髂动脉分叉水平上方

3. 测量

a. 根据目前的标准，主动脉的前后径测量足以确定是否存在动脉瘤

b. 如果存在动脉瘤，应报告其最大尺寸

c. 如果没有发现动脉瘤，应报告腹主动脉的最大直径

这种检查只是灰阶超声，只需测量最大 AP 径。彩色或频谱多普勒不是必需的。如果发现腹主动脉瘤，应记录动脉瘤的最大尺寸和位置及其与肾动脉的关系。如果需要，医生可为患者安排完整的主动脉超声检查。

国际社会认证委员会（IAC）血管扫查操作规程

IAC 血管检查的扫查规程如下。

1. 一副横切面图像（定义为垂直于腹主动脉长轴），具有单独的最宽处外壁到外壁直径测量值。

2. 异常检查。

a. 一副横切面图像（定义为垂直于腹主动脉长轴），位于外壁到外壁的最宽径。通常是 AP 值，但有时动脉瘤可能在正常的宽度范围内。

b. 一副横切面图像（定义为垂直于主动脉长轴），位于非扩张处血管外壁至外壁最宽直径的测量值，以供比较。

这一检查方案比 AIUM 版本简单，基本上为正常检查伴测量的图像。

主要的超声和认证机构的扫查规程可能会发生变化，因此每年对其进行审查并在指定的日期前实施非常重要。

偶然发现的腹主动脉瘤

许多超声医师在扫查患者时，在检查与主动脉无关的项目时，如肾或胆囊，意外发现患者患有 AAA。发生这种情况时，测量最宽 AP 径。如果动脉瘤＞5cm，则需要患者还在超声诊室时立即向转诊医师报告结果。＞6cm 的动脉瘤有破裂的风险，因此与患者的医师联系非常重要，因为主动脉破裂的风险非常高。在转诊医师的指导下选择将患者送回家、送到医师诊室或急诊室。医师可能会要求对主动脉进行实时、专项的超声和（或）CT 检查。

（翻译　赵冉冉　校对　杜智慧）

第 5 章

下腔静脉超声扫查操作规程

M. Robert DeJong

关键词

髂总静脉	下腔静脉近段
下腔静脉远段	肾静脉
肝静脉	腹膜后
髂静脉	左肾上腺静脉
下腔静脉	性腺静脉
下腔静脉中段（IVC）	

目标

完成本章阅读后，你将掌握以下内容。

1. 定义关键词。

2. 列出下腔静脉（IVC）的属支。

3. 区分下腔静脉和腹主动脉的超声表现。

4. 掌握下腔静脉扫查的探头选择。

5. 了解下腔静脉超声检查所需的图像。

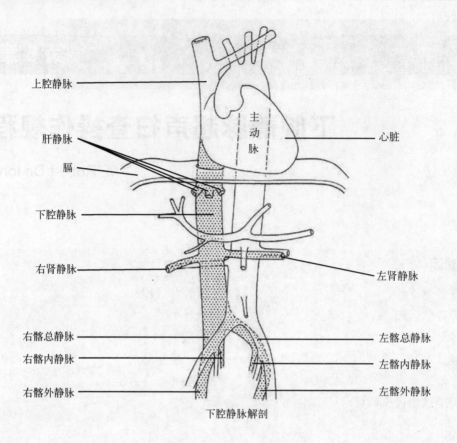

上腔静脉

心脏

肝静脉

膈

下腔静脉

右肾静脉

左肾静脉

右髂总静脉

左髂总静脉

右髂内静脉

左髂内静脉

右髂外静脉

左髂外静脉

主动脉

下腔静脉解剖

概述

解剖和功能

下腔静脉（IVC）是人体内最大的静脉，由两条髂总静脉在 L5 椎体前汇合而成。IVC 将乏氧血液从下肢、生殖器官、肾和肾上腺回流入心脏。肠道和腹腔器官的静脉血不回流入下腔静脉，而是进入门静脉系统。门静脉系统最终通过肝静脉回流入下腔静脉。

下腔静脉在体内垂直走行，位于腹膜后脊柱和腹主动脉的右侧，向上延伸至肝右叶，在 T8 水平穿过横膈进入右心房（图 5.1）。

由于下腔静脉位于身体右侧，右侧的肾静脉、性腺静脉、肾上腺静脉都可以直接流入下腔静脉。左肾静脉跨主动脉前方，流入下腔静脉。左肾上腺静脉和左性腺静脉也需跨过腹主动脉后再流入左肾静脉。

下腔静脉没有静脉瓣，由呼吸周期中横膈运动产生不同的压力推进血液流入心脏。

按照近段、中段、远段的顺序描述下腔静脉容易引起误解，因为下腔静脉始于双侧髂静脉在脐水平的汇合处，解剖学上这是下腔静脉近段，继而向上走行，沿途接受属支的汇入，最终回流入心脏。直接流入下腔静脉的主要静脉依次为：

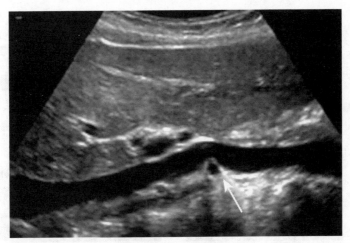

图 5.1　正常下腔静脉（IVC）近段至中段。下腔静脉后面的小圆圈（箭）示右肾动脉

1. 髂总静脉。
2. 腰静脉。
3. 右侧卵巢或睾丸静脉（通常称性腺静脉）。
4. 肾静脉（左肾上腺静脉和性腺静脉流入左肾静脉）。
5. 右肾上腺静脉。
6. 肝静脉。
7. 膈下静脉。

下腔静脉壁包括三层结构：内膜（最内层）、中膜（中间层）和外膜（最外层）。

超声表现

下腔静脉纵向切面呈无回声的管腔，壁薄，位于脊柱右前方，肝右叶后方，随呼吸伴有轻微搏动（图 5.2）。在横切面上，为圆形、椭圆形或卵圆形（图 5.3）。超声实时扫查时，IVC 直径随呼吸而变化，吸气时变小，呼气时恢复到正常直径。右肾动脉为下腔静脉后方的小圆圈样结构（见图 5.1）。在短轴或横切面上，下腔静脉为椭圆形，位于主动脉外侧和脊柱前方。

下腔静脉超声检查

患者准备

患者应在超声检查前禁食 6 ~ 8h，以减少腹部气体。如果患者已经进食，仍可尝试进行检查。

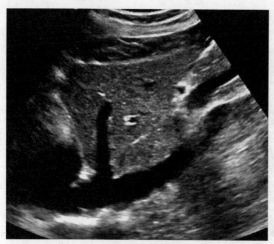

图 5.2　下腔静脉进入右心房时的肝内段

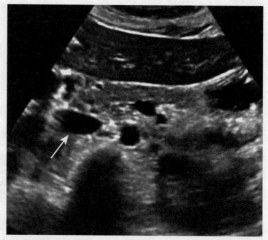

图 5.3　下腔静脉的横切面图像在肾水平显示为椭圆形或卵圆形

探头

使用频率为 3 ～ 3.5MHz 的凸阵探头。如果需要，扫查肋间时可使用频率为 3 ～ 3.5MHz 的扇形探头。

呼吸技巧

首选正常呼吸或者当探及 IVC 后，嘱患者屏气进行检查。记住，如果患者深呼吸并屏气，IVC 就会变细或塌陷。

患者体位

患者开始时取仰卧位。如有需要，可请患者改为左后斜位和（或）左侧卧位。

所需图像

对下腔静脉进行超声检查并不是常规的扫查要求。通常需要检查髂静脉或肾静脉是否有血栓（或瘤栓）及其延伸范围（图 5.4）或评估 IVC 滤器（图 5.5）。所以目前没有可遵循的指南，检查的主要目的是针对临床问题。

下腔静脉·纵向切面图像

应该从剑突至髂静脉汇合处观察整个下腔静脉。通常没有测量的要求。一些科室不使用体表标记，但会将下腔静脉最接近心脏的部分标记为近段，最接近脐的部分标记为远段。

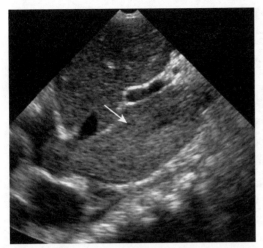

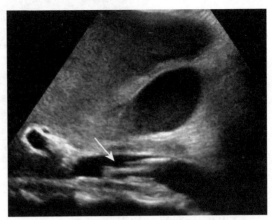

图 5.4　纵向切面显示下腔静脉内充满瘤栓并延伸至右心房（箭）

图 5.5　纵向切面显示正常下腔静脉滤器（箭）

　　瘤栓起源于右肾静脉，并延伸至下腔静脉。

> 　　**注意**：要确定扫查的是下腔静脉而不是腹主动脉。腹主动脉会搏动，下腔静脉则会随着呼吸而搏动。下腔静脉穿过肝，而主动脉则在肝后方。如仍不能确定，可让患者吸气，会暂时导致下腔静脉塌陷。如果吸气后仍然不确定，则使用多普勒超声来验证。

　　1. 下腔静脉近段或肝内段纵向切面。

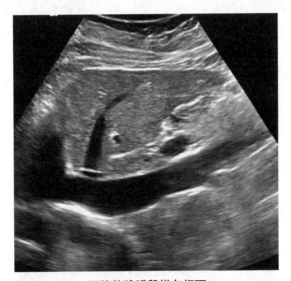

下腔静脉近段纵向切面

　　2. 肾静脉水平 IVC 中段纵向切面。

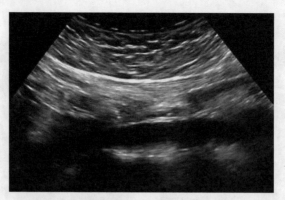

Courtesy Ted Whitten

下腔静脉中段纵向切面

3. IVC 远段纵向切面。

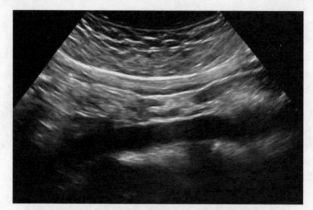

Courtesy Ted Whitten

下腔静脉远段纵向切面

4. 每侧髂总静脉纵向切面。可以通过旋转探头并识别髂静脉流入下腔静脉获得。

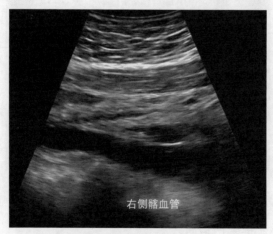

右侧髂血管

Courtesy Ted Whitten

右侧髂静脉纵向切面或左侧髂静脉纵向切面

下腔静脉·横切面图像

1. IVC 近段横切面，包括肝静脉。

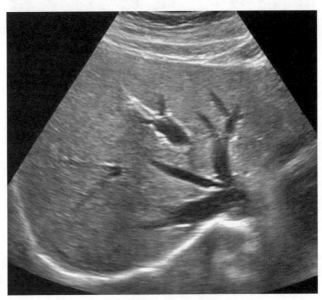

下腔静脉近段横切面

2. 肾静脉水平 IVC 中段横切面。

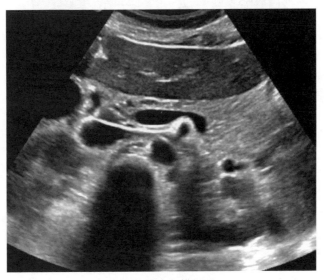

下腔静脉中段横切面

3. IVC 远段横切面图像在髂静脉汇入 IVC 水平的上方。

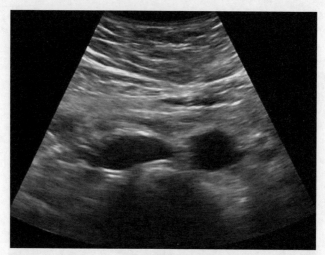

Courtesy Ted Whitten

下腔静脉远段横切面

4. 髂总静脉横切面。在两侧髂总静脉汇入 IVC 之前，很容易获得图像。箭示髂静脉横切面。

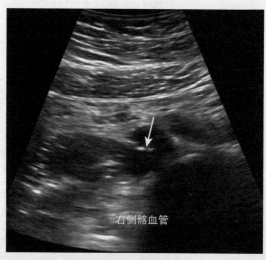

右侧髂血管

Courtesy Ted Whitten

下腔静脉、左侧髂静脉或右侧髂静脉横切面或左侧髂静脉横切面

下腔静脉是另一项检查的一部分时需要的图像

如果下腔静脉包含在其他腹部检查中，所需要的图像可能不同。在右上象限或肝超声检查中，只显示下腔静脉肝内段。在全面腹部超声扫查中，除非 IVC 存在病变，否则只留取 IVC 近段和远段的图像。（注：如果 IVC 内发现血栓或瘤栓，超声医师应记录包括肝静脉、肾静脉和两侧髂总静脉的图像，以显示血栓或瘤栓的延伸范围）

（翻译 赵冉冉 校对 杜智慧）

第 6 章

肝超声扫查操作规程

M. Robert DeJong

关键词

尾状叶

肝总动脉

弹性成像

镰状韧带

肝包膜

肝管

肝静脉

腹腔内的

肝左叶

左段间裂

肝圆韧带

静脉韧带

主叶间裂

肝中静脉

肝门

肝门三联征

门静脉

肝右动脉

肝右叶

目标

完成本章阅读后，你将掌握以下内容。

1. 定义关键词。

2. 识别三个肝叶。

3. 描述肝扫查的探头选择。

4. 列出进行肝扫查时推荐的患者呼吸动作。

5. 列出进行肝扫查时推荐的患者体位。

6. 描述肝检查前患者准备。

7. 识别肝的正常变异。

8. 解释肝扫查中代表性图像的顺序和位置。

右

左

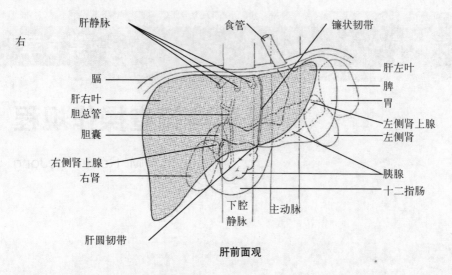

肝前面观

肝静脉　食管　镰状韧带

膈　肝左叶　脾　胃　左侧肾上腺　左侧肾

肝右叶　胆总管　胆囊

右侧肾上腺　右肾

胰腺　十二指肠

下腔静脉　主动脉

肝圆韧带

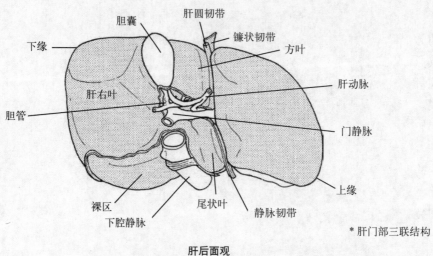

胆囊　肝圆韧带　镰状韧带　方叶

下缘

肝右叶　肝动脉

胆管　门静脉

上缘

裸区　尾状叶　静脉韧带

下腔静脉

*肝门部三联结构

肝后面观

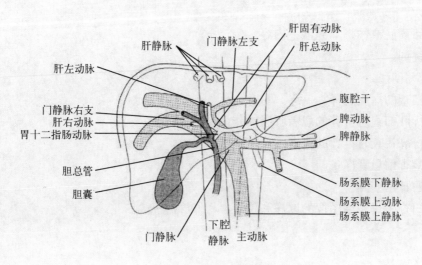

肝静脉　门静脉左支　肝固有动脉　肝总动脉

肝左动脉

门静脉右支　肝右动脉　胃十二指肠动脉

腹腔干　脾动脉　脾静脉

胆总管　胆囊

肠系膜下静脉　肠系膜上动脉　肠系膜上静脉

门静脉　下腔静脉　主动脉

肝的血管及胆管解剖

概述

　　肝的超声检查通常在影像科进行。临床中通常对肝进行专门的超声扫查，评估非胆管系统的病变：包括寻找肝肿块、转移性疾病、脓肿或血肿，或者帮助鉴别在计算机断层扫描（CT）或磁共振成像（MRI）发现的异常区域。当不需要评估胆管系统时，患者无须空腹（NPO），需要评估胆管系统时要空腹。对于活检、手术或外伤后寻找血肿的检查属于急诊，特别是考虑有活动性出血的患者不需要做检查前准备。

解剖

　　肝是腹膜内位器官，是腹部最大的器官、人体第二大器官，也是体内最大的腺体，兼具外分泌和内分泌功能（皮肤是人体最大的器官）。肝长 13 ～ 15cm，重 1400 ～ 1600g。肝呈三角形，主要位于右季肋部、上腹大部分及部分左季肋部。除肝顶部与横膈相连的裸区外，肝表面被覆腹膜。肝门部三联结构由肝动脉、门静脉和胆管组成，其外周围绕的一层结缔组织称为 Glisson 鞘。肝包膜在超声上表现为高回声（图 6.1）。肝主要由肝细胞、胆管和血管组成。肝以肝小叶为功能单位，这些小叶呈六角形，由排列成杜状的肝细胞组成，并由血窦分隔。肝实质是由这些肝细胞索组成的。肝门部三联结构位于每个六角形小叶的顶端，肝小叶同时接受来自肝动脉和门静脉的血液。混合的血液进入肝血窦，然后流入位于每个小叶中央的中心静脉。这些中心静脉结合在一起，最终汇入较大的肝静脉，再汇入下腔静脉（IVC）。肝小叶内排列着具有吞噬作用的 Kupffer 细胞，可清除血液中的异物和有毒物质（图 6.2）。

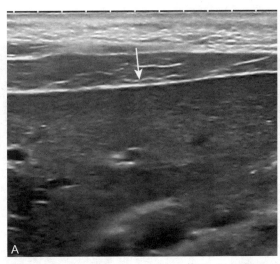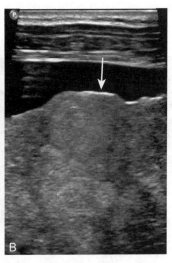

图 6.1　肝包膜

A. 箭示高频线阵探头扫查正常的肝包膜。B. 箭示高频线阵探头检查腹水和肝硬化患者的肝包膜。结节的形成使肝包膜很不规则。

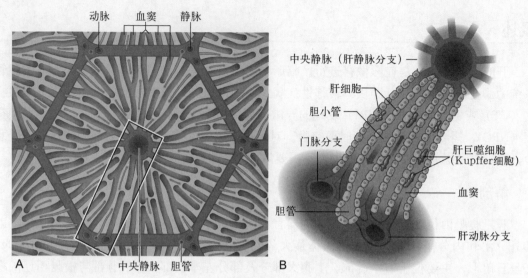

图 6.2 肝细胞结构示意图

肝小叶呈六角形、有门脉三联征及中央引流静脉。（From Grant A，Waugh A. Ross & Wilson Anatomy and Physiology in Health and Illness，13th ed. Edinburgh，2018，Elsevier）

肝叶

右叶是肝最大的叶，占据右季肋区，其上表面通过镰状韧带与壁腹膜相接。声像图上，一般看不到镰状韧带；而当有腹水时，镰状韧带表现为肝和腹壁之间菲薄的高回声结构（图6.3）。胚胎时期的镰状韧带输送脐静脉血到胎儿的肝；而在出生后脐静脉闭锁，继而变成肝圆韧带。肝右叶的下表面和后表面存在三个窝：分别是肝门、胆囊和下腔静脉。右肝静脉将右叶进一步分为右前叶和右后叶（图6.4）。

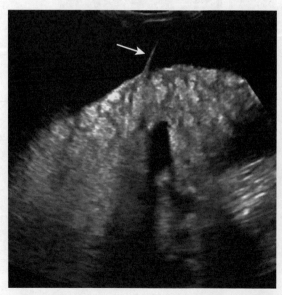

图 6.3 镰状韧带（箭）可见于肝硬化伴腹水的患者

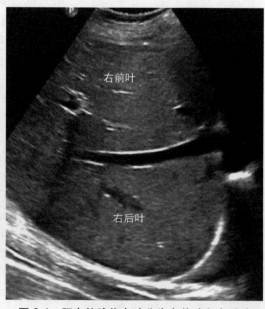

图 6.4 肝右静脉将右叶分为右前叶和右后叶

左叶位于上腹部和左季肋部，肝中静脉和主叶裂将肝左右叶隔开。左叶再进一步分为两叶。肝左静脉和肝圆韧带将左叶分为左内叶和左外叶。在横切面上，肝圆韧带可表现为肝左叶内的高回声结构（图 6.5）。肝圆韧带可以有多种形状，如圆形或三角形，伴或不伴声影。

尾状叶是肝最小的叶，位于右叶的后上方，其下方是门静脉主干，后方是下腔静脉，前方是静脉韧带（闭锁的静脉导管）（图 6.6）。

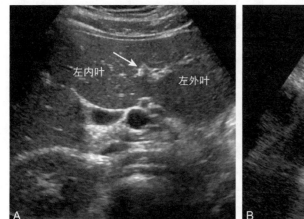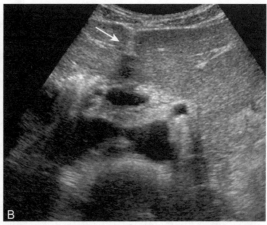

图 6.5 肝圆韧带（箭）将肝左叶分为左内叶和左外叶

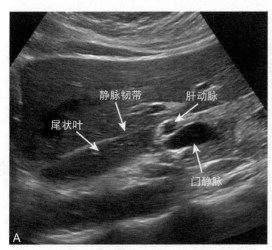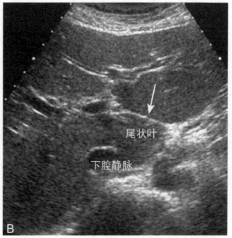

图 6.6 A. 尾状叶纵切面。B. 尾状叶横切面。箭示静脉韧带

肝段

依据肝解剖学的 Couinaud 分类系统将肝分为八个节段。肝段的划分由水平走行的门静脉分支与垂直走行的肝静脉界定。每一段都有各自的门静脉和肝动脉的血管流入及胆汁的流出。尾状叶是 S1 段，其他段从左叶开始逆时针编号，S2-4 段构成左叶，S5-8 段构成右叶。肝静脉在各段间走行，而门静脉在段内走行，但门静脉左支的矢状部除外，其在左叶间裂中走行。熟悉 Couinaud 分类很重要，因为 CT 或 MRI 报告会按照节段来报告肝肿

物,阅读CT或MRI报告便可以了解肝肿物的位置。例如,如果CT报告显示S6段有肿块,则说明肿块位于肝的右后叶(图6.7)。

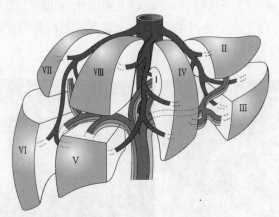

图 6.7　肝 Couinaud 系统分段解剖图

S1 段位于 S4 段的后面。　(From Ryan S, McNicholas M, Eustace S. Anatomy for Diagnostic Imaging, 3rd ed. Edinburgh, 2011, Saunders)

主叶间裂将肝分为左右两叶,其位于胆囊和下腔静脉的连线上,超声表现为线状高回声,从门静脉右支指向胆囊窝(图6.8)。肝中静脉在其内上方走行。超声检查显示,肝中静脉将右前叶和左内叶分开(图6.9)。

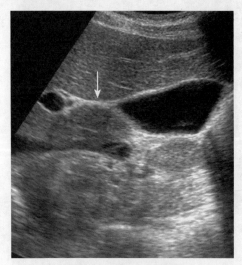

图 6.8　箭示主叶间裂

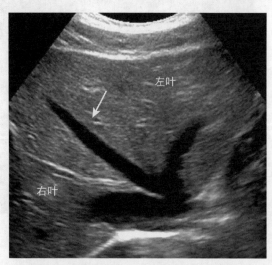

图 6.9　肝中静脉(箭)将肝分为左右叶

右段叶间裂包含肝右静脉,将右叶分为右前段叶和右后段叶(图6.10)。右后叶前段包含S6段和S7段,右前叶后段包含S5段和S8段。

左段间裂包含肝左静脉、肝圆韧带和门静脉的左支矢状部。肝圆韧带(图6.11A)和肝左静脉(图6.11B)将左叶分为左内叶和左外叶。左内叶段包含S4段,也可称为方叶,左外叶段包含S2段和S3段。

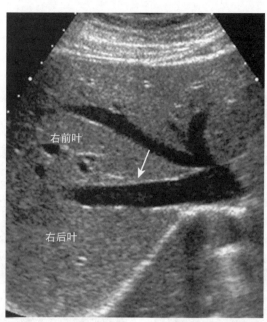

图 6.10　横切面图像示肝右静脉（箭）将右叶分为右前叶和右后叶

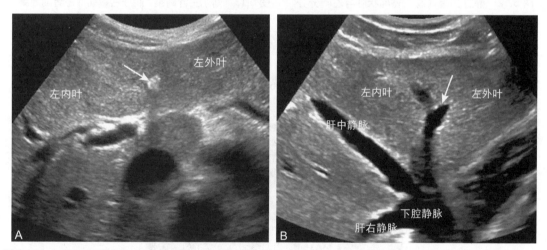

图 6.11　A. 肝圆韧带（箭）将肝左叶分为左内叶和左外叶。与图 6.5 不同，图中的肝圆韧带其后方伴有声影。B. 肝左静脉（箭），将肝左叶分为左内叶和左外叶

肝韧带及肝裂

　　肝的韧带将肝连接到横膈、胃、前腹壁和腹膜后组织。由于韧带的脂肪和胶原蛋白成分使其相对于肝实质呈高回声，因此声像图上可见肝韧带。

　　镰状韧带是腹膜的镰状皱褶，从脐部延伸到膈肌，继而延伸至肝的前表面，与肝圆韧带相连。

　　肝圆韧带是镰状韧带的圆形末端，是胎儿脐静脉闭锁后的遗迹，可用于区分肝左叶的

内叶和外叶。

静脉韧带是胎儿静脉导管闭锁后的遗迹，用于区分尾状叶与左叶（图6.12）。

肝正中裂用来区分右叶和左叶，也用来寻找胆囊窝（图6.13）。

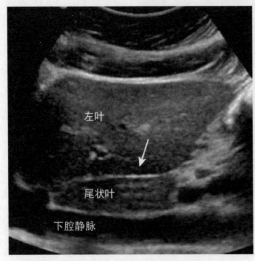 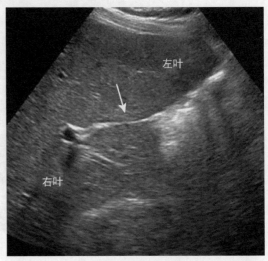

图6.12 静脉韧带（箭）将尾状叶与左叶分开 　　图6.13 箭示主叶间裂，位于胆囊切除患者的胆囊窝

肝血供

肝由肝动脉和门静脉组成的双重供血（图6.14），都在肝门处进入肝。肝动脉供应含氧血，

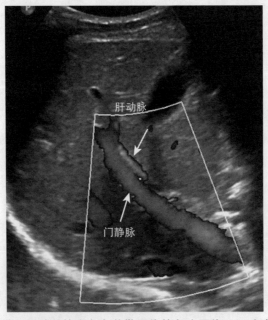

图6.14 门静脉和肝动脉进入肝脏时的彩色多普勒图像的灰度图像。肝动脉灰度更明亮，因为其速度更快

占肝总供血的 20% ～ 30%；门静脉供血占 70% ～ 80%，其内携带营养物质、多种代谢产物及部分含氧血液。肝动脉及门静脉的血液于肝血窦内混合，肝细胞从中吸收氧气和营养物质，清除有害物质，储存维生素和矿物质，并产生胆汁；随后，血液流入肝小叶的肝中央静脉。

门静脉位于胰颈后方，由脾静脉和肠系膜上静脉汇合而成。门静脉循环与体循环是分开的：体循环收集来自下肢和腹部脏器的血液，直接汇入下腔静脉。门静脉主干在肝门处分为门静脉左右支；门静脉右支继而分为位于前段中央的右前支和位于后段中央的右后支；门静脉左支向左前方走行于镰状韧带和尾状叶的近端，分别发出左叶内侧支及外侧支走行于左叶的内侧和外侧。尾状叶接受来自左右门静脉的门静脉分支。

肝总动脉是腹腔干的一个分支，其他分支还包括脾动脉和胃左动脉。肝总动脉走行于门静脉前方、胆总管内侧。当肝总动脉从胃十二指肠动脉（GDA）分出后，成为肝固有动脉。在肝门处，肝固有动脉分为肝右动脉和肝左动脉，其与门静脉分支相伴行。常见的解剖变异包括来自胃左动脉的异位的肝左动脉；来自肠系膜上动脉（SMA）的异位的肝右动脉；以及来自 SMA 的异位的肝总动脉。在该变异中，可以看到肝动脉在门静脉和下腔静脉之间走行（图 6.15）。尾状叶接受来自肝右动脉和肝左动脉的分支。

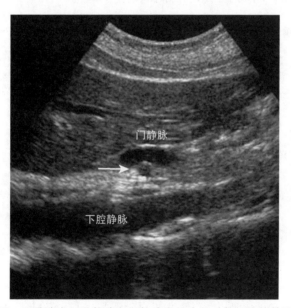

图 6.15　肝动脉在下腔静脉和门静脉之间走行，箭示异位的肝动脉

血液通过肝血窦流入肝中央静脉，并逐渐向上汇较大的静脉，直至肝静脉。通常有 3 支主要的肝静脉流入下腔静脉：即肝右静脉、肝中静脉和肝左静脉。肝右静脉主要引流肝右前叶和右后叶，肝中静脉引流右前叶和左内叶，肝左静脉引流左外叶和左内叶。肝中静脉和左肝静脉经常汇合形成共同的主干。另一种变异是肝右下静脉，引流右叶后下段，可以直接汇入下腔静脉。尾状叶通过尾状静脉将血液直接汇入下腔静脉。

肝门部三联结构

肝门部三联结构指肝门区的肝动脉分支、门静脉分支及胆管包绕在 Glisson 鞘内。肝管将肝产生的胆汁输送到胆管，胆管将胆汁输送到胆囊进行储存。

肝门位于肝的内侧，肝门是肝动脉和门静脉入肝和胆总管出肝的地方。肝动脉和胆总管位于门静脉的前方，胆总管走行于肝动脉的外侧。淋巴结也位于肝门区，如果淋巴结增大，可能引起胆管梗阻。

生理学

肝主要功能包括排泄、代谢、储存和合成。具体包括：产生胆汁；代谢脂肪、糖类和蛋白质；储存糖类、维生素和脂质；合成主要蛋白质，解毒氨和其他有害物质；辅助淋巴液的形成及调节血容量和体温等。

超声表现

调整时间增益补偿（TGC）和总增益至合适程度，正常的肝实质为均匀的等回声，其回声略高于正常肾皮质，略低于正常胰腺组织（图 6.16）。

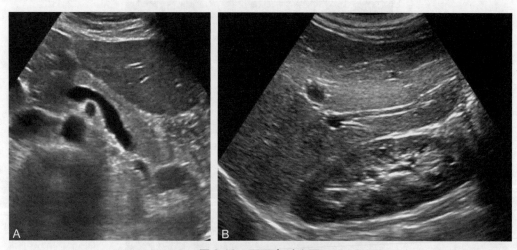

图 6.16 肝回声对比图

A. 胰腺相对于肝呈稍高回声。B. 肝相对于肾皮质呈稍高回声。请注意图像顶部的高回声带。这是由于聚焦位于该水平造成的；如需进行校正，请将聚焦向下移至膈肌水平，或在该区域重新启动时间增益补偿。

腹部软组织的回声性：肾窦＞胰腺＞脾＞肝＞肾皮质。

肝静脉和门静脉可通过以下声像图特征来区分：①肝静脉内径在靠近膈肌处较大，而门静脉内径在肝门部较大；②肝静脉分支指向膈肌，门静脉分支指向肝门；③肝静脉管壁结构在声像图上不明显，而门静脉管壁呈高回声；④肝静脉多普勒信号呈多种成分的波形，门静脉呈持续性血流（图 6.17）。靠近下腔静脉的肝静脉主干可能会由于镜面反射伪像也显示出高回声管壁，但如果切换角度扫描肝静脉，高回声就会消失（图 6.18）。

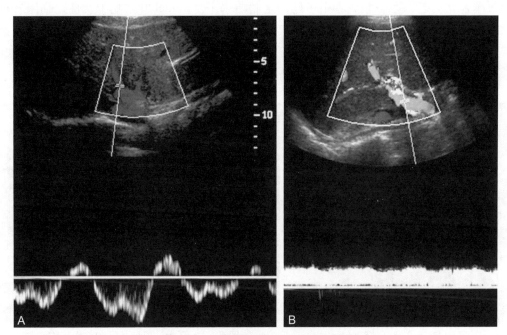

图 6.17　肝静脉及门静脉多普勒信号

A. 肝静脉正常搏动波形。B. 门静脉正常连续波形。

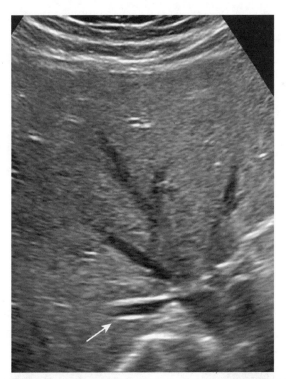

图 6.18　显示高回声的门静脉管壁及肝静脉管壁不显示

由于镜面反射伪像，肝右静脉（箭）管壁表现为高回声。

肝最常见的解剖变异称为 Reidel 叶，是正常肝右叶向下延伸形成，为肝右叶前缘向下的指状或舌状突起，在一些患者中可延伸至髂嵴水平。Reidel 叶常见于女性，临床表现为肝大、肝或右肾肿块。声像图上，在矢状面上可见 Reidel 叶，表现为正常的肝回声和血管结构（图 6.19）。Reidel 叶需要与肝大相鉴别：Reidel 叶只增加肝右叶的长径；而在肝大时，其长径和前后径都会增加（图 6.20）。

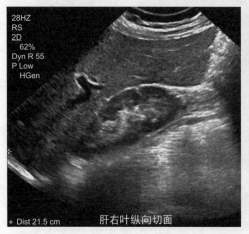 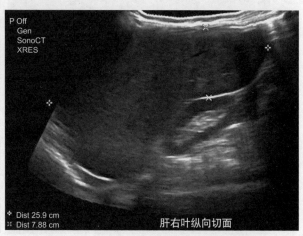

图 6.19　肝的 Reidel 叶，使肝长达 21cm   图 6.20　肝大，显示长径和前后径均增加
Dist. 距离。

肝是转移性疾病的常见部位，其转移性疾病比原发性病变更常见（图 6.21）。超声医师有时会偶然发现肝中的转移性疾病。在描述转移性病变之后，超声医师应该设法寻找原发灶。最常见的原发部位是胃肠道，此外，还有肾和卵巢也是超声扫查可发现的原发灶。

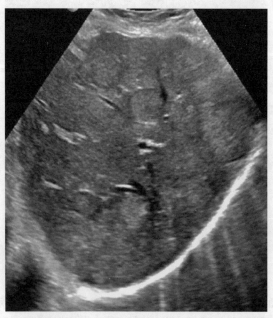

图 6.21　肝转移性病变，表现为多个高回声肿块（原发灶在结肠）

还应该扫查结肠，以寻找占位性病变。除非发现阳性病变，或者检查申请单上有特殊要求，否则这些扫查可不进行记录。

针对肝的扫查有时可能会留取门静脉频谱多普勒来排除门静脉高压（图 6.22A）；尤其是肝硬化患者，因为其发展为门静脉高压的风险很高（图 6.22B）。

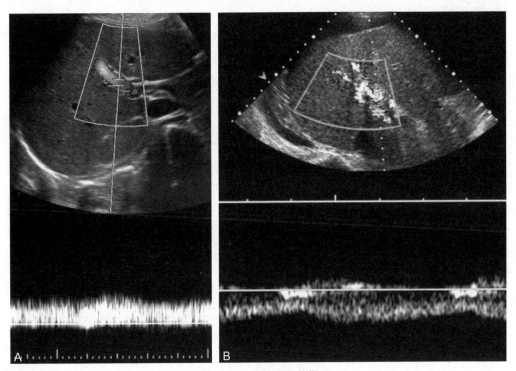

图 6.22　门静脉多普勒

A. 正常的门静脉多普勒信号显示为入肝血流。B. 门静脉血流反向的患者显示离肝血流，即门静脉内血流离开肝。患者有肝硬化、腹水和门静脉高压。

肝超声

患者准备

检查前，患者应禁食 6 ～ 8h，以减少肠道气体干扰，并使胆囊正常充盈。如果不需要评估胆管系统，患者可不空腹，但最好是空腹状态。

探头

首选频率为 3 ～ 3.5MHz 的凸阵探头。肥胖患者或肝弥漫性病变的患者可能需要较低频率的探头，如频率为 1 ～ 3MHz 的扇形探头；而消瘦患者、儿科患者或评估近场结构（如肝被膜）时可能需要较高频率的探头，如 5 ～ 7MHz 的线阵探头，尤其适用于肝硬化患者检查肝结节时。调整 TGC 和总增益，使正常肝回声强度略高于正常肾皮质，略低于正常胰腺组织。

呼吸技巧

扫描时采用肋下切面，配合患者屏气或深吸气，或者采用肋间切面，配合患者屏气或平静呼吸。

患者体位

按照惯例，在仰卧位时开始扫描，并根据需要变换体位。扫描时肋下切面和肋间切面相结合，配合以系统、仔细、横纵切面相结合，结合斜位和卧位扫描，并根据需要用不同切面来准确评估肝的大小、形状、回声、局灶性病变及有无胆管扩张。在评估肝占位性病变时，全面扫查是很重要的。

扫查技巧

扫查肝膈顶时，需要将探头与身体右侧的肋骨相平行放置，并向上倾斜，直到无法探及肝或者肝体积变小。肝膈顶是指靠近膈面的肝实质。对于一些患者来说，扫查到膈顶需要配合肋下切面，首先探头平行于腹壁放置，并配合患者深吸气或平静呼吸，然后慢慢地将探头的手柄从皮肤上抬起，观察并记录所见肝的情况。扫查到大部分肝实质的技巧是将探头平行于肋骨放置，在右肾稍内侧，肋弓下方向上倾斜。

肝超声扫查需要的图像

以下方案仅用于评估肝。仅扫查肝的原因包括：寻找占位性病变；鉴别 CT 或 MRI 发现的阳性病变；评估多囊性疾病、脓肿或血肿；或占位性病变治疗后的随访。有些医院可能会常规进行右上腹扫查（相关扫查规程，请参阅第 11 章）。

肝纵向切面·矢状切面

1. 肝左叶的纵向切面，包括肝左叶下缘及腹主动脉。

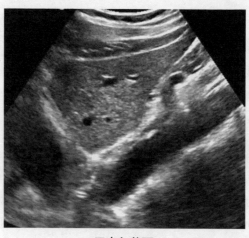

正中矢状面

2. 间隔 2 ～ 3cm 的肝左叶纵向图像，直至扫查完肝左叶。图像数量取决于左叶的大小。

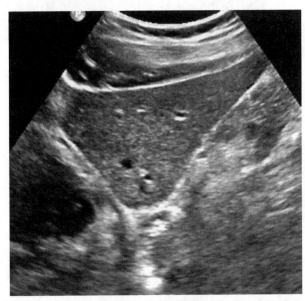

肝左叶纵向切面

3. 尾状叶纵向切面。

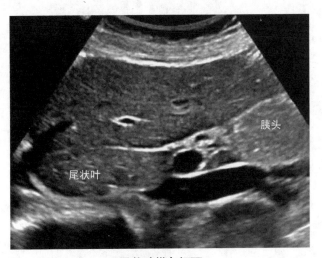

尾状叶纵向切面

4. 下腔静脉外侧的肝右叶纵向切面。

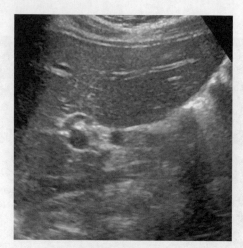

肝右叶纵向切面

5. 自肝右静脉至越过右肾水平，间隔 2～3cm 的肝右叶纵向切面。

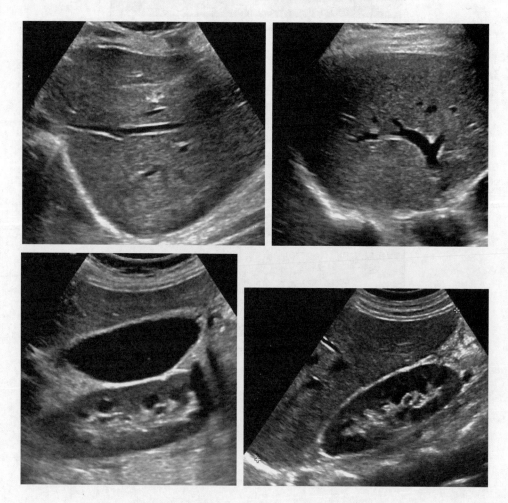

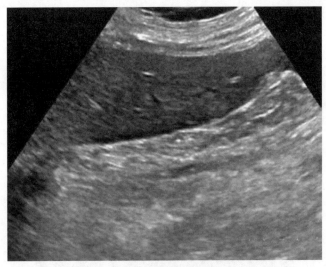

肝右叶纵向切面

6.肝右叶纵向切面，包括右肾，用于对比肝肾实质回声。

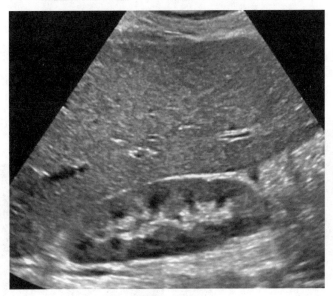

肝右叶 / 右肾

7. 肝右叶纵向切面，包括膈顶部及邻近的胸膜腔。

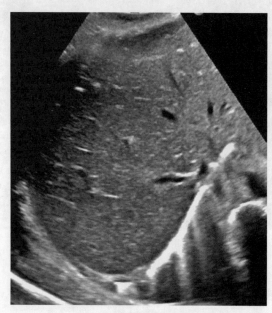

肝右叶经膈顶纵向切面

8. 纵向切面测量肝右叶最大长径。最好在右锁骨中线处测量肝（左图）。如果难以扫查，将探头移动到侧面，贴近肋骨的曲线，并向内侧倾斜，直到确定最大长径（右图）。请注意，这两个测量值非常接近。

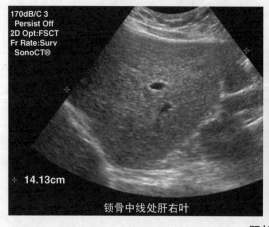

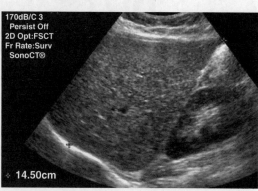

锁骨中线处肝右叶　　　　　　　　肝长径

肝·横切面

1. 肝左叶横切面，包括其外侧缘。

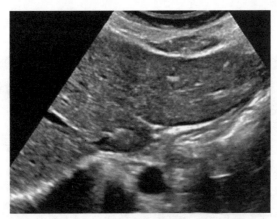

肝左叶横切面

2. 肝左叶横切面，包括肝圆韧带（左图）或门静脉左支矢状图（右图）。

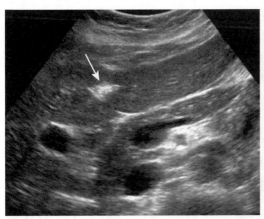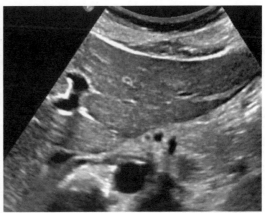

肝左叶横切面

3. 肝右叶横切面，包括肝静脉。

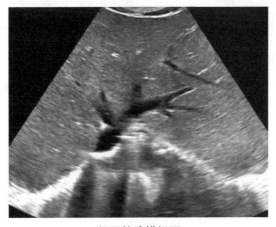

经肝静脉横切面

4. 经过肝静脉的肝右叶横切面。右图显示膈肌两侧的镜面伪像。

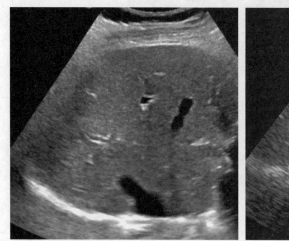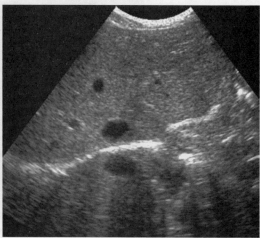

肝右叶横切面

5. 肝右叶横切面，包括（A）门静脉主干，(B) 门静脉右支水平，(C) 显示门静脉主干血流方向的彩色多普勒图像。请注意图 A 中有 2 个小的肝囊肿。

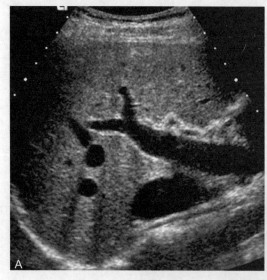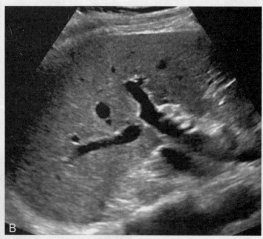

肝右叶横切面

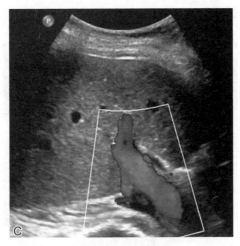

经门脉肝右叶横切面

6. 每隔 2 ～ 3cm 肝右叶横切面，直至探及右肾上极。

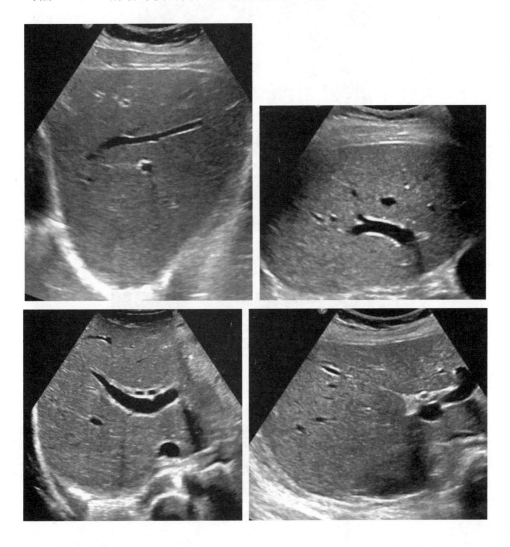

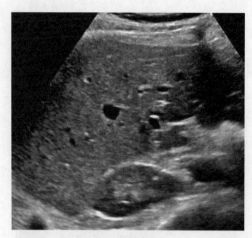

肝右叶横切面

7. 肝右叶的横切面，包括右肾中部。

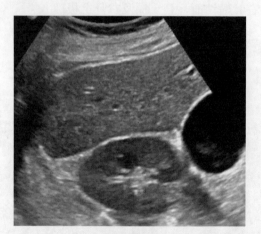

肝右叶横切面

8. 每隔 2～3cm 肝右叶外侧横切面，直至扫查至肝外。

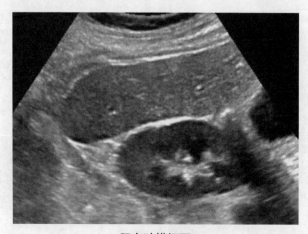

肝右叶横切面

9.肝右叶横切面包括胆囊（如果可探及）。

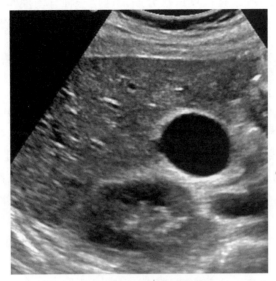

肝右叶横切面或胆囊横切面

10.肝右叶横切面包括膈顶部及邻近的胸膜腔。

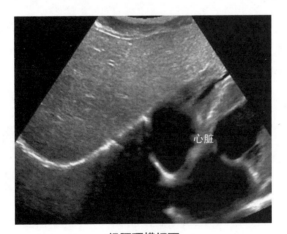

心脏

经膈顶横切面

肝弹性成像

　　慢性肝病会导致肝纤维化和肝衰竭。慢性肝病包括乙型病毒性肝炎、酒精性肝病、慢性丙型肝炎及非酒精性脂肪性肝病（NAFLD）和非酒精性脂肪性肝炎（NASH）。肝是唯一可以通过再生来修复损伤的器官。在慢性疾病中，肝不断的试图自我修复会导致纤维瘢痕组织的形成。随着纤维化的发展，肝功能损伤逐渐加重，继而逐步发展为肝硬化，导致门静脉高压症，增加患肝细胞癌（HCC）的风险。因此，肝纤维化的分期对于临床医师评估正在接受治疗的患者肝纤维化的病情（进展还是缓解）很重要。在弹性成像技术发展之前，需要采用肝活检的方式对纤维化程度进行分期，这是一种有创操作并可能出现严重的并发症。尽管肝活检是金标准，但活检样本容易出现取样误差，而且操作者之间的一致性也限制了其结果的准确性。

肝弹性成像可用于对慢性肝病患者肝纤维化的程度进行分期。肝弹性成像的另一个适应证是随访肝纤维化患者，观察其对于纤维化治疗的反应。

弹性成像使用标准超声探头及安装弹性成像软件的仪器。剪切波弹性成像（SWE）是弹性成像技术的一种类型，使用声脉冲辐射力成像技术（ARFI）。在物理学中，辐射是以波的形式通过介质传递能量，不一定是电离辐射。在 SWE 中，推动脉冲发送到组织中，压缩组织并产生与推动脉冲垂直的声波，称为剪切波。接下来，发出探测脉冲，测量剪切波的速度。剪切波的速度由肝组织的硬度决定。组织越硬，剪切波的速度就越快。结果以 m/s 或 MPa 为单位显示。m/s 在美国更常用，因为美国食品和药物管理局（FDA）最初只允许测量和报告 m/s。世界上大多数其他地区使用 MPa。弹性成像的结果将显示这两个值。目前还没有一个单一的图表可以跨制造商使用，所以每个制造商都有自己的图表来根据剪切波的速度来确定纤维化量。这意味着使用标准型号的超声弹性成像的设备对后续检查是很重要的。ARFI 脉冲衰减迅速，仅在 6 ～ 8cm 的深度内有良好效果。

肝弹性超声成像检查

在本文发表时，以下信息基于 2014 年成立的超声放射科医师协会（SRU）肝弹性成像共识小组提出的肝弹性成像扫查规程。文章可以在线免费检索，网址：https://pubs.rsna.org/doi/full/10.1148/radiol.2015150619。

患者准备

患者应空腹 4 ～ 6h，非禁食状态会错误地增加肝纤维化的弹性值，因为进食后流向肝的血液增多，从而会增加肝的硬度。

患者体位

采用右侧肋间切面，患者仰卧位或左后倾斜 30°，右臂举过头顶以增大肋间隙。

探头

探头置于肋间，移动探头以确保没有肋骨的干扰。感兴趣区（ROI）放置：取样框置于 Glisson 鞘膜下 2cm 处，而不是距离皮肤表面 2cm 处，垂直于 Glisson 鞘膜。ROI 不应包括血管、肋骨、膈肌、肝/肾界面、肝包膜或任何韧带，因为这会导致测量不准确，如取样框置于右叶的 S7 或 S8 段（图 6.23 和图 6.24）。

呼吸技巧

弹性值的测量是在平静状态下屏气进行的，因为深吸气或呼气会影响测量的准确性：在每次测量之前，应要求患者在平静放松状态下暂停呼吸，屏气时间只有 1 ～ 2s。

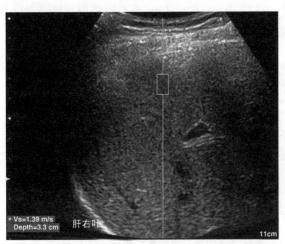

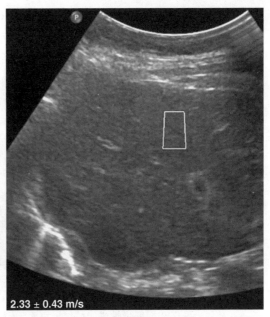

图 6.23　肝弹性成像时正确放置感兴趣区的图像

图 6.24　所示为肝弹性成像时正确放置感兴趣区的图像（患者伴中度到重度纤维化）

测量

目前指南推荐在肝内的同一位置进行 10 次测量，即不要将 ROI 移到肝的不同位置，并且研究表明，这种方法比活检能够采样更多的肝组织，也能得到更准确的测量结果。由于产生推力脉冲所需能量，因此探头需要在采样间歇之间冷却。在图 6.25 中，箭提示仪器正在降温。在设备准备就绪之前，不允许进行任何进一步的测量，但这只需要几秒钟。在完成 10 次测量之前，应消除测量误差：如患者深吸了一口气，或者设备操作产生的误差等。报告中使用的是中位数及四分位数间距（IQR），而不是平均值。IQR 是指将数据集划分为

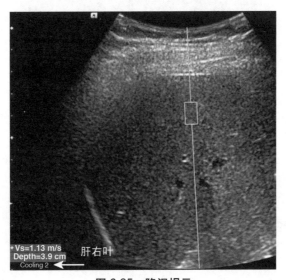

图 6.25　降温提示

四分位数来查看数据的集中性。IQR 值 < 0.30 表明测量结果是可以接受的。如果 IQR > 0.30，则应重新评估结果并删除异常值，但注意应该使用相同的 ROI 获取新的测量值，直至共有 10 个合格的测量值为止。超声仪器可自动确定 IQR（图 6.26）。

超声弹性成像是肝弹性测定的专用检查，通常需要 10 ～ 15min 才能完成（图 6.27），使用专门的肝弹性成像的 CPT 代码。

	Site 1		Site 2		Site 3		Site 4	
	Vs (m/s)	Depth (cm)	Vs (m/s)	Depth (cm)	Vs (m/s)	Depth (cm)	Vs (m/s)	Depth (cm)
	1.52	4.0	1.37	3.8	1.22	3.8	1.33	4.1
Median	1.52		1.37		1.22		1.33	
Mean	1.52		1.37		1.22		1.33	
Std Dev								
IQR								

	Overall Statistics			
Median	1.35	Std Dev	0.12	
Mean	1.36	IQR	0.18	

图 6.26　肝弹性成像的结果页面示例。白色箭示平均值，黑色箭示四分位间距

Site. 测量点；Vs. 速度；m/s. 米 / 秒；Depth. 深度；Median. 中位数；Mean. 均数；Std Dev. 标准差；IQR. 四分位间距；Overall Statistics. 统计数据。

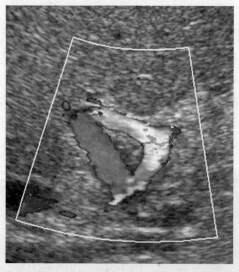

图 6.27　门静脉和肝动脉形成字母 "D"，单词 done 或者 Doppler 中的 D

注意：本书出版之前，已经提出最新的肝弹性成像技术，这将适用于所有型号的超声设备。随着这项新技术的不断发展，在此推荐超声医师时刻关注前沿动态。RSNA 是探索前沿信息的推荐网站，网址为 www.rsna.org，有关最新信息，请访问 https://pubs.rsna.org/doi/10.1148/radiol.2020192437。

（翻译　张勇跃　校对　李丽伟　杜智慧）

第 7 章

胆囊及胆管超声扫查操作规程

M. Robert DeJong

关键词

Vater 壶腹	左肝管
胆总管（CBD）	主叶间裂（MLF）
共同管（CD）	主胰管
肝总管（CHD）	肝门
胆囊管	肝门三联征
肝动脉	右肝管

目标

完成本章阅读后，你将掌握以下内容。

1. 定义关键词。

2. 列出扫查胆囊的患者体位。

3. 描述胆囊和胆管检查前患者准备。

4. 探讨胆囊和胆管系统常见的正常变异。

5. 解释胆囊和胆管扫查中代表性图像的顺序和位置。

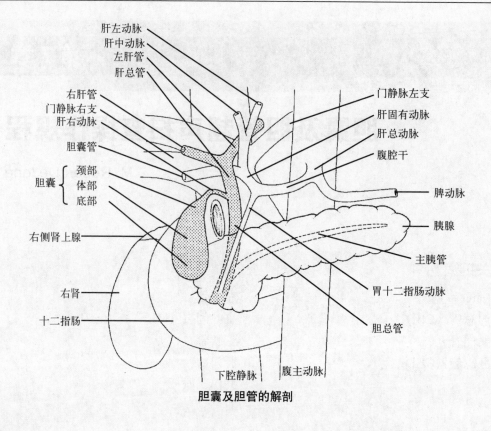

胆囊及胆管的解剖

概述

胆囊和胆管系统的超声检查通常在影像科进行，常与肝、胰腺和右肾的右上腹超声检查同时进行。当不考虑肝或胰腺的病变时，一般会对胆囊和胆管系统进行专门的超声检查，以评估胆管系统的病变。然而，由于胆管系统大部分位于肝内，因此在评估远端胆总管（CBD）时，图像也包括肝和胰腺。

解剖

胆管系统由胆囊和胆管组成，与肝和胰腺密切相关。胆囊负责储存和浓缩胆汁，胆管负责引流肝内的胆汁。

胆囊位于肝的后下方，与主叶间裂（MLF）关系密切（图7.1）。胆囊呈梨状，形状和体积各不相同，通常位于S4、S5段的交界处。胆囊壁由内层的黏膜层、肌层和外层的浆膜层组成。胆囊分为三个部分：底部、体部和颈部（图7.2）。胆囊宽大的底端为底部，与肝下缘相邻。体部是胆囊的主要部分，与肝的脏面相邻；胆囊的狭窄末端称为颈部，逐渐变细形成胆囊管（图7.3）。胆囊管连接胆囊和肝总管（CHD），长2～4cm；其内包含从颈部延续的黏膜皱褶（称为Heister瓣），Heister瓣不是真正的瓣膜，因为它不控制胆汁流动，也没有瓣叶结构；Heister瓣的目的是防止胆囊管塌陷，使胆汁容易进出胆囊。完全充盈的胆囊通常长7～10cm，横径3～4cm（图7.4），壁厚小于3mm（图7.5）。

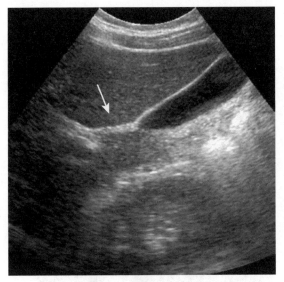

图 7.1　箭示肝主叶裂

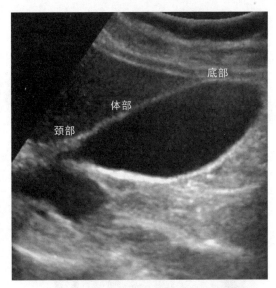

图 7.2　显示正常胆囊的颈部、体部和底部

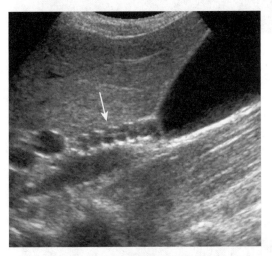

图 7.3　箭示胆囊管中的 Heister 瓣

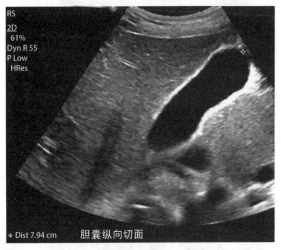

图 7.4　正常胆囊长度测量

形态变异

　　超声医师需要辨认出胆囊的正常变异：包括肝内胆囊、交界处的皱褶（图 7.6）和 Phrygian 帽（交界外皱褶的一种特殊类型）。Phrygian 帽（图 7.7）是一种常见的变异，发生于胆囊底部自行折叠时。交界处的皱褶类似于胆囊内分隔，比较少见；在一些患者中，在胆囊颈部和胆囊管的交界处可存在胆囊壁突起，形成 Hartmann 囊，结石容易嵌顿于此处（图 7.8）。

生理学

　　胆囊和胆管储存和运输胆汁到十二指肠降部，以帮助消化。

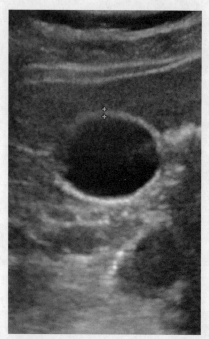

图 7.5 胆囊横切面图像显示测量胆囊壁厚度的正确方法

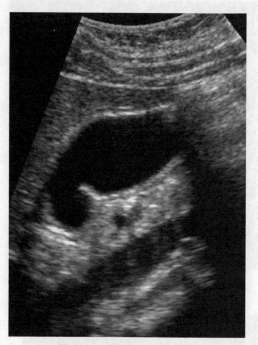

图 7.6 胆囊交界处的褶皱

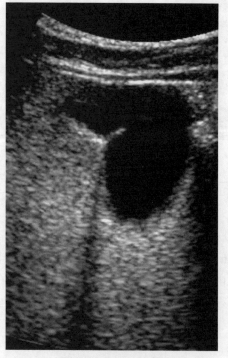

图 7.7 Phrygian 帽

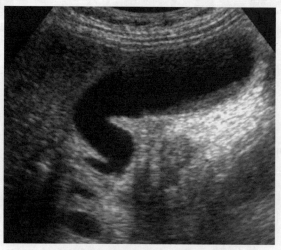

图 7.8 胆囊与 Hartmann 囊

胆汁由肝细胞分泌到最小的胆管分支，称为胆小管，继而汇入段、叶间胆管，直到肝左右管，左右肝管在肝门处汇合形成肝总管，胆囊管汇入后，肝总管（图 7.9）成为胆总管。胆总管（图 7.10）长 8 ～ 10cm，在 Oddi 括约肌包绕的 Vater 壶腹处与主胰管（Wirsung 管）相连（图 7.11）。Oddi 括约肌的舒缩功能调节胆汁和胰液流入十二指肠并防止十二指肠内容物反流进入胆道系统。当 Oddi 括约肌收缩时，胆汁在胆囊中储存和浓缩；当食物进入十二指肠后，胆囊收缩素释放，Oddi 括约肌松弛，胆囊收缩，胆汁和胰酶进入十二指肠。因此患者检查时需要禁食的原因如下：胆总管直径会随着 Oddi 括约肌的松弛而受到影响，当胆汁从胆管流出，进入十二指肠后，胆总管直径减小，甚至会难以观察。

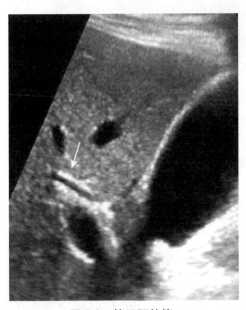 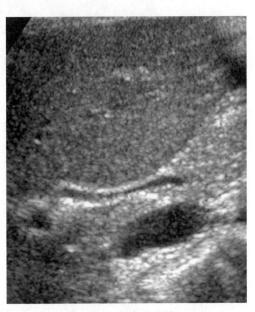

图 7.9　箭示肝总管　　　　　　　　　　图 7.10　正常胆总管

正常的胆总管内径随胆汁含量和患者年龄有所不同：随着年龄的增长及胆管调节功能的减退，胆总管内径会增大。一般来讲，肝总管内径不超过 4mm，而胆总管内径不超过 6mm（图 7.12）。胆囊切除术后，胆总管仍具有胆汁储存功能，因此其内径在 10mm 之内都是正常的。胆囊管、肝总管和胆总管不被肝组织所包绕，是肝外胆管系统。肝内胆管是指被肝组织覆盖的胆管，包括肝左右管和肝内较小的胆管。

超声表现

使用腹部常规设置，调整时间增益补偿和增益等使肝表现为均匀的等回声，正常胆囊表现为无回声。

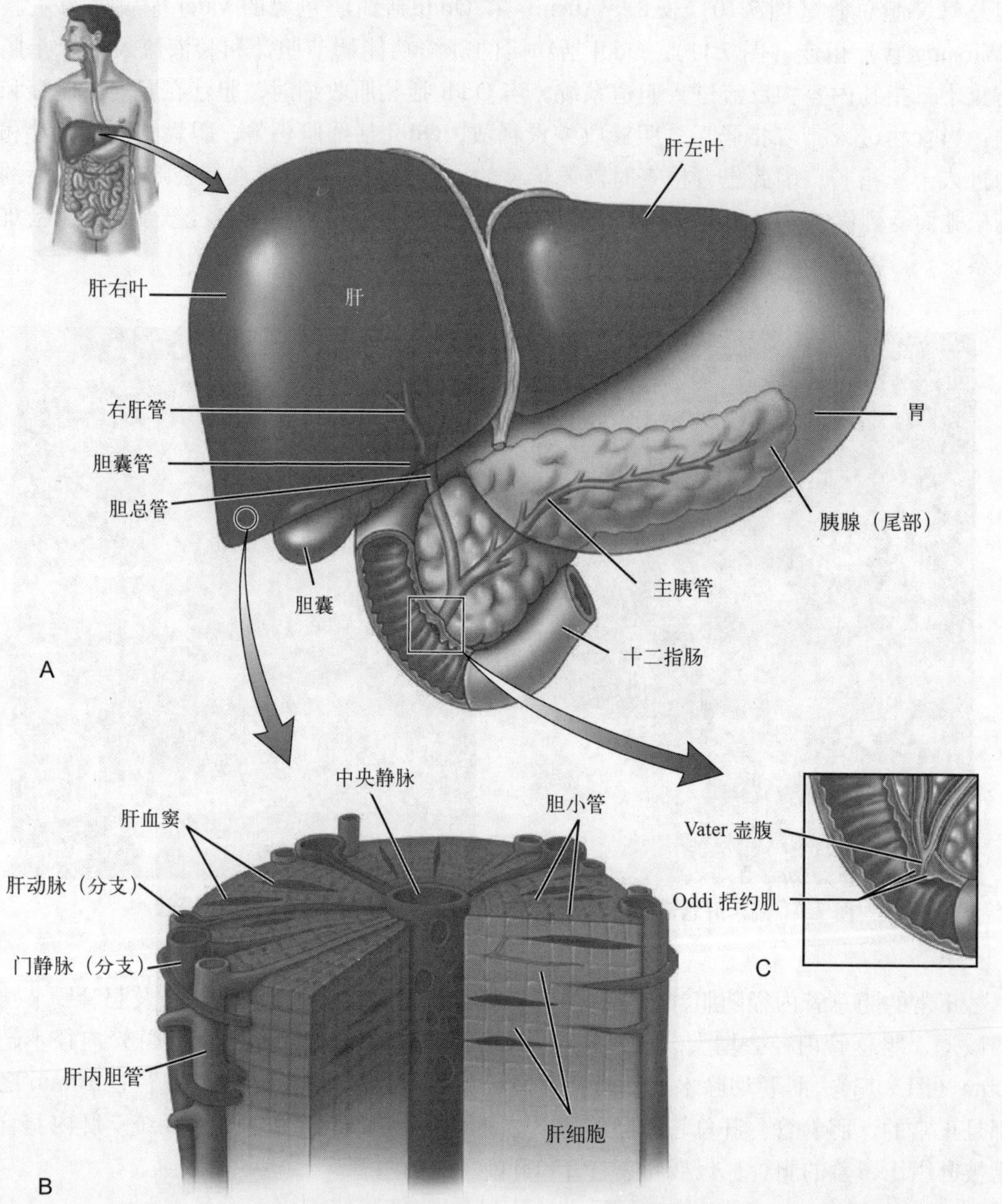

图 7.11 A. 肝、胰腺、十二指肠、胆管和胰管示意图。B. 显示胆管和门静脉三联体的肝细胞。C. 十二指肠降部，显示 Vater 腹部和 Oddi 括约肌 (From Lewis SL，Dirksen SR，Heitkemper MM，Bucher L，Harding MM. Medical-Surgical Nursing：Assessment and Management of Clinical Problems，10th ed. St. Louis，2017，Elsevier)

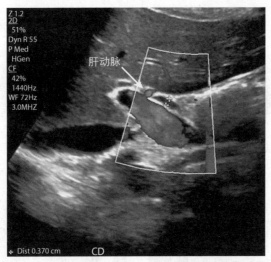

图 7.12　在门静脉前方的肝门处测量的正常胆总管

胆囊及胆管超声检查

患者准备

胆管系统检查前患者需要空腹状态至少 4h，最好是 6 ～ 8h，以保证胆囊充盈以对其进行充分评估。胆囊壁厚度和胆总管内径的测量都是基于餐前测量，因为刺激胆管系统会导致胆囊收缩，胆囊壁增厚。当 Oddi 括约肌松弛时，胆汁流入十二指肠，胆总管内径会变小。这也是接受胆囊切除术的患者应该至少禁食 4h 后再进行测量的原因。餐后测量并不准确，可能导致结果假阴性。超声医师需要尽量使患者做好充分的准备及必要时向患者解释空腹的原因。

评估新生儿胆管闭锁时，非常重要的一点就是患儿至少空腹 4h。如果给患儿吃了任何刺激胆囊和胆管系统收缩的食物，则可能很难找到胆囊或胆总管；这将导致诊断结果假阳性，患儿可能不得不接受其他不必要的检查，甚至需要镇静。这些患儿会因为饥饿等原因哭闹明显，所以快速扫描肝和胆管系统以寻找扩张的胆管或胆囊是检查中最重要的方面。在留取相关图像后，先让患儿喝奶平静下来，然后再完成其余的检查。如果患儿母亲同意，甚至可以在哺乳期间进行检查。

探头

胆管系统超声检查中最常用的探头是 2 ～ 5MHz 的凸阵探头（图 7.13），还可能需要扇形探头用于肋间扫查。对于儿科患者，特别是新生儿，可用高频扇形探头进行肋间扫查。当首次扫查结束后，超声医师可以更换更高频率的探头以提高胆囊和胆囊壁的分辨率，并在有结石的情况下显示其后方声影（图 7.14）。

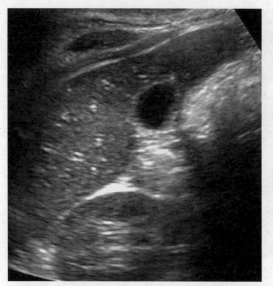

图 7.13   使用 3.5MHz 频率探头扫查胆囊和肝

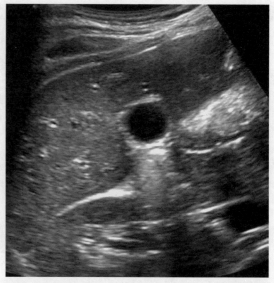

图 7.14   图 7.13 同一位患者，用 5MHz 频率探头扫查，胆囊壁的分辨率有所提高

呼吸技巧

需要结合肋弓下扫查，在患者深吸气或平静呼吸时进行肋间扫查。由于肝和胆囊在卧位时会向前倾斜，扫查时通常患者取侧卧位，深吸气或平静呼吸。

患者体位

仰卧位和侧卧位时都需要进行横切面及纵向切面扫查。检查从患者仰卧位开始，然后转为左侧卧位（LLD），也称右侧向上位（RSU）。体位变换可用于判断胆囊内的异常回声能否移动：如结石和息肉的鉴别（图 7.15），或者胆囊颈部的结石是否嵌顿（图 7.16）。侧卧位时，有时会发现患者仰卧位时未探及的结石，或者由于结石与声束有更好地相互垂直关系从而使声影更明显。在一些特殊情况下，患者可以坐直或者抬起床头来评估直立位置的胆囊。此外，区分胆结石的声影及气体声影可能存在困难，此时可以使患者转到右后斜位，使结石落至肝旁并将结石与气体相鉴别。

扫查技巧

聚焦区域

当扫查胆囊时，应将聚焦上移到胆囊壁水平或其稍下方，特别是在测量胆囊壁厚度时。此外，在显示声影或其他病变时聚焦区域也需要优化。

探头位置

在患者深吸气后屏气时采用肋弓下切面，或者在患者屏气或平静呼吸时采用肋间切面进行扫查。注意结合仰卧位和侧卧位在纵向切面和横切面上进行系统、仔细地扫查。

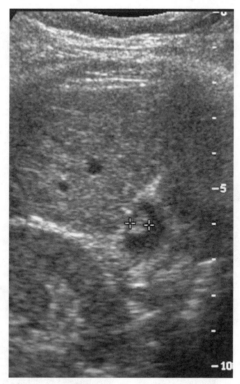

图 7.15　侧卧位显示息肉附着在胆囊壁上

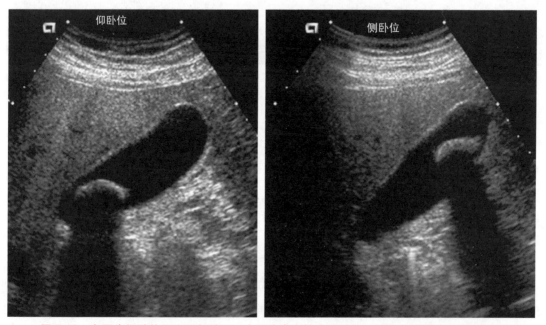

图 7.16　左图为仰卧位胆囊颈部结石。右图为患者转为侧卧位，结石向下移动到胆囊底部

核实患者最后一次进食时间和种类的重要性

确定患者最后一次进食时间及食物种类是至关重要的。患者准备不当可能会导致胆囊壁厚度测量错误。例如，患者在检查前 3h 喝了一杯加奶油的咖啡，则很难确定胆囊壁增厚是餐后正常反应还是存在病理情况（图 7.17）。胆囊未显示时可能提示胆囊疾病、胆囊切除术或患者最近进食。通过主叶间裂定位胆囊窝，因其远端止于胆囊窝（图 7.18）。这对胆囊充满型结石的患者也有帮助，其表现为 WES（wall echo shadow）征（图 7.19）。另外，可以对进食不刺激胆囊或胆管系统的食物的患者进行检查。患者检查前可以用一小口纯净水服用药物。

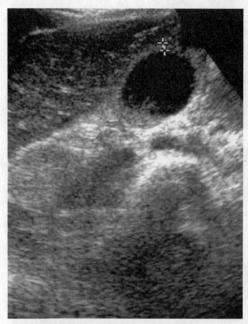

图 7.17　患者餐后胆囊壁增厚
另可探及胆囊内沉积物，很难确定胆囊壁是否因疾病而增厚。

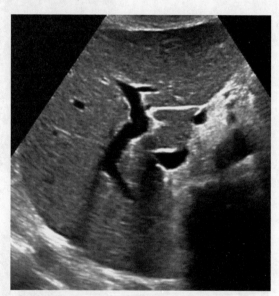

图 7.18　胆囊切除术后的患者主叶间裂指向胆囊窝

"米老鼠征"

肝门部横切面可见"米老鼠"征。门静脉代表米老鼠的头部，胆管和肝动脉分别代表米老鼠的右耳和左耳（图 7.20）。

正确测量胆囊壁

胆囊壁厚度的测量应在垂直于声束的位置，一般使用前壁；如果胆囊壁不规则增厚则在病变位置进行测量（图 7.21）。由于轴向分辨率优于横向分辨率，因此测量侧壁可能会使测值偏大（图 7.22）。

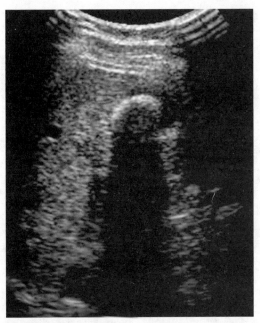

图 7.19　胆囊横切面，显示胆囊充满型结石，并显示 WES 征

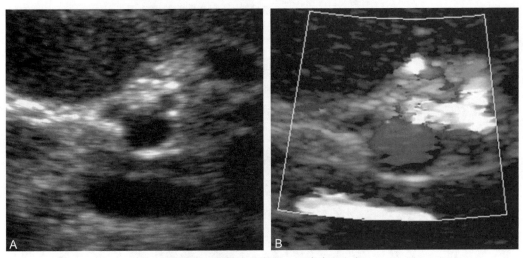

图 7.20　隐藏的米老鼠！"米老鼠"征

A. 肝门三联征的横切面。米老鼠的头是门静脉，左耳是胆总管，右耳是肝动脉。B. 肝动脉血流的彩色多普勒图像。可以通过 HAM（hepatic artery medial）来记住肝动脉在内侧。

肝内胆管扩张

当肝内胆管扩张时，常与邻近的门静脉形成"双管征"或"平行管征"。此时应该采取彩色多普勒图像，以证明扩张的管状结构是胆管而不是门静脉（图 7.23）。

墨菲征

墨菲征（MS）阳性是由胆囊管阻塞引起的，常见原因为结石嵌顿。这会导致胆囊内

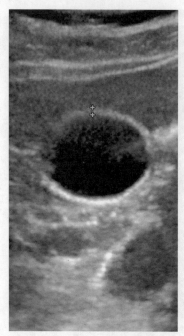

图 7.21　胆囊壁正确的测量方法

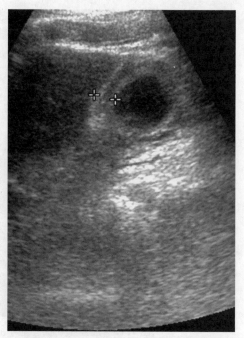

图 7.22　胆囊壁不正确的测量方法

测量的是胆囊壁的侧壁而不是前壁，尽管增厚的胆囊壁看起来是环状的。

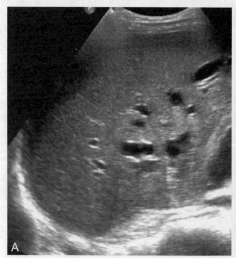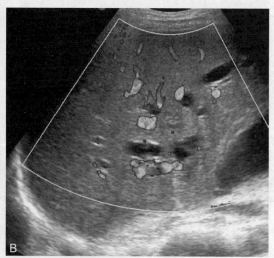

图 7.23　胰头占位患者合并肝内胆管扩张

A. 扩张胆管的灰阶图像。B. 彩色多普勒图像，区分扩张的胆管和血管。

压力的积聚，促使胆囊壁缺血及继发炎性改变。墨菲征阳性高度提示胆囊炎。对墨菲征的检查有时存在困难，因为患者常因疼痛就诊，阳性反应并不意味着一定是胆囊引起的，而且有时患者主诉疼痛只是为了得到相应的镇痛治疗。一般我们建议采用多点按压以检查出真正的墨菲征，即按压不同位置时，患者的疼痛程度不同，具体操作如下所示。

1. 在横切面上定位胆囊。

2. 从左上象限开始，探头加压并观察患者反应。我通常从眼角余光观察患者的反应。

3. 将探头向中线方向连续移动 4 ～ 5cm，直到穿过胆囊，确保有一次压迫正好位于胆囊投影点处。

4. 如果压迫胆囊周围时有明显的疼痛，则询问患者疼痛最厉害的地方，是这里？（胆囊所在的位置）还是这里？（靠近中线处）。如果恰好是胆囊投影点处则标记为墨菲征阳性（图 7.24）。

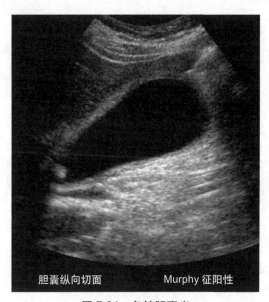

图 7.24　急性胆囊炎
注意胆囊颈部结石，卧位时不随体位改变而移动，患者 Murphy 征阳性。

5. 如果按压胆囊时没有明显的疼痛，则继续按压患者所述的最痛部位及其周围区域，如果患者不能准确地指出胆囊是最痛的区域，则墨菲征阴性。多点按压的方式对主诉为疼痛的患者很有帮助。图 7.25 显示胆囊壁增厚但不伴有疼痛。

胆囊相关伪像可能会导致误诊

超声医师应注意两种可能导致误诊的伪像：第一种是层面厚度伪像，主要表现为胆囊底部的异常回声，容易与胆泥相混淆（图 7.26）。要排除这种干扰，最好的方法是在横切面上进行扫查，并嘱患者转向左侧卧位，在翻身过程中进行扫查。患者转身时无法进行扫查，则一旦患者转为左侧卧位，快速找到胆囊，再次进行横切面扫查。如果异常回声是由胆泥引起的，会层叠在胆囊的相应部分（图 7.27）。如果是由伪像造成的，则会随着声束的移动迅速地出现和消失。（历史记录：20 世纪 70 年代，超声首次描述胆泥。）

第二种伪像是侧边声影伪像，是一种折射伪像，是由曲面侧壁的边缘折射所引起的，超声表现与声影相似，不要误诊为结石。辨别这种伪影最快的方法就是扫查其起源，寻找

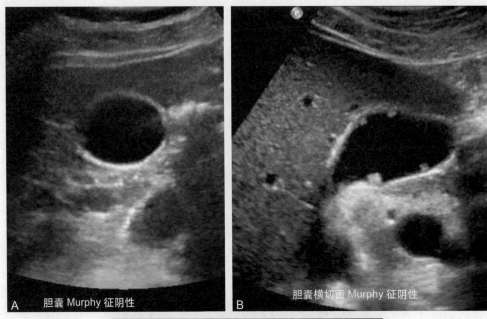

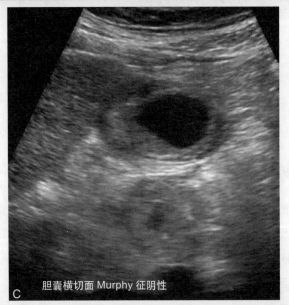

图 7.25　患者尽管有病理性表现，但 Murphy 征阴性的胆囊

A. 正常胆囊。B. 胆固醇沉积或草莓状胆囊。C. 获得性免疫缺陷综合征胆管病的患者，胆管壁异常增厚。

原因。如果没有结石，则为伪像（图 7.28）。虽然在胆囊底部可以出现混响伪像，但这些回声不会被误认为是病理情况，因为没有病变会漂浮到胆囊顶部。

胆总管检查技巧

当胆总管的管腔显示不清时，要考虑到胆管炎的可能，不要误以为是由伪影引起。胆管炎是胆管系统的炎症，主要由细菌感染引起。超声检查可见肝外胆管管壁增厚（图 7.29），

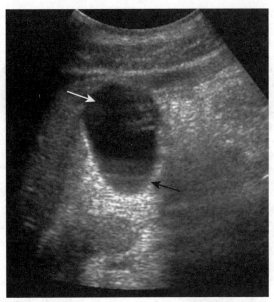

图 7.26　混响伪像（白色箭）和层面厚度伪像（黑色箭）伪影

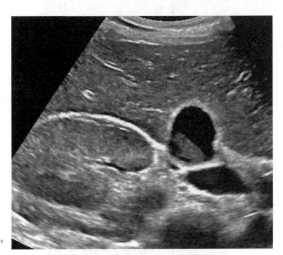

图 7.27　胆汁淤积患者

请注意，当患者转为左侧卧位时，胆泥与胆囊壁成
一定角度。

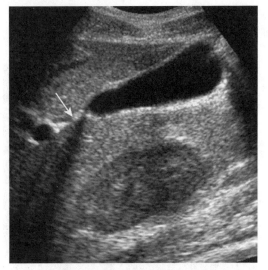

图 7.28　箭示边缘折射引起的声影

当追踪声影到其起始处（箭）时，即可发现其来
自胆囊壁而不是结石。

可合并肝内胆管扩张。肝内也可见扩张的胆管。

　　为了鉴别扩张的胆总管是由于远端结石嵌顿还是胰头占位的压迫，可观察胆管远端的
形状。如果胆总管呈现渐进性缩窄（图 7.30），则提示肿块等引起了压迫性改变；但如果
胆总管直径均匀，则可能是由于远端胆总管或壶腹部的恶性肿瘤等引起的梗阻性改变（图
7.31）。扫查中还应该仔细地从胰头部向下扫描。轻轻地将气体推开（图 7.32）。

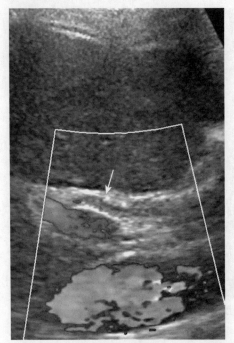

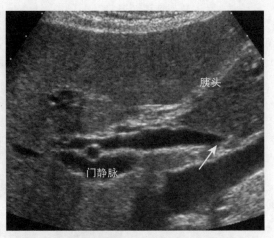

图 7.30　箭示胰头肿物引起胆总管逐渐变细

图 7.29　箭示进展期胆管炎患者的胆总管，
由于管壁过度增厚而使管腔消失

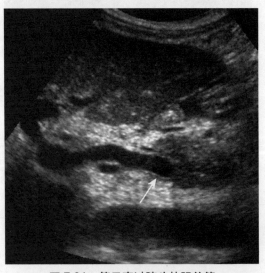

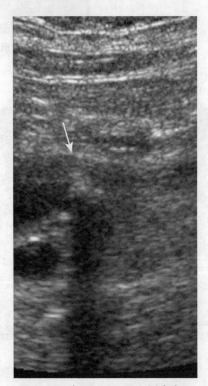

图 7.31　箭示穿过胰头的胆总管
注意胆总管远端结石时胆总管直径均匀一致。

图 7.32　与图 7.31 同一例患者
箭示胰头部胆总管远端的结石。虽然不是一个"漂亮"的图像，但具有诊断价值，这才是最重要的。

胆囊和胆管超声扫查需要的图像

　　胆囊和胆管超声检查应进行多角度系统地扫查，以评估有无胆管扩张；胆囊大小、形状和内部回声；胆囊壁厚度；以及肝门部和胰头部的胆总管内径。任何病变都需要记录至少两个相垂直平面的图像。注意：超声检查很难判断肝总管续为胆总管的具体位置，因为胆囊管通常很难显示，特别是在胆囊管与胆总管的连接处。通常使用 CD 或 CBD 对肝门区胆管进行注释。以下仅是评估胆囊和胆管所需的图像。通常，这些图像将包括在肝超声检查的图像中。除此之外，还需要用几张肝的图像来显示是否有扩张的肝内胆管。部分医院还规定需要留存一段动态视频，在纵向切面和横切面上扫描胆囊。

胆囊和胆管·纵向切面图像

必须在患者两种不同的体位时描述记录胆囊。

1. 胆囊长轴测量。

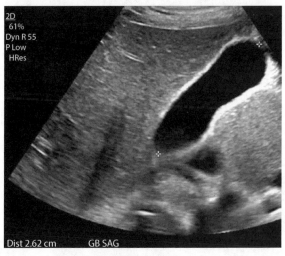

胆囊纵向切面

2. 胆囊多个不同的纵向切面。

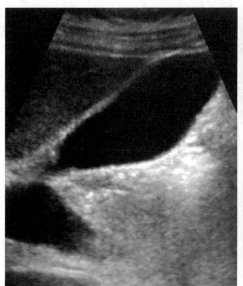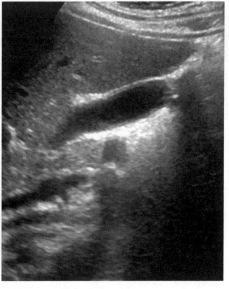

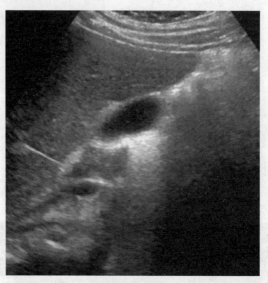

胆囊纵向切面

3. 胆总管的长轴切面，但不伴测量 [部分超声科将看到的胆管都标记为胆总管，尽管有时其可能是肝总管，另有部分超声科只将其标记为共同胆管（CD）]。

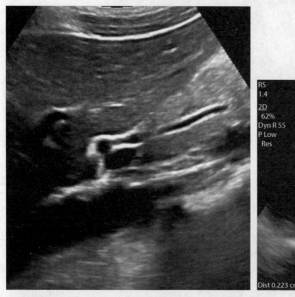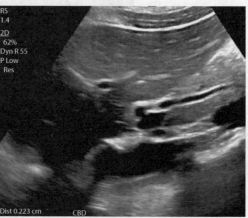

胆总管

扫查技巧：为了在实际工作中更好地显示胆管以进行测量，放大感兴趣区时请使用写入缩放 a write zoom 而不是读取缩放 read zoom 以保持高分辨率。

胆囊和胆管·横向切面图像

1. 胆囊从颈部到底部的多个横切面。

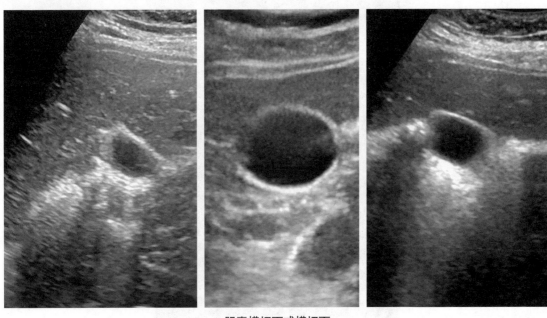

胆囊横切面或横切面

2. 胆囊壁厚度的测量。

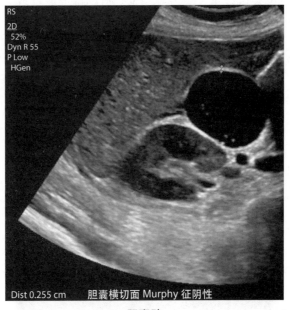

胆囊壁

3.墨菲征检查相关图像。下图中患者有胆囊多发结石，但墨菲征阴性，这是可以解释的，因为该患者没有胆囊炎的临床症状。

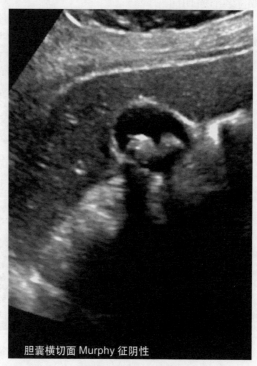

胆囊横切面 Murphy 征阴性

墨菲征阴性或阳性

4.胆总管横切面，可尝试显示"米老鼠"征。肝门部三联征放大图像（见图 7.20）。

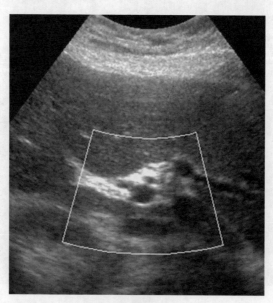

胆总管

5. 胰头处胆总管横切面，伴或不伴测量（箭）。

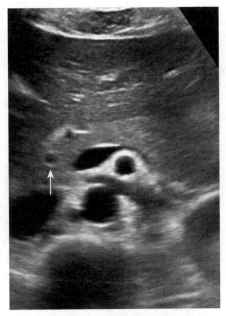

胰头处胆总管横切面

胆囊和胆管·左侧卧位（LLD）或右侧向上卧位（RSU）纵向切面图像 *

1. 胆囊多个纵向切面。

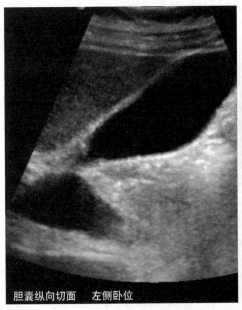

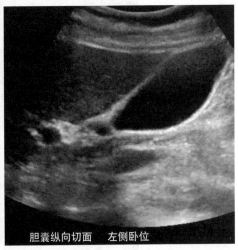

胆囊纵向切面　左侧卧位或右侧向上卧位

---

* 一些科室标识为 LLD，而另一些科室则使用 RSU。

2. 胆总管长轴，伴或不伴内径测量。

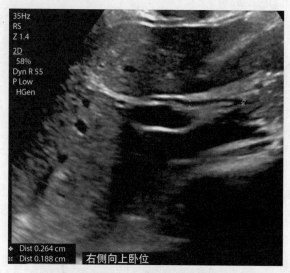

胆总管长轴切面 左侧卧位或右侧向上卧位

胆囊和胆管·左侧卧位（LLD）或右侧向上卧位（RSU）横切面图像

从胆囊颈部到底部多个横切面。

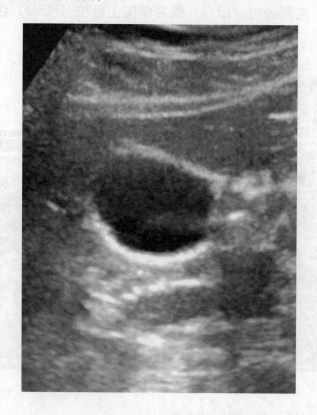

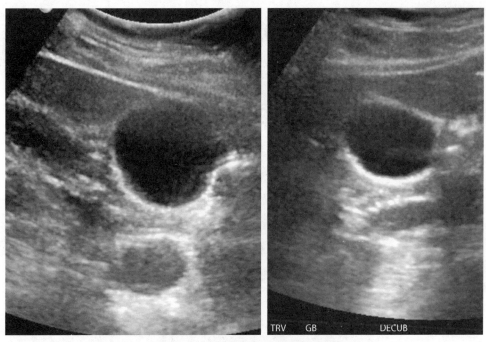

胆囊横切面　左侧卧位或右侧向上卧位

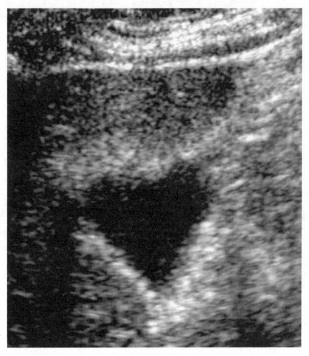

胆囊化心

（翻译　张勇跃　校对　杜智慧　李丽伟）

第 8 章

胰腺超声扫查操作规程

M. Robert DeJong

关键词

胆总管（CBD）	门脾静脉汇合
内分泌	门静脉
外分泌	腹膜后
胃十二指肠动脉	副胰管
胰体	脾静脉
胰头	肠系膜上动脉
胰颈	肠系膜上静脉
胰尾	主胰管
胰腺钩突	

目标

完成本章阅读后，你将掌握以下内容。

1. 定义关键词。
2. 讨论胰腺的超声表现。
3. 列出有助于确定胰腺边界的血管。
4. 讨论胰腺的分部。
5. 讨论胰腺的内分泌和外分泌功能。
6. 列出胰管的名称。
7. 描述患者胰腺检查前准备。
8. 解释胰腺扫查中代表性图像的顺序和位置。

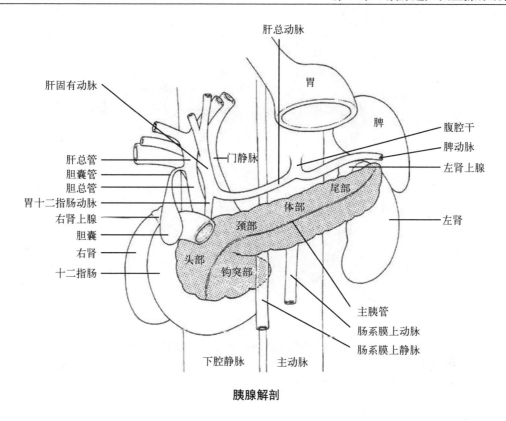

胰腺解剖

概述

解剖

胰腺是位于上腹部和左季肋区的腹膜后器官。胰腺位于肾旁前间隙,斜行于十二指肠 C 环和脾门之间 (图 8.1)。胰腺既有内分泌功能,又有外分泌功能。胰腺的大小和形状不同,长度为 12 ～ 15cm。

胰头是十二指肠环 (C 环) 内最下方的部分,位于下腔静脉 (IVC) 的前方,尾状叶和门静脉下方,胆总管 (CBD) 于胰头后方下行,构成其外侧界。胃十二指肠动脉 (GDA) 是肝总动脉的分支,构成其外侧界 (图 8.2)。胰腺钩突是胰头向后内侧延伸的部分,位于肠系膜上静脉 (SMV) 后方的胰腺组织 (图 8.3)。胰头部的前后径 (AP) 为 20 ～ 30mm。

胰颈位于胰头和胰体之间,位于肠系膜上血管的前方。脾静脉和肠系膜上静脉在胰颈后方汇合形成门静脉 (图 8.4)。胰颈 AP 径为 10 ～ 20mm。

胰体是胰腺最大的部分,当胰体跨过至主动脉、肠系膜上动脉和腰椎时,胰体略微向前弯曲 (图 8.5)。上缘和后有脾动脉、脾静脉贴附。胰腺和脾静脉可以在同一图像中显示;但是,除了在矢状面之外,在胰腺中无法探及脾动脉 (图 8.6)。胰体的 AP 径为 20 ～ 30mm。

胰尾是胰腺位置最高的部分,紧邻脾门,位于脾静脉和左肾前方 (图 8.7)。胰头的

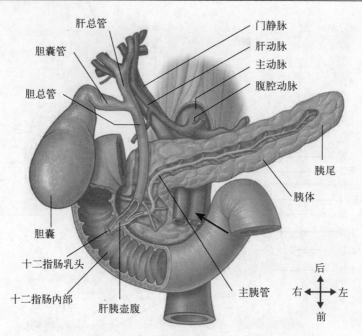

图 8.1　胰腺、胆管系统和胰腺周围血管结构示意图

黑色箭示肠系膜上动脉和静脉。（Modified from Grant A，Waugh A. Ross & Wilson Anatomy and Physiology in Health and Illness，13th ed. Edinburgh，2018，Elsevier）

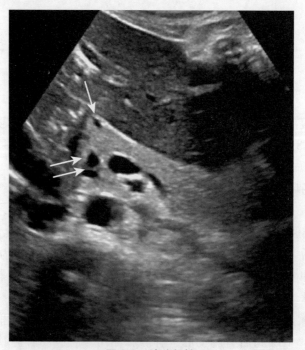

图 8.2　胰腺长轴

单箭示胃十二指肠动脉，双箭示胆总管。为了便于记忆，按字母的顺序排列记忆：顶部为动脉（artery），底部为胆管　（bile duct）。

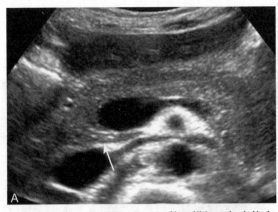
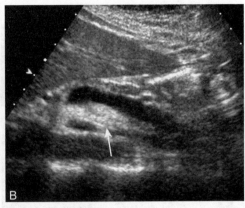

图 8.3　A. 箭示横切面扫查钩突。B. 箭示纵向切面扫查钩突

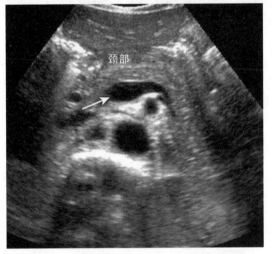

图 8.4　胰颈声像图。箭示门静脉汇合处

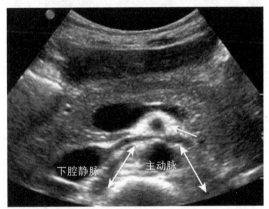

图 8.5　胰体覆于脾静脉、肠系膜上动脉（单箭）、左肾静脉（双箭）和主动脉上方

AP 径为 10 ～ 20mm。

　　胰管分为主胰管和副胰管。主胰管（Wirsung's duct）起自胰尾，呈人字形分支。主胰管在胰头处向下走行，与胆总管汇合形成"共同通道"开口于十二指肠降部的后内侧壁（图8.8），少部分主胰管与胆总管分别开口于十二指肠大乳头。副胰管（Santorini's duct），收纳胰头前部的胰液，可以汇入主胰管，但大部分直接开口于十二指肠小乳头。

生理学

　　胰腺具有内分泌和外分泌两种功能。胰腺大部分是外分泌组织，由分泌各种消化酶的腺泡细胞、小导管和导管组成。外分泌功能主要分泌胰液。胰液的主要成分为消化酶，包括淀粉酶（消化淀粉）、脂肪酶（消化脂肪）和肽酶（消化蛋白质）。胰液中还含有碳酸氢钠，可以中和胃酸。当食糜（部分消化的食物）进入十二指肠时，刺激胆囊收缩素（刺激胆囊收缩）和分泌素（释放碳酸氢钠）的释放。如果腺泡细胞受损，不能产生胰液，患者就会出现消

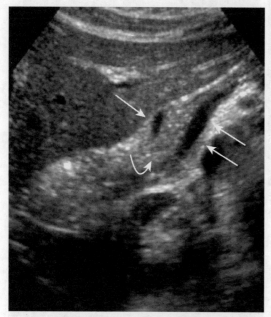

图 8.6 矢状面扫查评估胰腺短轴
单箭示脾动脉，弯箭示胰体，双箭示脾静脉。

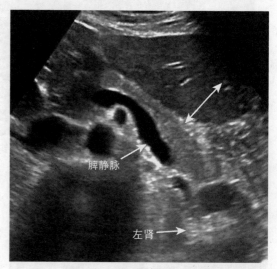

图 8.7 胰尾图像（双头箭）

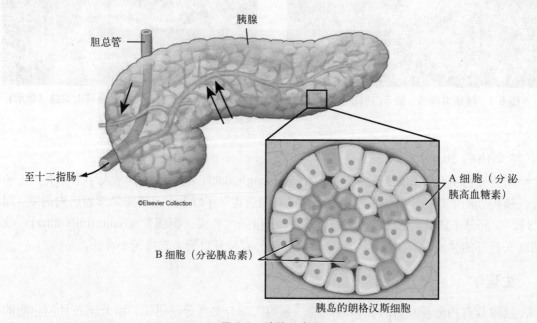

图 8.8 胰管示意图

图中同时显示主胰管（双箭）和副胰管（单箭）。胰管走行迂曲，因此，超声常表现为短的节段。图中还可见较小的管道类似于鱼骨状的排列在两侧。胰岛的朗格汉斯细胞增大。(© Elsevier Collection)

化问题。

胰腺内分泌功能为分泌胰高血糖素和胰岛素进入血液。胰腺的内分泌细胞是胰岛细胞，大小不定，岛状散布在胰腺，主要功能是产生胰岛素。胰岛素分泌降低将会导致糖尿病。

超声表现

扫查技巧

要定位胰腺组织，需要识别肠系膜上动脉、脾静脉和门静脉与脾静脉的汇合处。观察十二指肠的蠕动有助于确定胰头外侧缘，并避免将十二指肠误认为胰腺肿物或胰腺的一部分。脾静脉沿胰体和胰尾的后缘走行，有助于识别胰腺。脾静脉与肠系膜上静脉在胰颈后方汇合成门静脉。胰头位于下腔静脉的前面，胃十二指肠动脉（GDA）是胰头前外侧缘的标志，胆总管（CBD）是胰头后外侧缘的标志（图 8.9）。

由于胰管走行迂曲，因此通常呈短节段状，表现为胰体内两条 2～3mm 长的平行线样回声（图 8.10）。应注意不要将血管或胃后壁误认为胰管（图 8.11）。如果不确定，可以使用彩色多普勒以确认不是血管。通过识别胰管两侧的胰腺组织，可证实为胰管。

如果气体太多遮挡胰腺，患者需饮水后使胃充盈，用充盈的胃作为声窗（图 8.12）。如果仍然无法探及胰腺，患者改为左右斜位和（或）半直立位，从而改变水和气体的位置来改善图像质量。对于无法探及胰腺的患者，可以留存一张显示气体的图像，标记为"胰腺区"（图 8.13）。

脂肪浸润型胰腺是指脂肪在胰腺中堆积，通常在腹部超声检查时偶然发现，可见于年长、肥胖和其他代谢性疾病的患者。超声显示胰腺大小和形态正常，回声增强（图 8.14）。

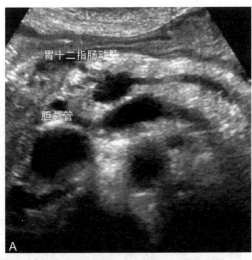
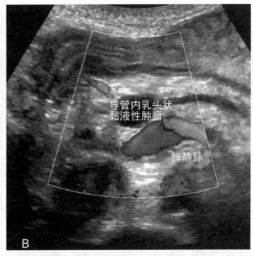

图8.9　A.胰头导管内乳头状黏液性肿瘤(IPMN)。可见扩张的胰管与囊性病变相连。胃十二指肠动脉(GDA)和胆总管（CBD）清晰可见。B. 使用彩色多普勒，确认为 GDA。请注意，由于探头的中心的血流流向不同，脾静脉内有两种深浅的灰色。浅灰色的血流信号来自脾，朝向探头。深灰色血流流入肝和门静脉汇合处，并背离探头

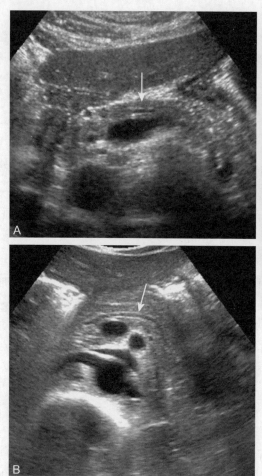

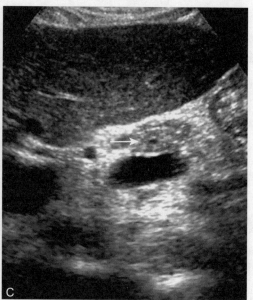

图 8.10　A. 箭示胰管的一部分。B. 另一例患者，其导管几乎全部可见（箭）。C. 胰腺横切面。箭示胰管。胰腺组织包绕着胰管

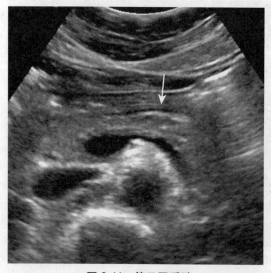

图 8.11　箭示胃后壁

在该管状结构的上方未见胰腺组织，所以排除胰管的可能。上方可以见胃的前壁，可以证实为胃后壁。

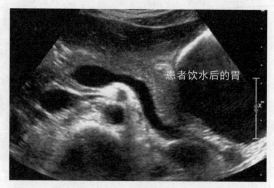

图 8.12　患者饮水后扫查胰腺，有助于显示胰尾

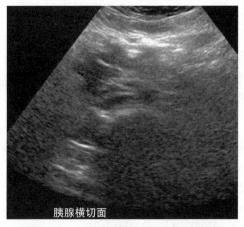

图 8.13　因气体遮挡，无法探及胰腺

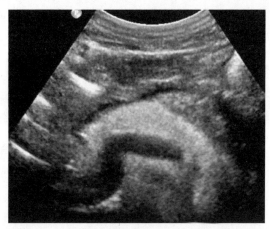

图 8.14　脂肪浸润型胰腺。胰腺大小和形状正常

胰腺与其他器官和血管的关系

1. **胰头**　横切面上，位于下腔静脉前方，门静脉外侧；矢状面上，位于门静脉后方，GDA 前外侧，CBD 后外侧，十二指肠内侧（图 8.15）。

2. **钩突部**　下腔静脉前方，SMV 后方。

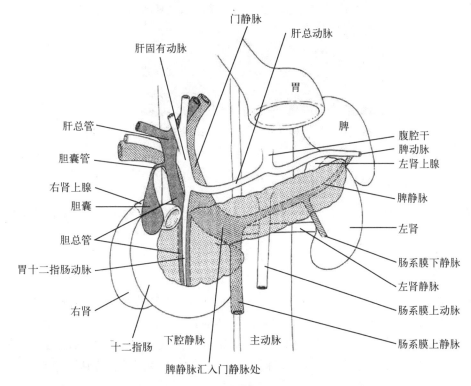

图 8.15　**胰腺与周围器官及血管位置示意图**
注意胰腺上方的脾动脉和后方的脾静脉（虚线示）。

3. **体部**　SMA、主动脉、脾静脉、SMV、左肾静脉、脊柱的前方；肝左叶、胃、脾动脉的后方。

4. **尾部**　脾门内侧、左肾前方、脾静脉和左肾静脉上方。

胰腺超声

由于胰腺成像可能遇到困难，很少有单独的胰腺超声检查，胰腺通常作为右上象限（RUQ）检查的一部分（图 8.16）。扫查胰腺时，患者仰卧位，胰腺的长轴在横向斜平面上扫查，胰腺的短轴在纵向切面上扫查，纵向扫查对评估胰头特别有用。

调整时间增益补偿，使胰腺回声均匀且略高于肝。胰腺回声比肝回声粗糙。由于脂肪替代，胰腺的回声会随着年龄的增长而增加，体积也会缩小。

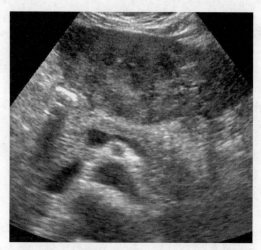

图 8.16　肝转移性病变（多发低回声病灶）
胰腺清晰可见，除外胰腺原发灶。

患者准备

由于周围的肠道气体的干扰，胰腺图像显示较困难。患者禁食 6 ~ 8h 有助于减少肠道气体的干扰。

探头

应使用频率 3 ~ 3.5MHz 的凸阵探头。5MHz 频率的凸阵探头可用于儿科、消瘦或需要更高分辨率的患者。胰腺同胆囊一样，更靠近身体表面，如果需要，可以使用频率更高的探头来提高分辨率。优选凸阵探头，因为超声医师在推开气体的同时可以轻轻地向左右侧移动探头。由于扇形探头接触面积较小，使用扇形探头按压会使患者感到不舒服。

呼吸技巧

胰腺在深吸气时显示最佳，从剑下切面扫查，肝左叶作为声窗，并使探头向患者足侧倾斜。有时可嘱患者深呼吸以将胃推开，可以改善图像质量。

患者体位

胰腺超声检查时，患者取仰卧位。如果胰腺难以显示，需将床头抬高至少 60°，使患者处于半直立状态，可以使肝在腹部的位置下移，以利于图像显示。

胰腺扫查需要的图像

胰腺扫查留存的图像是超声医师在检查过程中所看到的图像的一部分。为了便于诊断，图像应该为临床医师提供准确的信息。在扫查时，用探头试着在胰腺区施加不同的压力，同时注意保持患者的舒适。扫查应包括评估胰腺的大小、形状、轮廓、胰管直径和回声。应注意观察病灶有无增大、肿块或钙化灶。正常胰管管壁应该保持光滑且平行。

胰腺·横斜面长轴图像

1. 多切面扫查，尽可能多地显示胰腺。图像应该包括胰头、胰颈、钩突、胰体及胰尾。胰头、胰颈和钩突可以在同一图像中可以显示。通常常规不进行胰腺测量，有些科室会常规测量胰头的 AP 径。

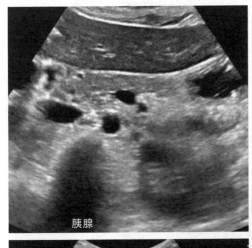

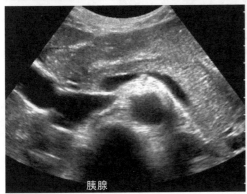

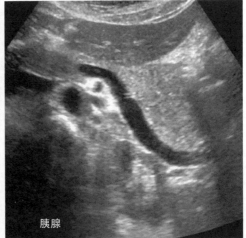

胰腺

2. 胰头部胃十二指肠动脉（GDA）和胆总管（CBD）。

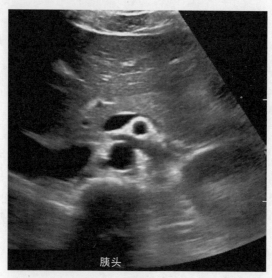

胰头

3. 伴／不伴胰管测量的图像（可选）。

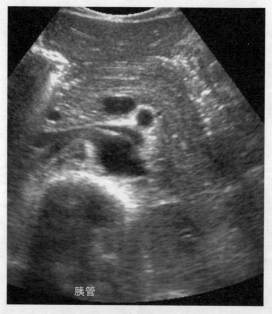

胰管

胰腺·矢状面短轴图像

1. 胰头图像。

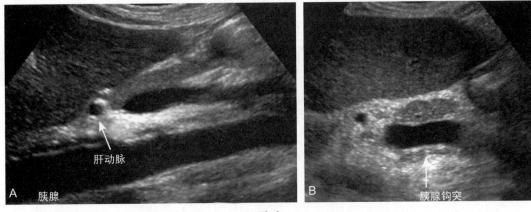

胰头

2. 探及胰体和胰尾的多幅图像。胰腺位于脾动静脉之间。

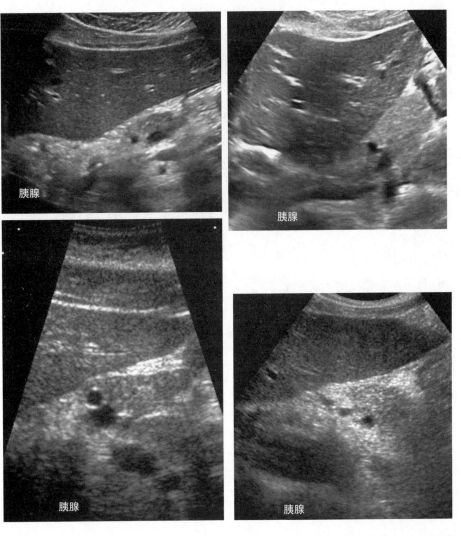

（翻译　樊雪娇　校对　杜智慧）

第 9 章

肾超声扫查操作规程

M. Robert DeJong

关键词

集合系统	肾被膜
Bertin 肾柱	肾皮质
肾筋膜（Gerota 筋膜）	肾门
肾大盏	肾实质
肾锥体	肾盂
肾小盏	肾窦
Morison 隐窝	输尿管
肾单位	

目标

完成本章阅读后，你将掌握以下内容。

1. 定义关键词。
2. 描述肾的解剖结构。
3. 区分肾及其正常变异的超声表现。
4. 肾扫查探头的选择。
5. 讨论肾大小的正常差异及存在差异的原因。
6. 列出肾扫查患者的体位。
7. 肾扫查前的患者准备。
8. 解释肾代表性图像的顺序和准确位置。

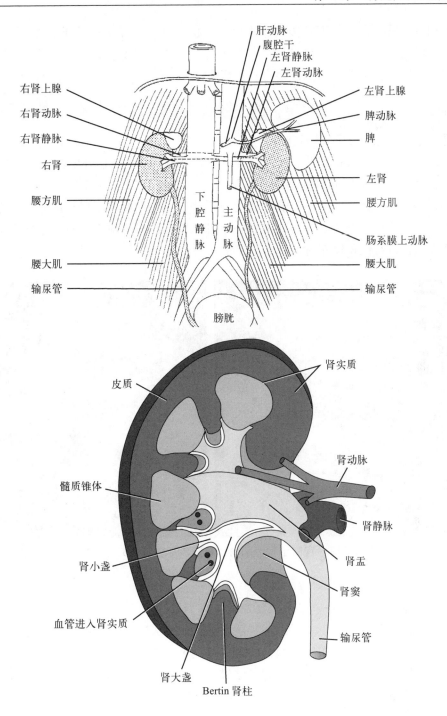

概述

　　肾的超声检查是在影像科进行的，也可以在泌尿外科进行。超声检查通常是考虑肾病变时的首选检查，不受辐射或肾毒性造影剂的影响。便携式超声，可以对行动不便的患者行床旁超声。超声检查可以很容易地确定患者是否有肾积水，并有助于寻找肾结石，但较小的结石和输尿管中段的结石可能很难观察到。超声引导下可以进行肾穿刺活检，从而诊断肾疾病的原因，并可用于评估活检后的并发症，如血肿和动静脉瘘等。超声医师需要了解不同的肾变异和肾异常，以免误诊为病理情况。

解剖

肾是位于肾周间隙的腹膜后器官。肾表面包绕内层纤维囊（或称真性肾被膜），中间为脂肪组织，外层为 Gerota 筋膜，该层纤维组织同时包绕肾上腺最外层肾周脂肪（图 9.1）。肾位于脊柱两侧，其上端向内倾斜，上、下端在 T12 和 L3-4 的水平。肾上极比下极更靠近内后侧，因此肾位置是倾斜的，肾下极更靠近体表。腰大肌位于肾后内侧，腰方肌位于肾后外侧，腹横肌位于肾外侧深方。右肾位于肝后方和胆囊外侧。左肾位于脾内下方。由于肝右叶影响，右肾位置较左肾低。

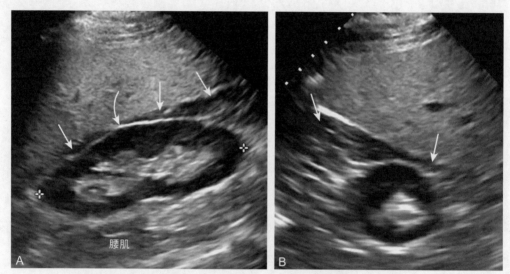

图 9.1　A. 正常右肾的纵向切面。直箭示肾旁脂肪。弯箭示肾被膜。B. 正常右肾的横切面。箭示肾旁脂肪

正常肾的平均长度为 9 ～ 12cm（图 9.2），左肾通常比右肾稍大。两肾长度可以相差2cm。一侧肾较对侧长径大最常见的原因是重复肾（图 9.3），一侧肾变小最常见原因是肾动脉血栓形成（图 9.4）。肾实质疾病，如慢性肾衰竭患者，双肾都会变小（图 9.5）。如果肾大小有差异，超声医师应重新评估测量结果和图像质量，确保可以清楚地显示肾上下极并进行正确的测量（图 9.6）。

儿童肾的大小取决于年龄。出生时肾大小为 4.5 ～ 5cm（图 9.7），15 岁时肾大小近似成年人肾。新生儿肾的长度约为成人肾长度的一半，这有助于区分正常婴儿和婴儿型多囊肾病（IPCKD），因为两者的回声可能相似，但是长度不同，IPCKD 婴儿的肾较大，长度超过 9cm（图 9.8）。

肾内侧缘中部凹陷为肾门，是肾动静脉、神经、输尿管出入肾的地方。

肾实质由皮质和髓质两层组成。皮质在外层，位于肾被膜下，含有数百万个肾单位，

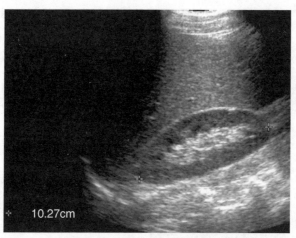

图 9.2　肾测量值在正常范围内

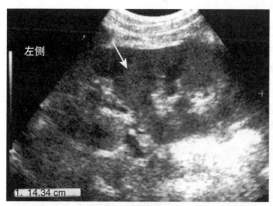

图 9.3　重复肾

肾的长度超过 14cm。箭示两个集合系统之间的分界处。

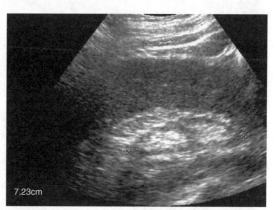

图 9.4　肾动脉血栓引起肾体积缩小,直径为 7.2cm
彩色或能量多普勒显示内部未探及彩色血流信号。

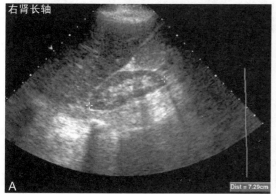

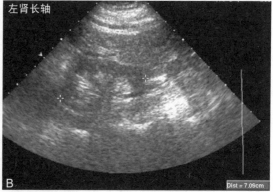

图 9.5　慢性肾衰竭导致双肾变小

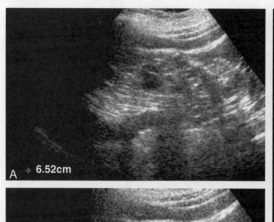

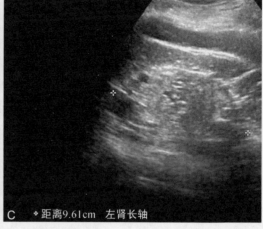

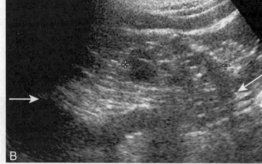

图 9.6　A. 左肾测量错误，看起来比右肾短 4cm，右肾长 10.8cm。B. 箭示标尺置于正确的位置。C. 正确地测量左肾，仅比右肾短 1.2cm

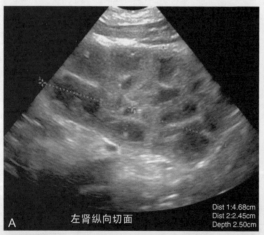

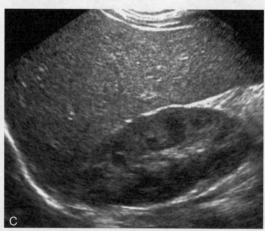

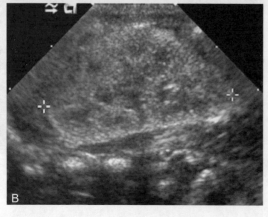

图 9.7　新生儿的正常肾
A. 注意肾回声。B. 肾实质回声与肾窦回声一样。C. 9 个月婴儿的正常肾图像，肾的超声表现同正常成人肾。

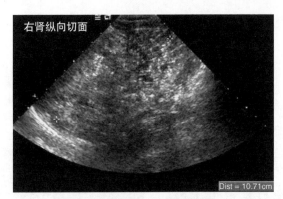

图 9.8　婴儿型多囊肾病（IPCKD）

肾回声类似于图 9.7 中的正常肾。肾长度超过 10cm，相当于成人肾长度。

为肾形成尿液的基本功能单位。皮质包含肾小体、肾小球、近曲小管和远曲小管。滤过发生在肾皮质。髓质是肾实质的深层，包含髓襻，是发生重吸收的地方。髓质由 10～14 个肾锥体组成，突入肾窦区的肾皮质成为 Bertin 肾柱或肾柱。肾锥体底部沿皮髓质交界处，与肾皮质相邻，尖端突入肾窦，称为肾乳头。肾小盏边缘包绕肾乳头基部，有 7～14 个肾小盏。4～5 个肾小盏汇合成 2～3 个肾大盏，肾大盏集合成肾盂。

　　肾窦是肾的中心部分，由肾大盏、肾小盏、肾血管、脂肪、神经和淋巴管组成。肾窦内的脂肪是肾周脂肪的延续。肾盂为输尿管上端膨大的部分，为尿液的收集系统，接收来自肾大盏的尿液，然后尿液顺着输尿管向下进入膀胱。

　　肾的血液供应来自肾动脉，肾动脉起自腹主动脉的侧缘，肠系膜上动脉（SMA）的下方（图 9.9）。肾动脉在肾静脉后方走行（图 9.10）。右肾动脉在下腔静脉（IVC）后方走行

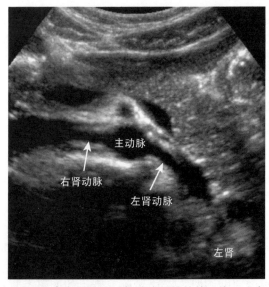

图 9.9　患者仰卧位时肾动脉起始处的图像（注意左肾距离主动脉非常近）

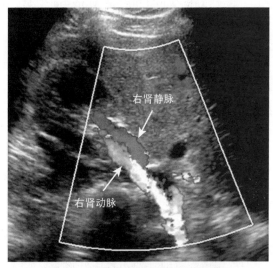

图 9.10　显示肾动静脉关系的图像

静脉是深灰色的，动脉是浅灰色的。

并到达肾，纵向切面表现为下腔静脉后方的小圆圈（图 9.11）。左肾动脉较短。肾动脉在进入肾门之前不久或之后分成段动脉。段动脉发出叶间动脉。这些动脉在皮髓质交界处分成弓形动脉，然后弓形动脉发出小叶间分支，这些分支穿过皮质走向肾表面，并分成许多分支供应肾单位（图 9.12）。20% ～ 30% 的心排血量进入肾动脉。

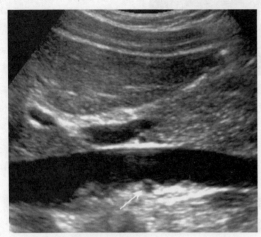

图 9.11   下腔静脉（IVC）纵向切面

箭示下腔静脉后面的一个小圆圈，即右肾动脉。因为肾动脉的长轴在横切面上，所以在矢状面上可见肾动脉的短轴。

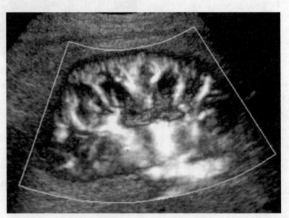

图 9.12   能量多普勒图像显示肾的血管分布，血流流向肾被膜

肾由肾静脉引流。左肾静脉穿行 SMA 和主动脉之间，汇入 IVC（图 9.13）。一种常见的变异是主动脉后左肾静脉，即左肾静脉在主动脉后方走行（图 9.14）。右肾静脉比左肾静脉短。

右肾和肝之间的间隙是 Morison 隐窝，该间隙很重要，是异常液体积聚（如腹水）的潜在部位（图 9.15）。

生理学

肾单位是肾的基本功能单位，由肾小球、肾小管、肾小体和集合管组成。尿液是由肾单位的血液滤过形成的，身体需要的物质过滤后返回血液，废物和过量的水以尿液的形式进入集合系统。尿液从集合管流入肾小盏，肾小盏再流入肾大盏。然后，尿液流入肾盂和输尿管，再排空进入膀胱。尿液通过尿道排出体外之前，会储存在膀胱内。肾盏、肾盂、输尿管、膀胱和大部分尿道由不透液体的移行上皮构成，外层有结缔组织和平滑肌构成。

超声表现

肾超声检查时，使用肾条件设置。调节灰阶图像的同时，要注意调节彩色和能量多普勒的敏感性。使用常规设置条件，更适合肝彩色多普勒的显示，但可能很难观察到精细的

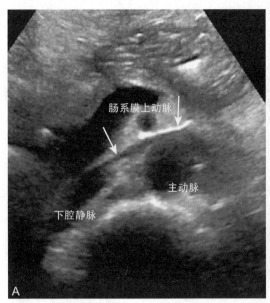

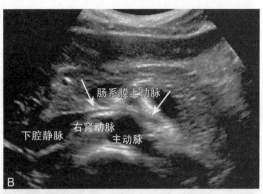

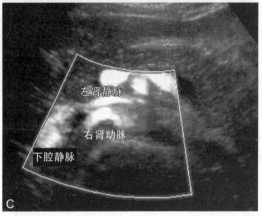

图 9.13　A 和 B. 两幅图像显示左肾静脉，箭示在肠系膜上动脉（SMA）和主动脉之间走行并汇入下腔静脉（IVC）。C. 该水平左肾静脉（LRV）的能量多普勒图像。请注意，特殊的空间分辨率可以使 LRV 与右肾动脉（RRA）区分开

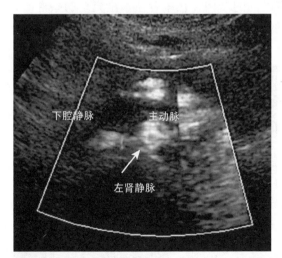

图 9.14　箭示主动脉后左肾静脉（LRV）的能量多普勒图像

即使角度为 90°，能量多普勒也可以探及血流信号。

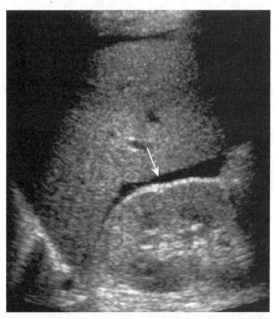

图 9.15　箭示上腹部最低部位——Morison 隐窝的少量腹水

肾血管（图 9.16）。应调整时间增益补偿（TGC）和总增益，使肾皮质相对正常肝脾回声呈低回声。

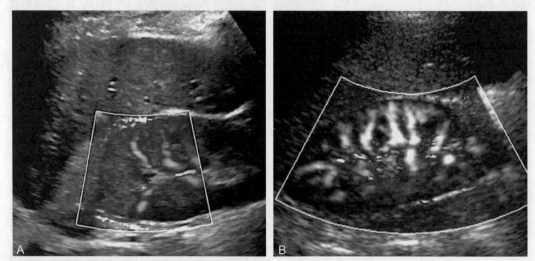

图 9.16 A. 使用常规条件的正常肾的彩色多普勒图像。B. 同一患者使用肾条件设置。血流显示明显改善。虽然图像上未显示，但其他条件，如彩色速度标尺和彩色增益是相同的

　　肾呈椭圆形，轮廓光滑，周围有强回声包膜（图 9.17）。皮质厚度双侧对称，厚约 6mm，呈均匀中低回声。正常肾皮质回声低于肝。髓质部分可能与皮质分界不清。肾锥体是低回声、倒置的三角形结构，回声低于肾皮质（图 9.18）。弓形动脉在皮髓质交界处可见搏动的点状强回声。肾窦为肾中央椭圆形的高回声（图 9.19），高回声是由脂肪和来自肾盏、肾盂、血管和淋巴管的多个界面引起的。正常肾窦回声高于正常肾皮质和肝的回声。肾皮质是上腹部回声最低的结构，肾窦是回声最高的结构。在患者饮水量充足的条件下，有时可见肾盂结构，表现为高回声肾窦内的稍低回声。

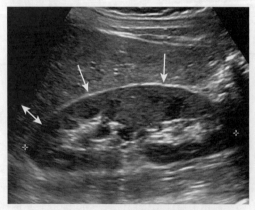

图 9.17 箭示正常肾被膜回声
由于镜面反射的临界角，肾包膜在双箭处显示不清。

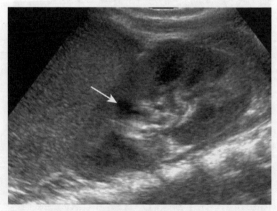

图 9.18 箭示多个肾锥体中的一个

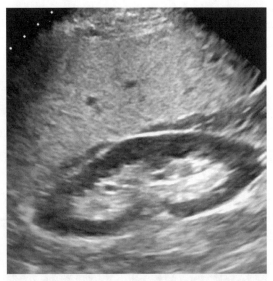

图 9.19　正常肾图像，显示正常肾和肝的回声关系

　　由于肾在人体内呈斜垂直方向，因此，肾长轴在斜矢状面和斜冠状面上可见，呈椭圆形。在横切面图像中，肾呈圆形，肾门位于内侧。在肾中部横切面可显示肾静脉从肾门处流出。需要与轻度肾积水相鉴别，应用彩色多普勒有助于明确肾血管（图 9.20）。正常情况下，除非存在输尿管扩张，否则超声不能显示输尿管。

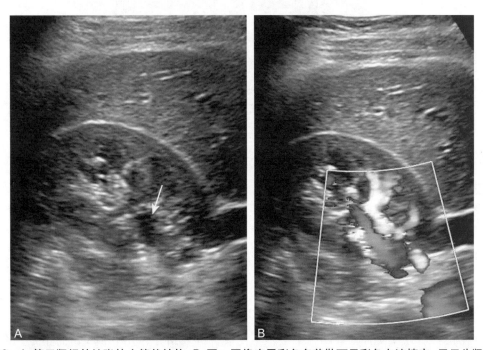

图 9.20　A. 箭示肾门处扩张的小管状结构。B. 同一图像应用彩色多普勒可见彩色血流填充，显示为肾静脉，图中用深灰色表示

正常变异

有时肾脏或肾窦结构可能不表现为特征性的卵圆形，或形状不够光滑，但肾脏在体内的位置是正常的。

肾柱肥大

肾柱肥大是肾锥体之间的双层肾皮质，使得相邻肾锥体之间的间隙增大（图 9.21）。其特点是与正常肾皮质等回声相连续。Bertin 肾柱突入肾窦，类似重复集合系统。应注意不要将非常明显的肾柱误认为重复肾。重复肾更长，在横切面上，在肾上下极之间只能看到肾皮质。

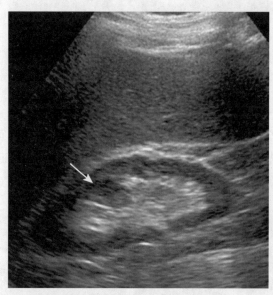

图 9.21   箭示 Bertin 肾柱

驼峰肾

驼峰肾是一种良性的解剖变异，因其与单峰骆驼的驼峰相似而得名。左肾外侧缘有一个突出的局灶性隆起，呈三角形（图 9.22），是由左肾上外侧的脾压痕引起，见于肾中部。隆起的部分与周围肾组织回声相同，彩色或能量多普勒显示正常实质血流信号。驼峰肾类似肾肿物，被认为是肾假性肿瘤。需要用彩色或能量多普勒扫查，肾肿物表现为周边血流信号，也为内部、散在的血流信号。

胚胎期分叶状肾

永存胚胎期分叶使肾轮廓凹凸不平，不光滑，肾表面分为几个小叶，而不是光滑、平坦和连续的（图 9.23）。在胚胎学上，肾起源于不同的小叶，在发育过程中融合在一起。发育中的肾小叶融合不完全成为胚胎期分叶状肾。像驼峰肾一样，需考虑是否为肾肿物，使用彩色或能量多普勒显示正常的肾实质血流可以除外异常肿物。

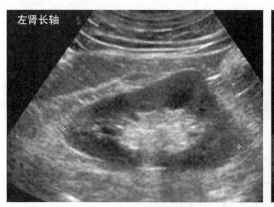
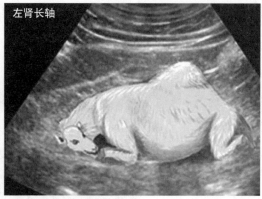

图 9.22　左肾驼峰肾图像

参见 https://onlinelibrary.wiley.com/doi/full/10.1111/1754-9485.20_12784，肾的图片，旁边是一只坐在地上的骆驼，叠加肾图片上。肾可见驼峰征。[From Xiang H, Han J, Ridley WE, Ridley LJ. Dromedary hump: anatomic variant. Journal of medical imaging and radiation oncology. 2018;62（S1）:72]

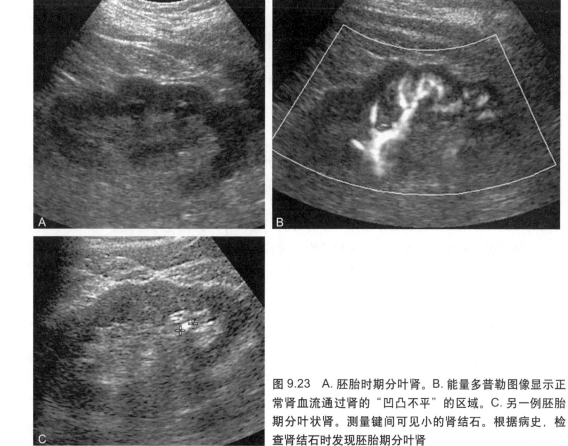

**图 9.23　** A. 胚胎时期分叶肾。B. 能量多普勒图像显示正常肾血流通过肾的"凹凸不平"的区域。C. 另一例胚胎期分叶状肾。测量键间可见小的肾结石。根据病史，检查肾结石时发现胚胎期分叶肾

肾连接部皮质缺损

肾连接部皮质缺损表现为高回声的楔形缺损，从包膜延伸至肾窦，通常靠近右肾上、中极交界处（图9.24），也可表现为双肾下极后方高回声的楔形缺损，是由于胚胎时期亚肾单元不完全融合的结果，导致肾窦脂肪向皮质延伸，发生在亚肾单元的交界处。不要误诊为肾瘢痕。

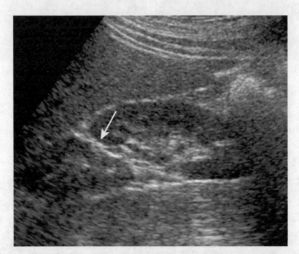

图9.24　箭示肾连接部皮质缺损处的线状高回声

肾外肾盂

肾外肾盂是指部分肾盂位于肾门外时的一种解剖变异。与正常肾内肾盂相反，肾内肾盂被肾窦脂肪包绕，有助于维持内部压力。肾外肾盂是无症状的，通常是偶然发现。肾的横切面图像能更好地显示肾外肾盂（图9.25）。正中矢状切面图像可探及一个看似正常的肾。当侧动探头时，则会发现异常。当探头扫查肾的内侧部分时，肾盂可探及液体。超声检查可在中部横切面图像上显示位于肾盂外的中央囊性区的部分或全部。在横切面图像中，肾上极和下极表现正常。应注意不要因为肾盏扩张、实质变薄或输尿管积水而将肾外肾盂误认为肾积水。

双集合系统

双集合系统，又称重复集合系统，是最常见的先天性肾异常之一。它是输尿管和肾盂系统的解剖变异，可以是单侧或双侧，女性更常见。双集合系统可与其他各种先天性的泌尿和生殖系统异常有关，如双子宫。双集合系统超声表现为两个独立的、不同的收集系统，由正常的肾实质分隔。肾较正常增大，通常长径可超过13～14cm。可以通过横切面从上极至下极扫查时，肾窦回声消失和再现来证实（图9.26）。Bertin肾柱回声类似双集合系统，肾窦很变薄、回声连续，但肾长度正常。

双集合系统的特征是上下极被肾实质隔开，上下极没有完全融合。变异包括集合系统

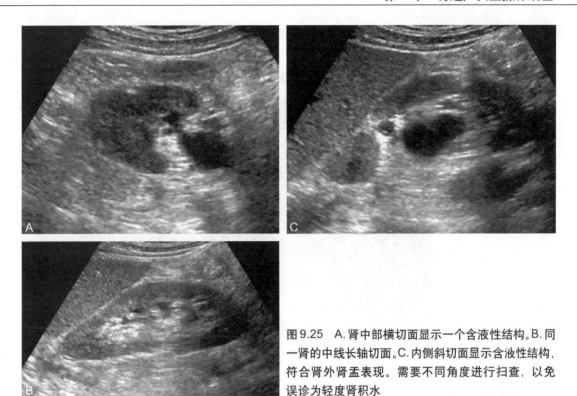

图 9.25　A.肾中部横切面显示一个含液性结构。B.同一肾的中线长轴切面。C.内侧斜切面显示含液性结构，符合肾外肾盂表现。需要不同角度进行扫查，以免误诊为轻度肾积水

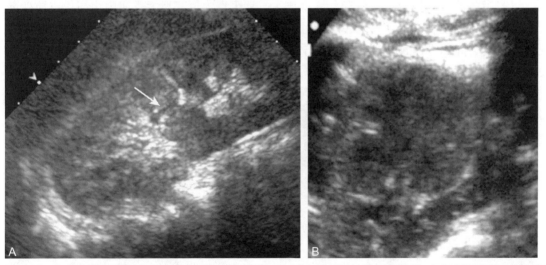

图 9.26　A.箭示肾两极之间重复集合系统的交界处。B.图 A 箭示处的横切面图像，仅显示正常肾实质组织。未见中央肾窦回声

的各种完全或不完全的重复。变异会出现重复肾盂和双输尿管，两条输尿管在进入膀胱之前融合，或者两条独立的输尿管分别汇入膀胱。大多患者无临床表现，肾功能未见异常，通常为偶然发现。有症状的患者可能会出现感染、反流或梗阻。并发症通常与一条或两条输尿管的异常连接有关，包括上极输尿管，膀胱内输尿管膨出（图 9.27），导致梗阻性肾

积水和肾发育不良，下极输尿管膀胱壁内段较短，导致膀胱输尿管反流。

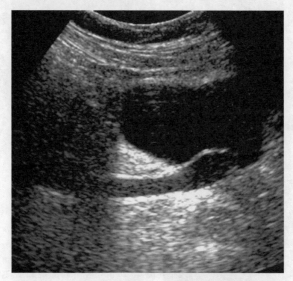

图 9.27   双集合系统患者，上极输尿管膀胱内膨出

肾窦脂肪瘤样病

肾窦脂肪瘤样病是指肾窦内有大量脂肪，通常表现为肾窦增大，回声增高，皮质变薄（图 9.28）。特征性表现是肾窦中心脂肪呈良性增生。发病年龄 60—70 岁，多发生在高龄、肥胖和皮质类固醇治疗的患者。肾窦脂肪瘤病样病无临床意义，常为偶然发现。

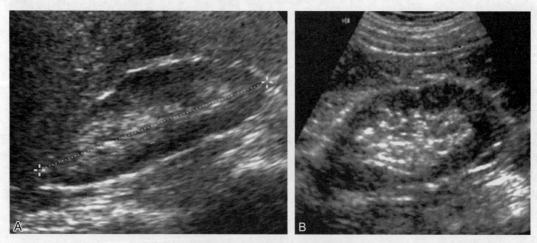

图 9.28   2 例肾窦脂肪瘤样病
超声图像可见肾皮质变薄，但肾功能正常。

血管变异

10% ~ 30% 的人群可出现多条肾动脉（副肾动脉、多发肾动脉），单侧（图 9.29）或双侧发生。这些副肾动脉很难定位，可起源于主动脉上方或下方、髂动脉和 SMA 或者其他地方。左侧较常见。

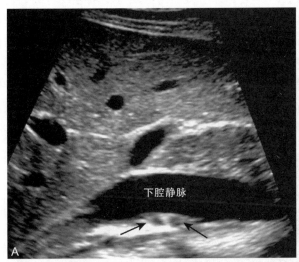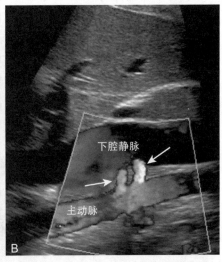

图 9.29　A. 下腔静脉的长轴切面图像，箭示两条右肾动脉。如果两条动脉距离很近，这是记录肾动脉数量的很好的扫查位置。B. 在冠状面上，探头置于患者侧方，连续扫查直到主动脉和下腔静脉在同一平面上。箭示两条右肾动脉

肾静脉变异可发生在 2% ~ 40% 的人群中。变异类型包括多条肾静脉、主动脉后左肾静脉及环主动脉左肾静脉。主动脉后左肾静脉指左肾静脉走行于主动脉下方而不是上方（图 9.30）。环主动脉左肾静脉指左侧副肾静脉在主动脉后方走行，而正常的左肾静脉在主动脉前方走行。

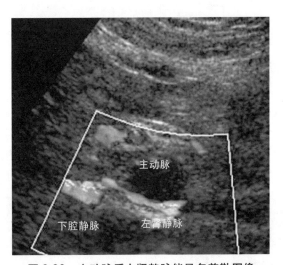

图 9.30　主动脉后左肾静脉能量多普勒图像

肾异常

肾异常不同于正常变异，肾形状正常，但肾位置异常或肾缺失。

肾发育不全

肾发育不全是指肾和输尿管发育不全，多见于男性。单侧肾发育不全导致对侧肾代偿性增大（图9.31）。双侧肾发育不全通常是在胎儿期发现，通常属于致死畸形。40～50年前，超声检查还未普及，认为只有一个肾的人出生时就患有已经退化的多囊性肾发育不良（MCDK），因为MCDK比肾发育不全更为常见。肾发育不全的患者还可能伴其他泌尿生殖系统异常，如男性可能伴同侧精囊腺发育不全（图9.32），女性可能伴子宫畸形。让患者知道自己仅有一侧肾是有意义的，当行盆腔或前列腺超声检查时，如果发现异常，超声医师应扫查每侧肾的长轴切面图像，来确认双侧肾都存在或一侧肾缺失。

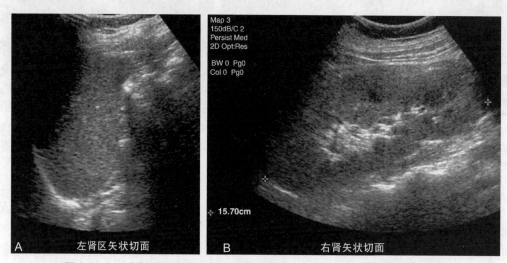

图 9.31　A. 左肾区可见脾图像，左肾未探及。B. 同一患者右肾代偿性增大

异位肾

异位肾是指肾不能完全上升到上腹部肾的正常位置。在胎儿发育过程中，肾胚芽首先出现盆腔膀胱附近。随着胎儿肾继续发育，逐渐上升到腹膜后的正常位置。有时，一侧肾不能完全上升，可能停留在此路径的任何地方或者可能留在盆腔中。肾窝不能探及肾时，应立即扫查盆腔。异位于盆腔的肾可被误诊为盆腔肿块，患者需要行盆腔超声检查（图9.33）。盆腔肾感染发生率也较高。在大多数情况下，异位肾一般无临床症状，多为偶然发现。少数情况下异位肾可能会引起泌尿系统疾病，如尿道梗阻、感染或泌尿系结石。

扫查提示：当只发现一个肾时，提示可能只有一个肾或者是异位肾。请记住，如果仅有一个有功能的肾，该肾将代偿性增大。如果肾大小正常，这意味着另一侧肾异位，应仔细扫查寻找其位置。

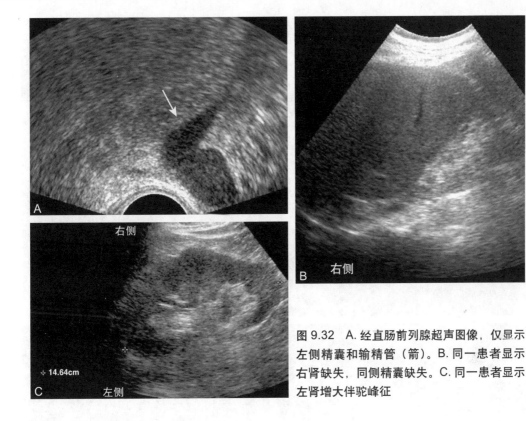

图 9.32　A. 经直肠前列腺超声图像，仅显示左侧精囊和输精管（箭）。B. 同一患者显示右肾缺失，同侧精囊缺失。C. 同一患者显示左肾增大伴驼峰征

融合异常

肾融合异常的主要两种类型是马蹄肾和交叉融合异位肾（两个肾位于身体的同一侧）。

马蹄肾

马蹄肾是最常见的肾融合类型，由位于中线两侧有功能的肾组成，下极相连或极少情况时上极相连，有功能的肾实质的峡部横跨身体中线，位于大血管前方（图 9.34）。肠系膜下动脉阻挡肾的上升，使肾停留在脐上方。通常肾更接近中线，患者可能会因为扪及腹部搏动性肿块而行超声检查，其初衷可能是腹主动脉瘤（AAA）。男性更常见，通常没有症状，是偶然发现。因为马蹄肾是"裸露的"，没有肋骨或脂肪层的保护，更容易受伤。建议避免进行剧烈的身体接触式运动。

交叉异位

异位肾可以越过中线，与对侧肾融合。发生交叉时，两个肾一起生长，并可能融合，称为交叉融合异位肾。患者通常无症状。从左向右交叉更常见，男性多见，男女比例为 2 ∶ 1。因为异位肾位于下腹部或盆腔，所以容易受到损伤。

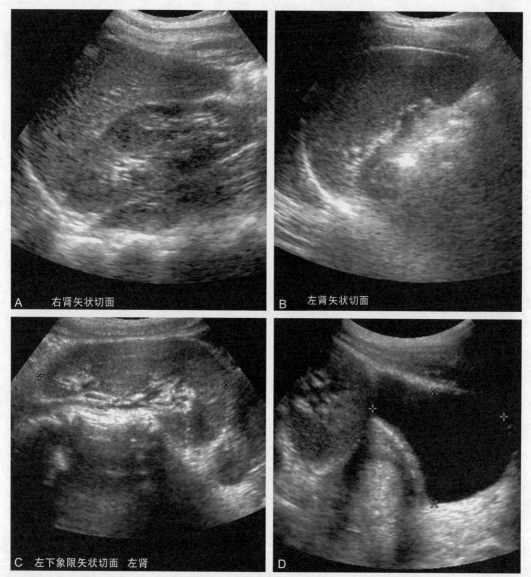

图 9.33　A. 右肾长度正常。B. 同一例患者左上腹部扫查只探及脾。C. 因为右肾大小正常，所以开始寻找左肾。在左下腹探及肾。D. 同一例患者显示左肾位于膀胱上方

肾超声

患者准备

　　肾超声检查患者一般不需要特殊准备。如果需要扫查膀胱，患者应该在检查前 30 min 饮水 8 ～ 16 oz（1oz=28.3ml）充盈膀胱。

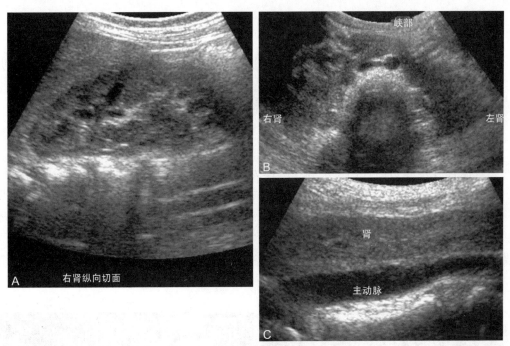

图 9.34　A. 马蹄肾右肾纵向切面。因为马蹄肾没有肾下极，图像未显示肾下极。B. 峡部和肾横切面。C. 主动脉纵向切面显示峡部。主动脉的搏动通过峡部传导到皮肤表面，导致临床怀疑有腹主动脉瘤

探头

　　使用频率 2 ～ 5 MHz 的凸阵探头。肋间扫查可使用扇形探头（图 9.35）。儿科患者尤其是新生儿，可以使用高频扇形探头进行扫查肋间。如果患者俯卧位扫查，则最好使用凸阵探头。

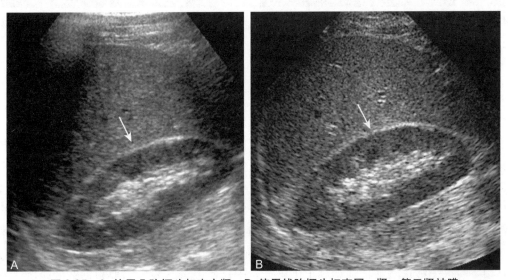

图 9.35　A. 使用凸阵探头扫查右肾。B. 使用线阵探头扫查同一肾。箭示肾被膜

呼吸技巧

在深吸气时对患者进行肋下扫查，或在患者安静呼吸、完全或部分吸气或呼气时肋间扫查。部分患者扫查时可能需要结合多种扫查技巧，如在患者呼气时在肋间观察肾上极，在深吸气时观察肾中下极。

患者体位

患者从仰卧位开始扫查，使用肝和脾作为声窗，扫查肾的横切面及纵向切面图像。于肋间和（或）肋下进行扫查。如果不能完整显示肾，可以使用右/左后斜位和右/左侧卧位扫查，沿患者一侧进行扫查或从患者背部扫查肾。要正确地评估整个肾，需要在不同的体位进行扫查。如果仍然不能很好地显示肾，采取俯卧位（图 9.36）扫查，可清晰显示并测量长度。如果患者不能仰卧，可采取半卧位，用探头在后背中部扫查，同俯卧位扫查类似。

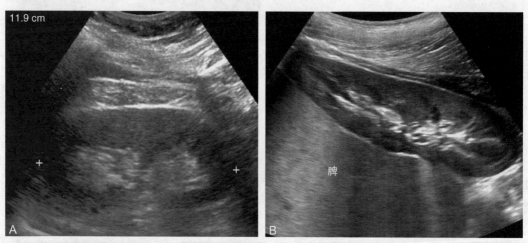

图 9.36   A. 患者俯卧位扫查左肾。B. 另一例患者，从俯卧位扫查左肾可以同时显示脾（A, Courtesy Jeanine and Aubrey Rybynski）

扫查技巧

肾超声扫查可能很容易，也可能是很难。不要根据患者的体型预先判断图像质量。非常瘦的患者可能更难扫查，而体型胖的患者可能更容易扫查，因为过多的脂肪可以将肾移动到更下方，可以将脂肪作为声窗来扫查肾。如果有一个可以同时在横、纵切平面上扫查的双平面探头，肾扫查将会更便利（图 9.37）。肾扫查需要患者不同的呼吸配合、患者体位及切换不同的探头。肾扫查是需要患者有一定的耐心配合完成检查。肾的大小对于一些患者的病情评估非常重要；因此，测量大小时要确保肾处于长轴方向且肾的两极清晰可见，皮质厚度相等。两肾的测量的数据要准确合理，如果测量值偏差大，需要重复测量。有时扫查时可能很难清楚地观察到上下极。对于这些患者，我们需要根据肾的轮廓，想象边界应该在哪里。只要记住肾的形状，就很容易推断出肾的边界应该在哪里。这不是一个准确的测量，但测值应该非常接近肾的真实大小。检查过程中，患者使用不同的体位会提高测量的准确性。作为一名超声医师，了解机器的使用及如何优化图像是非常重要的。查看每一张采集的图片，决定是否需要调整。不要用"一刀切"的方法来扫查。例如，大多数机器使用的是默认为谐波设置，这适用于大多数患者，但有时操作者需要打开或者关闭谐波，以观察谐波设置对图像的影响。当注意到远场有很多噪声或肾后方回声衰减时，关闭谐波，观察图像质量有无提高。请记住，使用的谐波频率越高，图像的衰减越多（图 9.38）。

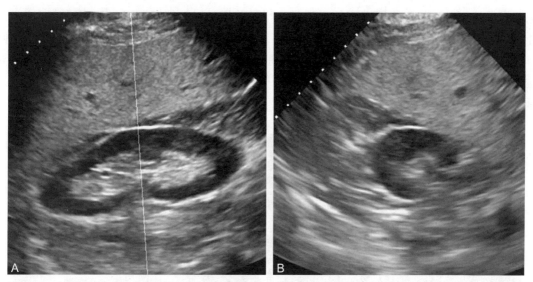

图 9.37　A. 可以同时显示纵向切面和横切面的探头。B. 纵向平面中的光标是获得横切面图像的位置

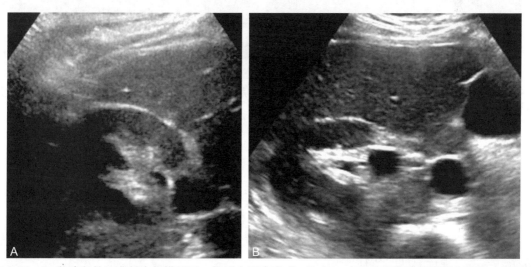

图 9.38　A. 谐波条件下右肾中部横切面。肾后方回声衰减。B. 同一患者关闭谐波后穿透力增加，能更好显示远场

肾超声扫查需要的图像

　　每侧肾都需采集完整的纵向切面和横切面图像，评估肾大小、轮廓、回声及是否存在结石、肿块、囊肿或肾积水。记录肝和右肾及脾和左肾的图像并比较二者回声。这些对比图像需要在同一图像上显示两个器官。如果不能出现在同一图像内，需要深度与仪器设置都相同，即 TGC、增益和聚焦区都相同。正常肾皮质回声应该低于邻近正常肝或脾回声。右肾有时可与肝回声相同，如果肾皮质回声比肝或脾回声更强，考虑是肾病变造成的；因此，用肝和脾回声作为声窗对比肾回声是非常重要的。例如，如果患者患有肝炎，肾的回声可能会显得偏强。这是因为肝回声低于正常，增加总增益以补偿肝回声，从而导致肾回声比肝更高，事实上只有肝是异常的（图 9.39）。新生儿肾回声很强，皮质回声可能和肾窦回声一样高。在 6 个月左右，正常肾回声低于肝和脾。肾锥体相对皮质呈低回声。这种差异在新生儿中更为明显。当测量肾的长度时，图像上可以有肋骨的阴影（图 9.40），目的是显示肾的两端，可以在另一张图像上扫查肋骨声影后方区域。

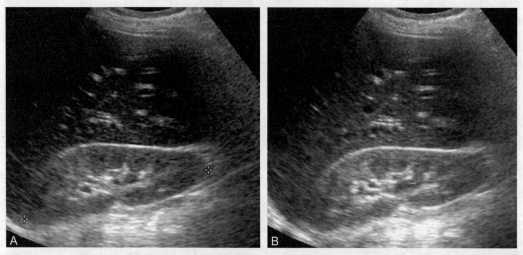

图 9.39　A. 肝炎患者。肝回声很低。B. 同一例患者总增益增加，肝回声增强。肾比肝回声更高；但是，这并不是由于肾异常而导致的肾疾病，而是由于肝炎引起的炎症，导致肝回声降低。这一点可以通过扫查正常左肾和脾关系的图像得到证实

何时扫查膀胱

　　如果扫查发现存在肾积水，应该向下扫查膀胱，观察膀胱是否过度充盈而导致肾积水。膀胱排空后，再次扫查肾，观察肾积水的变化，积水可能会消失。

　　如果有血尿，应该扫查膀胱的纵向切面和横切面图像，观察有无结石、凝血块、肿瘤或膀胱壁增厚等征象（图 9.41）。

　　如果有肾结石，应使用彩色多普勒评估膀胱输尿管开口处喷尿情况，表现为突然出现的彩色并持续几秒钟。正常的输尿管喷尿应该每分钟出现两次及以上，并且从膀胱三角区

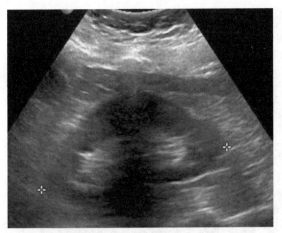

图 9.40　左肾图像，肾中部有肋骨声影，但可以清楚地看到肾上下极

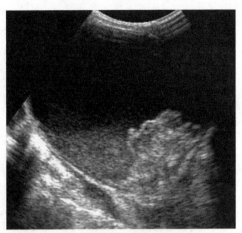

图 9.41　血尿患者

患者有肾疾病，因血尿行膀胱超声扫查。膀胱内可探及凝血块，可能是由最近的一次肾活检而引起。

前内侧发出，穿过中线（图 9.42）。从输尿管口"滴出"的微弱喷射或颜色恒定提示非阻塞性结石（图 9.43）。如果看不到彩色信号，表明存在梗阻。

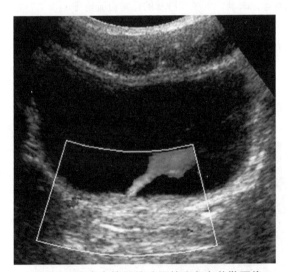

图 9.42　正常右输尿管喷尿的彩色多普勒图像

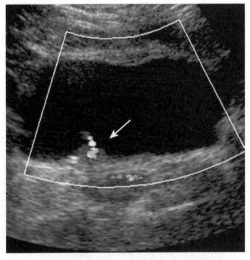

图 9.43　彩色多普勒图像显示输尿管连接处（VUJ）附近的非梗阻结石（箭示），有非常微弱的输尿管喷尿

何时进行多普勒成像

需要进行多普勒成像的几种情况。

1. 对于肾门处的主肾动脉和主肾静脉每次检查都是必须的，有时临床医师只是想确认有无进出肾的血流（图 9.44）。

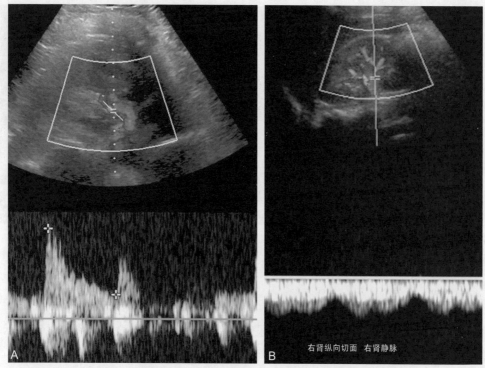

图 9.44　A.肾门处主肾动脉的正常血流信号。B.肾门处主肾静脉的正常血流信号

2. 肾积水患者测量段动脉或叶间动脉阻力指数（RI）。RI 的增加是由于集合系统压力增加导致的血管阻力增加所致。

3. 肾内科患者段动脉或叶间动脉 RI 测定。

4. 非肾动脉狭窄引起的高血压患者的段动脉或叶间动脉的 RI 测量（图 9.45）。

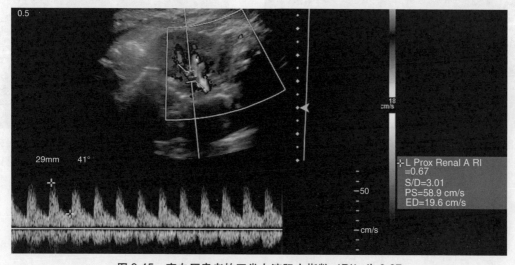

图 9.45　高血压患者的正常血流阻力指数（RI）为 0.67

5. 彩色或能量多普勒图像显示急性肾损伤(AKI)或慢性肾疾病(CKD)患者的血流灌注，评估肾的血流灌注（图 9.46）。

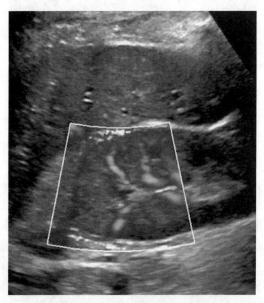

图 9.46 急性肾损伤肾血流灌注减少

6. 彩色或能量多普勒图像评估可疑肾盂肾炎患者的血流灌注，寻找可能由早期脓肿形成引起的血液未灌注区域（图 9.47）。

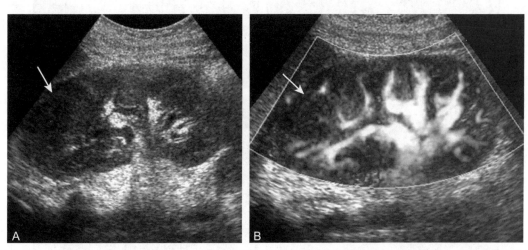

图 9.47 A. 肾盂肾炎患者的灰阶图像。箭示感兴趣区。B. 能量多普勒图像显示急性局灶性肾炎，病变区缺乏正常血流信号

7. 彩色或能量多普勒图像显示可疑肾肿物区的血流灌注，如驼峰肾或胚胎期分叶状肾血流灌注正常，肿物血流灌注异常（图 9.48）。

8. 彩色多普勒扫查时，结石中的钙引起的"快闪伪像"有助于识别小结石（图 9.49）。任何无法确定的高回声都应该使用彩色多普勒进行检查，观察是否有"快闪伪像"。

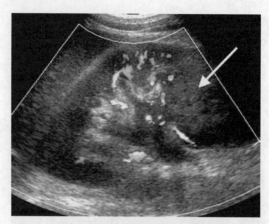

图 9.48　肾下极肾细胞癌患者
注意血流环绕肿物（箭），不是肿物本身的血流。肾静脉扩张，瘤栓延伸至肾静脉。

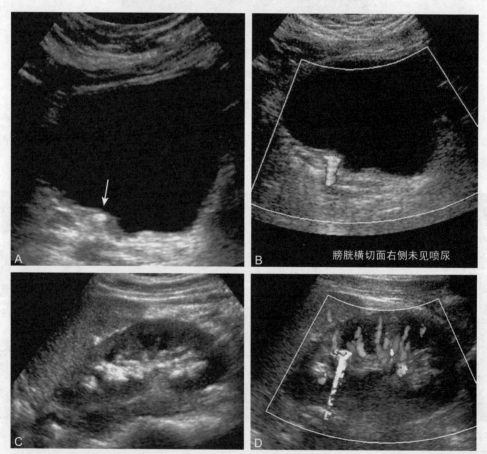

图 9.49　A. 输尿管膀胱连接处可能有结石（箭）。**B.** 快闪伪像可以确诊结石。值得注意的是，完全性梗阻时无喷尿现象。**C.** 肾内有散在强回声灶。**D.** 通过快闪伪像发现上极结石

　　RI 值由超声仪器自动测量得出。RI 公式为（收缩期峰值流速－舒张末期流速）/ 收缩期峰值流速。正常肾动脉的 RI 应该在 0.6 ~ 0.7。RI > 0.8 提示肾内血管压力、阻力或顺

应性增加。阻力指数增高对疾病诊断没有特异性。正确测量频谱峰值很重要。许多超声医师将噪声和镜面伪像误认为是舒张期血流（图 9.50）。彩色多普勒是帮助确定 RI 的关键。如果彩色闪烁，即动脉血流在舒张期完全消失，则 RI 为 1。如果动脉血流几乎消失，则 RI 值 > 0.8。如果舒张期动脉血流保持良好，阻力指数 < 0.7。同样重要的是在舒张期结束时测量，在下一次收缩期上升之前，而不是在舒张期血流末期的地方测量。

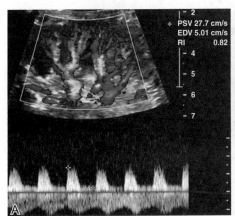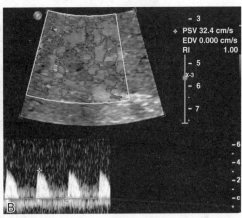

图 9.50　A. 超声技师由于镜面伪像错误测量了舒张期血流速度。注意舒张期血流的强度与基线以下的静脉血流的强度相似。测量 RI 为 0.82。B. 通过观察动脉血流在舒张期完全消失，超声技师意识到在舒张期看到的血流不是动脉血流，在舒张期结束没有血流；因此，正确的 RI 为 1.0

　　肾标准图像是超声医师在检查过程中留存的一小部分代表性图像。因此，留存图像必须专业准确，为临床医师提供不准确的信息，有助于做出正确的诊断。任何病变区都必须分屏留存至少两个切面图像。部分科室要求记录动态图像。

右肾·纵向切面

1. 肾中线长轴，伴 / 不伴肾最长径测量。测量肾体积时需要测量三个径线，因此图像包括 AP 径测量。

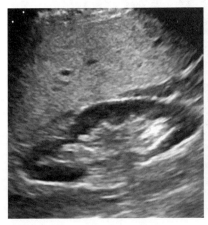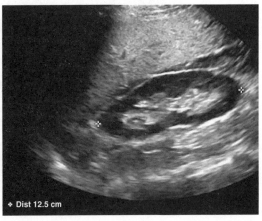

右肾中部

2. 经过肾外侧缘的纵向切面。

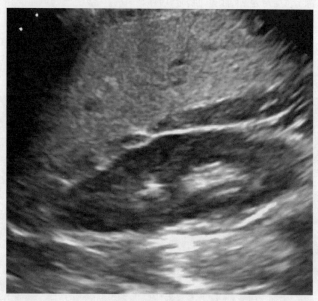

右肾外侧

3. 经过肾内侧缘的纵向切面。

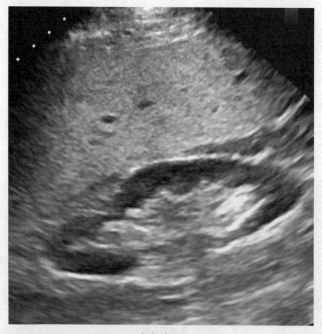

右肾内侧

4. 肾长轴显示肝肾实质回声比较。

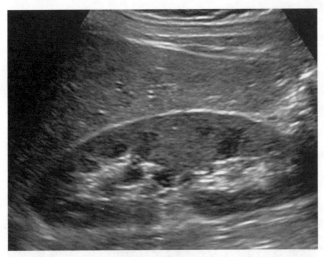

右肾 / 肝右叶

右肾·横切面

1. 右肾上极横切面图像。

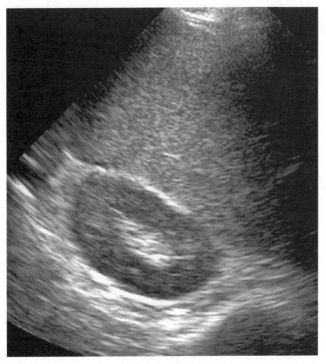

右肾上极横切面

2. 右肾中部横切面图像。如果需要，也可以在此水平上测量肾横径。

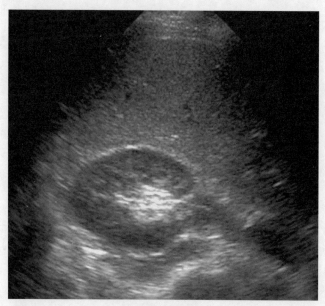

右肾中部横切面

3. 右肾下极横切面。

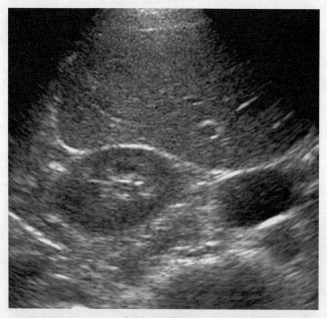

右肾下极横切面

左肾·纵向切面

1. 中线处肾长轴，伴和不伴肾最长径测量。测量肾体积时需要测量三个径线，因此图像包括 AP 径测量。

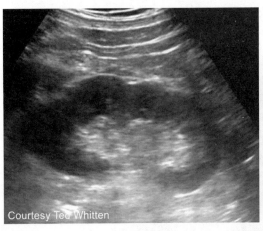
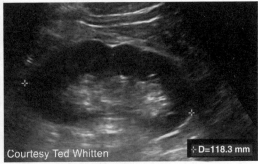

左肾长轴中部

2. 经过肾外侧的纵向切面。

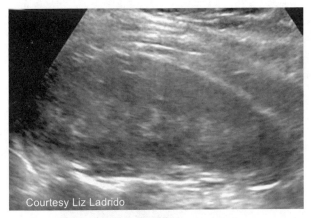

左肾外侧

3. 经过肾内侧的纵向切面。

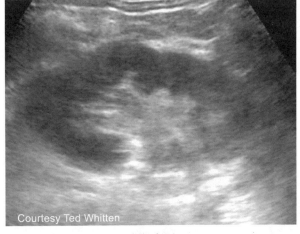

左肾内侧

4. 肾长轴显示脾肾实质比较。

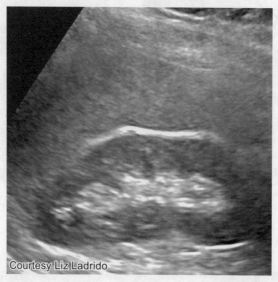

左肾 / 脾

左肾·横切面

1. 左肾上极横切面。

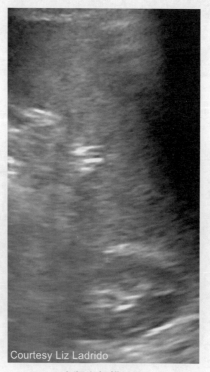

左肾上极横切面

2. 左肾中部横切面图像。如果需要，也可以在此水平上测量肾横径。

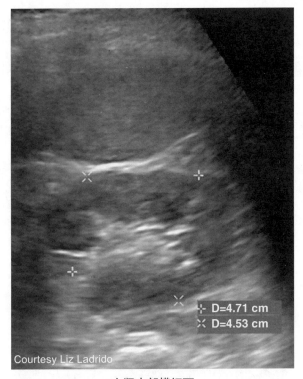

左肾中部横切面

3. 左肾下极横切面。

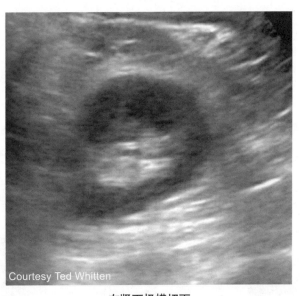

左肾下极横切面

肾作为其他扫查规程中的一部分时需要的图像

当进行右上象限（RUQ）或肝超声检查时，需要包括右肾的图像。有些科室需要留取伴长径测量的右肾长轴的图像和经肾中部的横切面图像。

对脾进行超声检查时，需要包括左肾的图像。有些科室需要留取伴长径测量的左肾长轴的图像和经肾中极的横切面图像。

如果一侧肾异常，需要留取对侧肾的图像，除非需要进行完整的肾超声检查。

如果发现腹膜后、腹部或盆腔肿物包括子宫肌瘤，需要留取每侧肾的图像，以观察有无肾积水。

请记住输尿管可以在所走行的任何区域受压，从而导致梗阻。

1. 妊娠晚期女性，右侧腰部疼痛。超声检查显示右肾积水。左肾正常。

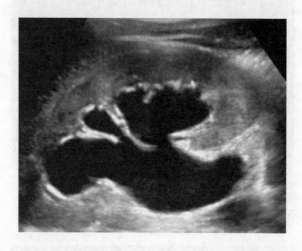

怀孕，特别是背痛或侧腹部痛的患者，需要扫查肾来评估肾积水。有些科室可能会在妊娠晚期定期留存每侧肾的图像。

男性前列腺增生应该评估其肾积水的情况。

2. 男性前列腺增大，伴双侧肾积水。

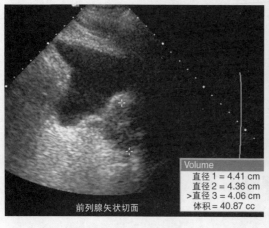

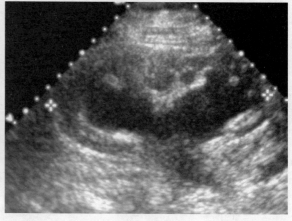

前列腺矢状切面

Volume
直径 1 = 4.41 cm
直径 2 = 4.36 cm
>直径 3 = 4.06 cm
体积 = 40.87 cc

　　有腹主动脉瘤（AAA）、主动脉或肾动脉夹层的患者应测量肾脏长度，并进行彩色或能量多普勒灌注成像，以明确动脉疾病是否影响肾脏的血流。对于有夹层的患者，动态图像可以很好地记录动脉灌注及内膜片的情况。如果无法录制动态图像，可以在心动周期的不同时期采集两到三幅图像，或在发现异常时观察血流并记录。

（翻译　樊雪娇　薛国艳　校对　李丽伟　杜智慧）

第 10 章

脾超声扫查操作规程

M. Robert De Jong

关键词

副脾	门静脉
无脾	脾动脉
梗死	脾门
腹腔内	脾静脉
淋巴组织	

目标

完成本章阅读后，你将掌握以下内容。

1. 定义关键词。
2. 描述脾的超声表现。
3. 掌握脾扫查的探头选择。
4. 熟悉脾扫查时患者的体位。
5. 列出脾的正常变异。
6. 解释扫查脾所需图像的顺序及具体位置。

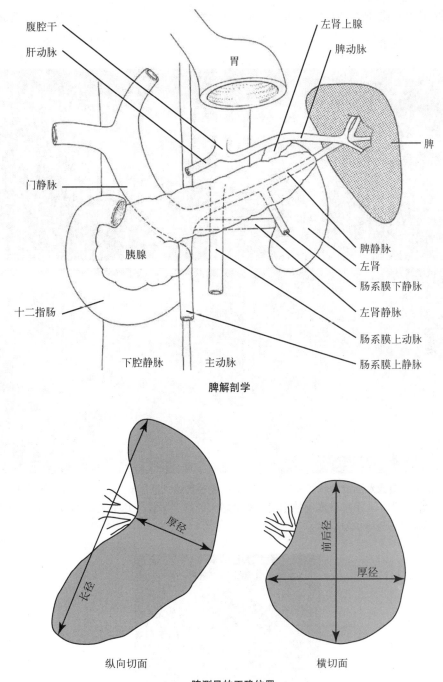

腹腔干
肝动脉
门静脉
十二指肠
下腔静脉
主动脉
胰腺
胃
左肾上腺
脾动脉
脾
脾静脉
左肾
肠系膜下静脉
左肾静脉
肠系膜上动脉
肠系膜上静脉

脾解剖学

厚径
长径
前后径
厚径

纵向切面　　　　横切面

脾测量的正确位置

概述

　　脾超声检查一般在影像科进行，单独的脾超声检查通常并不常见，最常见的原因是评估脾的大小（图 10.1）。脾是腹部钝器伤最常见的器官，这类患者通常还会进行 CT 检查（图 10.2）。脾肿瘤及脾转移瘤很少见，以血行转移最为常见。脾的原发性疾病很少见，但经常受到系统性疾病的影响，如镰状细胞贫血病、单核细胞增多症和门静脉高压症。因此，扫查其他器官时，可能也包括对脾的评估，特别是如果发现可能对脾有影响的疾病。

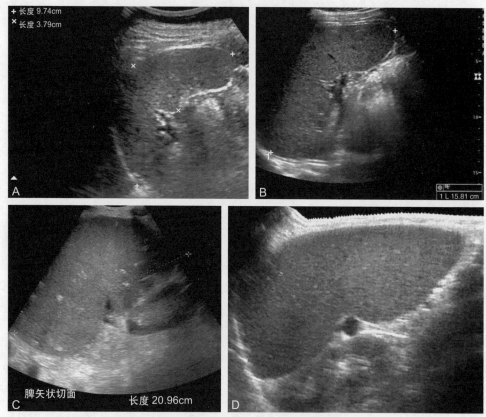

图 10.1　A. 正常脾图像上测量脾长径及前后径。B. 测量轻度增大脾的长径。C. 脾增大不能在一个切面中全部显示，估测下缘。D. 用扩展成像技术扫查重度增大的脾。脾长径几乎达到 26cm（Image Courtesy Jeanine and Aubrey Rybynski）

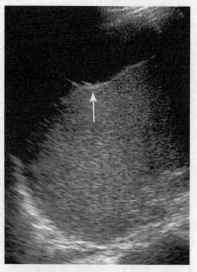

图 10.2　车祸患者的脾包膜下血肿（箭示血肿）

解剖

脾是富血供器官，是体内最大的独立淋巴组织，位于左季肋部，胃后外侧，胰尾外侧，膈肌后方，左肾前方。除非脾增大，否则一般不超出左肋缘，在临床查体中也不能触及。脾是腹膜内位器官，除了脾门外均被覆腹膜，脾门处有进出脾的血管。脾被覆纤薄的包膜，起到保护器官的作用，但又不限制脾的增大。

脾上凸下凹，在解剖学上可以分为两个区域。膈面与横膈和胸腔相邻，脏面与腹部器官相邻，包括胰尾、胃、结肠脾曲和左肾。脾的形状多变，但通常为新月形或卵形，长度为 12 ～ 13cm，宽度为 6 ～ 7cm。记住脾尺寸最好的方式是 1×3×5×7×9×11 法则，具体如下。

- 脾长度约 1×3×5 英寸（约 2cm×7cm×12cm）。
- 脾重约 7 盎司（约 200g）。
- 脾位于第 9 ～ 11 肋间。

脾是一个富血管的器官，供血动脉为脾动脉。脾动脉是腹腔干的一个分支，走行于胰体尾之上，之后进入脾门，在脾门处分为五支。这些动脉分支彼此不吻合（图 10.3）。

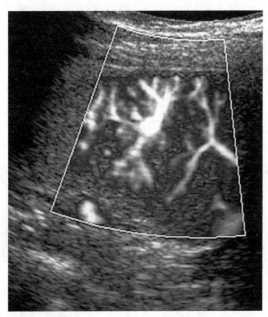

图 10.3　脾的能量多普勒图像显示正常的脾血管分布（注意脾内动脉互不相通）

脾的静脉属支汇合形成脾静脉，在脾门处离开脾。肠系膜下静脉汇入脾静脉。脾静脉还接收来自胰腺、胃和肠道的血液。脾静脉沿胰腺后表面走行（图 10.4），在胰颈后与肠系膜上静脉汇合成门静脉。

生理学

脾由白髓和红髓组成。白髓由淋巴组织构成，其中含有马氏小体，可产生淋巴细胞。

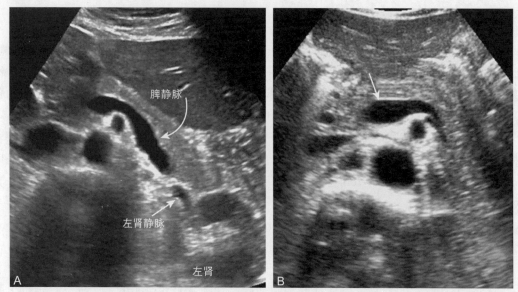

图 10.4　A. 弯箭示脾静脉。直箭示左肾静脉。注意二者的位置很近。B. 箭示门静脉汇合处

红髓由脾索和脾窦组成，内衬上皮细胞，负责破坏退化的红细胞，称为吞噬作用。脾的功能可分为网状内皮细胞功能和器官功能。网状内皮细胞功能包括淋巴细胞的产生和铁的储存，器官功能包括红细胞的成熟、储存和破坏，以及保持血液储备。脾不是生命所必需的，如果影响患者身体健康是可以切除的。

超声表现

正常脾为等回声。比左肾及肝的回声略强（图 10.5）。扫查获得纵向切面、横切面及

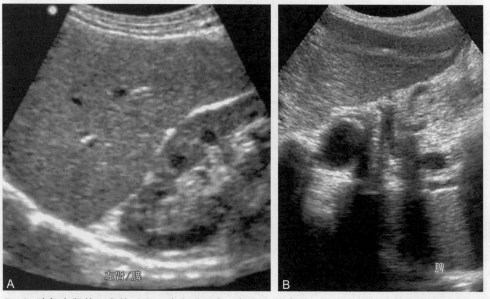

图 10.5　A. 脾与左肾的正常关系图。脾实质回声一般高于肾皮质。肾窦在腹部脏器中回声最强。B. 脾与肝的正常关系图。脾实质回声高于肝实质

冠状面图像，从而观察脾大小、回声及是否存在病理情况。脾钙化肉芽肿表现为在脾实质内弥漫出现的细小强回声（图 10.6）。彩色或能量多普勒可显示脾的血管分布（图 10.7）。由于脾内动脉彼此不相吻合（图 10.8），脾内小动脉闭塞会发生脾梗死（图 10.9）。发生的原因包括肿瘤栓塞、白血病、淋巴瘤和细菌性心内膜炎。脾梗死超声表现为脾实质内的楔形低回声区（图 10.10），可能是偶然发现的。

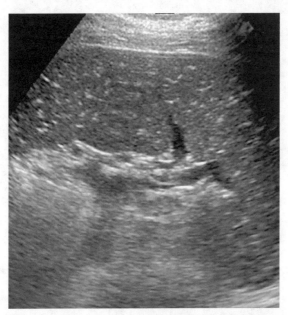

图 10.6　患者脾内弥漫分布的细小强回声灶，是由于结核杆菌感染引起结核肉芽肿

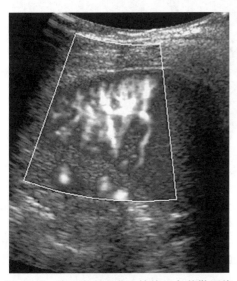

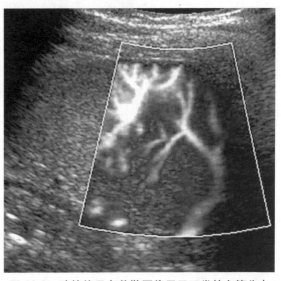

图 10.7　脾正常血流灌注的能量多普勒图像　　图 10.8　脾的能量多普勒图像显示正常的血管分支

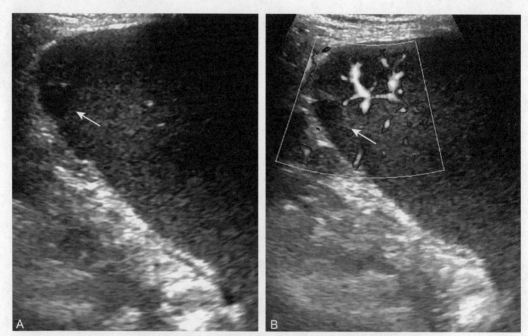

图 10.9　A. 白血病患者，箭示脾梗死区，表现为小的、三角形的低回声区。B. 同一患者，能量多普勒图像显示梗死区域没有血流灌注。将此血流图像与图 10.7 中的血流灌注图像相比较

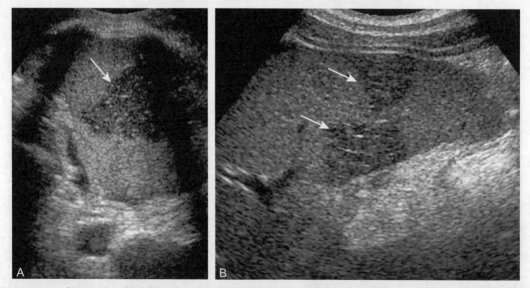

图 10.10　A. 箭示一个大的脾梗死灶。由于脾内血管之间没有吻合，栓子停留在分支近段，阻断了血液从该点流向脾边缘。见图 10.8，想象栓子位于彩色取样框的左侧。从该点开始的所有血流都被阻塞，导致相应供血区域的组织坏死。这就是梗死灶是三角形的原因，三角形的底部沿着脾的边缘。B. 在该患者中，箭指向两处脾梗死灶。患者可能有多处梗死。镰状细胞贫血病的患者会出现多处梗死灶，可使脾完全梗死以致无法显示脾

正常变异

　　脾的先天性变异包括但不限于形状变异、游走脾、多脾、无脾和副脾等，发生率为10% ~ 15%。副脾通常位于脾门处，直径< 1cm（图 10.11）。它不会影响患者健康，一般是在超声检查中偶然发现的。

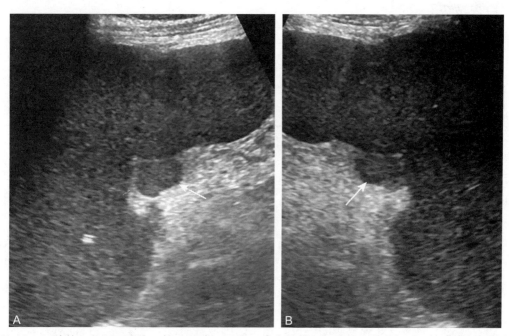

图 10.11　A. 脾的矢状切面图像，箭示副脾。B. 同一患者的横切面图像，箭示副脾。注意副脾回声与脾回声相同

脾超声

患者准备

　　脾超声检查患者一般不需要特殊准备。如果是外伤患者，则应该优先考虑扫查脾。

探头

　　使用频率为 2 ~ 5MHz 的凸阵探头。凸阵探头便于在肋间进行扫查。对于儿科患者，可能需要高频凸阵探头在肋间进行扫查。

呼吸技巧

　　在患者平静呼吸或呼气时进行肋间扫查。部分患者在深吸气时可以充分扫查到完整的脾。

患者体位

患者一般取仰卧位进行检查，最常经肋间扫查。如果脾大，也可以经肋下扫查。如果脾不能充分显示，可以嘱患者取左后斜位或右侧卧位（RLD）。有些医院更愿意让患者一侧向上进行扫查，将 RLD 变为左上位（LSU）。

扫查技巧

如果使用凸阵探头来扫查脾，则应注意评估被肋骨声影所遮挡住的脾区域。由于脾形状多变，超声医师需要注意正确地测量脾。

脾超声扫查需要的图像

脾所需要留取的超声图像只是脾超声检查过程中观察到脾图像的一部分。因此，在检查过程中要准确留取图像，给临床医师做出正确诊断提供足够的信息。任何提示病理结果的病例都要留取至少两个平面的图像，可以分屏记录。一些病例可能还需要留取动态视频。

脾很小，因此不需要太多图像来记录整个脾。脾的标准切面图像应在纵向切面和横切面上获得。扫查获得脾长轴，留存伴和不伴测量的图像，并获得脾和左肾回声的对比图像。为确保没有胸腔积液或膈下脓肿，需要增加扫查左侧膈肌的图像。如果需要进行脾体积的测量，则需要测量脾最宽径。

患者应处于能够良好观察脾的体位。超声医师应注意结合患者体型特征对患者进行扫查。如果患者不是仰卧位，某些医院可能需要患者处于其他体位进行扫查：如左上斜位或右侧卧位的脾长轴切面。

脾·长轴图像

1.脾长轴，最长径的图像，伴和不伴测量。

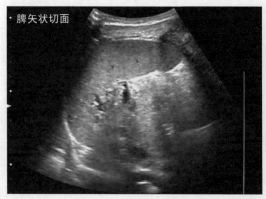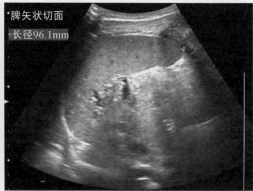

脾冠状长轴（Courtesy Ted Whitten）

2. 脾及左肾的图像。

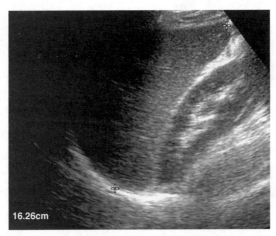

脾 / 左肾（Courtesy Ted Whitten）

3. 根据需要增加的脾长轴图像。

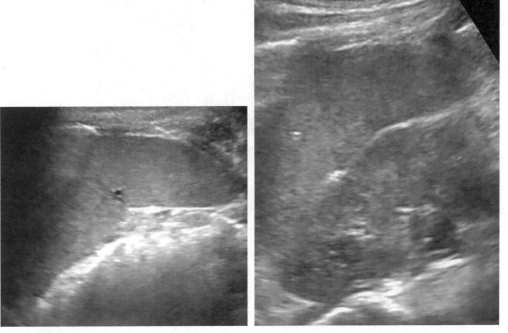

脾长轴（Courtesy Ted Whitten）

脾·横切面图像

1. 脾横切面图像，伴和不伴测量。

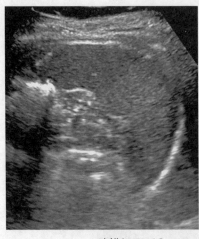
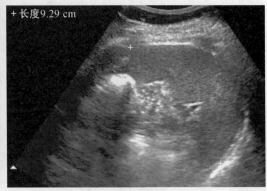

脾横切面（Courtesy Jeanine and Aubrey Rybynski）

2. 如果需要进行体积测量，应该在脾门与脾外表面之间的最短距离处测量脾厚度。

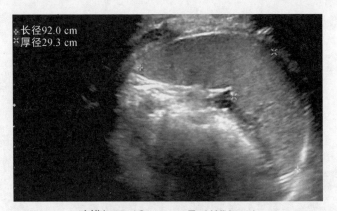

脾横切面（Courtesy Ted Whitten）

> **注意**：用计算长椭圆体体积的公式计算脾体积，长 × 宽 × 深 × 0.523。

3. 根据需要增加的横切面。

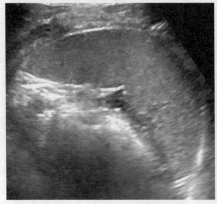
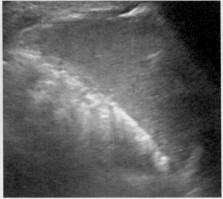

脾横切面（Courtesy Ted Whitten）

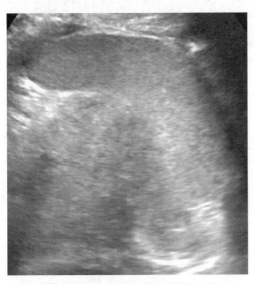

脾横切面（Courtesy Ted Whitten）

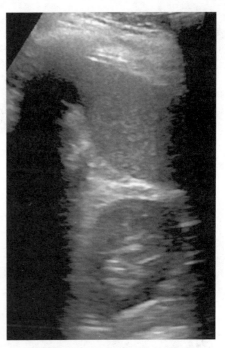

脾横切面（Courtesy Liz Ladrido）

脾是另一项检查的一部分时需要的图像

通常，需要脾长轴切面及横切面的图像来评估脾的大小。

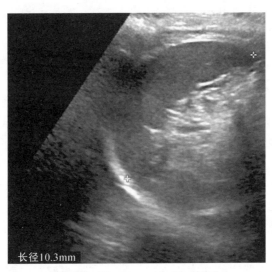

长径10.3mm

脾长轴（Courtesy Liz Ladrido）

（翻译　王怡洁　校对　赵冉冉）

第 11 章

腹部全面和局部超声扫查操作规程

M. Robert De Jong

关键词

腹腔积液	局部的
全面的	右上腹

目标

完成本章阅读后，你将掌握以下内容。

1. 定义关键词。
2. 讨论超声全面和局部腹部扫查在图像要求的差异。
3. 列出全面超声检查所需的器官和结构。
4. 讨论在未探及所需结构时如何记录。

概述

　　腹部超声扫查包括全面扫查及局部扫查，包括以下器官：肝、胆囊、胆总管、胰腺、脾、肾、腹主动脉和下腔静脉。如果无法看到特定结构，则应记录原因：如胰腺受到肠气干扰显示不清。如果器官因手术或先天性异常而缺失，则应在图像上注明该器官应在的位置。例如，脾切除术的患者，应留取显示左肾与脾区的图像，图像上应标"脾手术切除"。全面的腹部超声检查用于筛查，不是用作检查特定器官的。进行全面扫查原因包括腹部创伤、局限性或弥漫性腹痛或评估转移性疾病。对于儿科患者，该检查用于查找先天性异常。

　　任何不需要上述所有器官的超声检查，如脾或左肾的扫查，都是局部的腹部检查。这些检查更多是按照器官或腹部象限进行的，如评估右上腹（RUQ）疼痛、脾大小或扫查是否有腹腔积液。

腹部超声扫查：全面及局部扫查

以下信息更适用于全面的腹部检查。局部腹部检查的要点可在不同器官各自的章节中详细阐述。

患者准备

患者应在检查前禁食 6 ～ 8h，以减少肠气的干扰，更好地显示胆管系统和胆囊，特别是对于着重进行肝和胆管系统的检查。外伤患者，检查时不需要做禁食。

探头

使用频率为 3.5 ～ 5MHz 的凸阵探头。肥胖患者可能需要频率 1 ～ 3MHz 的较低频率的凸阵探头，而偏瘦或儿科患者可能需要使用高频探头。

呼吸技巧

扫查是在患者深吸气后屏气、呼气、呼吸暂停或平静呼吸时进行，具体取决于扫查的器官或区域。

患者体位

通常，患者仰卧位进行扫查，为了便于更好地显示病灶，可能需要患者变换体位。大多数检查在肋下和腹部进行。脾可能需要经肋间扫查才能显示。

扫查技巧

全面的腹部检查不需要像扫查特定器官那样留取很多图像。例如，通常只需要一幅测量肾长度的纵向切面图像和一幅经肾门的横切面图像。脾也只需要纵向切面及横切面图像。有些医院可能需要测量脾长径。除非发现可疑病灶，否则可能不需要嘱患者左侧卧位来评估胆囊。超声医师应该遵循科室扫查规程的要求。评估腹水时，应留取以下图像：肝下陷凹的矢状切面和横切面、脐水平的右中腹横切面、右下象限横切面、骨盆中线盲区处的矢状切面和横切面、左下象限横切面，脐水平的左中象限横切面，脾与左肾交界处。观察积液一般首选横切面，即使只有少量积液也很敏感，但此时沿着侧面的矢状切面可能看不到任何液体。

我一般用探头从矢状面开始扫查腹水，目的是得到肝下陷凹的图像。谨记这是上腹部最敏感的部位。然后将探头转向横切，从肾扫查到耻骨联合，扫查中、下象限。之后将探头转向纵切并从一侧扫描到另一侧，扫查骨盆中线的区域。然后回到横切面，向上扫查左侧腹至脾水平，再次扫查中、下象限。最后，将进行纵切扫查脾和左肾。如果腹水量适中或更多，则需要更多图像来记录腹水的范围。

超声扫查需要的图像 *

腹部全面超声扫查需要的图像

腹部全面扫查·纵向切面图像

1. 中线处图像包括腹主动脉近端。

> **注意**：有些医院要求对 60 岁以上的患者进行腹主动脉全程扫查，以确保没有腹主动脉瘤。

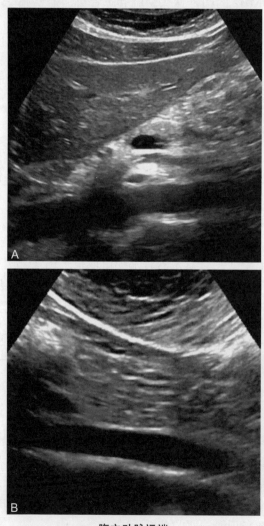

腹主动脉远端

---

* 　All image are courtesy of Liz Ladrido.

2.肝左叶 1 ～ 2 幅图像。

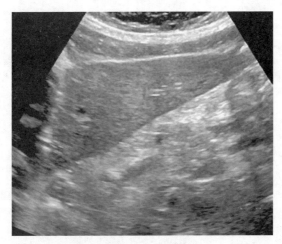

肝左叶矢状面

3.下腔静脉（IVC）肝内段图像。

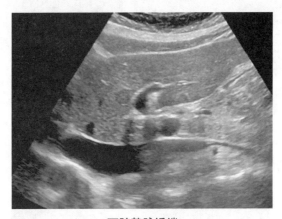

下腔静脉近端

4.肝右叶 5 ～ 6 幅图像。

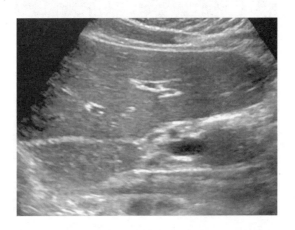

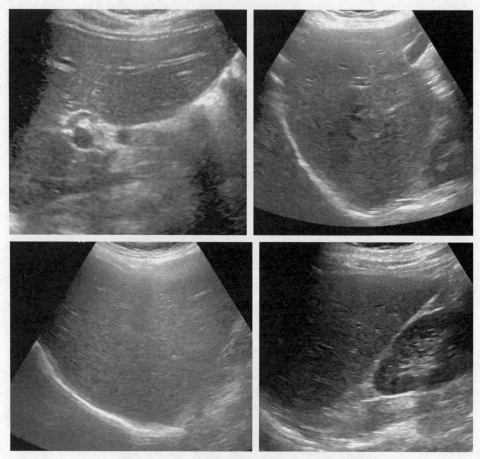

肝右叶矢状面

5. 右肾长径测量图像。

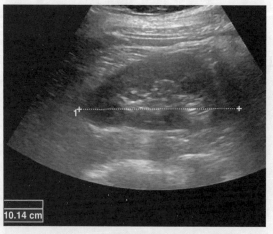

右肾纵向切面

6. 右侧横膈和胸膜腔图像，以寻找血肿、胸腔积液或膈下脓肿。

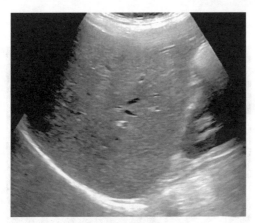

右侧膈肌矢状面

7. 胆囊 2 ～ 3 幅图像。

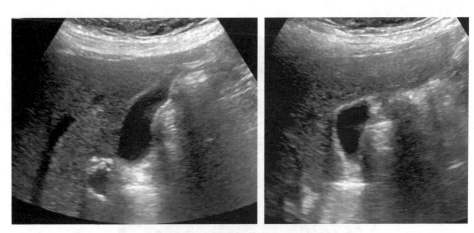

胆囊矢状面

8. 胆总管测量（CBD）图像。

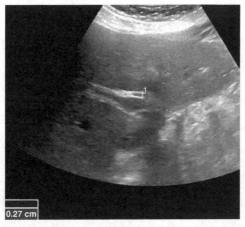

0.27 cm

胆总管

9. 脾矢状面图像。

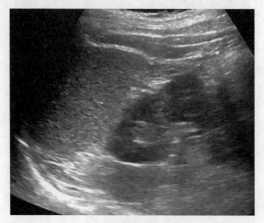

脾矢状面

10. 左肾长度测量图像。

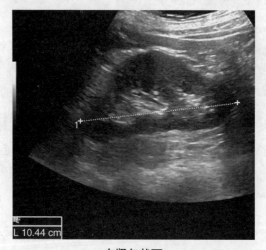

左肾矢状面

11. 左侧膈肌和胸膜腔图像，以寻找血肿或胸腔积液。

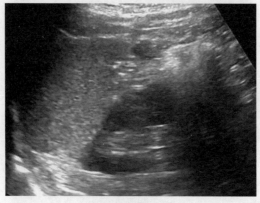

左侧膈肌矢状面

腹部全面·横切面图像

1. 胰腺 1 ～ 2 幅图像。

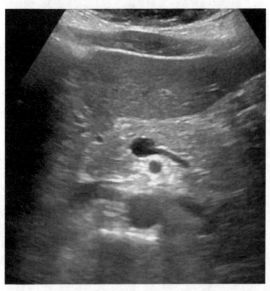

胰腺

2. 肝左叶 1 ～ 2 幅图像。

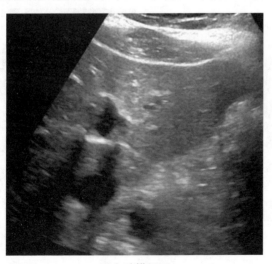

肝左叶横切面

3. 肝右叶从膈顶到肾 5 ～ 6 幅图像，包括腹主动脉近端图像。

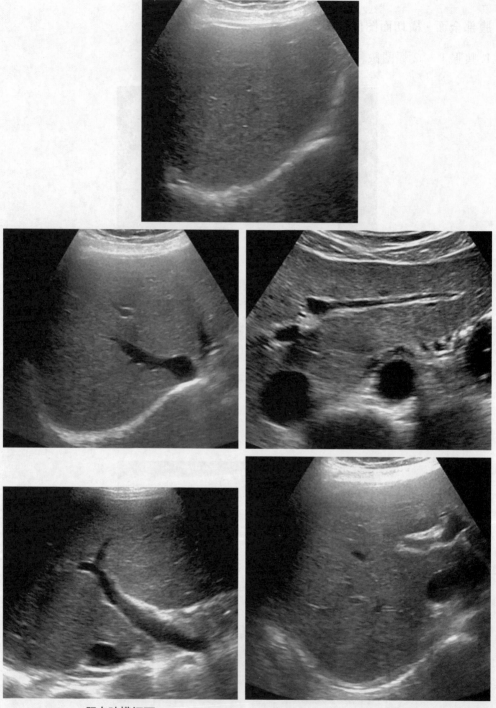

肝右叶横切面

注意：某些医院需要对 60 岁以上的患者进行腹主动脉远端横断面扫查，以确保没有腹主动脉瘤。

注：腹主动脉远端横切面

4.胆囊 2 ～ 3 幅图像。

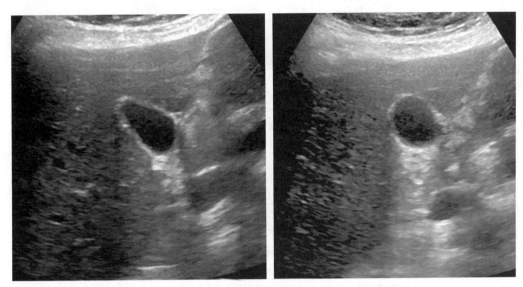

胆囊横切面

5.右肾中部横切面图像。

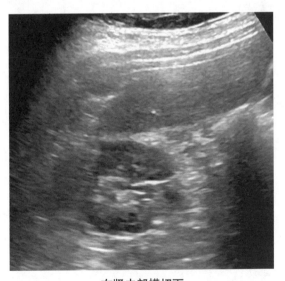

右肾中部横切面

6.脾横切面图像。

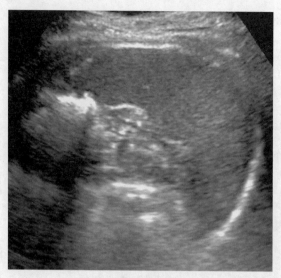

脾横切面

7. 左肾中部横切面图像。

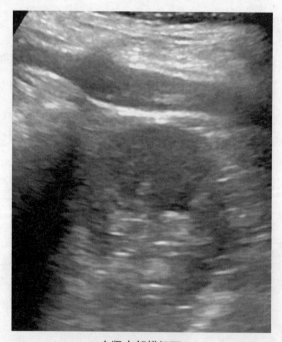

左肾中部横切面

最常见的局部腹部检查是右上腹部。

腹部全面扫查·纵向切面

1. 腹正中图像，包含腹主动脉近端。

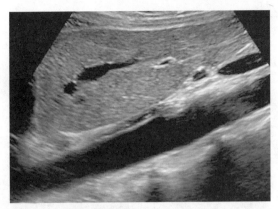

中线处腹主动脉 / 腹主动脉近段

2. 肝左叶 2 ～ 3 幅图像，取决于其大小。

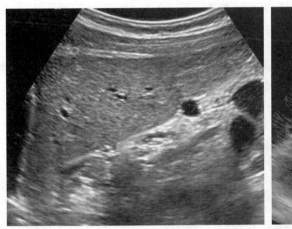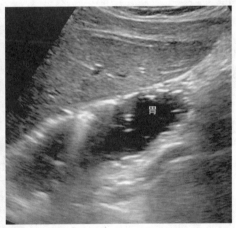

肝左叶矢状面

3. 从下腔静脉到右肾，肝右叶 4 ～ 5 幅图像，并测量肝长度。

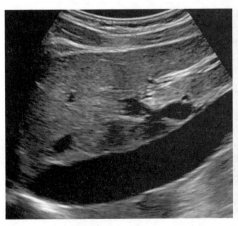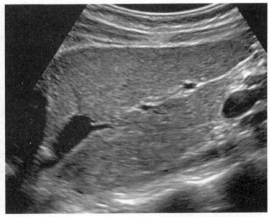

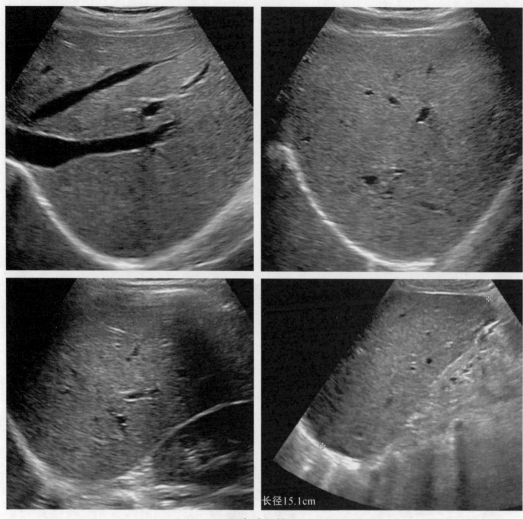

长径15.1cm

肝右叶矢状面

4. 右肾长度测量图像。

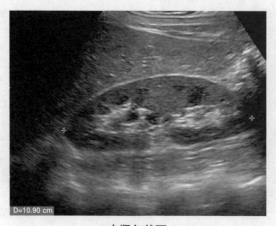

D=10.90 cm

右肾矢状面

5. 胆囊 3 ～ 5 幅图像，具体取决于其大小。有些医院可能需要测量胆囊的长度。

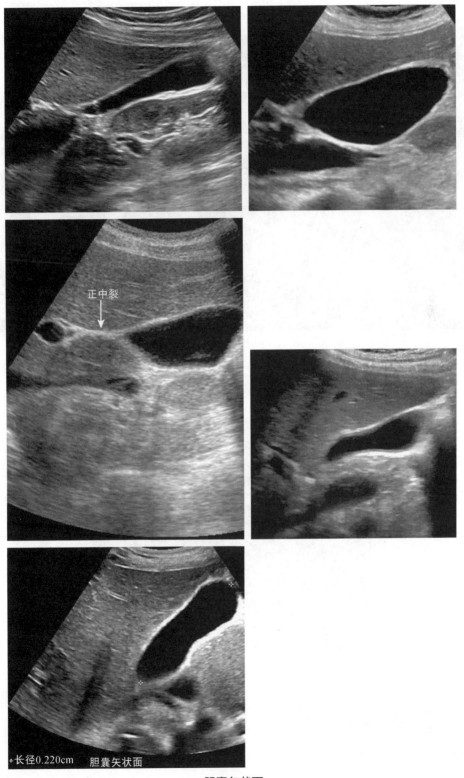

胆囊矢状面

6.胆总管图像，伴和不伴测量。有些医院使用彩色多普勒来验证扫查的是胆总管而不是血管。

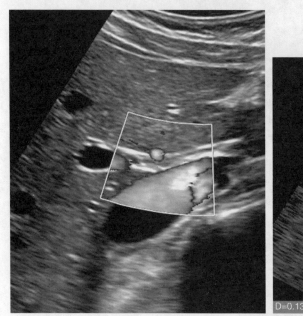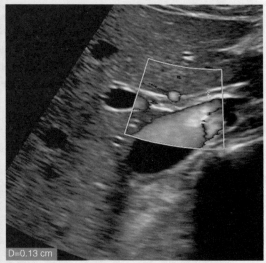

胆总管

7.胆总管延伸到胰头的图像。

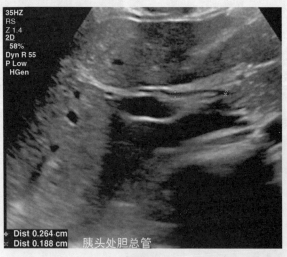

胆总管

腹部全面扫查·横切面图像

1.胰腺 1～2 幅图像。

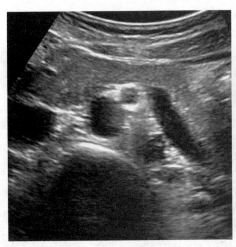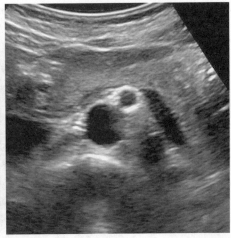

胰腺

2. 胰头处胆总管图像。

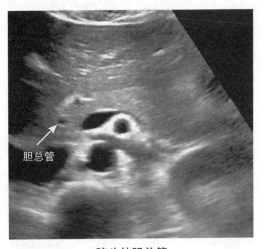

胰头处胆总管

3. 肝左叶 1 ～ 2 幅图像。

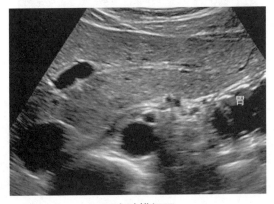

肝左叶横切面

4. 从膈顶到肾中部或下极，肝右叶 4～6 幅图像，取决于其大小。

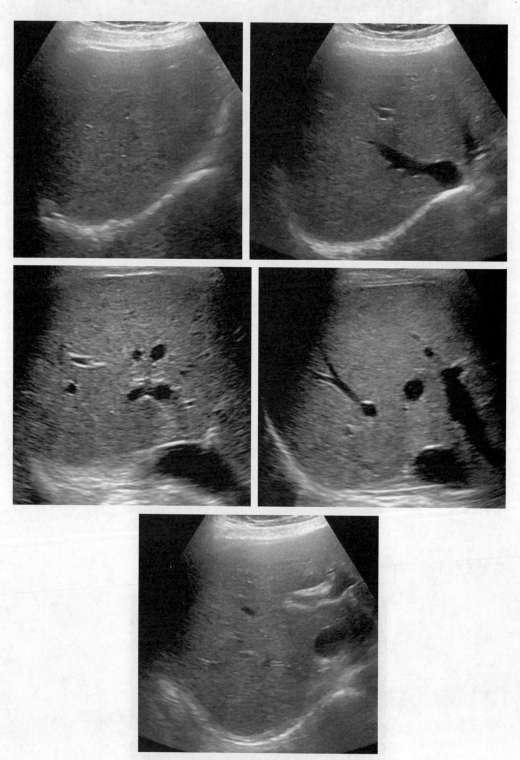

肝右叶横切面

5. 胆囊 3 ～ 6 幅图像，取决于其大小。

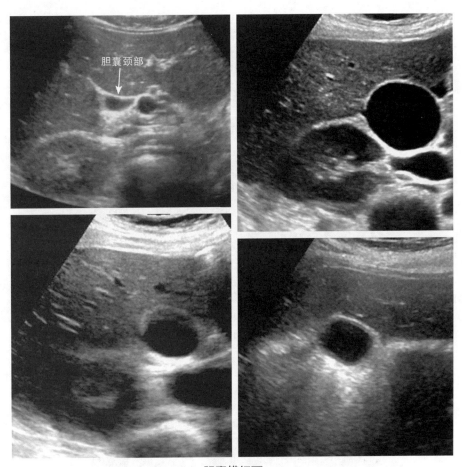

胆囊横切面

6. 胆囊壁测量图像。

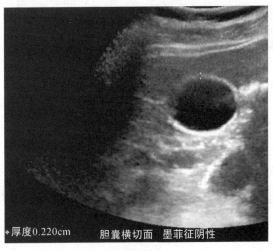

胆囊壁

7. 记录对墨菲征（MS）反应的图像。

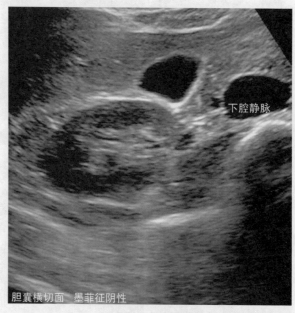

下腔静脉

胆囊横切面 墨菲征阴性

墨菲征阳性或阴性

8. 右肾中部横切面图像。

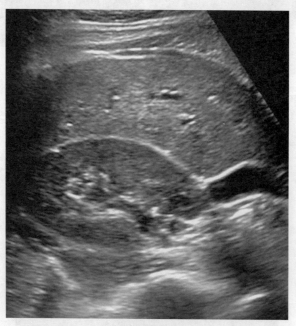

右肾中部横切面

左侧卧位（右上腹部 RSU）图像

右上腹部・横切面

1.胆囊 3 ～ 6 幅图像，取决于其大小。

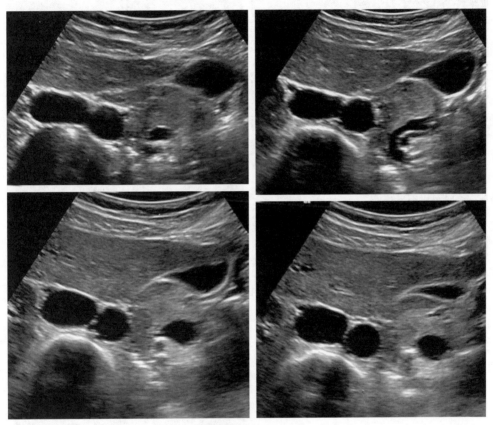

右上腹部胆囊横切面

2.有些医院可能需要再次测量胆囊壁。

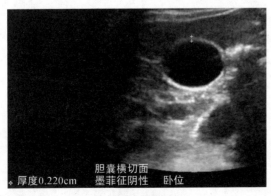

右上腹部胆囊壁

3. 有些医院可能需要再次记录对 MS 的反应。

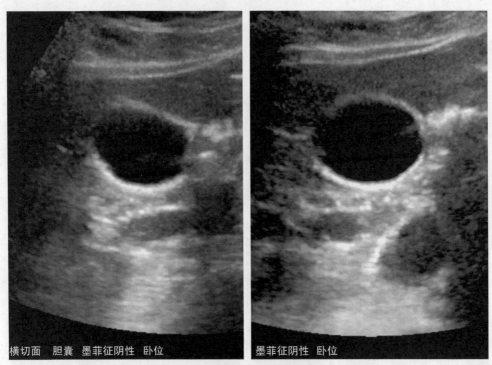

右上腹部墨菲征阳性或阴性

右上腹部·纵向切面

1. 胆囊 3～5 幅图像，取决于其大小。

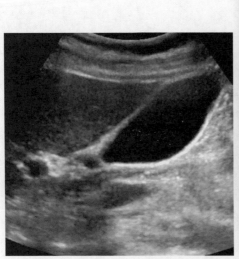

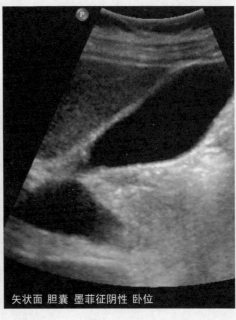

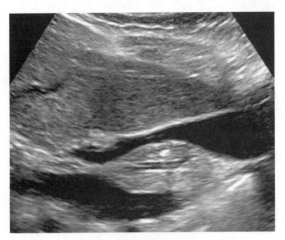

右上腹部胆囊矢状面

2. 胆总管，伴和不伴测量。

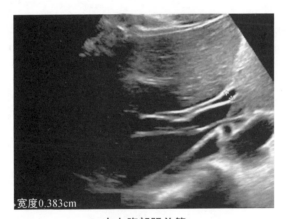

宽度0.383cm

右上腹部胆总管

（翻译　王怡洁　校对　赵冉冉）

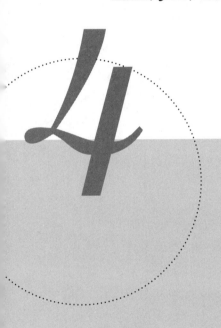

第四篇

盆腔超声扫查操作规程

4

女性盆腔超声扫查操作规程

Tricia Turner

关键词

子宫附件	促黄体生成素 (LH)	子宫前屈
月经周期	子宫前倾	子宫肌层
双角子宫	卵巢	宫颈
子宫浆膜	黄体	初级卵泡
双子宫	增殖期	宫颈管
子宫后屈	子宫内膜管	子宫后倾
子宫内膜腔	次级卵泡	子宫内膜
分泌期	宫颈外口	膀胱
输卵管	宫腔	促卵泡激素（FSH）
子宫角	卵泡	宫颈峡部
子宫底	子宫	宫颈内口
阴道	阴道管	

目标

完成本章阅读后，你将掌握以下内容。

1. 定义关键词。
2. 描述女性盆腔的超声表现及掌握描述术语。
3. 掌握女性盆腔扫查超声的探头选择。
4. 掌握扫查女性盆腔时患者的体位。
5. 掌握女性盆腔检查前患者的准备。
6. 列出女性盆腔脏器的正常变异。
7. 掌握女性盆腔超声检查所需的检查切面。

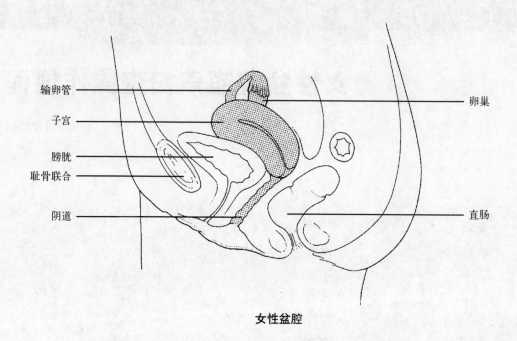

女性盆腔

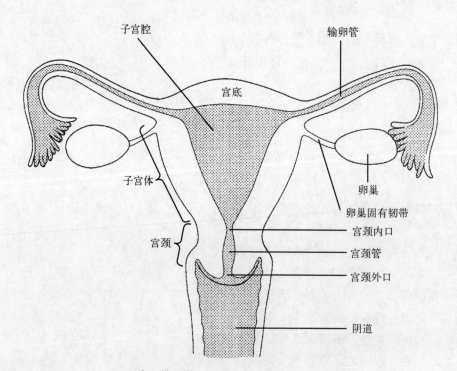

子宫、输卵管、卵巢、阴道解剖示意图

概述

女性盆腔超声检查的主要目的是评估子宫、子宫内膜、子宫颈、卵巢及周围的结构。临床工作中，在很多情况下都需要对女性进行盆腔超声检查，如存在阴道出血或分泌物、盆腔疼痛、性早熟、妇科检查异常、确定妊娠位置、寻找子宫或卵巢肿块及随访等情况。检查包括经腹部超声检查（TA）和经阴道或阴道内超声检查。经阴道超声检查将在下一章中讨论。如果发现患者早孕，超声医师应该将超声设备预设条件更改为产科预设条件，以确保输出功率低于美国食品和药物管理局指南的要求。

解剖

盆腔是从髂骨上部延伸到盆膈部分的腹膜腔。女性盆腔包含泌尿生殖系统，包括阴道、子宫、输卵管和卵巢；膀胱、部分输尿管，以及部分肠管、盆腔肌肉、盆腔韧带和腹膜腔。

真骨盆和假骨盆

盆腔由髂耻线分为真骨盆和假骨盆，这是一条假想的从耻骨联合到骶骨岬的分界线。真骨盆是位于髂耻线深方的区域，在盆腔边缘以下，包含生殖器官。假骨盆是指髂耻线上和髂嵴下的区域，包含肠管。

盆腔区域

盆腔区域指右髂区、下腹区和左髂区，是胃下区域的细分。右髂区包括结肠、盲肠、阑尾、右输尿管远端和右卵巢。下腹区包括回肠的远端、膀胱和子宫。左髂区包括乙状结肠、左输尿管远端和左卵巢。

阴道

阴道是生殖道最下方的部分，位于真骨盆的中部，膀胱后方和直肠前方。阴道从外生殖器延伸到子宫颈，是肌性管状器官，由以下三层组成：内层为黏膜层（内包含上皮细胞）；中间为薄的平滑肌层；外层为浆膜层。阴道和子宫的内面为胎儿出生时通过的连续性通道。阴道内面的上皮所包绕的是位于中央的阴道，其平均长径约 9 cm。

子宫

子宫是一个肌性、中空的器官，受精卵会着床并嵌入其中，发育中的胚胎和胎儿通过子宫来获取营养。子宫通常位于膀胱后方和直肠前方之间的真骨盆的正中位置，也可能位于腹中线的右侧或左侧。子宫中央的宫腔向两侧开口于输卵管，向下开口于阴道。

子宫壁由子宫内膜、肌层和浆膜三层组成。子宫内膜是包绕子宫腔的黏膜内层；又称为子宫内膜腔、子宫内膜管或子宫管；向下与阴道上皮相连续。子宫内膜的厚度在整个月经周期中都会发生变化。在月经开始前，子宫内膜的前后径（AP）最大值不应超过

15mm；月经后，前后径可为1mm。子宫内膜由两层组成：位于浅表的功能层会在月经周期中增厚，并在月经期部分脱落；深层基底层由致密的间质和黏膜腺体组成，不受月经周期影响。子宫肌层是组成子宫的主要成分，为位于子宫中间的平滑肌层。外层为子宫浆膜层，是一层薄的腹膜，完全覆盖子宫肌层（图12.1）。

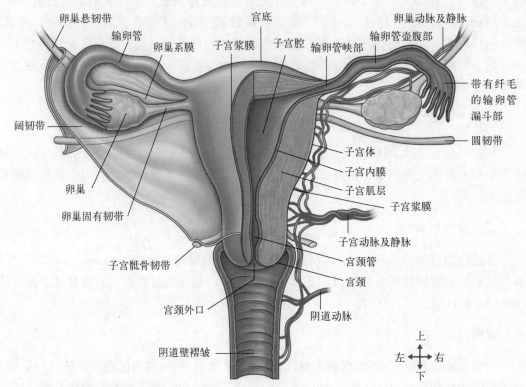

图12.1　女性生殖系统子宫的三层组织示意图（From Grant A，Waugh A. Ross & Wilson Anatomy and Physiology in Health and Illness，13th ed. Edinburgh，2018，Elsevier）

　　子宫呈梨形，分为宫底、体部、峡部和子宫颈四部分。宫底最宽，是子宫的最上段，与宫体相连续。宫体是子宫的最大部分，与子宫颈相连续。宫体的上部，即宫角，是输卵管连接子宫的地方。子宫峡部是子宫相对柔软的区域。宫体向下与子宫颈相延续。子宫颈是子宫下部圆柱形的部分，突入阴道腔内。子宫腔宫颈部分称为宫颈管，其从内口（约与峡部同一水平）到外口（突入阴道）长度为2～4cm。

　　子宫的大小是变化的，根据患者产次和年龄，有四种不同的类型。青春期前，子宫大小为长2.5～3cm，宽2cm，厚1cm。宫颈占子宫比例明显较大，宫颈与子宫的比例大约是2∶1。青春期后，未生育的子宫大小通常是长7～8cm，宽3～5cm，厚3～5cm。经产妇子宫大小为长8.5～10cm，宽5～6cm，厚4～5cm。绝经后子宫大小取决于妇女的怀孕次数，绝经后子宫大小会显著减小，类似青春期前子宫的形状，宫颈占子宫的比例加大。

　　子宫正常是前倾位，靠近膀胱的顶部。在腹膜和韧带的固定作用下，子宫在真骨盆内有较大的可移动性，使其在膀胱和直肠充盈时可有小范围移位，而在妊娠时可有较大范围的移位。子宫支持结构的灵活性使子宫有四种位置变化，分别为前倾、前屈、后倾和后屈。子宫前倾是指膀胱排空时，宫颈和阴道成 90°，宫体和宫底在峡部向耻骨前倾，前倾位是最常见的位置。子宫前屈是指膀胱排空时，宫颈和阴道成 90°，宫体和宫底在峡部向前弯向耻骨，宫底指向前下方，并接近宫颈。子宫后倾是指膀胱排空时，宫体和宫底在峡部向后弯向骶骨方向，宫颈和阴道长轴位于一条直线。子宫后屈是指膀胱排空时，宫体和宫底在峡部向后弯向骶骨，直到宫底向后靠近宫颈。宫颈和阴道长轴位于一条直线（图 12.2）。

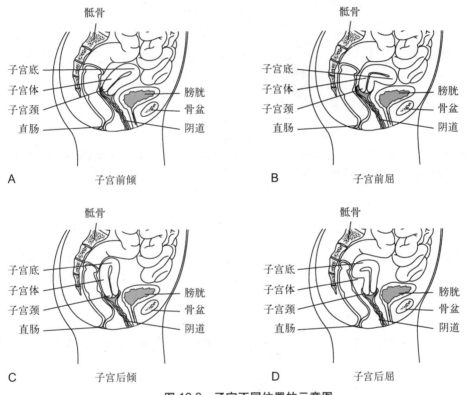

图 12.2　子宫不同位置的示意图

输卵管

输卵管是女性生殖器官的一部分。输卵管是螺旋状肌性管道，从子宫上外侧宫角发出，沿阔韧带的上游离缘向外侧走行于腹膜内直达卵巢。每侧输卵管通过其平滑肌的轻微蠕动可将成熟的卵子从卵巢输送到子宫。输卵管的长为 7～12cm，宽为 3～4mm。输卵管分为 4 段：间质部、峡部、壶腹部和漏斗部。间质部被子宫包绕，是最窄的部分。峡部邻近子宫壁，与间质部相连。峡部是输卵管较短直、细窄的部分，输卵管向侧方增宽，形成壶腹部和漏斗部。壶腹部为螺旋状的最长的节段，是受精常发生的部位；漏斗部是输卵管最宽的部分，末端呈漏斗状，开口于邻近卵巢的腹膜腔内。漏斗部的边缘呈伞样延伸，称为伞部，覆盖于卵巢，引导卵子进入到输卵管（图 12.3）。

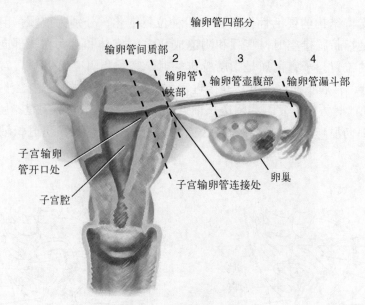

图 12.3　输卵管剖面图

(From Mauro MA，Murphy KPJ，Thomson KR，Venbrux AC，Morgan RA. Image-Guided Interventions，2nd ed. Philadelphia，2014，Saunders. 2014)

卵巢

卵巢是双侧成对的、类似杏仁形的器官。卵巢内含有许多卵泡，卵泡为内部充满液体的囊性结构，含有发育中的卵细胞及卵母细胞。卵巢位于真骨盆内附件区（阔韧带后方腹膜腔内），每侧卵巢位于输尿管和髂内动脉的前方。卵巢位置多变，容易受到子宫位置、肠道活动和膀胱充盈状态的影响，超声检查通常不易探及卵巢。一般情况下，卵巢位于子宫的外侧或后外侧，靠近 Waldeyer 隐窝的盆部侧壁。超声检查定位卵巢的一些技巧如下。

- 卵巢不会移位到子宫或子宫阔韧带前方。
- 如果子宫呈后倾位，卵巢常位于子宫上外侧，邻近宫底。
- 当子宫位于中线一侧时，同侧的卵巢经常从其典型的位置移位到宫底上方。
- 如果子宫增大，卵巢可移位到子宫上外侧。
- 子宫切除术后，卵巢会偏向中线，常位于阴道上方。

卵巢的大小类似于子宫，取决于患者的年龄、月经周期和月经状态等因素。青春期前，卵巢于出生时体积相对较大，青春期前卵巢相对较大。在 2—6 岁时卵巢大小保持相对稳定，体积在 2.3cm^3 或以下。在 6—7 岁时，随着年龄的增长可见到卵巢的囊性功能改变，并持续到青春期。青春期后，卵巢长 4～5cm，宽约 3cm，厚约 2cm，体积为 6～13cm^3，平均体积约 9.8cm^3，卵巢体积随月经周期而变化。绝经后卵巢长约 2cm，宽约 1cm，厚约 0.5cm。平均体积约 5.8cm^3。随着卵巢逐渐萎缩，超声可能无法探及卵巢。

膀胱

膀胱是自身形态对称的、中空的肌性器官，是泌尿系统的一部分，是肾产生的尿液的储存器官。膀胱向下通过其基底部固定在真骨盆内，位于耻骨联合后方、子宫和阴道前方。当膀胱充盈后，膀胱顶部向上延伸进入假骨盆。膀胱可储存多达 16 ～ 24oz（loz=29ml）的尿液。正常充盈的膀胱壁厚度为 3 mm 或更薄（图 12.4）。

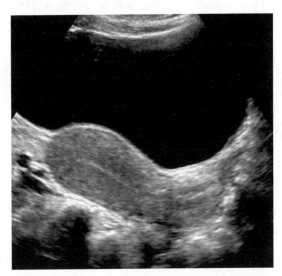

图 12.4　图像显示充盈状态下壁薄的膀胱和正常子宫

经腹部超声检查时，充盈的膀胱为超声检查子宫附件提供了声窗，当膀胱将肠管推向上方时，有利于更好显示盆腔器官。行经阴道超声检查时，超声医师需要让患者完全排空膀胱，因为充盈的膀胱可能会引起伪影，也会将子宫推向深方，从而远离探头不易探查。

输尿管

输尿管是肌性管状结构，是泌尿系统的一部分，将尿液从肾运输到膀胱。正常情况下，超声检查通常无法观察到输尿管。在真骨盆内，输尿管走行在髂内动脉（位于其后方）和卵巢（位于其前方）之间，然后向前走行，在阴道前方进入膀胱三角区。输尿管在女性盆腔中有重要的临床意义，盆腔病理改变（如子宫肌瘤等）可引起输尿管梗阻和肾盂积水。当发现盆腔或子宫病变时，超声医师也应扫查双侧肾，留取正中矢状切面图像，以确保没有肾积水。

乙状结肠和直肠

乙状结肠和直肠是大肠的一部分，位于真骨盆内。乙状结肠在盆腔左下象限与降结肠相连续。于第 3 腰椎水平在盆腔下方移行为直肠。超声检查可观察到乙状结肠的蠕动，有助于鉴别乙状结肠和盆腔肿物。直肠位置固定，位于阴道后方。超声医师应意识到在直肠充盈情况下有时难以与肿物相鉴别，可在扫查时通过其是否蠕动及形态是否有改变来加以鉴别。

肌肉组织

盆腔肌肉对盆腔内器官起到支持和保护作用。肌肉超声表现为含有多条线状的低回声结构。胃肠道气体可能会遮挡肌肉的显示。腰大肌是脊柱两侧主要的成对肌肉，从下位胸椎侧方穿过后方的腹盆壁到达髂嵴。

假骨盆的肌肉包括髂腰肌、腹直肌和腹横肌。每侧腰大肌和髂肌在髂嵴水平形成髂腰肌，前下穿行止于股骨小转子。腹直肌大部分从第6肋骨和胸骨剑突向下延伸到耻骨联合。腹横肌形成腹盆腔的前外侧缘。腹直肌鞘和腹横肌在中线融合形成腹白线。

真骨盆的肌肉包括闭孔内肌、梨状肌和盆膈。闭孔内肌位于真骨盆的侧壁。梨状肌位于真骨盆的后部区域，子宫的后方，可能被误认为增大的卵巢。盆膈是覆盖真骨盆底部的一组肌肉，功能为支持盆腔器官。耻骨尾骨肌从耻骨延伸至尾骨，环绕直肠、阴道和尿道。骶尾肌位于耻骨尾骨肌的外侧。这些肌肉一起形成一吊床样结构穿过盆底，称为肛提肌。每一侧尾骨肌都从坐骨棘延伸至骶骨和尾骨，为盆膈最后方的肌肉。

注意：寻找肌肉内的线状纤维条纹或动脉血流可帮助区分肌肉和卵巢。

韧带

盆腔韧带是肌肉骨骼系统的一部分，包括子宫阔韧带、子宫圆韧带、子宫主韧带、子宫骶骨韧带、漏斗骨盆韧带和卵巢韧带，可以维持盆腔器官的灵活性和移动性。盆腔器官的韧带正常情况下难以分辨，但当存在大量的游离液体时，韧带在周围无回声衬托下得以显示。

阔韧带位于子宫角和卵巢之间（图12.5）。输卵管、圆韧带、卵巢韧带和子宫、卵巢的血管固定在阔韧带的两层结构之间。这些结构被脂肪和结缔组织包绕，称为宫旁组织。

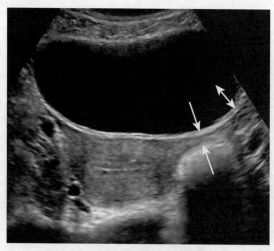

图12.5　子宫横切面图像
箭示阔韧带筋膜，从子宫角一直延伸到卵巢。双箭示左卵巢。

圆韧带的功能是支撑子宫，位于输卵管下方和前方，向下延伸至大阴唇。主韧带将子宫固定于宫颈水平并将阴道管固定于盆腔侧壁。子宫骶韧带于宫颈内口到骶椎水平固定子宫。漏斗韧带或悬韧带将卵巢附着于盆腔外侧壁，卵巢韧带将卵巢固定于子宫角。

盆腔间隙

位于盆腔内的三个盆腔腹膜间隙是前间隙、后间隙、Retzius 间隙。前间隙，或膀胱子宫陷凹，是位于子宫前壁和膀胱后缘之间的浅腹膜间隙。该间隙在膀胱充盈时消失。后间隙或 Douglas 窝是腹膜的最低点，位于直肠与子宫之间。Retzius 间隙，或膀胱前间隙或耻骨后间隙，是膀胱壁和耻骨联合之间的筋膜间隙。识别这些区域对于确定盆腔积液位置及其他病理情况至关重要。

生理学

在青春期和更年期之间，女性生殖系统经历每个月的周期改变，称为月经周期。位于大脑中的垂体调控激素分泌，垂体和卵巢分泌激素，控制整个月经周期中卵巢和子宫内膜的周期性变化。月经来临之前，每侧卵巢包含有成千个未发育的卵泡，每一个都可形成初级卵母细胞。月经周期分为四个阶段，分别称为月经期、卵泡期、排卵期和黄体期，通常为 28 天。在卵巢卵泡发育期，即月经周期的第 1 ~ 14 天，垂体释放的促卵泡激素（FSH）刺激一些初级卵泡，使其发育。随着每个初级卵泡生长，其卵母细胞达到成熟的尺寸，称为卵子。在该发育阶段，卵子及其周围的结构为次级卵泡。月经一般发生在月经周期的第 1 ~ 5 天。当卵子未受精时，子宫内膜增厚的功能层会发生脱落。在月经末期，子宫内膜变得菲薄。随着月经周期的进展，内膜进入到增殖期，一直持续到月经周期的第 14 天。在增殖期，卵泡内的细胞释放雌激素，刺激内膜增厚，为受精卵的着床做准备。在这一阶段，子宫内膜超声表现为三线征，呈现出三层线样回声。通常在月经周期的第 14 天发生排卵。虽然有许多卵泡发育，但只有一个完全成熟，在排卵时释放成熟的卵子。当卵泡破裂，成熟的卵子释放入腹腔，输卵管伞将受精卵拉入漏斗部。随着排卵结束，破裂的卵泡内充满血液，称作黄体。这一时期为卵巢黄体期和月经周期的子宫内膜分泌期，为月经周期的第 15 ~ 28 天。黄体转化为内分泌腺，分泌黄体酮，促进子宫内膜的腺体分泌，为受精卵着床做进一步准备。同时，在整个月经周期中，由垂体释放的促黄体生成素（LH）刺激卵巢分泌雌激素和黄体酮。雌激素和黄体酮维持一定的浓度，促进子宫内膜的持续增厚。在分泌期，子宫内膜的最大前后径为 15mm。此外，子宫内膜的外分泌腺体产生富含糖原的黏液，为受精卵着床提供合适的环境。依赖于 LH 的黄体继续产生黄体酮，但黄体酮的水平抑制 LH 的产生，其结果是黄体退化，形成一纤维结构，称为白体，仍然留在卵巢内。在没有受精的情况下，雌激素和黄体酮水平降低，新的月经周期从子宫内膜月经周期的第一天和卵巢卵泡期重新开始。

超声表现

泌尿系统

在膀胱未充盈时，膀胱腔内情况无法探查；当膀胱处于充盈状态时，膀胱内超声表现为透亮的无回声，膀胱壁表现为明亮的高回声（见图 12.4）。输尿管没有因梗阻而扩张时，通常不会显示。

盆腔

正常情况下后间隙内可显示少量游离液体。若前间隙、盆腔侧隐窝出现液体或后间隙出现大量积液，考虑为异常情况。Retzius 间隙在声像图上表现不明显，只有膀胱向后移位时才可显示。这是 Retzius 间隙肿物的特征性表现，其他部位的盆腔肿物通常使膀胱向前或向下移位。

女性生殖系统

正常情况下，常规超声难以显示输卵管，但如果腹腔内有游离液体或输卵管异常（如输卵管脓肿时）可显示输卵管轮廓。

由于子宫和阴道相互垂直，因此在经腹部超声检查的矢状面扫描中可以观察到它们的纵向和长轴切面。子宫内膜的超声表现会随月经周期的改变而改变。中间的肌层占据子宫大部分区域，表现为均匀等回声（图 12.6）。子宫外层的浆膜是唯一相对明显的结构，超声表现为光滑的轮廓。

线状内膜面形成内膜腔，声像图表现为明亮的、薄的条带结构，称为子宫内膜（图 12.7）。由于子宫内膜的厚度随月经周期出现周期性变化，子宫内膜线的声像图表现也是如此。在月经期，由于子宫内膜浅层脱落，子宫内膜超声表现为薄的强回声。在增殖早期（第 5 ～ 9

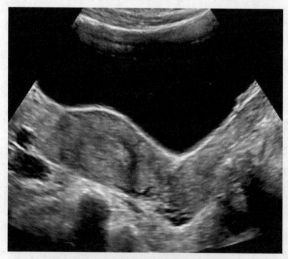

图 12.6　子宫和阴道的纵向切面图像

请注意：在月经周期的分泌期（第 15 ～ 28 天），子宫内膜增厚，这一时期，基底层、功能层和子宫内膜腔表现为等回声。阴道呈管状，其肌壁呈等回声并与子宫肌层相连续。清晰线状高回声为中间的宫颈内膜，宫颈管轮廓清晰可见。直肠子宫陷窝内有少量的液性无回声。正常的膀胱壁为均匀的薄壁高回声。

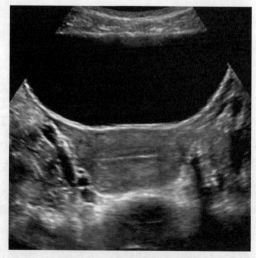

图 12.7　宫底横切面图像

上图中可区分子宫肌层的层次。请注意与低回声的中间层相比，子宫外层和内层纤维层的回声强度。子宫内膜的三层结构，表现为三线征，代表子宫内膜的增殖期。

天），子宫内膜表现为明亮线状回声，正常厚度为 4 ～ 8mm。在增殖晚期（第 10 ～ 14 天），正是排卵前期，子宫内膜功能层由于雌激素增多而变厚，声像图呈多层状。明亮的宫腔被厚的功能层包绕，功能层与基底层相比回声较低，基底层周边是低回声的子宫肌层。在此阶段，子宫内膜正常厚度 6 ～ 10mm。在分泌期（第 15 ～ 28 天），子宫内膜厚度为 7 ～ 15mm，功能层由于黄体酮增高和糖原丰富的黏液分泌增多导致内膜增厚水肿，使功能层回声增强，基底层和子宫腔呈等回声（图 12.8）。

卵巢表现为均匀的低至等回声，有卵泡分布，生育期的共同表现为卵泡的出现，其超声表现为小的圆形无回声。卵巢内卵泡的大小和数量有明显差异（图 12.9）。

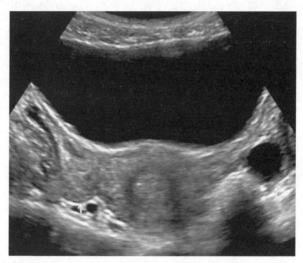

图 12.8　第 15 ～ 28 天的分泌期子宫宫底横切图像（箭示卵巢）

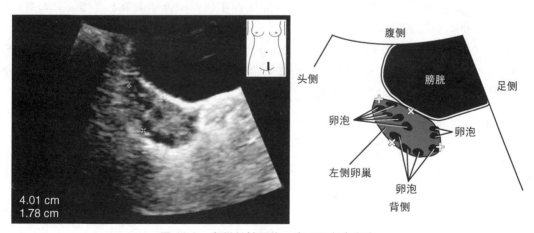

图 12.9　卵巢长轴图像，内可见多个卵泡

正常变异

大多数子宫异常是由于苗勒管发育异常所致，常伴有肾的异常。因为常伴发肾缺如，

超声医师应扫查双肾长轴，以明确双肾存在。经阴道超声检查为明确子宫异常的最佳方式，尤其是三维成像。

双子宫是由于苗勒管融合完全失败所致，其过程为双侧苗勒管独立完全发育，形成独立的宫角、宫颈和阴道近端，其间没有交通。声像图表现与正常子宫、宫颈、阴道相同，但解剖结构重复，可发生于任何位置的子宫。

双角子宫是一种子宫重复畸形，子宫存在两个宫角。原因为副中肾管上部未融合，远端部分正常融合发育成子宫下段、宫颈和阴道。两腔之间存在一定的交通，通常在子宫峡部。双角子宫也可能为两个宫颈，称为双角子宫 - 双宫颈，或一个宫颈称为双角子宫 - 单宫颈。双角子宫横切面图像呈心形，宫底凹陷通常深 1cm 以上。除有两个不同的子宫角及两个宫腔之外，其声像图表现与正常子宫、宫颈和阴道相同。超声医师应该明确是否存在两个宫颈。

双子宫和双角子宫因都有宫底凹陷而通常需要鉴别，主要区别为双子宫的宫底有隔样凸起将宫腔完全隔开。纵隔子宫是最常见的子宫异常，是由于子宫阴道隔未能吸收，从而形成两个单独的宫腔。纵隔子宫的宫底处子宫肌层也会被纵隔隔断，但分隔处的回声要弱于子宫肌层。

女性盆腔超声扫查

患者准备

女性经腹部盆腔超声检查，患者要使膀胱足够充盈，从而推挤邻近肠管，用膀胱作为扫查声窗，更好地显示盆腔结构。患者应在检查前 1h、预约时间后 30min 内饮用 30 ～ 40oz（1oz=29ml）水或其他饮品，并告知患者在超声检查结束前不要排尿。如果膀胱过度充盈，也会将盆腔器官推出视野之外，此时可以让患者适当排尿后检查。

儿科患者和拒绝经阴道检查的女性应行经腹壁超声检查（TA）。但在大多数情况下，经阴道超声检查更为常见，经阴道超声检查的患者，可以在任意膀胱充盈程度下先行经腹壁超声检查，来观察盆腔的整体情况，然后嘱患者排空膀胱，再进行经阴道检查。

探头

采用 3.5 ～ 5MHz 凸阵探头，与其他超声扫查操作规程一样，应该在保证穿透力的情况下使用最高频率的探头以保证图像的分辨率。

呼吸技巧

女性盆腔检查在患者正常呼吸的情况下进行。

患者体位

患者以仰卧位进行扫查。

扫查技巧

因患者膀胱处于充盈状态，经腹部检查时尽量不要用力按压腹部。如果患者感觉不适，可告知患者排出部分尿液后再行检查。因为过度充盈的膀胱会导致下腹部紧绷，不易扫查。嘱咐患者排出部分尿液，膀胱只要足够充盈就可以扫查到宫底。

卵巢的位置相对不固定，通常较难定位。卵巢的长轴可能会出现在纵向切面、横切面、斜切面或者任意切面。一般来说，卵巢倾向于宫体的外侧或宫底部，也可能在靠近子宫的一侧，或其他的部位，包括子宫的后方、上方。卵巢通常更容易在横切面扫查时显示。当扫及一侧卵巢时，可缓慢地旋转探头，获得长轴图像。另一个扫查技巧是将探头稍微滑过腹中线，然后将探头指向对侧，如将探头放置在腹中线的左侧，然后缓慢指向右侧来寻找右侧卵巢。

无论出于什么原因，如果患者只可进行经腹部超声，要确保患者膀胱足够充盈。如果膀胱不够饱满，让患者等待 10 ～ 20min 后观察膀胱是否充盈后再次进行扫查。检查时要围绕解决患者临床问题来进行扫查，使用不同的频率或谐波成像等超声技术来优化图像的分辨率，尽量显示每侧的卵巢。

有些科室可能希望在经腹部超声图像中测量子宫内膜厚度，但经阴道检查具有更高的分辨率，所以常规的子宫内膜测量应在经阴道超声检查中进行。如果患者没有进行经阴道检查，有适应证时，如绝经后阴道出血，也可在经腹部检查时测量子宫内膜。为了获得较准确的测量值，可扩大测量范围。

要获得子宫、宫颈和阴道的长轴图像，应将探头垂直放置在腹中线高于耻骨联合的位置，探头一侧紧贴耻骨联合。如果需要，可于探头示标所在端轻度加压，使声束垂直于前倾位子宫的内膜线。在中线的位置可以观察到阴道和子宫颈的长轴，在特定的子宫位置下也可能观察到宫体及宫底。如果宫体和宫底与阴道和宫颈不能出现在同一切面，可缓慢旋转探头，使得宫体和宫底进入视野，同时可以显示二者向下与宫颈相连续。对于子宫下方的阴道，可以在其前方的膀胱和后方的直肠之间扫查来寻找，如果没有观察到阴道和子宫颈，可将探头于腹中线左右倾斜或向下倾斜，也可两者结合使用，直到探查到阴道和宫颈。调整扫查平面，使子宫长轴、阴道、子宫内膜、宫颈内膜和阴道腔位于同一切面（图 12.10）。对于后倾位子宫，可先将探头移动到膀胱顶部，并使探头朝向患者足侧倾斜使声束垂直于子宫内膜（图 12.11）。由于子宫处于后倾位时，声束很难垂直于宫体和宫底，所以其横切面图像不会呈现出标准的椭圆形。

对于横切面图像，声束需要垂直于被扫查的区域。对于前位子宫来说，需要将探头垂直于地面，获得阴道的横切面图像。保持探头在相同的位置，使声束朝向患者头侧偏移。在此位置可以显示子宫颈和子宫下段。继续加大探头倾斜程度就可显示宫底。如果这样不起作用，也可将探头放置在子宫中部，使声束垂直于子宫内膜。向上滑动探头及旋转探头的角度来扫查宫底。继续上移探头扫查膀胱及其上方，以确保膀胱上方没有病变。

测量子宫长径和前后径时，应首先测量长径，前后径应垂直于长径测量（图 12.12）。

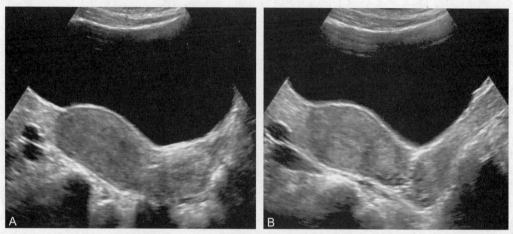

图 12.10　A. 子宫的纵向切面图像；此时未显示阴道。B. 通过旋转探头，子宫和阴道在同一图像中显示

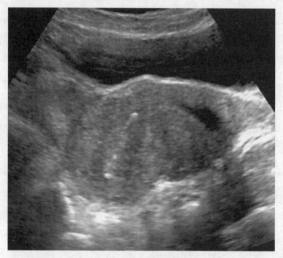

图 12.11　后倾位子宫

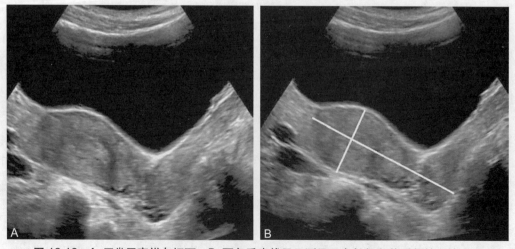

图 12.12　A. 正常子宫纵向切面。B. 两条垂直线显示测量子宫长径和前后径的正确方法

在子宫横切面进行测量时，测量线应以子宫的方向为准，并不总是平行于地面或探头（图 12.13）。

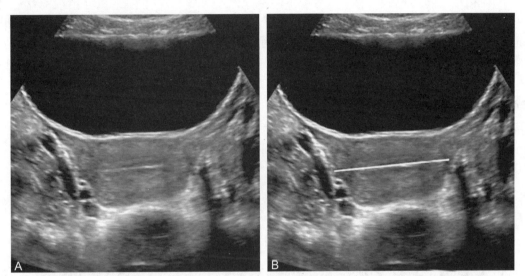

图 12.13　A. 子宫最大横切面图像。B. 显示测量子宫宽度的正确方法。注意，为了测量最宽处，图中测量线有轻微的倾斜，从而获得子宫的最宽径

　　由于卵巢所处的特殊位置，其测量可能会比较棘手。首先应确定卵巢的长径，并进行测量，然后垂直于长径进行前后径的测量，两个径线应相互垂直。横切面最大径测量绝大多数与地面不平行（图 12.14）。可以使用分屏的方法，将纵向切面和横切图像及测量显示于同一张声像图上。具体方法是首先获取纵向切面图像，采集图像，然后转动探头 90° 获得横切面图像，同时进行径线的测量。

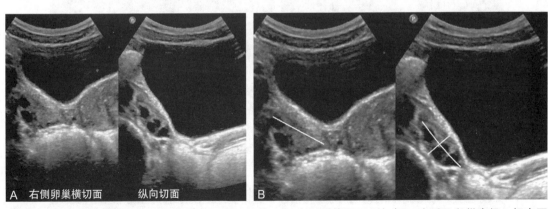

图 12.14　A. 卵巢横切面和纵切面的分屏显示图像。B. 左侧图像显示了如何正确测量卵巢宽径。超声医师需要了解卵巢的走向，以确定正确的宽径。右侧的两条相互垂直的线，显示了测量卵巢长径和前后径的正确方法

多普勒超声

彩色和频谱多普勒超声通常不是常规的超声检查项目，但也有一些医院将其列入常规的超声检查（图 12.15）。正常动脉频谱会随月经周期的改变而变化。在卵泡期，卵巢动脉流速通常较低，而在黄体期，动脉流速升高。两侧卵巢之间的频谱多普勒也可能会存在差异，如排卵期的卵巢有更多的舒张期血流。因为几乎不可能获得正确的卵巢血流多普勒测量角度，所以不需要进行角度校正，而是直接获得测量结果。绝经后的妇女由于其卵巢动脉在舒张末期低流量或无流量，表现为低速、高阻的血流频谱信号。因此，当怀疑卵巢扭转时，需要留取每侧卵巢动脉和静脉频谱多普勒图像。

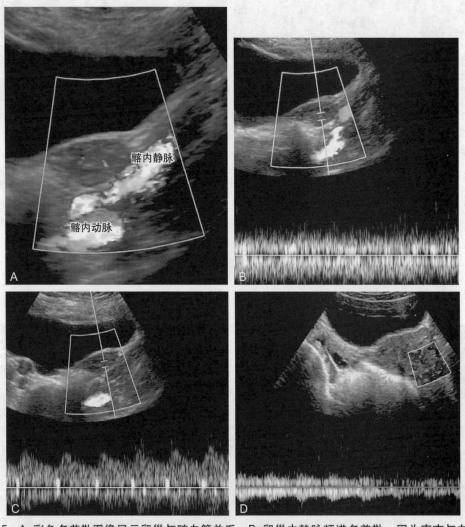

图 12.15 A. 彩色多普勒图像显示卵巢与髂血管关系。B. 卵巢内静脉频谱多普勒。因为声束与血管的角度接近 90°，所以图中卵巢内静脉的多普勒频谱表现为同时出现在基线的上方和下方。卵巢内的血管通常表现为点状血流，所以一般难以保证血流方向和声束方向之间的角度＜60°。C. 排卵期卵巢的动脉频谱可见明显的舒张血流。D. 非排卵期的卵巢动脉频谱在收缩期和舒张期均为低流量的低速血流，因而较难取得频谱多普勒信号

女性盆腔超声扫查需要的图像

　　要求留存的图像是超声医师检查过程中超声所见的一小部分，因此超声医师需要留取最准确和最具诊断意义的图像。本章中标注的图像仅供参考，超声医师可依据医院或科室的要求来选择留存切面。

子宫·纵向切面图像

1. 子宫纵向切面图像及此切面子宫最长径和前后径的测量示意图。

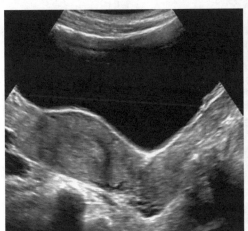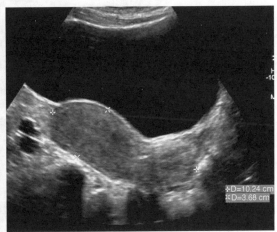

子宫矢状切面 或 盆腔纵向切面

2. 子宫右侧的纵向切面图像。

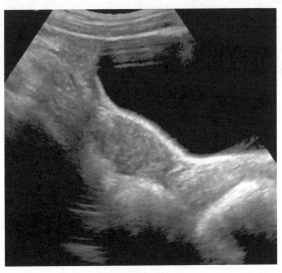

子宫右侧纵向切面

3. 包括膀胱右侧壁和盆腔侧壁的纵向切面图像。

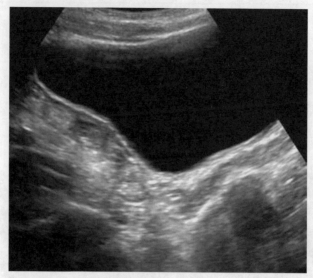

右侧附件纵向切面

4. 经膀胱显示右侧附件的纵向切面图像。

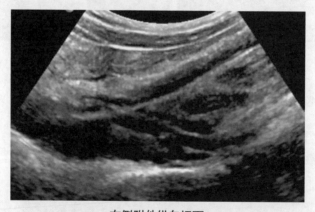

右侧附件纵向切面

5. 左侧附件标准切面请参考右侧。

子宫·横切面图像

子宫横切面图像

1. 阴道横切面图像。

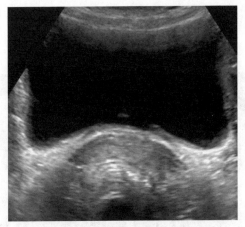

阴道横切面

2. 宫颈横切面图像。

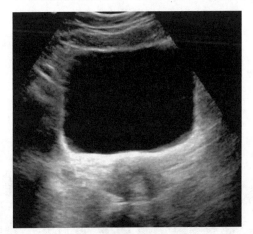

宫颈横切面

3. 宫体横切面图像。

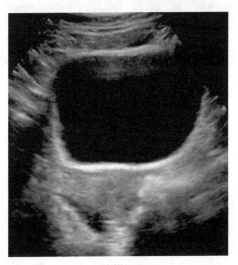

宫体横切面

4.宫底横切面图像，伴及不伴长径和宽径测量。宫底横切面图像及宽径测量示意图。

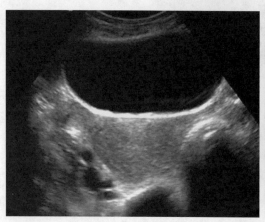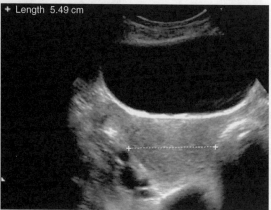

宫底横切面

卵巢·纵向切面图像

左侧卵巢纵向切面图像，伴及不伴长径和前后径测量。

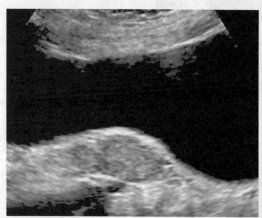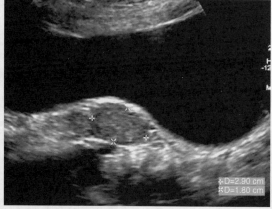

左侧卵巢纵向切面

卵巢·横切面图像

1.左侧卵巢横切面图像，伴及不伴宽径测量。

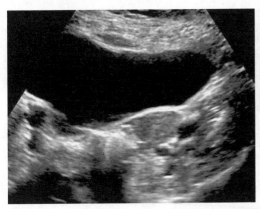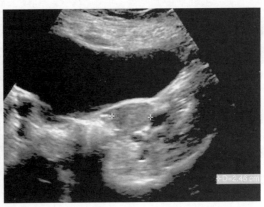

左侧卵巢横切面

2. 右侧卵巢扫查同左侧。

3. 右侧卵巢标准切面及测量请参考左侧。

（翻译　张容锦　校对　赵冉冉　李丽伟）

第 13 章

经阴道超声扫查操作规程

Tricia Turner

关键词

宫颈	月经期
检查陪同人	卵巢
授权	子宫浆膜
子宫内膜	子宫肌层
阴道内	分泌期
高水平消毒	经阴道检查
髂内动脉	子宫

目标

完成本章阅读后，你将掌握以下内容。

1. 列出经阴道超声检查的扫查平面和明确图像方位。
2. 列出经阴道超声检查时所建议的患者体位和相应超声扫查条件的选择。
3. 掌握经阴道扫查的患者准备。
4. 讨论如何寻找卵巢和子宫。
5. 了解扫查女性盆腔器官的顺序及获取标准切面的位置。

概述

经阴道超声检查 (TVS) 是一种阴道内的 (EV) 检查方式，即将特定的高频超声装置 (经阴道超声探头) 置于阴道内进行检查；在经阴道检查时，声束不需要穿过盆腔深方，因此可使用高频超声探头，使得经阴道超声检查的图像分辨率要显著高于经腹部超声检查 (TA)。TA 检查可以获得盆腔的整体观，有利于较大病灶的显示，而 TVS 可以获得更多盆腔局部的细节，并探查到 TA 检查不能显示的结构。值得注意的是，TVS 可能会漏掉子宫底之上的结构和病变，以及向外凸出宫体的子宫肌瘤。经阴道和经腹部超声各有所长，在临床应用中，二者应相互补充，因此有些医院要求，除短期随访外，两种检查方式都要使用。此外，由于膀胱充盈状态不同，TA 和 TV 检查时，子宫的位置可能不同，如 TA 检查时为子宫前屈位，而 TV 检查时子宫可为后屈位。

解剖和生理学

请参考第 12 章女性盆腔的解剖和生理学。

超声表现

子宫有三层结构，从外到内分别为子宫浆膜、子宫肌层和子宫内膜。子宫肌层为肌性的中间层，表现为均质、边缘光滑的等回声。子宫内膜为子宫内侧含腺体的结构，子宫内膜的厚度和超声表现随月经周期而变化。绝经后妇女的子宫内膜很薄，表现为线状高回声（图 13.1）。在月经期，子宫内膜表现为一条薄的、回声均匀的、条状高回声（图 13.2）。一些患者可能伴有宫腔内积液或积血。在增殖期，子宫内膜开始增厚并表现出具有特征性的三层回声。第一层为内层薄的高回声线，由子宫内膜黏膜表面不同的声阻抗特性导致，代表子宫腔。第二层的低回声层为子宫内膜的功能层，第三层为基底层（图 13.3）。在分泌期，子宫内膜最厚，为均匀的高回声（图 13.4）。

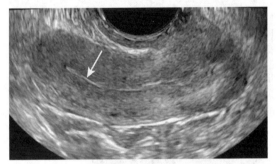

图 13.1　绝经后妇女的正常子宫图像
箭示薄的、回声均质的子宫内膜。

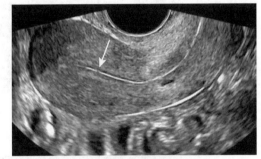

图 13.2　月经期子宫内膜声像图
箭示正常的子宫内膜。

子宫内膜厚度最佳的检查和测量方式是 TA 检查，为两层子宫内膜的总和。子宫内膜应在垂直于子宫内膜长轴的纵向切面上进行测量，测量标尺应位于子宫内膜与肌层之间的最厚界面（图 13.5）。如果有宫腔积液，不包括在测量范围之内，并测量单侧内膜厚度。

宫颈回声均匀，与子宫相似，宫颈管呈低回声。一些女性会出现纳氏囊肿，内为清亮液体，通常位于宫颈，直径多小于 2cm（图 13.6）。

卵巢在盆腔中的形态和位置多变，为椭圆形或圆形，由于卵泡的存在，通常回声不均匀。卵巢超声表现为等回声，内含小的囊性结构的卵泡（图 13.7）。卵巢的超声表现会随着月经周期的变化而变化。

髂内动脉及静脉通常在卵巢的外侧缘，是找寻卵巢的解剖标志（图 13.8）。

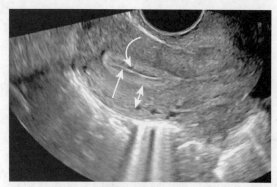

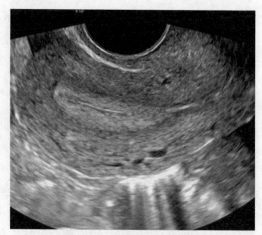

图 13.3 子宫内膜在增殖期表现为典型的三层结构
  直箭示宫腔。弯箭示功能层。双箭示基底层。

图 13.4 分泌期子宫内膜增厚

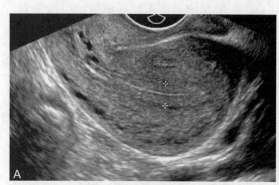

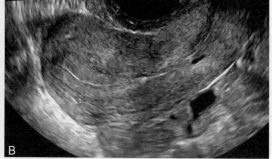

图 13.5 A. 后倾位子宫增殖期内膜的测量。B. 分泌期子宫内膜的测量

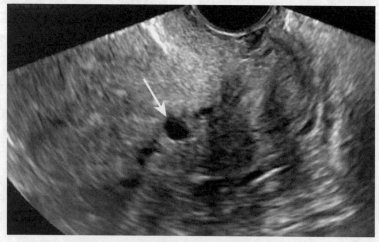

图 13.6 箭示宫颈纳氏囊肿。囊肿后方回声增强

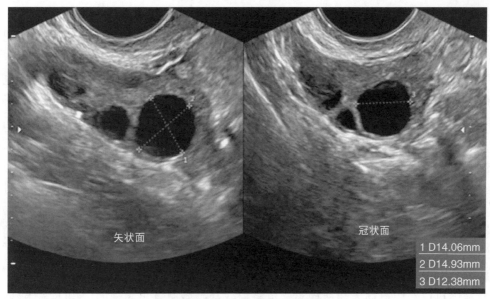

图 13.7　测量优势卵泡

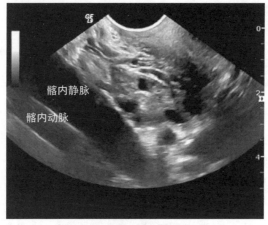

图 13.8　卵巢与髂血管的关系

经阴道超声

患者准备

　　根据医院科室规定，经阴道超声检查需要获得患者口头或书面同意。如果患者存在语言交流障碍，应配备经批准的翻译人员提供帮助。如果患者没有意识，则必须获得家庭成员的同意，如果家庭成员缺席，则必须同时有两名医师授权同意。首先需要向患者解释检查的过程，使患者放松，告知患者此检查可能会引起不适，但几乎是无痛的，探头进入阴道时的感觉类似于一个卫生棉条进入阴道，而且这项检查对于医师做出准确诊断很有必要。如果患者拒绝进行经阴道检查，则应遵循患者意愿，不可强迫检查，也可告知临床医师来向患者解释，以征得患者同意。

检查必须由另一名医务人员陪同。这主要是为了保护超声医师的权益。已经出现过女性超声医师因可能存在不当的经阴道检查步骤而被起诉。患者的家庭成员或朋友不能作为检查陪同人。根据不同的政策，学生和预约台工作人员可以作为检查陪同人，男性也可作为检查陪同人。在检查时应该严格遵守医院的陪护政策。如果患者怀疑检查中存在不当行为，检查陪同人可作为在场者来提供客观事实情况。若此时无检查陪同人，可能很难证明超声医师的清白。如果被判存在过错，医院可能不会保护发生医疗事故的医师，超声医师可能面临被解雇，之后也可能难以被其他医院雇用。如果没有可行的陪同政策，应与科室交谈并提出存在的问题。也可以联系法律部门要求获得一份陪同的规章政策，相关政策可能会在网上发布。相关政策不仅适用于超声医学，并且适用于其他类型的经阴道检查，如妇科宫腔镜检查。检查陪同人的姓名应永久记录在患者的病历之中。超声医师所需填写的内容可以纳入到目前的医院电子信息系统和患者的电子记录中。

患者上检查床之前要完全排空膀胱。探头可以由患者、超声医师或临床医师插入。如果患者希望自己经阴道插入超声探头，可将探头从覆盖患者下腹部的床单下方递给患者，当患者表示探头顺利插入后，检查医师从床单下接过超声探头进行后续检查。检查过程中需要旋转探头时，务必提前告知患者。

注意：沟通是关键。一定要详细解释检查相关的重点，并留出时间回答患者疑问。专业的态度对患者放松心态至关重要。

探头

经阴道检查采用特殊的超声探头进行，频率为 8MHz 或更高。

准备探头时，需在探头上涂抹耦合剂，然后用一次性保护套覆盖。确保探头前方涂有耦合剂且其中没有气泡。如果探头上出现小面积没有涂抹耦合剂的地方，可能造成伪影或误以为此处的探头损坏。插入探头前，在保护套上再涂抹一些耦合剂。如果患者需要考虑到备孕因素，可以使用水或非杀精凝胶来充当耦合剂。

检查结束后，覆盖在阴道探头的保护套应妥善处理，丢弃在废物容器中。患者离开检查室后，应该对探头进行消毒。为了防止医院获得性感染，应遵循探头制造商的指南和感染预防部门的建议，使用高水平消毒（HLD）方法清洁经阴道超声探头（包括手柄）。研究表明，已经有因探头未正确使用 HLD（包括手柄）或使用不合适的消毒产品，导致患者感染病毒和细菌的事件发生。

患者体位

经阴道超声检查应该使用妇科检查床或特殊设计的带有超声检查支架的检查床。检查床应该具有经阴道超声检查的功能，如中间开口的双腿支架，以便于操作超声探头。使用妇科检查床时，患者可以将臀部置于检查床的末端。如果没有妇科检查床，为了保证探头在各个方向进行扫查移动，可使用泡沫垫、枕头或卷起床单等来抬高臀部，在轻松地移动探头的同时不引起患者的不适或疼痛。

图像定位

标准的经阴道扫查采用下入路的纵向切面和冠状切面扫查（图 13.9）。由于探头从下方进行扫查和子宫的正常位置因人而异，所以经阴道扫查的超声图像正确定位具有一定的挑战性。因此，在插入探头之前确定探头的正确位置是非常重要的。超声医师在拿到探头后需要确认探头矢状面的位置，并且保证探头示标一侧朝向屋顶方向，也就是朝向患者的腹侧，这样在插入探头时可以在屏幕的左侧观察到动态的图像，从此位置逆时针旋转探头90°，可进行冠状面的扫查（图 13.10）。最新的超声探头手柄大多带有一定曲度，因此更易于进行探头的定位。

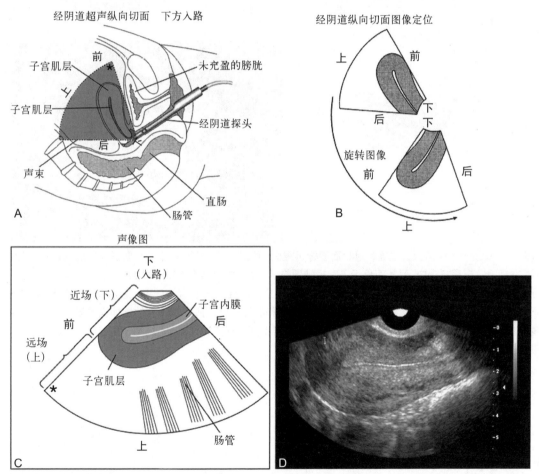

图 13.9　A. 子宫纵向切面的扫查方向示意图。B. 子宫纵向切面声像图方位示意图。C. 经阴道超声纵向切面中子宫的纵向切面示意图。显示器上图像的顶点对应的是最接近探头表面的解剖结构。在经阴道超声中，纵向切面图像的近场和左侧一般对应于真骨盆后下方区域，纵向切面图像的远场和右侧一般对应于真骨盆前上方区域。D. 与 C 图中相对应的经阴道超声纵向切面的子宫声像图。注意子宫占据了视野的大部分，限制了盆腔整体结构的显示，但获得了更好的子宫各层及内膜的解剖细节。注意通过缓慢调整插入探头的方位来扫查子宫、卵巢和附件

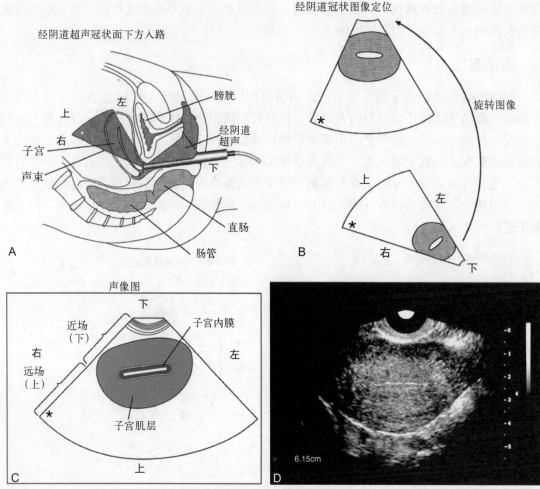

图 13.10　A.经阴道超声探头位置和冠状面图像示意图。膀胱未充盈时，典型的前倾子宫宫底向腹壁前倾。因此，在经阴道超声扫查中，冠状面显示子宫短轴图像。B.显示屏上图像旋转示意图。C.子宫冠状面示意图。显示屏上图像的顶点对应于最接近探头表面的解剖位置。在经阴道超声检查中，冠状图像的近场和左侧一般对应于真骨盆后下外侧区域。冠状面图像的远场和右侧一般对应于真骨盆的上外侧区域。D.与 C 中相对应的经阴道超声冠状面图像的子宫图像。注意子宫占据了视野的大部分，限制了盆腔整体结构的显示，但获得了更好的子宫各层及内膜的解剖细节

> **注意**：应通过倾斜插入的探头在不同方向上进行子宫、卵巢及附件区的扫查。

> **注意**：经阴道（TV）超声检查中，检查医师可通过一只手操作超声探头，另一只手压迫下腹壁来协助观察附件结构。

患者体位

患者仰卧位扫查，最好是在专门的经阴道超声检查床上进行，或者也可使用卷起的床单来抬高患者的臀部。

呼吸技巧

进行检查时，患者正常呼吸。

扫查技巧

1. 开始扫查时，先慢慢降低探头手柄显示宫底的纵向切面（图 13.11）。将探头略移向右侧，然后再向左侧，以扫查宫底边缘的情况。经阴道扫查期间，探头应该保证小幅度的移动，不要太快，以免遗漏病变。应注意观察并评估中央的子宫内膜情况。如果膀胱有尿，可于子宫前方观测到膀胱（在声像图的左侧）。

2. 稍微撤出探头，并缓慢朝上抬起探头手柄，以查看宫体、宫颈及直肠子宫陷凹（图 13.12）。再将探头向右侧移动，然后到左侧，以扫查边缘的情况。注意观察位于中央的子宫内膜和宫颈管。

3. 在完成子宫的扫查后，继续进行附件区扫查。将部分退出的探头再次缓慢插入。保持探头在中线处向头侧进入，并降低探头手柄，再次显示宫底部，然后扫查子宫上方的盆

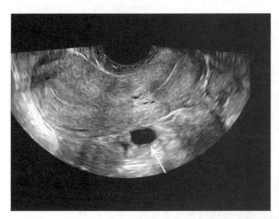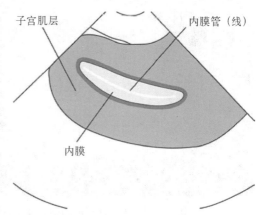

图 13.11　子宫纵向切面超声图像和相应的示意图

箭示囊性结构，在检查中可见蠕动，证实其为肠道。可能与盆腔间隙中的积液或囊性病变相混淆。检查中，当囊性结构发生改变时，应留取动态图像来证实其形态的变化。

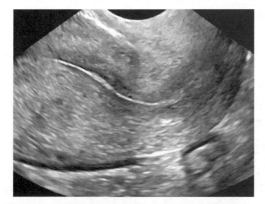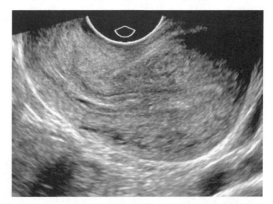

图 13.12　经阴道超声图像，显示正常的宫体和宫颈，后方为直肠子宫陷窝

图 13.13　正常的后倾位子宫。宫底位于探头的近场处

腔区域。完成之后，缓慢将探头手柄靠向患者左腿来进行患者的右侧附件区扫查。返回中线，然后将探头手柄靠近患者右腿，以扫查患者的左侧附件区。

4. 在宫体和宫颈水平重复进行附件区的侧向扫查。

5. 如探及卵巢，留取图像。如没有探及卵巢，继续扫查冠状面。

注意：子宫后倾位时，将探头手柄上抬，可以探及宫底（图 13.13）。

6. 在完成矢状切面的纵向扫查之后，逆时针旋转探头 90°至冠状面进行扫查。在旋转探头之前，应告知患者，以免患者惊慌。

7. 开始经阴道超声检查时，缓慢降低探头手柄，扫查宫底（图 13.14）。此时如果患者的臀部位置不够高，就会增加扫查难度，并且当倾斜探头时，也可能会引起患者疼痛或不适。可将衬垫垫在患者臀下。如果仍看不到子宫，进一步抬高患者臀部，从而利于子宫的显示。

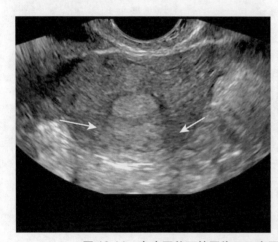
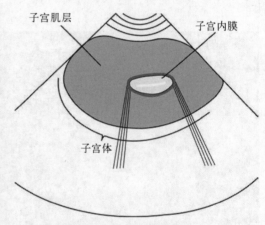

子宫肌层
子宫内膜
子宫体

图 13.14　宫底冠状面的图像及示意图。箭示轻度增厚的子宫内膜侧方声影

8. 稍微撤回探头，再将探头手柄向上翘以扫查宫体、宫颈和直肠子宫间隙（图 13.15）。

9. 扫查完子宫后，在冠状面继续扫查双侧附件。将探头手柄向下压，重新回到宫底水平。慢慢地将探头手柄向患者左腿一侧移动，以扫查右侧附件区，然后缓慢地向上移动探头手柄以充分扫查该区域。

10. 冠状面扫查更容易显示卵巢。

11. 将探头向右侧倾斜开始扫查。缓慢移动探头手柄朝向患者左腿侧，使声束朝向右侧附件区（图 13.16）。稍微上下移动探头手柄寻找卵巢（图 13.17）。卵巢常位于髂血管附近。

12. 找到卵巢后，根据需要尽量向上和向下移动探头手柄充分扫查卵巢区域。

13. 将探头移回中线，慢慢地将探头手柄向患者右腿方向移动，进行左侧附件区扫查，缓慢地向上移动探头手柄以充分扫查该区域（图 13.18）。

14. 完成卵巢冠状面扫查后，顺时针旋转探头 90°，同时保持卵巢在视野内，返回到纵状切面。尽可能记住卵巢的位置，这样就不需要再回到冠状面。

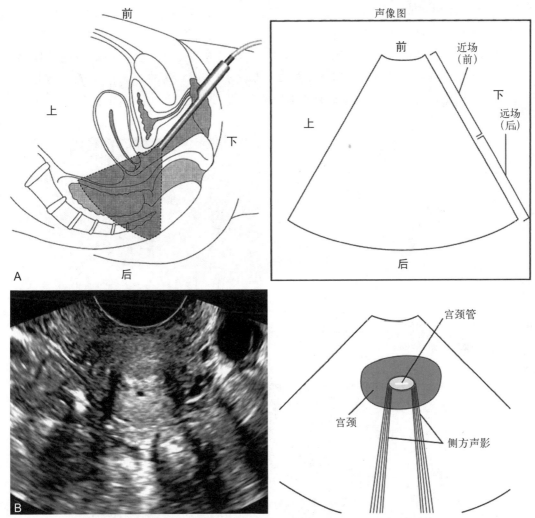

图 13.15　A. 探头手柄向耻骨联合方向提起，声束进一步指向后方，以扫查宫颈。经阴道纵向切面图像的近场和远场对应盆腔的前部和后部，而不是下方和上方。图像的左侧和右侧更接近于盆腔的上方和下方，而非前方和后方。B. 冠状面超声图像及示意图，探头向后倾斜可见宫颈

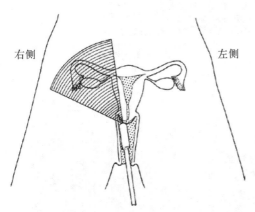

图 13.16　探头手柄朝向患者的左腿，使声束倾斜，以显示右侧卵巢和附件

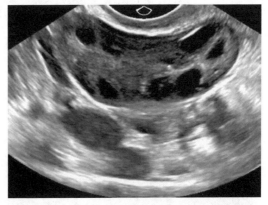

图 13.17　正常右侧卵巢的图像，伴有多个卵泡

15. 在开始扫查时，从右到左轻微地移动探头进行卵巢的内侧缘到外侧缘的扫查（图 13.19）。卵巢位于髂血管内侧，扫查时应明确相邻的髂血管。

16. 准备扫查左侧卵巢时，将探头手柄向患者右腿方向移动，重复右侧卵巢的扫查操作。

17. 在测量卵巢时，应尽量使用分屏技术。卵巢常处于倾斜状态，因此长度和宽度测量时并不总是平行于地面。前后径（AP）应垂直于长轴测量，宽度应为此切面的最大径（图 13.20）。

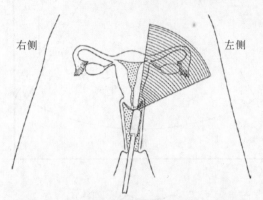

图 13.18 探头手柄朝向患者的右腿，使声束倾斜，以显示左侧卵巢和附件

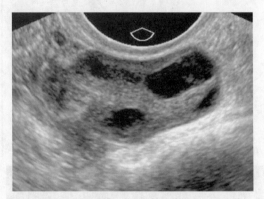

图 13.19 图 13.17 的卵巢冠状面图像
注意图像中卵巢是如何保持椭圆形。

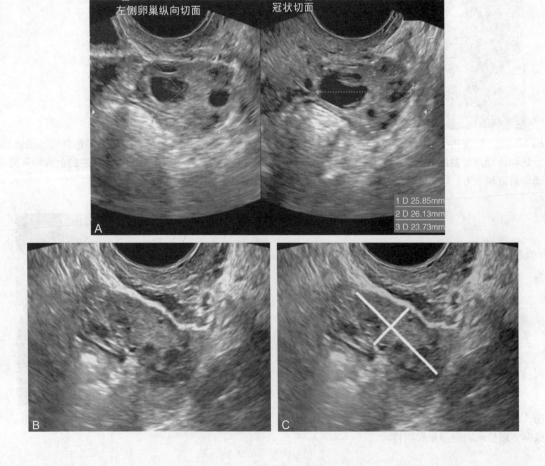

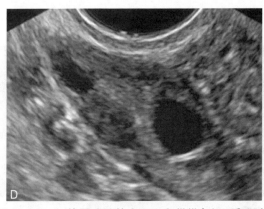
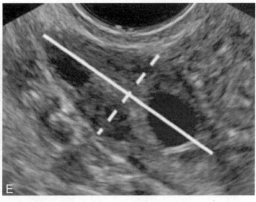

图 13.20　A. 使用分屏技术显示卵巢纵向切面和冠状面测量的图像。这可以使所有测量值易于汇总，以便于记录。B. 正常卵巢的纵向切面图像。C. 与图 13.20 B 图为同一患者。图中直线显示如何测量卵巢。测量值应该相互垂直，形成交叉。D. 正常卵巢的冠状面图像。E. 与图 13.20 D 图为同一卵巢。显示卵巢宽度的正确测量。卵巢的形状和不同的扫描切面使确定卵巢的宽度具有一定难度。大多数参考文献建议使用最长径线测量，如实线所示。一些超声医师使用虚线测量宽度。一些超声医师两种测量方法都使用。如果较小的测量值接近纵向切面的前后径测量值，则通常使用较长的测量值

经阴道超声扫查需要的图像

子宫·纵向切面图像

1. 正中纵切面图像显示子宫长轴，正中纵向切面子宫长轴长径及 AP 径测量示意图。

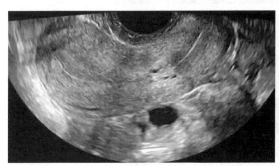
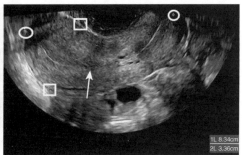

子宫正中纵向切面

注意：因为子宫呈弯曲状，可利用描记法获得子宫的准确长度。圆圈所示为描记长度测量的起始和终点位置，箭所示为描记曲线的弯曲处，正方形所示为前后径的测量位置。

2. 子宫内膜正中纵向切面图像，伴和不伴前后径测量。

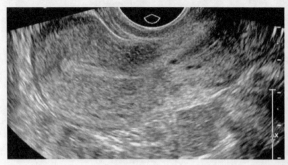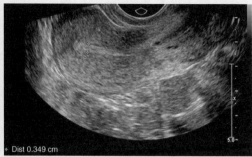

子宫内膜

3. 宫底纵向切面图像，包括宫底。

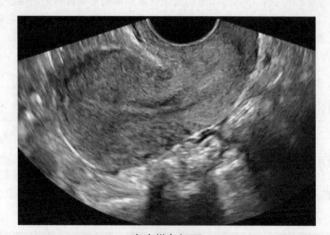

宫底纵向切面

4. 子宫外侧缘的纵向切面图像。显示所有子宫肌层。

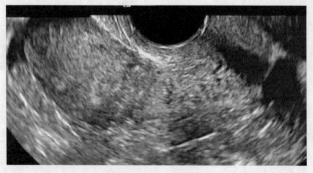

子宫右侧纵向切面

5.宫体和宫颈的纵向切面图像，包括子宫内膜腔。

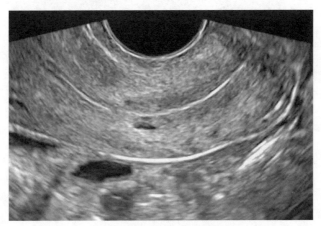

子宫体 / 宫颈纵向切面

子宫·冠状面图像

1.宫颈冠状面图像。

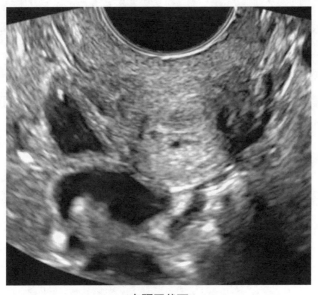

宫颈冠状面

2.宫体冠状面图像。

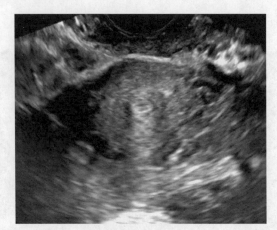

子宫冠状面

3.宫底最宽处冠状面图像及测量示意图。

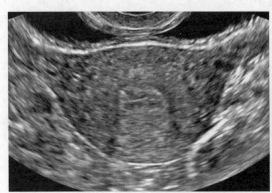 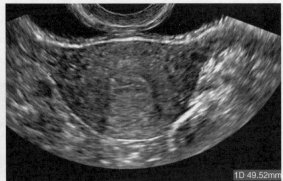

宫底冠状面

4.宫底处接近子宫顶部的冠状面图像，只显示子宫肌层。

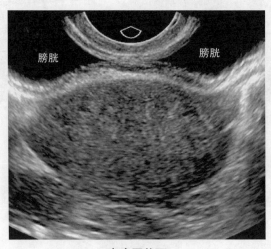

宫底冠状面

卵巢·纵向切面图像

右侧卵巢的纵向切面图像，测量卵巢长径和前后径。

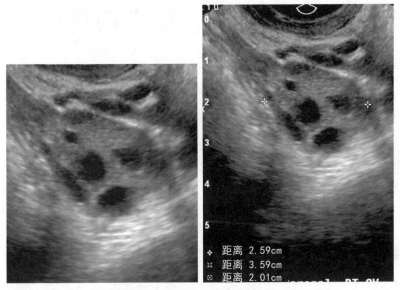

右侧卵巢纵向切面或右侧卵巢长轴切面

卵巢·冠状面图像

1. 右侧卵巢冠状面图像，测量卵巢宽度。

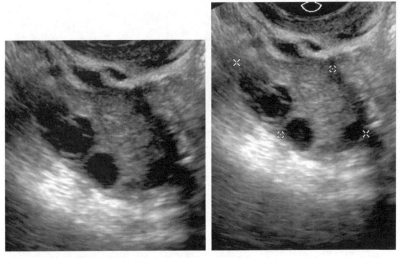

右侧卵巢冠状面

2. 左侧卵巢的纵向切面和冠状面扫查同右侧。

（翻译　张容锦　校对　赵冉冉　李丽伟）

第 14 章

产科早、中、晚孕期超声扫查操作规程

Shannon Trebes

关键词

腹围（AC）	胎儿
羊膜	卵圆孔
羊膜腔	孕囊
羊水	妊娠的
基底层	头围（HC）
双顶径（BPD）	平均孕囊直径（MSD）
绒毛膜	鼻骨
顶臀长	颈项透明层
壁蜕膜	胎盘
双泡征	胎盘分级
双囊征	滋养层
异位妊娠	脐带
胚胎	脐带插入点
股骨长（FL）	卵黄囊
	受精卵

目标

完成本章阅读后，你将掌握以下内容。

1. 理解关键词。
2. 理解各孕期的开始和结束。
3. 列出各孕期胎儿需要的测量值。
4. 讨论各孕期需要留存的图像。
5. 掌握早、中、晚孕期超声扫查的探头类型及频率。
6. 列出早、中、晚孕期超声检查时的患者体位。
7. 了解早、中、晚孕期超声检查前的患者准备。

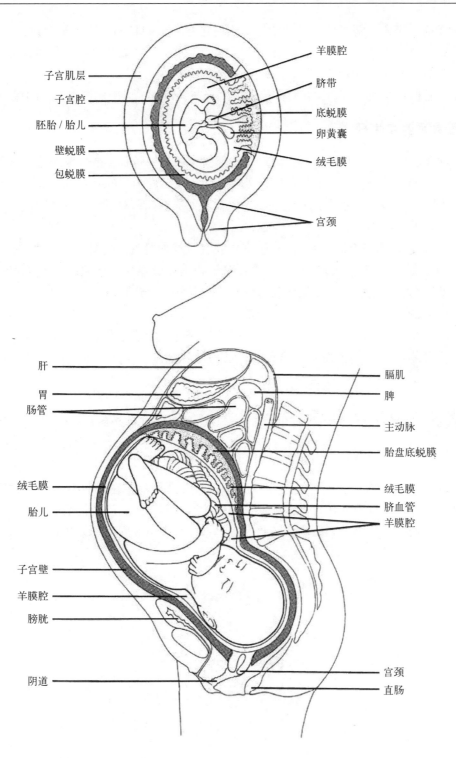

标注（上图，顺时针）：子宫肌层、子宫腔、胚胎/胎儿、壁蜕膜、包蜕膜、羊膜腔、脐带、底蜕膜、卵黄囊、绒毛膜、宫颈

标注（下图）：肝、胃、肠管、绒毛膜、胎儿、子宫壁、羊膜腔、膀胱、阴道、膈肌、脾、主动脉、胎盘底蜕膜、绒毛膜、脐血管、羊膜腔、宫颈、直肠

概述

产科超声用于评估胎儿、胎盘和母体结构。

检查前，应先了解病史，包括孕妇末次月经第一天的日期、已产子女数、妊娠次数、妊娠检查结果、临床症状，盆腔检查结果、盆腔手术史及产妇健康状况。多数超声科都有记录以上信息的标准表格或电子的信息记录。

在开始检查之前，请确保在超声仪器上选择产科设置，以确保使用合适的探头频率。

母体解剖和生理学

女性盆腔生殖器官包括子宫、阴道、输卵管、卵巢、膀胱、部分输尿管、直肠和乙状结肠。骨盆的骨性结构构成女性盆腔的外界，分布于盆腔内层的骨骼肌构成盆腔内界。第12章详细讨论了女性骨盆解剖和生理学，以及月经周期如何对子宫产生影响，使其为受精卵着床做好准备。

如果未受精，激素水平会下降，子宫内膜在月经期脱落。受精通常发生在排卵后的1天内（即月经周期第15天左右），卵子和精子在输卵管壶腹部相遇。当卵子和精子融合形成受精卵时，受精完成。受精卵反复分裂成桑葚胚，桑葚胚由16个或更多的细胞组成，在月经周期的第18或19天离开输卵管进入子宫腔。月经周期第20或21天，囊胚开始植入蜕膜或妊娠子宫内膜。第28天，胚泡完全植入到子宫内膜组织，着床完成。

桑葚胚继续分裂成为囊胚。囊胚的外层即滋养细胞，发育成绒毛膜，即胎盘的胎儿成分。

注意：胎盘是连接母体和胎儿的器官，允许氧气和营养物质从母体输送到胎儿，并将废物从胎儿输出到母体。

囊胚的内层（即成胚细胞）发育成胚胎。卵黄囊是附着在胚胎上提供营养的膜性囊（图14.1）。羊膜中含有液体，有助于保护和缓冲胎儿和脐带。脐带很柔韧，由两条动脉和一条静脉组成，连接胎儿和胎盘。胚胎发育是指发育的前8周。从第9周开始，胚胎称为胎儿。

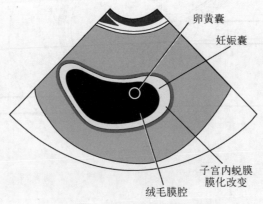

图 14.1   孕囊和卵黄囊示意图

妊娠早期解剖和超声表现

早期妊娠是从受孕到第 13 6/7 周妊娠龄（GA）。早期妊娠，由于孕囊太小，超声图像无法显示，但可以通过其他宫内变化，确定是否怀孕。正常孕囊表现为宫腔内较小的、圆形或卵圆形的、充满液体的、无回声的绒毛膜腔，完全被子宫内膜包绕（图 14.2）。

早期宫内妊娠的主要超声表现为"蜕膜内征"，即位于子宫底部的内膜内可探及充满液体的孕囊（图 14.3）。孕早期子宫内膜腔不会出现位置或大小的改变。经阴道（EV）超声检查通常是显示孕囊最好的方法，当然，孕囊也可以通过经腹（TA）超声显示（图14.4）。

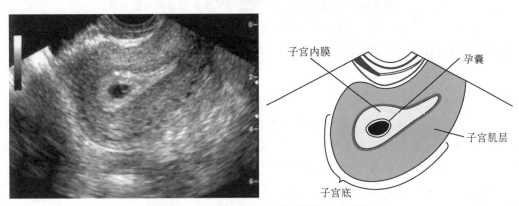

图 14.2　经阴道超声检查和早期孕囊示意图

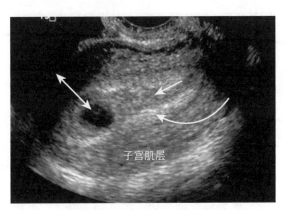

图 14.3　阴道超声显示蜕膜征

直箭示子宫内膜腔。曲线箭示子宫内膜。双箭示孕囊。

虽然经腹超声通常不是评估蜕膜内征的最佳方法，但在妊娠 3—5 周，孕囊直径为 2 ~ 4mm 时，宫内可见孕囊。此时，血清人绒毛膜促性腺激素（hCG）水平超过 1025mU/ml。hCG 是由发育中的胎盘分泌的一种激素，与宫内妊娠有关。随着孕囊增大，子宫内膜壁变厚，与子宫肌层相比，为明显的高回声。

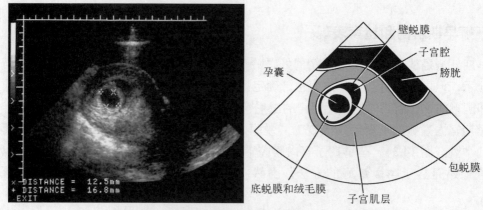

图 14.4   经腹部超声图像和正常早孕期孕囊示意图

妊娠早期前 6 周发育和超声表现

双囊征

随着孕囊的进一步发育，超声表现为特征性的"双囊征"（图 14.5）。在子宫腔内可见同心圆，两个同心线分别代表底蜕膜和壁蜕膜（妊娠子宫内膜层），同心圆之间无回声。双囊征提示宫内妊娠，可在卵黄囊之前发现。但是，并不能排除假孕囊，假孕囊是子宫腔内液体或血液聚集，可能与异位妊娠（发生在子宫外的妊娠）有关。在孕囊内发现卵黄囊或者胚胎或两者均可见，即可证实为宫内妊娠。

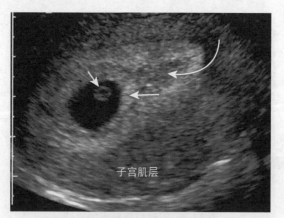

图 14.5   阴道内超声显示双囊征
长箭示底蜕膜和绒毛膜。弯箭示壁蜕膜。短箭示卵黄囊。

卵黄囊

在妊娠 4 周末，原始卵黄囊退化并被次级卵黄囊所取代，次级卵黄囊成为超声可显示的孕囊内的第一个解剖结构。次级卵黄囊为发育中的胚胎提供营养，是最初形成血细胞的部位。卵黄囊超声表现为小而圆的环状强回声，中间为无回声。超声可以显示卵黄囊的时间不固定，一般 EV 在妊娠 5 周，TA 在妊娠 7 周可以显示卵黄囊。羊膜囊和卵黄囊构成了孕囊中的"双泡征"。胚盘位于两者之间。在卵黄囊附近的微弱闪烁的运动代表原始心管活动。妊娠 5—10 周，卵黄囊逐渐增大，最大直径达 5 ～ 6mm（图 14.6）。早孕期末，卵黄囊退化，不再被超声检出。

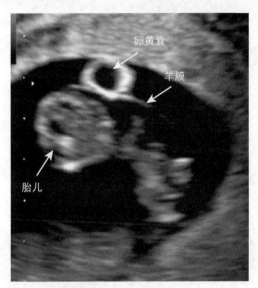

图 14.6　经阴道超声显示卵黄囊，胎儿和羊膜

妊娠早期前半程的确定

平均孕囊直径

通常在妊娠 6 周内可用孕囊的大小来估测孕周；但是根据美国妇产科学会（ACOG）的建议，不推荐使用孕囊来确定预产期。根据孕囊大小估计的孕周可以用平均孕囊直径（MSD）来计算。将绒毛膜腔的三个垂直径线相加，再除以 3，得出 MSD。孕囊的长径和前后径在孕囊的长轴切面上测量，而孕囊的宽径在其最宽的横切面上测量。测量不包括强回声的绒毛膜（图 14.7）。

头臀长

妊娠 6—10 周，胚胎发育迅速。妊娠 6 周后，可以通过头臀长（CRL）识别并测量胚胎或胎儿，测量头臀长是估计孕周最准确的方法。在 6 周之前，无法分辨头和臀，导致 CRL 测量不准确。妊娠 6—8 周胚胎头部明显弯曲，形成颈部到臀部最长径。妊娠 8—12 周，胚胎头部逐渐伸展，可以进行头臀长径的测量（图 14.8）。

羊膜囊

妊娠 6.5 周时，充满液体的羊膜腔扩大并包绕胚胎。薄的、有回声的羊膜，包绕着发

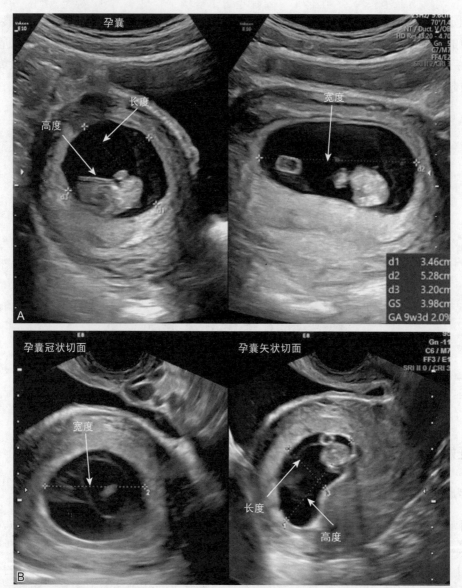

图 14.7　A. 显示经腹部超声测量孕囊的正确方法。长度和高度的测量应该互相垂直。B. 显示经阴道超声测量孕囊的正确方法

育中的等回声的胚胎，羊膜囊内充满羊水。随着胚胎发育，头臀长和羊膜囊直径每天增加 1mm，两者的测量也一致。妊娠 12—16 周，羊膜腔扩大，羊膜和绒毛膜融合，绒毛膜腔消失。卵黄囊和胚胎分离，二者通过卵黄茎或卵黄管相连，最终成为脐带的一部分，脐带由连接胚胎 / 胎儿和母体之间的三根血管形成。在此期间，超声还可以在骶尾部观察到尾状附属物。

妊娠早期后半程发育和超声表现

胚胎心脏

如前所述，早在妊娠 5 周时就可以观察到胚胎心脏的闪烁运动。当 CRL > 7mm 时，

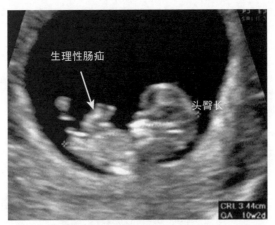

图 14.8　经腹部超声显示测量头臀长（CRL）的方法

可见原始心管搏动。妊娠早期随着胚胎的发育，胚胎心脏会出现微小的搏动。妊娠 11 或 12 周，可辨别无回声的心腔、强回声的心壁和心脏轮廓。

骨骼系统

中轴骨和附肢骨骨骼在妊娠 6—8 周形成。胎儿骨骼回声强度反映骨化程度，即骨骼发育情况。超声检查可以区分胎儿骨骼的骨化部分，其回声高于相邻呈等回声的软骨。

脐带

妊娠 8 周，胚胎呈"C"形，可见胎儿肢芽，胎盘开始生成，脐带可见。脐带表现为和胚胎一样长的粗绳样结构。脐带横切面为一个较大的圆形静脉及其两侧两个小动脉。脐带血管间由华通胶（一种凝胶状组织包绕），防止脐带断裂。脐带增长速度与胚胎类似。

早孕末期

妊娠 10 周，肢体可见，头部也很容易识别（图 14.9）。此时肠管疝入脐带根部是正常的。妊娠 12 周后再出现肠疝异常。

妊娠 11—12 周，手指、足趾、充满液性无回声的胃和膀胱，以及均质等回声的肝都可显示。早孕末期可逐渐显示口腔内的硬腭和舌。胚胎的头部和身体形成比例，并发育成为胎儿雏形。

妊娠早期后半程孕周的确定

ACOG 建议妊娠前三个月，CRL ≤ 84mm 时，超声测量胚胎 / 胎儿的 CRL 是确认孕周最准确的方法。如果是通过辅助生殖技术（ART）怀孕（如体外受精等），则应依据 ART 的情况来确定预产期。如果确定了孕妇的末次月经日期，或者有第一次准确的超声评估，或者两者都有，孕周就可以确定。对于罕见病例，对预产期的任何更改，数据都应保留。

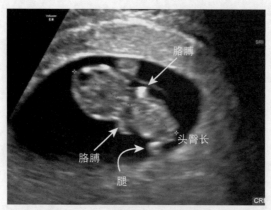

图 14.9   正常胎儿肢芽的图像

妊娠中期 (14 0/7—27 6/7 周) 和妊娠晚期（28—40 周）发育和超声表现

到妊娠 13 周时，大多数器官已经在前三个月发育完成，而且大多数器官已位于其最终的解剖位置。在妊娠中晚期，这些器官及系统将会进一步完善，身体结构继续发育。胎儿的正常生长和发育依赖胎盘和脐带提供营养和氧气并带走代谢产物。

胎盘

早期胎盘表现为均匀的等回声。妊娠中晚期，胎盘回声减低。随着妊娠进展，胎盘内部可见散在钙化点，有时可见小的无回声区(母体静脉池)。胎盘后方及胎盘内动脉为无回声，动脉壁为强回声。胎盘子宫面可见管状无回声，为边缘静脉。

胎盘分级

之前常规使用的胎盘分级是根据胎盘的超声表现对胎盘成熟度进行分级。许多机构不再常规对胎盘进行分级，只在必要时用于支持诊断，如先兆子痫。妊娠期 0 级胎盘的正常超声表现为：绒毛板（靠近羊膜腔）光滑，基底层（贴近子宫壁）无钙化，除了一些小的无回声区，大部分的胎盘实质仍表现为均匀性中等回声。Ⅰ级胎盘通常出现在妊娠 34 周后，绒毛板为小的切迹，相对周围组织基底层为低回声或无回声，胎盘实质内可见散在点状强回声（钙化）。Ⅱ级胎盘绒毛板出现中等切迹，基底层出现少量小的线状强回声，实质内可见散在的逗号状强回声，多发生在妊娠 36 周后。Ⅲ级胎盘绒毛板切迹明显，可达基底层，将胎盘实质分割。基底层为长线状强回声，妊娠晚期呈连续线状强回声。胎盘实质回声增高，内出现无回声区，有时可见较大的强回声钙化后伴声影，Ⅲ级胎盘常出现在妊娠 38 周后（图 14.10）。

胎盘位置

胎盘的位置是可变的，可以随着子宫增大而改变，以适应胎儿的生长。超声对胎盘位置的评估是根据其是否覆盖宫颈内口来排除前置胎盘和低置胎盘，前者是宫颈内口被胎盘完全覆盖或阻塞，后者是胎盘下缘在距宫颈内口 2cm 内。当存在持续的胎盘前置时，需要进行剖宫产，如果继续阴道分娩对于胎儿和母亲来说都将是非常危险的。胎盘下缘至宫颈

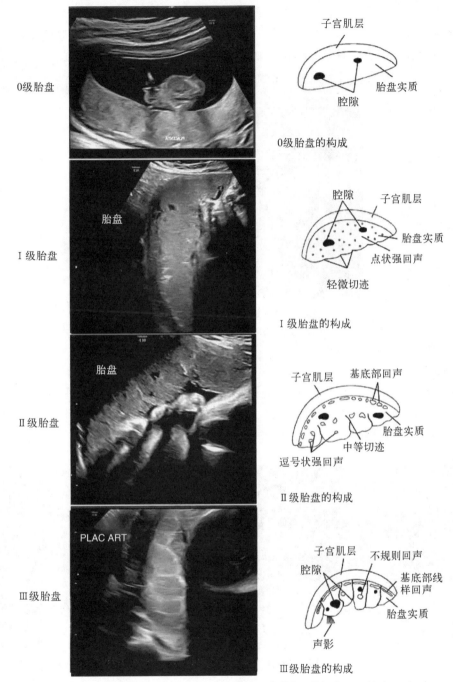

图 14.10 声像图和示意图显示了胎盘的四个等级（Marianna Holman）

内口的距离＞2cm 时，可排除低置胎盘。应该评估胎盘是否植入的情况，胎盘植入后果严重，胎盘植入是胎盘生长进入或穿透子宫肌层，黏附在子宫或周围结构。有剖宫产手术或其他子宫手术或器械操作史的患者植入风险较高。

脐带

脐带是连接胎儿和胎盘的血管结构，是胎儿血液循环的开始。正常脐带是由一条静脉和两条动脉组成，表现为管状无回声，血管壁呈强回声。随着脐带长度的增长可表现为螺旋状旋转，因此横切面更容易区分三条血管（图 14.11）。

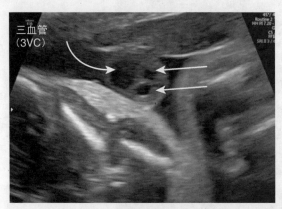

图 14.11 通过脐带的横切面图像
直箭示两条动脉，弯箭示一条静脉。

脐带插入

早期妊娠之后，能够显示脐带胎儿面，可追踪到血管合并穿入胎盘实质的部位。此外，脐带进入胎儿的脐部的位置，也可显示（图 14.12）。脐静脉汇入胎儿门脉循环。脐动脉走行于膀胱两侧并汇入髂动脉。

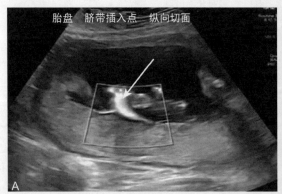
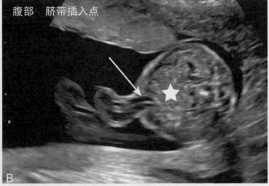

图 14.12 A. 箭示插入胎盘的脐带。B. 箭示脐带插入胎儿的位置。星形示胎儿小肠

骨骼系统

妊娠中晚期，大多数骨骼结构在常规检查时即可显示。颅骨呈光滑椭圆形强回声轮廓。其他可识别的胎儿骨性结构包括下颌骨、鼻骨、眼眶、胸廓肋骨和脊柱。椎骨呈较强回声，很容易识别。胎儿脊柱纵向切面可见两排紧密排列的强回声结构，内部包绕着中低回声的脊髓。脊柱大致平行走行，在颈部和腰部膨大，骶尾部变窄（图 14.13）。椎间隙由相

邻椎体的非骨化边缘和椎间盘组成。在横切面可见椎前骨化中心到椎后两个骨化中心是等距的。

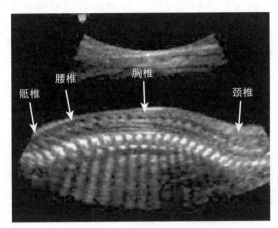

图 14.13　正常脊柱长轴图像

中期妊娠的早中期，大部分四肢骨可显示，包括上肢和下肢。四肢骨横切面表现为点状强回声，其周围软组织呈均质低回声，纵向切面表现为线状强回声，特别是强回声的股骨，后方伴有明显的声影。骨的软骨端表现为均匀低回声。

心血管系统

心脏

妊娠 12 周胎儿心脏四腔结构即可显示。心腔相对于无回声的腔室呈等回声或高回声。四个腔室相对对称（图 14.14），被等回声的房、室间隔隔开，并在卵圆孔处出现"破口"，连接左右心房的通道，允许血液从右到左流动（图 14.15）。心脏通常位于左侧胸腔。

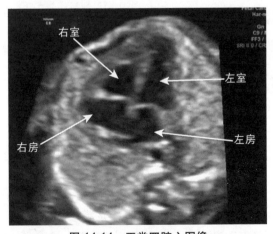

图 14.14　正常四腔心图像
三尖瓣位于右心室和右心房之间，二尖瓣位于左心室和左心房之间。左心房下方的小圆圈是胸主动脉。

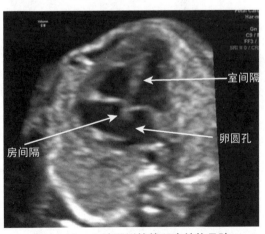

图 14.15　心脏两侧的等回声结构是肺

血管

胎儿血管的超声表现与其出生后的一样，为强回声的管壁和无回声的管腔。妊娠中期在上纵隔显示上腔静脉、胸主动脉和肺动脉。随着孕周的增长，无名动脉、颈总动脉、左锁骨下静脉和颈静脉也可显示。左腹部后方，可显示腹主动脉和下腔静脉。髂动静脉也常常可被观察到。彩色多普勒超声有助于显示小的分支血管，如腹腔干、肠系膜上动脉、肾动脉和肾静脉。

呼吸系统

上呼吸道

超声能显示上呼吸道结构，如鼻、鼻腔、鼻中隔和腭。由于羊水充满了上呼吸道，所以随着孕周的增加，咽、喉，梨状隐窝及会厌都很容易识别。充满羊水的气管通常可以从其远端追溯到主动脉弓水平。当下咽部充满羊水时，喉部很容易被识别。

肺

妊娠早期，肺的回声可以通过与毗邻脏器如心脏、肋骨、横膈膜和肝等对比显示。妊娠中期，肺显示更明显，与胎儿肝回声相似，呈均匀等回声。分隔胸、腹腔的膈肌相对于肝和肺呈低回声。随着孕龄增加，肺的回声逐渐增高。

胃肠系统

胃泡及胆囊

膈下消化系统中仅有胃泡和胆囊内充满液体，因此很容易被超声识别。充满无回声羊水的胃泡位于胎儿左侧腹腔。胃泡的大小取决于胎儿吞噬羊水的量。充满胆汁的胆囊呈无回声，位于胎儿右侧腹腔。妊娠 32 周后胆囊可不显示，有专家认为胆囊收缩，胆汁释放，是胆囊功能启动的征象。

肝

肝是消化系统及人体最大的实质器官。妊娠中期常规超声检查时可显示，占据胎儿右侧腹腔及部分左侧腹腔，呈均匀等回声。超声可显示无回声的脐静脉穿过肝实质。

胰腺

胰腺是消化系统另一个主要的实质器官，超声不易识别。一般在胃泡后方和脾静脉之间可观察到，其回声比肝略高。

脾

与肝类似，胎儿脾于妊娠中期时可被超声识别。脾位于胎儿左上腹部，回声与肝相似。

小肠及大肠

妊娠中晚期，超声可以很好地区分小肠和大肠。肠壁肌层为低回声，浆膜层和黏膜层表现为高回声。晚孕末期小肠内可见少量液性无回声和高回声（胎儿代谢产物）。

泌尿生殖系统

肾

早在妊娠 12 周超声即可显示胎儿的肾。此阶段肾很难与肾周围组织区分。妊娠 20 周后，高回声的腹膜后脂肪包绕肾，使其容易识别。正常胎儿肾皮质回声相对于周围组织呈中低回声或低回声。与正常成人肾不同，胎儿肾窦脂肪组织少，肾窦与肾皮质分界不清。超声可以显示充满尿液的胎儿肾内结构，如肾盂和肾盏。随着孕周增长，肾窦回声略高于皮质，超声容易区分二者。特征性的椭圆形形状和强回声的肾包膜有助于肾长轴切面的识别（图14.16）。

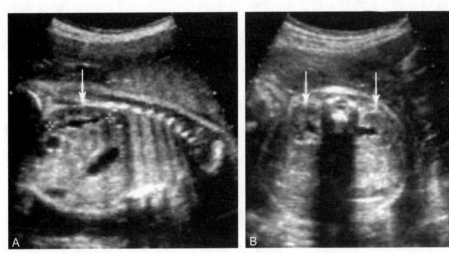

图 14.16　A. 胎儿肾长轴图像。B. 双肾的横切面图像。箭示肾。肾盂轻度扩张是正常的，通常是暂时的。如果肾盂扩张＞ 4mm，需要引起注意

膀胱

因为胎儿膀胱位置居中，呈无回声，使其在盆腔内很容易被识别。膀胱体积的变化能够间接反映胎儿肾功能正常。区分膀胱与盆腔囊性病变是很重要的。

生殖器

中孕早期可以通过识别男性阴囊或女性的阴唇来区别。阴茎和阴囊呈均匀中低回声。通常在妊娠 7—8 个月阴囊内可显示睾丸。早在妊娠 15—16 周时，超声可以识别阴唇，并能区别大阴唇和小阴唇。大阴唇的内侧为小阴唇，两者均呈等回声，但大阴唇回声略高。阴道裂位于小阴唇中间，呈线样强回声。

颅内解剖学

侧脑室

妊娠第 11 周颅内结构中最明显的是侧脑室体部的高回声脉络丛。高回声的脉络丛和充满无回声的脑脊液的脑室很容易区别。脑室壁为强回声。在此阶段，只有侧脑室体和前角已发育并可观察到，枕角和颞角只是雏形。侧脑室外侧壁呈线性强回声，与半球间裂距

离相等。内侧壁不如外侧壁回声高。侧脑室的外观随不断发育而变化。妊娠第 18 周或第 20 周枕角和颞角可以显示，脑组织容量逐渐增加，脑室形态发生改变，形状变小。侧脑室三角区（房部）是侧脑室颞角、枕角和体部的连接部位。正常侧脑室的宽度不应该超过 10mm。脑脊液从侧脑室流入第三和第四脑室，到蛛网膜下隙，然后到硬脑膜窦，在这里被吸收进入静脉。

第三脑室

第三脑室位于大脑中线，呈平行线样强回声。有时充满脑脊液的第三脑室呈中线处的无间声狭缝。

第四脑室

第四脑室也位于大脑的中线，第三脑室后方。

半球间裂和大脑镰

大脑半球由半球间裂分为左、右大脑半球。半球间裂超声表现为大脑中线处的线性强回声。大脑镰是硬脑膜突入大脑两半球之间的镰刀形皱襞。超声不能区分大脑镰和半球间裂，所以这两个术语可以通用。

大脑

大脑半球是脑的最大部分，由胼胝体裂分为两个对称的半球。它是由顶叶、颞叶、枕叶、额叶和脑岛（或 Reil 岛，脑岛是唯一的一个不以覆盖骨命名的脑叶）五叶组成。正常的大脑半球呈均匀中低回声。

小脑

小脑位于大脑下方和脑干的后上方。小脑像大脑一样分为对称的左右半球。小脑蚓部，位于小脑中部连接左右小脑。正常小脑呈中 - 低回声，回声低于大脑组织。在大脑后部的小脑半球小而圆，位于脑中线的小脑蚓部呈均匀等回声。

小脑幕

小脑幕呈帐篷状分隔大脑枕叶与小脑。

脑干

延髓、脑桥、中脑、丘脑、下丘脑组成脑干，形成脑的基底部分，与脊髓相延续。脑干呈均匀等回声，其回声随孕周改变明显。妊娠 15 周或 16 周超声可以显示脊髓。脊髓神经组织呈低回声，在强回声的骨性椎体间容易识别。

丘脑

丘脑位于大脑颞叶中轴线上。由两个卵圆形大脑灰质核团组成，位于第三脑室的两侧形成第三脑室侧壁的一部分，呈等回声。

透明隔腔

透明隔腔在大脑中线处呈无回声，位于丘脑和第三脑室正上方，比第三脑室大，收集更多的脑脊液，脑中线处被脑脊液分成两条平行的亮线。

大脑脚

大脑脚为两个对称的心形结构，位于脑中线两侧。其形状和回声与丘脑相似，但常更小更圆。大脑脚呈中低回声。

脑膜

脑膜（软脑膜和硬脑膜）内衬于大脑内面，相对于相邻结构呈高回声。

基底动脉

大脑脚前部中线处可观察到基底动脉搏动。

Willis 环

使用彩色多普勒在脑中线前到大脑脚间可见 Willis 环的搏动。

脑池

脑池是不同大小的蛛网膜下隙扩大的部分,是软脑膜和蛛网膜之间的空隙,包括脑脊液、软脑膜和蛛网膜。枕大池是最大的脑池，不超过 10mm，位于大脑后部，小脑底部，内部为无回声，其边界为高回声。

窝

颅前、中、后窝呈无回声，被颅骨后方的高回声嵴和前方蝶骨将彼此分开。颅后窝包含小脑。

妊娠中晚期孕周的确定

当 CRL > 84mm 后，使用双顶径（BPD）、头围（HC）、股骨长（FL）和腹围（AC）评估妊娠中期生物学特征。ACOG 制定了确定妊娠预产期的推荐指南。表 14.1（版权有限）详细列举了当超声测量得出的预产期与孕妇末次月经得出的预产期不同时，如何帮助孕妇确定孕周。

双顶径（BPD）和头围（HC）

BPD 测量一侧颅骨的外缘到对侧颅骨内缘的距离。BPD 测量的标准平面是丘脑、透明隔腔和大脑镰平面，侧脑室和小脑半球均不应该出现在该平面。

测量键的位置放置在胎儿头部最宽处的近端颅骨外缘至远端颅骨内缘，测量线始终垂直于大脑镰，胎头软组织不包括在内。

头围测量时测量线包络颅骨外缘，胎头软组织不包括在内，与 BPD 测量位于同一切面；因此，可以在同一切面中测量 BPD 和 HC。

腹围（HC）

腹围是包络胎儿腹部外周（包括皮肤）的椭圆形测量，于显示胎儿胃、脊柱和脐静脉与门静脉相延续弯曲进入肝的横切面上进行测量。

股骨长度测量（FL）

声束与股骨长轴垂直，测量键应放置在长骨的软骨两端。确保该平面是股骨长轴切面。测量仅限于股骨强回声骨化部分，不应包括远端骨骺。

产科超声

探头

经腹部超声通常使用频率为 1 ～ 9MHz 的凸阵探头。非常胖的孕妇使用较低频率 1 ～ 5MHz 的探头，较瘦的孕妇使用更高频率 3 ～ 9MHz 的探头。有些情况时，较高频率的探头也可用于较胖的孕妇。

产科超声使用不同频率的探头很常见，如胎儿脊柱在子宫的前方时，使用高频探头评估效果更好。

阴道超声使用频率 5 ～ 9MHz 的阴道超声探头。厂家不同探头标识不同，如探头可标记为 C9 ～ 5 或 5 ～ 9EV。有些探头以最高频率启动，有些探头则以最低频率启动。字母 C 代表凸阵，字母 EV 代表阴道内。

患者准备

妊娠早期超声检查时，孕妇应充盈膀胱；妊娠中期超声检查时膀胱应部分充盈；妊娠中期后，不需要必须充盈膀胱。孕妇应在检查前 1h 饮用 24 ～ 32oz（约 1000ml）清水。妊娠的前 3 个月，充盈的膀胱可以推开孕妇的肠道，并作为"声窗"来观察盆腔结构。妊娠中期膀胱部分充盈用来评估宫颈长度和子宫下段。膀胱过度充盈，会增加扫查难度，使胎儿的解剖结构观察起来比较困难。如果出现这种情况，可以让孕妇部分排空膀胱。TV 检查时，应排空膀胱，因为膀胱充盈会将解剖结构推出视野。

患者体位

孕妇开始时取仰卧位。在检查过程中，为了更好地观察胎儿，可以嘱孕妇变换体位，让胎儿被动变换位置。在妊娠晚期检查时，孕妇也可以平卧位开始检查。如果孕妇开始感到头晕，应该让她侧卧位。当患者症状缓解之后，可以侧卧位继续扫查，因为引起头晕的原因是胎儿压迫了母亲的下腔静脉（IVC）。也可以在孕妇斜位时继续检查，因为这样可以使胎儿远离下腔静脉。

在妊娠晚期，如果胎头位于子宫下段，用枕头或泡沫垫抬高患者的臀部会有帮助。如果检查床是可调节的，头低足高位会有帮助。

阴道超声检查

1. 需要孕妇口头同意。详细解释检查，包括检查不会伤害婴儿，插入的探头感觉像卫生棉条，而且已经消毒，这样可以得到更详细的图像。如果孕妇不愿意，千万不要强迫她做阴 EV 检查。如果可能的话，请临床医师和孕妇交谈，回答她担忧的问题。

2. EV 检查期间，必须有另一名医护人员作为监督人在场。监督人姓名的首字母必须记录在某处，如孕妇的电子记录。在无人陪同的情况下进行 EV 检查，将使检查医师面临非常高的法律风险，而且通常是违反政策的。已经有女性超声医师被起诉。家庭成员或朋友不能作为监督人。

3. 嘱咐孕妇完全排空膀胱，并在 EV 检查前脱去腰部以下的衣服。为孕妇提供床单或罩衣遮盖身体。在此期间，请离开检查室，以保护孕妇的隐私。

4. 带脚镫的检查床，在 EV 检查中有用。

5. 在再次进入检查室之前，要征得孕妇的同意，以确保她隐私部位已遮盖。

6. 介绍监督人，如有需要，协助患者上妇科检查床。如果没有妇科检查床，将枕头、泡沫垫或床单放在孕妇的臀部下，并让其双膝分开。

7. 在探头上涂抹耦合剂，并套上避孕套或保护套，并确保探头顶端没有气泡。一些超声探头专用的盖子里面已经有凝胶了。在探头的末端涂上适量的耦合剂。

8. 询问孕妇是否可以插入探头。如果她同意，超声医师才能插入探头。检查过程中尽量让患者遮盖身体私密部位，以保护患者隐私。

9. 检查完毕后，缓慢取出探头，取下探头套，妥善处理。及时处理探头套的目的是避免其污染其他地方。帮助孕妇离开检查床或将枕头从她的臀部下方移开。给她一些纸巾来去除耦合剂。指导孕妇穿好衣服。

10. 当孕妇离开房间后，对探头进行高水平的消毒。检查床和脚镫也应适当消毒。

> **注意**：为了安全起见，无论采用何种方法，在妊娠孕周 < 10 周时，检查时应监测软组织热指数 (TIS)，包括多普勒检查。在孕周 ≥ 10 周时，应监测骨热指数 (TIB)。查阅 AIUM 和 ACOG 等协会的网站，了解目前的推荐值。

妊娠早期需要的图像

本节的超声扫查操作规程遵循美国超声医学学会 (AIUM) 的指南而编写。了解最新的参数，请访问 AIUM 网站。

这些指南是免费的，您不必为打印它们而注册会员。这些指南是由多个产科超声协会编写的。

经腹超声检查

有些图像的扫查平面是由解剖部位决定的。

1. **子宫（包括子宫颈）**　在两个相互垂直的平面上评估和记录孕囊的数目和位置。记录子宫任何异常表现。记录是否存在肌瘤和数量，并测量最大或可能最具有临床意义的肌瘤。本书只是推荐使用的标注，临床工作中可使用本科室的标注。

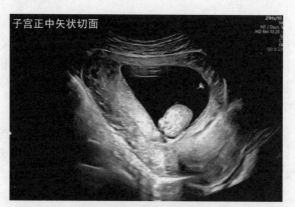

子宫正中矢状切面

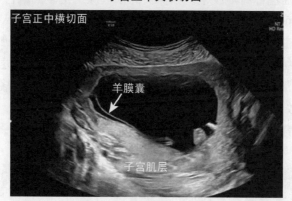

子宫正中横切面

2. 直肠子宫陷凹　在子宫长轴切面上评估直肠子宫陷凹内是否存在积液。

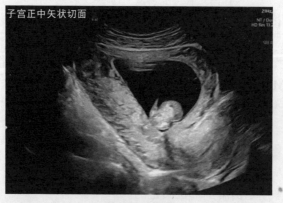

直肠子宫陷凹

3. 附件　即使卵巢未显示，也应检查并记录左、右侧附件。记录骨盆侧壁和髂血管的长轴切面和短轴切面。检查过程中，发现附件病变时，需要记录附件病变的位置、超声表现、血供情况和病变大小。分屏技术可用于记录同一位置的纵向切面和横切面图像。如示例。在纵切面图像标注 SAG，横切面图像下标注 TRV。为了方便和统一，建议左、右方位的标注只使用一个 RT 或 LT。

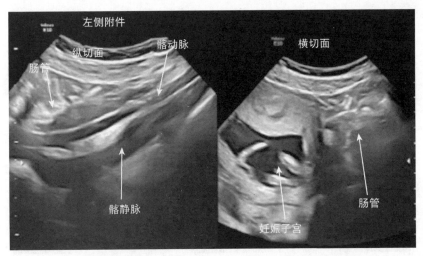

左侧纵向切面　　　　　　左侧附件横切面

4. 卵巢　如果卵巢可见，通过卵巢长、短轴切面的扫查，测量其长度、宽度和高度。在卵巢长轴切面测量长度和高度，在卵巢短轴切面测量宽度。分屏技术可用于记录同一位置的纵向切面和横切面图像。

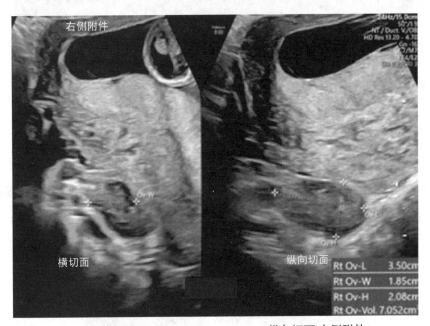

横切面　　　　　　　　纵向切面 右侧附件

5. 孕囊　在孕囊的长轴及短轴切面上，对孕囊直径进行测量及评估。长轴切面图像上测量长度和高度，短轴切面图像上测量宽度。沿内侧壁进行测量。仔细评估是否有卵黄囊或胚胎/胎儿。如果卵黄囊可见，也应记录并标记。注意，根据妊娠早期的程度，放大孕囊图像会有所帮助。分屏技术可用于记录同一位置的纵向切面和横切面图像。这些图像显示了如何正确地测量孕囊。

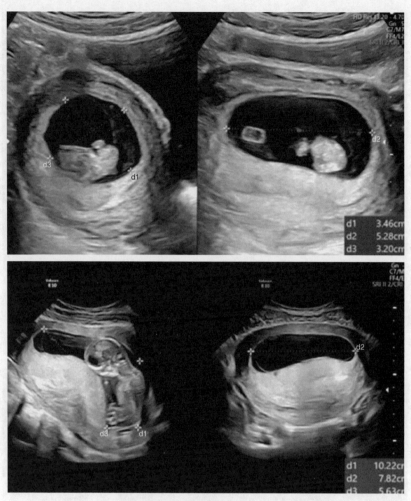

GS 孕囊

6. 卵黄囊和羊膜囊　如有卵黄囊 / 羊膜囊记录卵黄囊 / 羊膜囊，并显示卵黄囊毗邻羊膜。

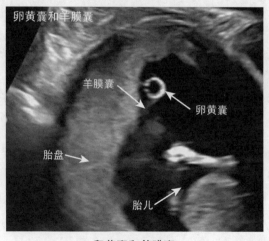

卵黄囊和羊膜囊

7.头臀长　通过胎儿正中矢状切面，头和臀部能充分显示时，进行测量。或在妊娠早期，胎芽的边界能清晰描记时，进行测量。

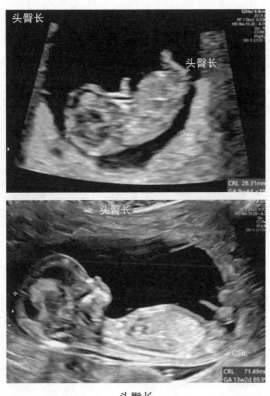

头臀长

8.心脏活动　用 M 超模式记录或二维视频捕捉心脏运动。采用 M 超模式可以测出胎儿心率。不同超声仪器的计算方法不同。不应使用多普勒记录胎心跳或让母亲听到胎儿的心跳，因为多普勒所需的功率水平较高。

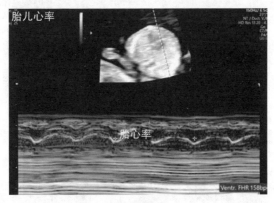

M 超胎心率

经阴道超声检查

如果必要，妊娠早期使用经阴道超声成像，可以更好地扫查孕囊或胎儿、盆腔器官。留存的图像与之前介绍的经腹超声相一致。框图 14.1 为阴道超声方法的图像示例。

框图 14.1　经阴道超声成像图示

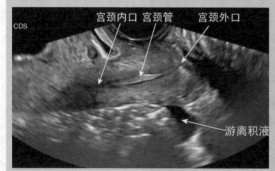
直肠子宫陷凹

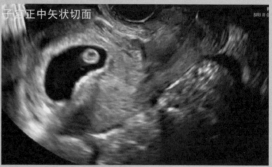
子宫矢状切面

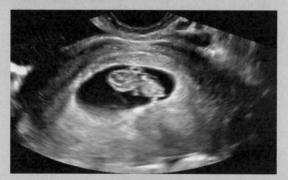
子宫横切面

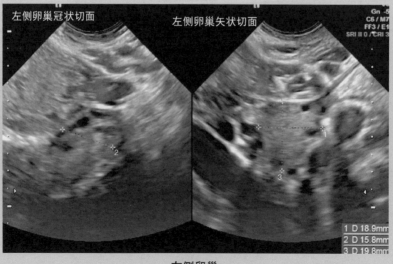
左侧卵巢

如果胎儿生长得足够大，妊娠早期可以记录以下解剖结构：颅骨、腹部脐带插入点、胃、心轴、膀胱、肾、肢体的存在和颈部的评估。

颈项透明层

需要进行胎儿非整倍体畸形风险评估的孕妇，需要增加颈项透明层和鼻骨成像，以进行早期妊娠非整倍体畸形筛查。进行颈项透明层和鼻骨成像的超声医师应经过认证。目前的认证是通过颈项透明层质量评价，网址如下：https：//ntqr.perinatalquality.org/。

妊娠中期和晚期需要的图像

本节的超声扫查规程遵循 AIUM 的指南而编写。有关最新指南，请访问以下网址：https：//www.aium.org/resources/guidelines.aspx。

在开始检查之前，先确定胎位。胎位是通过胎儿长轴与子宫长轴的比较确定的，指胎儿最接近宫颈的部分，包括头位、臀位和横位（图 14.17）。

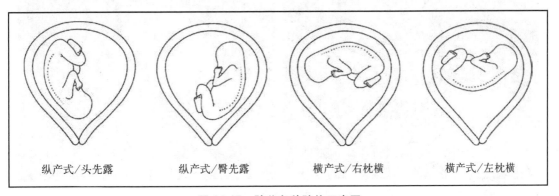

纵产式/头先露　　　纵产式/臀先露　　　横产式/右枕横　　　横产式/左枕横

图 14.17　胎儿各种胎位示意图

经腹超声检查

通常，首先获得非胎儿的图像。使用纵向切面和横切面图记录胎儿、胎盘位置和羊水量。留存完这些图像后，进一步获得确定孕周和评估胎儿解剖结构所需的图像。获取上述图像没有固定的顺序。通常，在留取胎儿解剖图像的同时进行测量。由于胎儿的位置和姿势随时变化，可以按照任何顺序来获取胎儿的图像。留取胎儿所呈现给你的解剖图像。任何超声检查中遵循采集到好的图像的原则，但对胎儿成像来说应记住："你总是可以找到一张更好的图像，但你永远不会再得到一张相同的图像。"随着图像数字化存储发展，当留取一张更好的图像时，可以删除之前的图像。

1. 子宫下段　在长轴切面，显示阴道线、宫颈和部分胎儿。

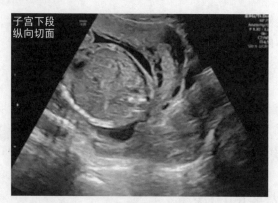

子宫下段纵向切面

2.胎盘下缘　在子宫下段的纵向视图中，应清晰地显示胎盘下缘与宫颈内口的关系。一些超声医师用字母 E 标注胎盘下缘。

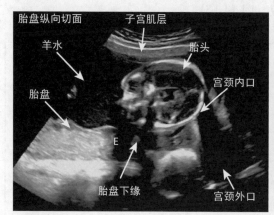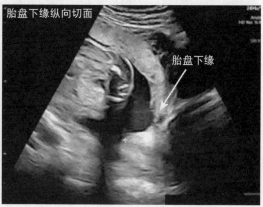

胎盘下缘纵向切面

　　子宫下段的图像应包括宫颈内口，需要排除前置胎盘和记录宫颈。胎儿头部遮挡或孕妇的因素导致子宫下段显示困难时，通过阴道超声或会阴部超声来显示子宫下段。会阴部超声是在膀胱排空或几乎排空的情况下获得的。探头太宽，无法使用标准的探头套，通常用薄膜手套覆盖，并放置在阴唇之间。变化探头的角度，使宫颈几乎垂直于超声声束（图 14.18）。需要精确评估宫颈长度时，如果没有禁忌证，应进行阴道超声检查（图 14.19）。

　　3.宫颈　在子宫下段的长轴图像中，应清晰地显示宫颈内、外口和宫颈管，并进行记录和测量，以评估宫颈管是否缩短。如果考虑宫颈管缩短，可采用 EV 超声以便更好地观察宫颈管。EV 宫颈评估的标准如下：母体膀胱排空；宫颈的前后壁宽度相等，以确保宫颈没有因为探头加压而变形；宫颈内、外口及宫颈管应清晰可见，沿宫颈管从宫颈内口至宫颈外口放置测量键。如果宫颈弯曲，进行分段线性测量，最多分三次，分段测量值相加为宫颈管长度。利用 3 ~ 5min，测量三次宫颈长度，取最短的测量值。

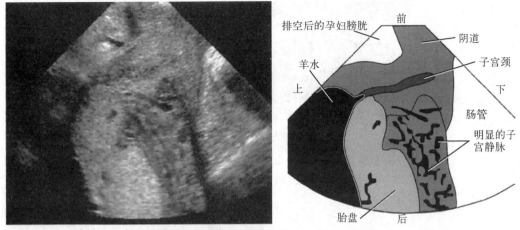

图 14.18　宫颈和胎盘下缘的经会阴扫查图像

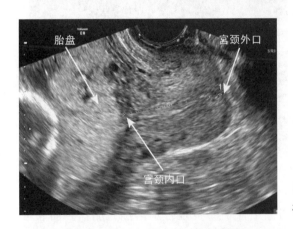

图 14.19　宫颈和胎盘下缘的经阴道超声图像（箭示标尺测量子宫颈长度）

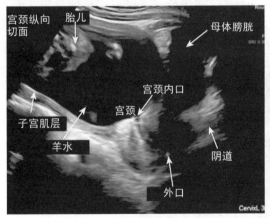

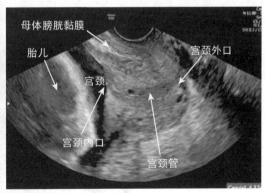

宫颈纵向切面

4. 胎盘和子宫　除了留取胎盘下缘的图像外，还应记录包含胎盘的宫底部的纵向切面，以便进行胎盘分级和测量胎盘向宫底部延伸的距离。还应在子宫的左右侧边缘留存另外两张与长轴垂直的图像，以全面显示胎盘，并确保胎盘和子宫都完整显示。记录子宫和胎盘

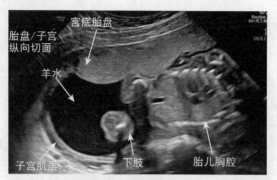

子宫/胎盘纵向切面

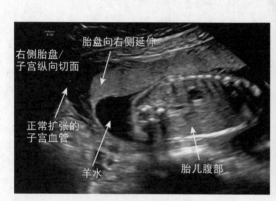

右侧胎盘/子宫纵向切面

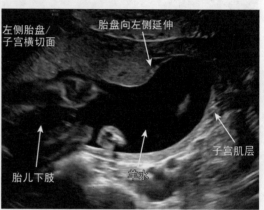

左侧胎盘/子宫纵向切面

的病理情况。

5.脐带胎盘插入点　在矢状面和横断面图像中评估脐带是否正常插入胎盘。脐带应从距离胎盘边缘2cm以上插入。脐带插入在子宫下段的异常位置时，应仔细检查子宫下段和宫颈内口，以明确是否前置血管，即胎儿血管穿过或靠近宫颈内口2cm范围内（图14.20）。如果扫查视野中未发现胎儿，可以使用彩色多普勒，将彩色取样框放置在感兴趣区。

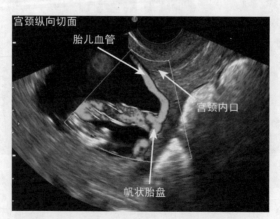

图14.20　经阴道超声扫查的前置血管图像
经腹部超声显示脐带胎盘插入点位于子宫下段，呈帆状附着在胎膜上。注意胎儿脐带越过宫颈内口。

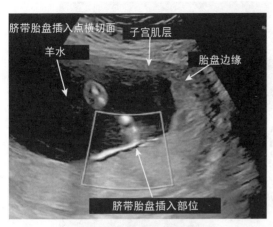

脐带胎盘插入点横切面

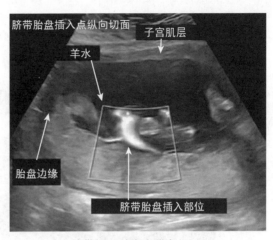

脐带插入胎盘点纵向切面

6. 羊水　不同孕周的羊水指数（AFI）有助于定量评估羊水量。测量羊水最多象限的最大垂直径线（MVP）或者将子宫分为四个象限，分别垂直地测量每个象限的羊水深度，将四个值相加得出 AFI。每次测量应从前到后，避开胎儿和脐带。彩色多普勒超声可用于鉴别脐带的游离襻。

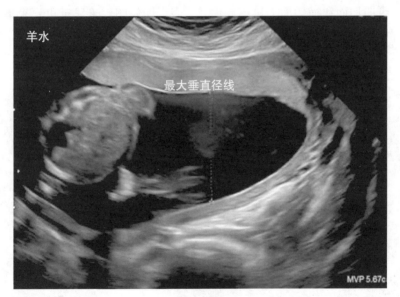

羊水指数
最大垂直径线

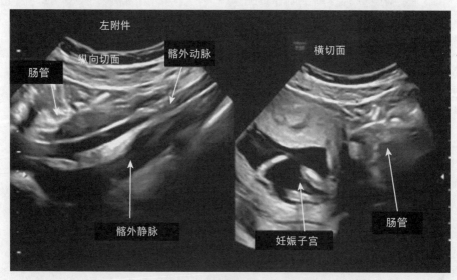

羊水指数

7. 附件   纵向切面和横切面上进行评估并记录，即使卵巢未显示也要采集附件区图像。如果卵巢可显示，留存卵巢和附件区异常的图像并测量。使用分屏技术，留取纵向切面和横切面图像。

左侧附件

8. 双顶径（BPD）和头围（HC）的测量及标识   如前所述，BPD 和 HC 应在透明隔腔、大脑镰和丘脑水平的横切面上测量。BPD 的测量是从颅骨外缘到对侧颅骨内缘，HC 的测量应包括颅骨的外缘。

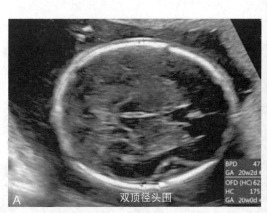

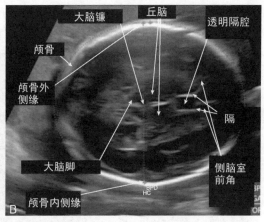

双顶径 / 头围

9. *腹围的测量和标识*　如前所述，腹围的测量应在胃泡、脊柱和脐静脉进入胎儿肝的横切面上测量，大约是脐动脉进入腹部的 1/3 水平。

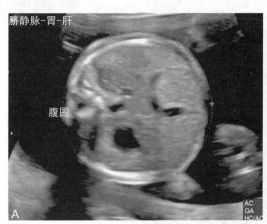

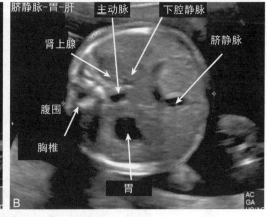

腹围

10. *股骨长度和标识*　如前所述，声速应垂直于股骨长轴。测量键应放置在长骨的软骨两端。测量仅测量骨性结构的长度，不包括远端骨骺。

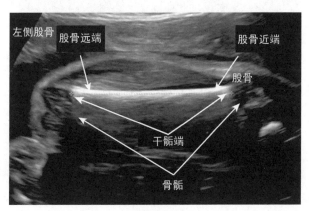

左侧股骨

11.侧脑室 在侧脑室横切面上评估其形状、大小和对称性。应该测量靠下方，即胎儿枕着的一侧。光标置于侧脑室房部，脉络丛后方，沿侧脑室本身的轮廓进行从内侧壁到外侧壁的测量，一些科室可能以顶枕沟（POS）为标志来测量侧脑室直径。靠上方的没有被胎头枕着的一侧侧脑室可用于大小和对称性的评估。

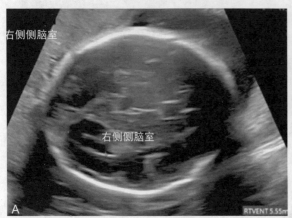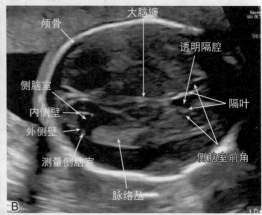

右侧侧脑室

12.脉络丛 在横切面上评估其对称性和结构。脉络膜回声均匀。

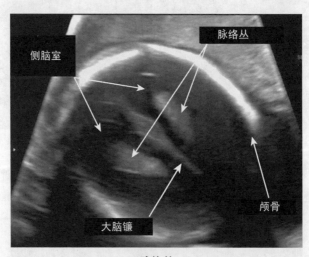

脉络丛

13.小脑 / 蚓部 / 枕大池 / 颈项皱褶厚度 在与测量双顶径相同的经小脑横切面进行评估。前方可见透明隔腔，后方可见小脑、蚓部、枕大池和颈项皱褶。一定要完整扫查小脑以评估小脑蚓部。应测量小脑横径、枕大池直径和颈后项皱褶的厚度，并评估是否存在蚓部。小脑横径的测量是从一侧小脑半球的外缘到另一侧的外缘。枕大池直径的测量是从蚓部后缘至颅骨内缘，测量线与大脑镰在同一条径线上。颈项皱褶厚度应从枕骨外缘到皮肤外缘测量，测量线也应与大脑镰在同一条径线上。以上三个测量都可以在同一切面中完成。颈项皱褶和蚓部测量，不作为产科超声检查的常规测量，但可以在孕 16—20 周进行测量，或双顶径大于 60mm 时进行测量。

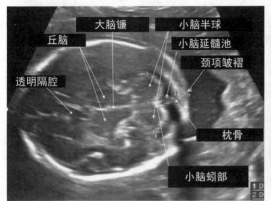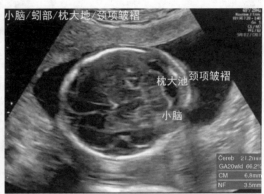

小脑 / 蚓部 / 枕大池 / 颈项皱褶

14. **透明隔腔（CSP）**　在丘脑横切面上进行评估，在妊娠 35 周前能很容易地显示。透明隔腔是脑中线前部、两透明隔间的液体腔，与隔叶相邻。看起来像个"黑盒子"。CSP 缺失提示可能存在全前脑畸形。

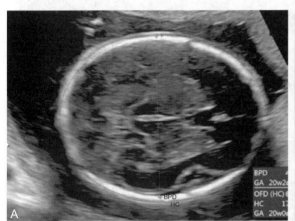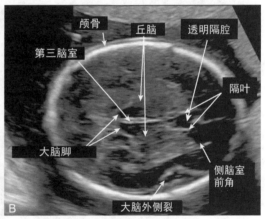

透明隔腔

15. **四肢**　在长轴上评估骨骼长度、骨骼超声表现、存在与否和肢体的运动姿势。应常规测量近端的长骨，肱骨和股骨。上肢远端尺骨和桡骨，以及下肢远端的胫骨和腓骨，评估其是否存在，同时应评估运动是否正常。

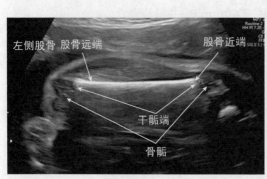

左侧股骨 股骨远端 股骨近端
干骺端
骨骺

左侧股骨

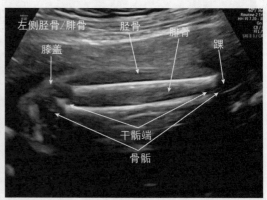

左侧胫骨/腓骨 胫骨 腓骨 踝
膝盖
干骺端
骨骺

左侧胫骨/腓骨

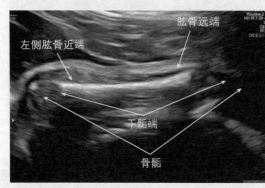

肱骨远端
左侧肱骨近端
干骺端
骨骺

左侧肱骨

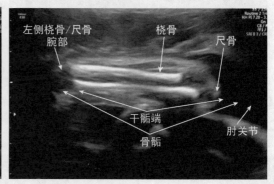

左侧桡骨/尺骨 桡骨 尺骨
腕部
干骺端
骨骺 肘关节

左侧桡骨/尺骨

16. 手 评估其是否缺如和姿势。计数手指，并观察手指和手腕的正常屈伸。拇指通常无法与其他四个手指在同一切面显示。

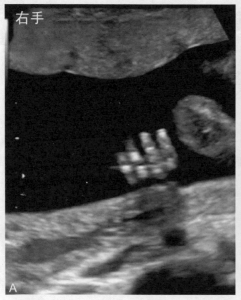

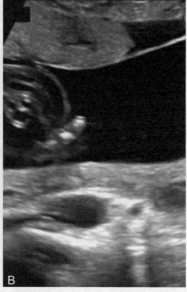

A.右手。B.脐带下方可见拇指

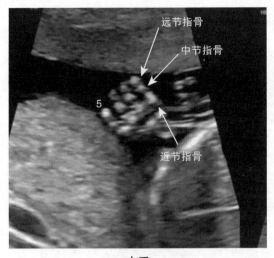

左手

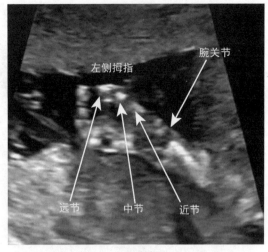

左侧拇指

17. 足 评估其是否缺如和姿势。扫查足底以识别足趾数量的异常，并评估足的长轴和角度，除外杵状畸形。

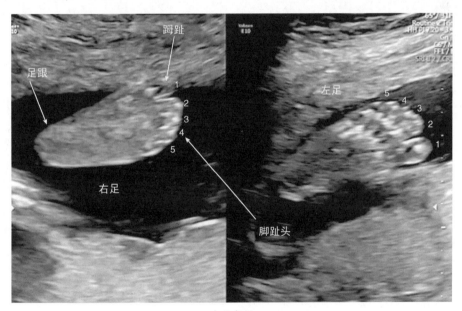

左 / 右足

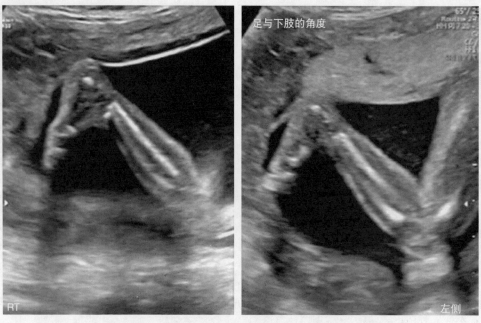

左足 / 右足

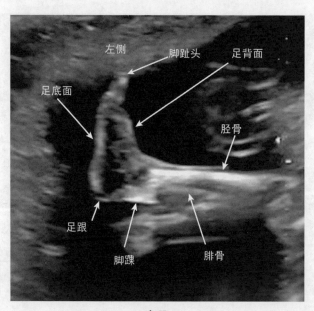

左足

18. 胃 在 AC 的横切面图像中评估胃的位置和大小。胃应在胎儿腹部左侧显示为单个的无回声。胃大小的变化代表胃生理性充盈和排空或与其他先天性胃肠道异常有关。

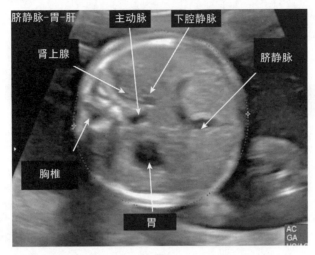

胃

19. 肾　在横切面、纵向切面或冠状面上评估肾是否缺如、位置、大小和回声。肾动脉可以在冠状面上进行评估（图 14.21）。

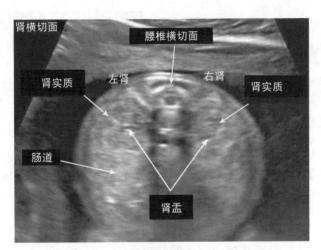

肾横切面

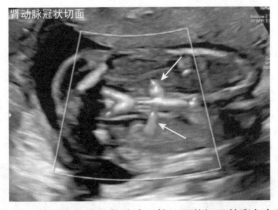

图 14.21　胎儿主动脉和肾动脉（箭）冠状切面的彩色多普勒

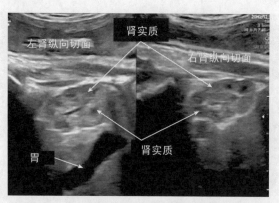

肾纵向切面或肾长轴

20. **膀胱**   在盆腔横切面、纵向切面或冠状面上评估膀胱的位置和大小。正常情况下膀胱应位于胎儿盆腔内。

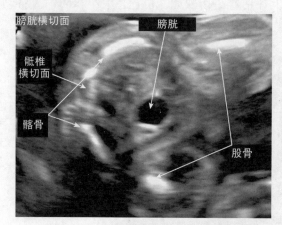

膀胱横切面

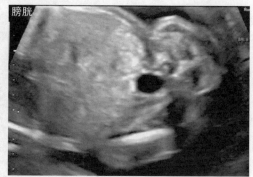

膀胱纵向切面

21. **脐带**   在胎儿膀胱纵向切面，使用彩色多普勒评估脐血管的数目，或者在脐带游离段评估脐血管的数目。发现脐带异常，如脐带囊肿，应从胎盘插入部位扫查到胎儿腹部插入部位，对脐带全长进行实时评估。

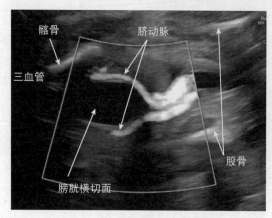

脐动脉

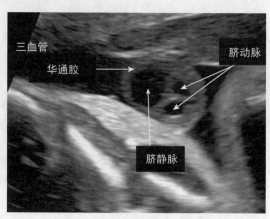

三血管

22. **腹部脐带插入**　在胎儿膀胱上方的腹部横切面评估腹壁缺损。前腹壁横切面应清晰地显示脐带腹壁插入点和脐带插入点两侧腹壁皮肤线的完整性。

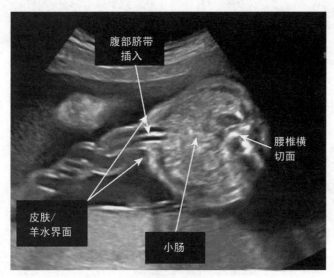

脐带腹壁插入点

23. **上唇**　上唇的冠状切面评估是否存在唇腭裂。鼻孔是否对称，上唇是否光滑完整。

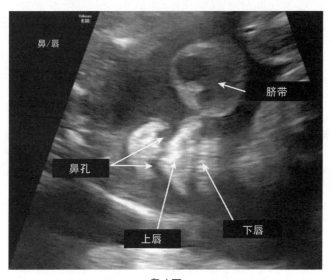

鼻 / 唇

24. **脏器方位**　于胎儿腹部和胸部横切面评估是否存在位置的异常。胎儿的胃应该在胎儿腹部左侧，心尖指向左侧。超声扫查者通过胎儿头方位，确定胎儿的右侧和左侧。这些图像通常在分屏中并排显示。

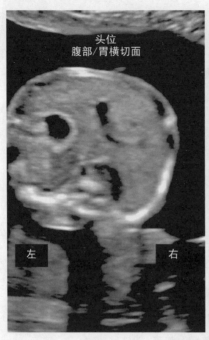
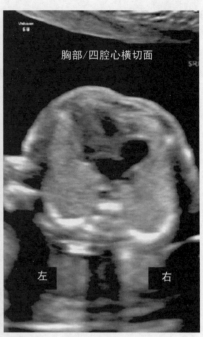

头位
腹部/胃横切面

胸部/四腔心横切面

左   右

左   右

胎儿的位置

25. 四腔心   在胎儿胸部的横切面图中评估心脏的大小、位置、心轴、对称性、心律和心脏解剖结构的正确排列。

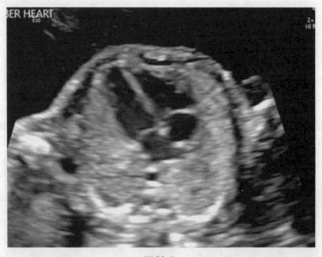

四腔心

26. 右心室流出道（RVOT）   在胎儿心脏的短轴切面中评估大血管的直径和走行及正常的心脏解剖结构，该切面也称右室流出道切面。该视图还要显示心室动脉连接，即右心室与肺动脉的连接。

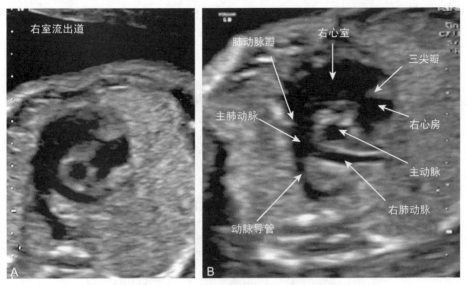

右心室流出道

27. **左心室流出道（LVOT）**　在胎儿心脏的长轴切面中评估大血管的直径和走行及正常的心脏解剖结构，该切面也称为胎儿心脏五腔心切面。该切面显示了心室动脉连接，即左心室与主动脉的连接。还应评估室间隔（IVS）与主动脉前壁的连续性。

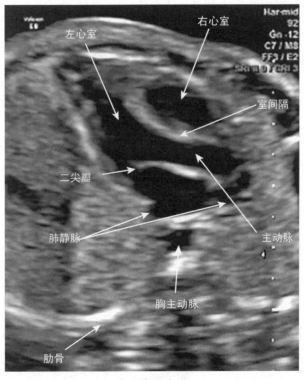

左心室流出道

28. **三血管切面**　在胎儿胸部横切获得 ROVT 切面后，探头向胎儿头部平移即可获得三血管切面。该切面中评估血管数量、直径和走行。三条血管的直径由左向右依次递减且呈一条直线，依次为肺动脉、主动脉和上腔静脉。第二条血管是胎儿主动脉。

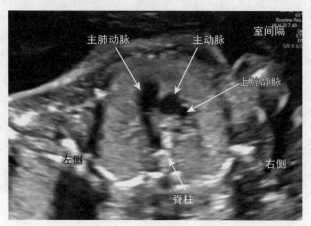

三血管

29. **三血管气管切面**　获得三血管切面后，探头向胎儿头侧平移即可获得三血管气管切面。该切面中评估血管数量、直径、走行和主动脉弓是否异常。该切面相较于三血管切面还可以进一步评估动脉导管。主动脉位于气管的右侧。

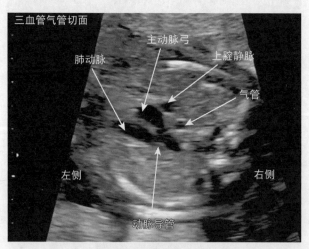

三血管气管

30. **M 超模式**　M 超取样线通过胎儿心室和心房，评估心脏活动、节律和胎心率（FHR），以展示心室和心房 1：1 的收缩比率。通过将标尺放置在从一个心动周期到下一个心动周期的波形上来获得心率。可以通过测量一个、两个或三个心动周期以校准测量值。

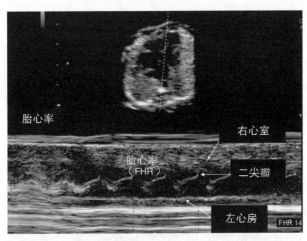

胎儿心率

评估胎儿脊柱

　　扫查到胎儿一长段的脊柱，然后非常缓慢地移动探头，先向一个方向转动探头，然后再向另一个方向转动探头，直到能完全显示该段脊柱的长轴。随着胎儿的发育，可能无法在一个平面内显示整个脊柱的长轴。这种情况下，超声尽可能显示脊柱的最长部位。然后缓慢地移动探头，向上扫查至颅骨，向下扫查至骶骨。脊柱在骶骨处变窄，在颅骨处变宽。脊柱超声表现为"双线"征，其他任何发现都提示可能存在异常。

　　重新定位胎儿脊柱的颈椎纵向切面。然后缓慢旋转探头 90°，直到显示脊椎的横切面。三个小的、强回声的骨化中心为椎骨。一部分是椎体，另一部分是后神经弓或是两侧的横突，最终骨化为椎板。为确保对七个颈椎中的每一个进行评估，缓慢移动探头，确保评估每一个椎体。从颈椎开始，向上显示直到胎儿颅骨底部进入视野，然后回到第一个颈椎。继续向下扫查每个颈椎，直到显示胸椎水平。继续向下扫查胸椎，直到显示腰椎，评估每一个腰椎，直到经过骶骨边缘。尽管超声需要对整个脊柱进行评估，但除非存在异常，通常仅需留存每一段脊柱的一个横切面图像。

　　1. 颈椎　在横切和矢状或冠状面上评估脊柱异常和皮肤线的完整性。

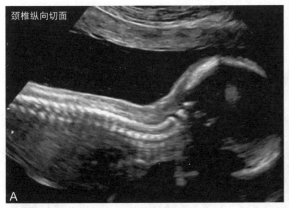

颈椎

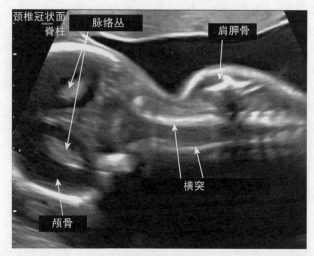

颈椎或颈椎冠状面

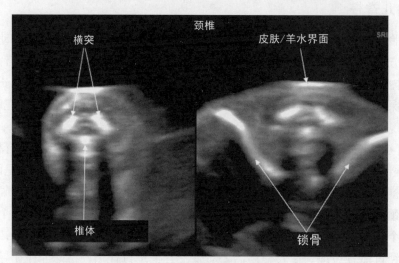

颈椎横切面

2. 胸椎   在横切和矢状或冠状面上评估脊柱异常和皮肤线的完整性。可以在冠状平面中获得一幅或多幅图像以补充脊柱弯曲造成的图像不完整。

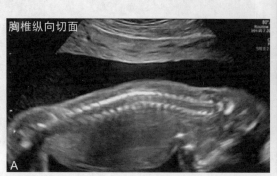
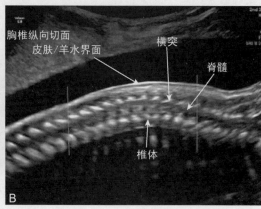

胸椎纵向切面

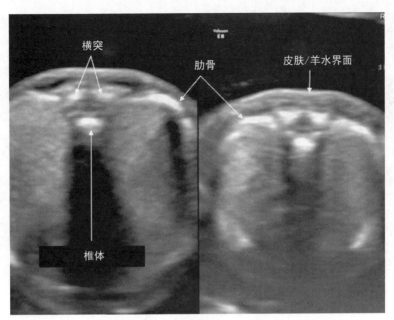

胸椎横切面

3. 腰椎　在横切和矢状或冠状面上评估脊柱异常和皮肤线的完整性。脊椎缺陷常发生于腰骶部，应仔细扫查该区域。

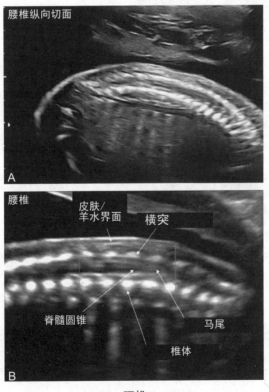

腰椎

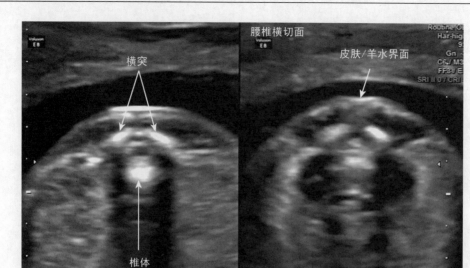

腰椎横切面

4.骶骨　在横切和矢状或冠状面上评估脊柱异常和皮肤线的完整性。

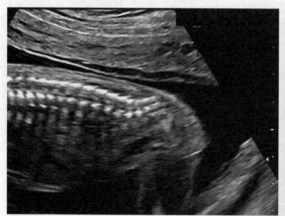
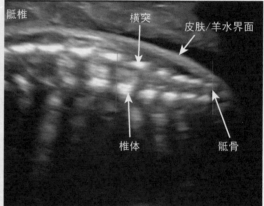

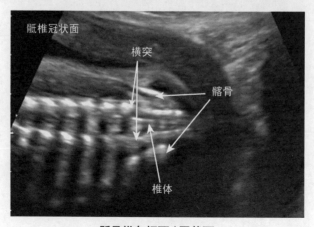

骶骨纵向切面／冠状面

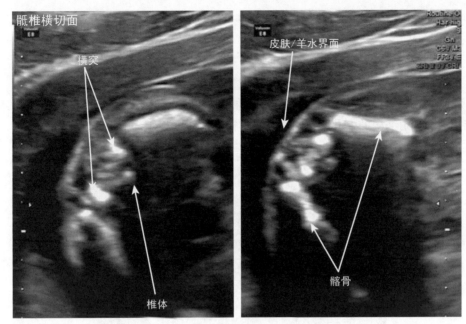

骶骨横切面

多胎妊娠时的外生殖器

有时需要通过胎儿性别来评估或确认双胞胎和多胞胎的绒毛膜性，并评估胎儿生殖器的异常。这不是必须留存的标准切面图像。

生殖器　大多数胎儿的睾丸 30 周之前一般不会下降到阴囊中。

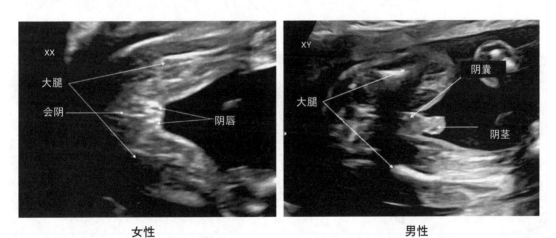

女性　　　　　　　　　　　　　　男性

高风险妊娠中期和晚期需要的图像

本文中的指南是依据 AIUM 实践指南建立的，用于详细地评估胎儿解剖。有关最新指南，

vistit https：//www.aium.org/accreditation/accreditation.aspx.

经腹超声检查

除了标准科超声所需的图像外，还应增加以下图像，详细评估胎儿解剖。

1. **脑实质** 在冠状面经丘脑切面进行评估，透明隔腔、侧脑室前角和周围脑实质，观察实质回声和实质结构的变化。脑实质可能与其他解剖结构一起显示。

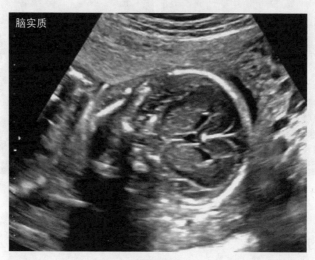

脑实质

2. **颜面部正中矢状切面** 正中矢状面评估面部异常。胎儿下颌应轻度上扬，以便对下巴进行充分评估。这是考试中的标准切面。

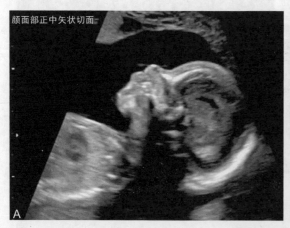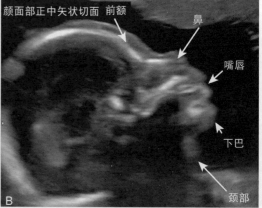

颜面部正中矢状切面

3. **鼻骨（测量）** 颜面部正中矢状切面，显示胎儿的侧面轮廓，测量鼻骨，评估有无鼻骨缺如或发育不良。

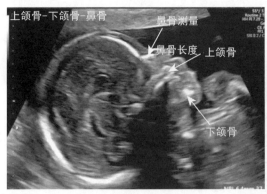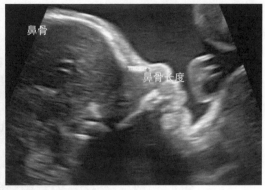

鼻 / 骨或鼻骨长度

4. **上颌骨**　牙槽突 / 硬腭的正中矢状面，或者横切面，评估是否存在腭裂。

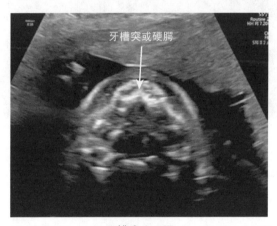

牙槽突 / 硬腭

5. **下颌骨**　下颌骨正中矢状切面或横切面评估是否存在小下颌畸形 / 下颌后缩畸形。鼻骨、上颌骨和下颌骨留存图像。

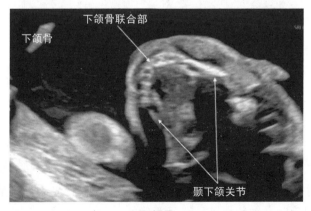

下颌骨

6. **颈部**   横切面和矢状切面评估是否存在颈部包块。分屏图像可用于同时记录颈部横切和纵切图像。

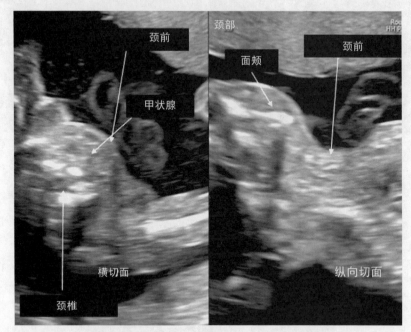

颈部

7. **肺**   在四腔心切面评估是否存在肺异常。显示正常心轴和心脏的位置，以及双侧均匀回声的肺实质。

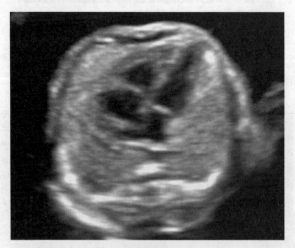

肺横切面

8. **膈肌**   在同时显示胃泡和心脏的切面上，评估是否存在先天性膈疝或膈肌外翻。此外，需要在四腔心切面中确定心轴和心脏位置是正确的。

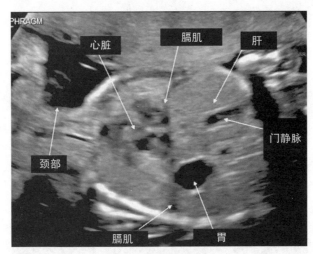

膈肌

9. 主动脉弓　长轴切面评估血管起始处，是否存在主动脉弓缩窄，以及主动脉弓的连续性。

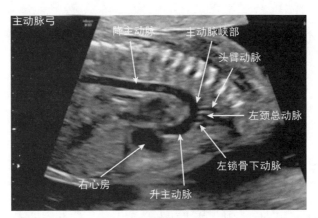

主动脉弓

10. 上腔静脉和下腔静脉（SVC/IVC）　在矢状面上评估，上、下腔静脉与右心房的连接是否正常。下腔静脉延伸至胎儿肝。

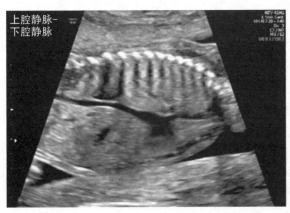
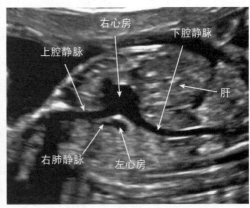

上下腔静脉或下腔静脉 / 上腔静脉

11.脊柱的形状和曲度　沿整个脊柱的旁矢状切面扫查，评估脊柱是否存在异常。

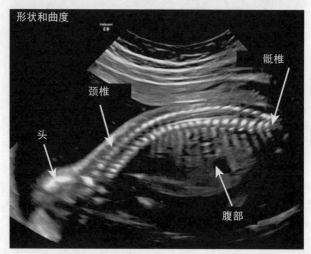

形状和曲度

在妊娠的中晚期，偶尔也需要做经阴道超声检查。经阴道超声检查通常用于评估宫颈、胎盘位置和排除前置血管。

多胎妊娠

双胎妊娠并发症发生率比较高，应该频繁地跟踪随访。

额外需要评估的图像

整个孕期，多胎妊娠的每个胎儿除了需要观察上述单胎妊娠的每个超声图像之外，还需要增加以下额外的图像，因为它们可以帮助确定羊膜囊性和绒毛膜性。

检查双胎间隔膜。在妊娠早期确定双胞胎和多胎的绒毛膜性是很重要的，因为随着妊娠的进展，变得越来越困难。单绒毛膜双羊膜囊双胎是指胎儿共用一个胎盘，但有两个独立的羊膜囊。单羊膜囊双胎是指胎儿在同一个孕囊内，共用一个胎盘和羊膜囊。在双绒毛膜妊娠中，每个胎儿都有一个胎盘，并在早孕期间有一个非常厚的双胎间隔膜（图14.22），证实中、晚孕期存在两个胎盘组织（图14.23）。单绒毛膜双胎之间为薄的双胎间分隔（图14.24），孕早期没有双胎峰征，即T征。随着继续妊娠，双胎峰征变得越来越难获取（图14.25）。使用双胎间隔膜确定绒毛膜性时，应注意需妊娠超过16周。单羊膜囊双胎之间看不到薄膜。在妊娠中晚期，仅根据双胎之间的厚隔膜来确定绒毛膜性变得更加困难（图14.26），而胎盘的数量和胎儿的性别对诊断有帮助。

每个胎儿的位置也需要被描述。子宫下方靠近宫颈的胎儿被认为是先出生的，被标记为"A"，而另一个被标记为"B"。如果有两个以上的胎儿，每一个胎儿都需要根据胎儿与宫颈的位置，按字母顺序标记。例如，如果有四个胎儿，最靠近宫底的，被认为是最后出

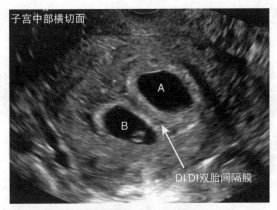

图 14.22　早孕期双胎
双胎妊娠早期。箭示双绒毛膜双羊膜囊双胎间厚的双胎间隔膜。

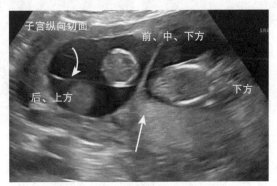

图 14.23　双绒毛膜三羊膜囊三胎
直箭示双胎峰征。弯箭示单绒毛膜之间的薄的分隔。

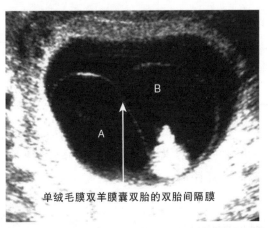

图 14.24　这张图像是放大的，可以看到双羊膜囊之间的薄膜
超声医师需要调整仪器，通常是增益，获得这种微妙的发现。

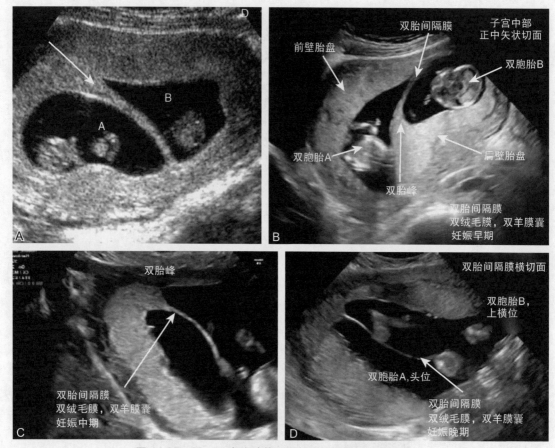

图 14.25 同一双胞胎随着孕期的进展双胎峰征逐渐消失

A. 妊娠早期（前期），箭示双胎峰征。B. 妊娠早期（后期）双胎峰征更加明显。C. 妊娠中期（前期）双胎峰征没有 B 图中的明显。D. 妊娠中期（后期）双胎峰征消失。

生的胎儿标记为"D"。每个胎儿在子宫中的位置（左、或右；上、中或下）也应包括在描述中。目的是在后续随访中记录每个胎儿生长率（图 14.27）。

生物物理评估

妊娠晚期检查要进行生物物理评估（BPP）。应用五个指标评估胎儿健康状况。第一个指标为无应激试验，在产房或产科诊室监测自发心率加速。BPP 检查不是由超声医师完成。BPP 的其他四个指标由超声医师评估：①羊水量；②胎儿呼吸运动；③肌张力；④胎动。这些指标评分见表 14.1。

生物物理评估需要的图像

应使用带有标记的动态视频记录 BPP 所需的所有参数。偶尔需要通过脐动脉脉冲多普勒血流频谱，来测量脐动脉血流阻力。脐动脉 S/D 值为收缩期峰值流速与舒张期末流速的

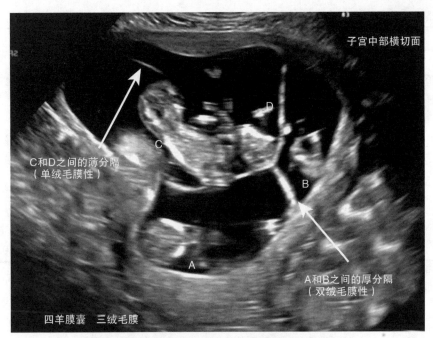

子宫中部横切面

C和D之间的薄分隔
（单绒毛膜性）

A和B之间的厚分隔
（双绒毛膜性）

四羊膜囊　三绒毛膜

图 14.26　四胞胎的图像，四羊膜囊，三绒毛膜

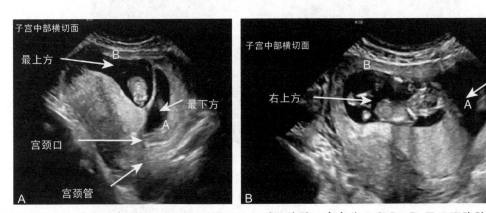

子宫中部横切面

最上方　B

最下方
A

宫颈口

宫颈管

A

子宫中部横切面

右上方　B

左下方
A

B

图 14.27　A. 显示了双胞胎 A 和 B。A 图显示一对双胞胎，命名为 A 和 B。B. 显示双胞胎 A（左侧）、B（右侧）

比值（图 14.28）。该数值随胎龄的不同而变化。有专门的表格来确定脐血流量是否足够。超声仪器内置计算软件，将自动计算，超声医师所要做的就是确定收缩期峰值流速和舒张期末期流速。有时，产科医师还想确定从母体循环流向胎盘的血流量是否充足，因此也会对子宫动脉进行多普勒测量。正常子宫动脉血流频谱为低阻频谱（图 14.29）。子宫动脉异常表现为出现舒张早期切迹和搏动指数增加（图 14.30)。

表 14.1 生物物理状况评分

	准则	得分（分）
第一部分		
非应激试验	监测 30min，有两次心率加速，每次增加 15 次 / 分	2
第二部分		
超声检查		
胎动	检查的 30min 内，有 3 次或更多次的身体或肢体运动	2
	检查的 30min 内，一次或多次胎儿四肢主动伸展和屈曲或双手张开和闭合	2
呼吸	检查的 30min 内，胎儿持续呼吸至少 30s	2
羊水量	至少一个象限羊水量＞ 2cm	2
	正常	≥ 8
	总分	10

Data from Manning EA，Platt LD，Sipos L. Antenatal fetal evaluation：development of a fetal biophysical profile. Am J Obstet Gynecol 1980；136；787–795.

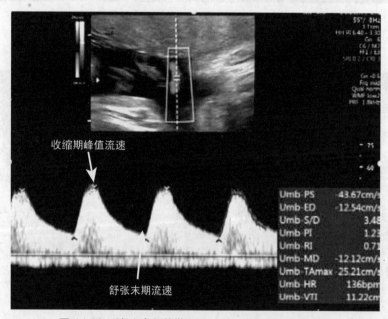

收缩期峰值流速

舒张末期流速

Umb-PS	-43.67cm/s
Umb-ED	-12.54cm/s
Umb-S/D	3.48
Umb-PI	1.23
Umb-RI	0.71
Umb-MD	-12.12cm/s
Umb-TAmax	25.21cm/s
Umb-HR	136bpm
Umb-VTI	11.22cm

图 14.28 脐动脉多普勒测量 S/D（收缩期 / 舒张期）

注意彩色多普勒取样框很小，只需包括脐带即可，因为这是一个比值，所以不需要进行角度校正。

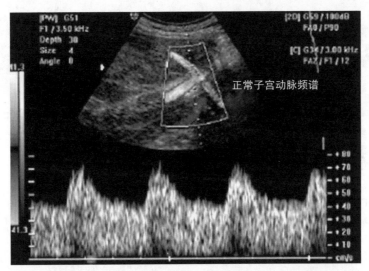

图 14.29 母体子宫动脉显示正常低阻力的多普勒频谱

[From the Fetal Medicine Foundation（2002）. Doppler in obstetrics. Available from https：//fetalmedicine.org/ var/uploads/Doppler-in-Obstetrics.pdf. Accessed april 16，2020]

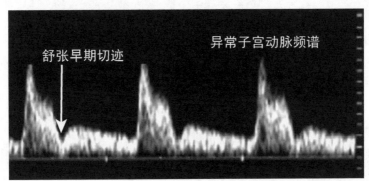

图 14.30 子痫前期母体子宫动脉出现异常的高阻力血流频谱，舒张早期可见切迹

[From the Fetal Medicine Foundation（2002）. Doppler in obstetrics. Available from https：//fetalmedicine. org/var/uploads/Doppler-in-Obstetrics.pdf. Accessed April 16，2020]

（翻译 马 德 孟 颖 张 慧 孙雅琴 校对 孙雅琴 张 慧 李丽伟）

第 15 章

男性盆腔超声扫查操作规程：前列腺、阴囊和阴茎

M. Robert DeJong

关键词

睾丸附件	尿道前列腺部	海绵体动脉
睾丸网	中央腺体	阴囊
中央区	精囊	阴茎海绵体
曲细精管	尿道海绵体	精索
睾提肌动脉	精子发生	背深静脉
睾丸	输精管动脉	睾酮
射精管	移行区	附睾
白膜	睾丸纵隔	睾丸鞘膜
神经血管束	尿道	周围区
输精管	阴茎异常勃起	精阜
前列腺		

目标

完成本章阅读后，你将掌握以下内容。

1. 定义关键词。
2. 描述睾丸、阴茎和前列腺的超声表现。
3. 掌握前列腺、阴囊及阴茎所需图像的顺序和具体位置。
4. 掌握睾丸扫查的探头选择。
5. 讨论附睾炎与睾丸扭转的超声鉴别诊断。
6. 列出经直肠超声的扫查平面和图像方位。
7. 描述患者前列腺超声，包括活检穿刺、检查前准备。
8. 讨论阴茎注射后多普勒检查的扫查时间。
9. 描述低血流量和高血流量阴茎勃起两者之间超声表现的不同。

　　本章分为三个部分：阴囊及睾丸、前列腺和阴茎。男性生殖系统超声检查一般是由于特定的原因，如疼痛、可触及的肿块、不孕症、肿大和进行血流量评估。

　　进行超声检查时，患者的生殖器暴露在外，对男性患者而言，这可能是一项非常不舒服的检查，因此检查医师表现得非常专业是很重要的。超声医师在接触患者的阴茎和阴囊之前，应向患者解释清楚检查的目的。在检查过程中，一些男性患者（尤其是 16 岁以下者）可能会出现阴茎勃起的情况。必要的遮盖可以避免这些患者出现阴茎勃起，出现勃起的原

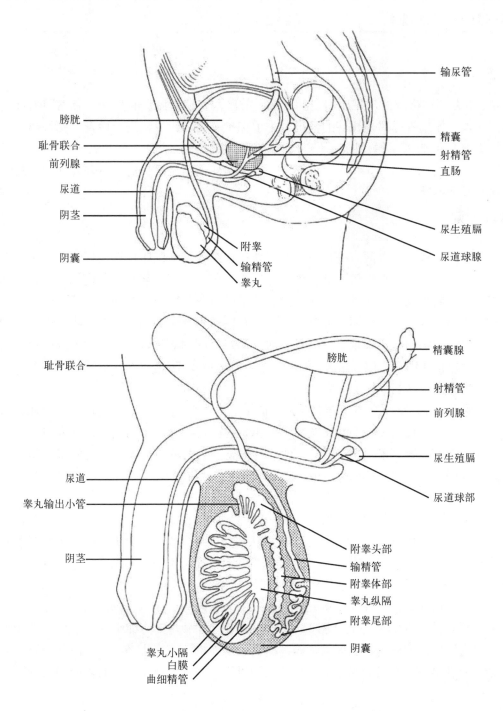

因可能是因为精神紧张。有些患者可能会为此而道歉并感到尴尬。检查时，如果只有患者一人单独在诊室内，那么检查时最好请一位同伴陪同。

男性生殖系统的超声检查可以在放射科或泌尿外科进行。有些医疗机构由超声医师进行超声检查。与经阴道检查所不同的是，目前还没有指南明确要求，在进行男性生殖系统检查时患者需要同行者陪伴。

阴囊和阴茎扫查规程

概述

阴囊/睾丸超声检查的常见原因包括可触及的肿块、阴囊肿胀和疼痛。急性阴囊疼痛需要急诊检查，如果考虑睾丸扭转的情况，为了保护睾丸，应尽快进行检查。在不孕症的夫妻中，男方也可能需要通过阴囊超声检查来评估静脉曲张情况。睾丸癌通常在15—40岁的年轻人群中发现，但其5年生存率很好。睾丸病变通常是恶性的，而睾丸外的病变通常是良性或者感染导致。

解剖

阴囊位于阴茎和肛门之间，是与下腹部皮肤相连续的、纤维肌性囊袋样结构。阴囊壁是一层薄的皮肤，可分为很多层，从外到内依次为肉膜、精索外筋膜、睾提肌、精索内筋膜和鞘膜壁层。阴囊悬挂在体外，睾丸的温度低于身体其他部位，以利于精子的生成。阴囊从外部被会阴缝分为两个相同的部分，会阴缝在阴囊内延续为阴囊中隔（或正中沟）的肌肉组织。阴囊中隔的超声表现为薄的带状回声。每一侧阴囊包含睾丸、附睾、血管及精索和少量积液（图15.1）。正常阴囊壁的厚度在2～8mm。阴囊的作用是为了保护睾丸和协助睾丸调节温度，以利于精子发生。

睾丸在腹腔内形成，通常在妊娠第7周，向下穿过腹股沟管进入阴囊。睾丸呈卵圆形，长径3～5cm，前后径（AP）3cm，宽径2～4cm，被精索悬吊于阴囊内，其内包含进出睾丸的肌肉、血管、神经和导管（图15.2）。睾丸被睾丸引带（也称为阴囊韧带）固定在阴囊里。青春期之前，睾丸体积＜5ml。普通成年人的睾丸体积约25ml，之后随年龄的增长而减小。

睾丸被覆三层膜，从外到内依次是鞘膜、白膜和血管膜。白膜是一种纤维性组织，延伸进入睾丸，并形成叶间间隔（图15.3），放射状地伸入睾丸，将其分成200～300个睾丸小叶，小叶向后会聚形成睾丸纵隔，小叶的底部位于白膜，尖端位于睾丸纵隔。每一个小叶含有3～10个产生精子的曲细精管，将精子引流至精直小管，精直小管形成了睾丸网，睾丸网为网状管道样结构，存在于睾丸中，经过睾丸纵隔，形成一系列迂曲的附睾输出小管。附睾位于每侧睾丸的后外侧（图15.4）。曲细精管由睾丸支持细胞排列形成，支持细胞的功能是为发育中的精子细胞提供营养、提供紧密连接形成血生精小管屏障和分泌睾丸液促进精子的排出。曲细精管周围的柔软的结缔组织，包含间质组织，其内的间质细胞在

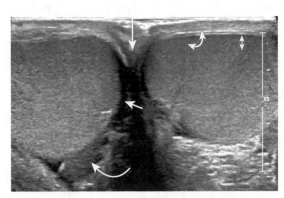

图 15.1　正常阴囊和睾丸的超声图像

箭（长直箭）示阴囊中隔。箭（短直箭）提示少量积液，为正常情况。弯箭示附睾体。弯双箭示鞘膜。直双箭示白膜。

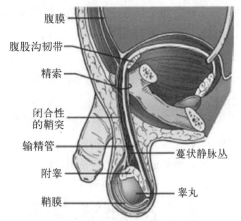

图 15.2　精索结构支撑睾丸示意图

(From Soni NJ，Kory P，Arntfield R. Point-of-Care Ultrasound，2nd ed. Philadelphia，2020，Elsevier)

下丘脑和脑垂体的调控下生成睾酮。睾丸的 90% 是由曲细精管、支持细胞和生殖细胞组成，10% 由间质组织和间质细胞组成。

　　包绕睾丸的第二层膜是睾丸鞘膜，是一种双层膜（见图 15.3）。在胎儿睾丸从腹部经腹股沟管下降进入阴囊的过程中，部分腹膜随之一同下降，形成鞘膜。鞘膜的壁层贴于阴

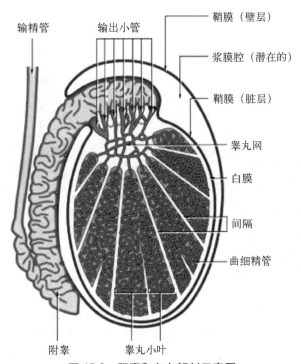

图 15.3　阴囊和睾丸解剖示意图

可见鞘膜的壁层、脏层和白膜。(From Young B，Woodford P，O'Dowd G. Wheater's Functional Histology，6th ed. London，2013，Churchill Livingstone)

囊壁，脏层覆盖于睾丸和附睾的表面（除外后缘和上缘），此处附睾和精索附着于阴囊壁。正常情况下，在此潜在的腔隙内，超声可见少量液体。睾丸鞘膜脏壁层之间可形成肠道疝或者积液（如鞘膜积液）。

血管鞘是由血管和疏松的结缔组织构成，其覆盖在鞘膜和纵隔睾丸的内表面，为睾丸小叶提供血供。

睾丸纵隔是鞘膜的内折叠，从每侧睾丸的顶部延伸至近底部，在向下延续时逐渐变窄。因此，睾丸纵隔与白膜相似，均呈高回声。大量的间隔从睾丸纵隔的表面产生，放射状地伸入睾丸表面，将睾丸分成小叶，容纳曲精小管。睾丸纵隔支撑睾丸网，是血管和导管进出睾丸的出入口。

睾提肌覆盖睾丸和精索，主要作用是提升和降低睾丸，以保持阴囊的温度，利于精子形成。当肌肉收缩时，精索会缩短，使睾丸靠近身体，这样就可以提供更多的热量，使睾丸保持最适宜的温度。当睾提肌放松时，睾丸就会远离温暖的身体，使温度降低。

附睾呈弯曲、逗号状结构，长 6～7cm，展开时长 6～7m。它是由 10～15 个输出小管连接在一起，形成一个单独、卷曲的导管。附睾是由致密、卷曲的管道构成的器官，储存由睾丸产生的精子，精子在附睾中成熟，需 60～80d。附睾的功能是将精子和精液输送到输精管。附睾头悬垂在睾丸的上极，与周围组织相比呈等回声或稍高回声。

附睾以头尾向的方式沿着睾丸的后缘走行，附睾下极急剧转向，移行为输精管。附睾分为三个部分：头部（附睾头）、体部和尾部（附睾尾）（见图 15.4）。附睾头位于睾丸上方，长 5～12mm。附睾体是高度卷曲的管道状结构，连接附睾的头部和尾部，精子在此成熟。附睾尾汇入输精管。

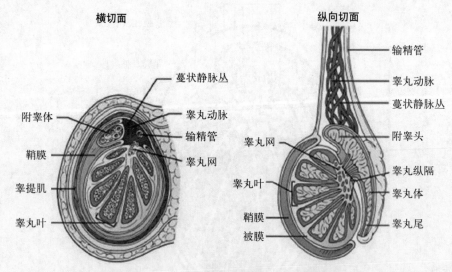

图 15.4 睾丸和附睾的横切面和纵向切面图像

(From Soni NJ，Kory P，Arntfield R. Point-of-Care Ultrasound，2nd ed. Philadelphia，2020，Elsevier)

输精管是附睾的延续,结构稍简单,与精囊相连,将精液输入射精管中,精液流经前列腺,进入前列腺尿道，最后在射精时排出体外。

睾丸可以有两个睾丸附件。睾丸附件是位于睾丸的前上方、附睾头下方的小结节，为苗勒管上端退化的残留物。睾丸附件可以引起急性阴囊疼痛和模拟睾丸扭转的情况。除发生扭转外，睾丸附件没有其他临床意义。

睾丸的主要血供动脉为睾丸动脉，起自肾动脉水平以下的主动脉的前部（图 15.5）。睾丸动脉穿过腹膜后，经腹股沟深环进入精索，在此处被蔓状静脉丛所包围，形成血管丛。精索经腹股沟管进入阴囊。进入阴囊后，睾丸动脉向附睾发出一条分支，之后再分为外侧支和内侧支。在睾丸的后上方，睾丸动脉分出包膜动脉的分支。包膜动脉穿过白膜，沿睾丸表面形成一层血管膜。然后，包膜动脉分出向心分支，在小叶之间为睾丸实质提供血液，并在纵隔汇聚。这些分支弯曲进入返支动脉，再分支成小动脉。在大约 50% 的男性中，经纵隔动脉是睾丸动脉一个大的分支，经纵隔进入睾丸，通过睾丸供应包膜动脉。睾丸内动脉多普勒频谱呈低阻力模式。

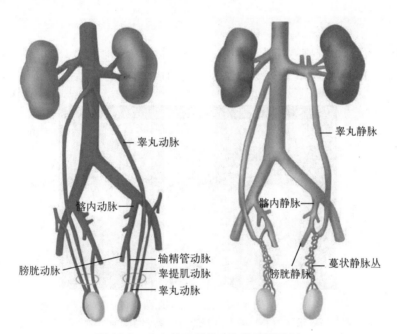

图 15.5　睾丸的动脉供应和静脉回流图

可见睾丸动脉、输精管动脉和睾丸间动脉。左睾丸静脉汇入左肾静脉。（From Pellerito J，Polack JF. Introduction to Vascular Ultrasonography，7th ed. Philadelphia，2020，Elsevier）

另有两条供应阴囊和睾丸的动脉也在精索中穿行。输精管动脉起源于膀胱下动脉，供应附睾和输精管。睾提肌动脉起源于腹壁下动脉，供应阴囊壁和肌肉。这些动脉为高阻波形。两条动脉与睾丸动脉相吻合。

血液通过血管膜流出睾丸，形成许多小静脉，这些小静脉与附睾的引流静脉相汇合，形成蔓状静脉丛，构成精索的主要组成部分。精索静脉丛进入精索后便开始形成分支，约有四个分支。在腹股沟深环处，静脉进一步汇合成为一条或两条较大的静脉。这些静脉最终汇合并形成左右两侧的睾丸静脉。右睾丸静脉在肾静脉下方以锐角汇入下腔静脉，左睾丸静脉以直角汇入左肾静脉。睾丸静脉内含有瓣膜，以保持血液向前流入下腔静脉。

生理学

睾丸既有外分泌功能，产生精子，又有内分泌功能，产生睾酮。睾丸含有生殖细胞，可以分化为成熟精子；含有支持细胞，可以帮助滋养发育中的精子细胞；睾丸间质细胞，可以产生雄激素（睾酮）。

睾丸中存在血液屏障，将曲细精管与身体正常的循环过程分开。该屏障可以阻止血液和其他体液进入生精小管，只允许支持细胞的分泌物进入生精小管的管腔。这些分泌物是雄激素结合蛋白，为富含蛋白质的液体。血生精小管屏障使睾丸保持液体平衡，有利于精子的发育。由于免疫系统会攻击未成熟的精子，血生精小管屏障还具有保护发育中的精子免受身体免疫系统的攻击的作用。

超声表现

正常的睾丸为豆状或椭圆形，呈回声均匀的等回声结构（图 15.6），并经常与甲状腺的回声相比较。在矢状面上，睾丸纵隔呈线状高回声，向睾丸的后上方延伸（图 15.7）。

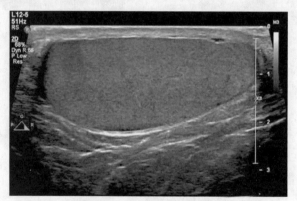

图 15.6　正常的睾丸图像
显示均匀的等回声。阴囊壁回声比睾丸回声高。

附睾头为椭圆形，位于睾丸的上外方（图 15.8），回声较粗，与睾丸相比，呈等回声或高回声。彩色多普勒超声显示血管分布较少，附睾头部频谱多普勒超声显示为低阻动脉频谱。

睾丸白膜表现为环绕睾丸的高回声（图 15.9）。约 20% 的男性可见睾丸网，超声表现为在睾丸纵隔附近的低回声，为多发的小囊状结构。

睾丸网扩张是一种良性病变，由于输出小管的部分或完全阻塞所致，超声表现为多发的、小囊状的细长结构，取代了正常的睾丸纵隔，彩色多普勒超声未见血流信号（图 15.10）。

睾丸附件为椭圆形，位于附睾和睾丸之间，与睾丸相比呈低回声（图 15.11）。当存在鞘膜积液时，睾丸附件更容易显示（图 15.12）。在皮下腹股沟管中可见精索，为管状结构。在长轴切面上，精索表现为带状高回声，睾提肌为低回声（图 15.13）。利用彩色多普勒超

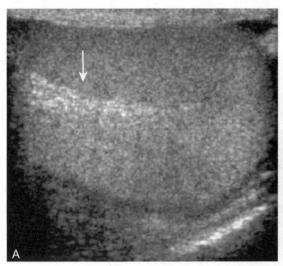
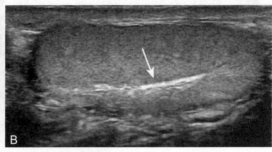

图 15.7　A. 箭示纵隔睾丸。B. 箭示纵隔睾丸

注意两病例的超声表现不同。睾丸纵隔的回声可以从亮白色到暗白色，且宽窄不等。

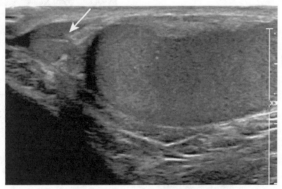

图 15.8　箭示正常附睾头

与睾丸相比，回声稍高。

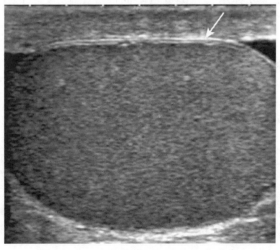

图 15.9　箭示鞘膜反射形成的高回声

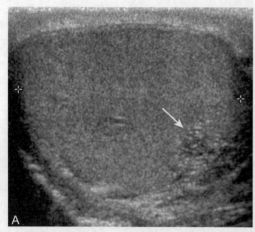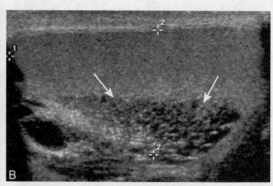

图 15.10   A.箭示正常的睾丸网。B.箭示扩张的睾丸网

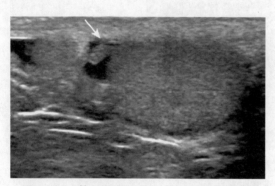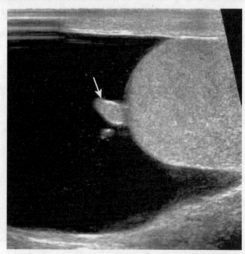

图 15.11   箭示睾丸和附睾头之间的睾丸附件   图 15.12   箭示睾丸附件伴大量的鞘膜积液

声识别睾丸动脉,有助于发现精索。阴囊壁的回声高于睾丸,当睾提肌收缩时,其厚度为 2 ~ 8mm(图 15.14)。

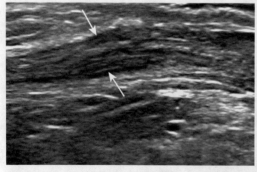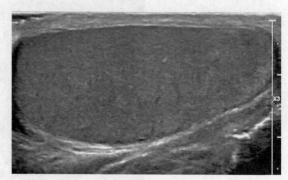

图 15.13   腹股沟管的长轴图像,可见精索。箭 示睾提肌   图 15.14   正常睾丸和阴囊壁的超声图像

阴囊和睾丸超声

患者准备

阴囊超声检查患者一般无特殊准备。

探头

使用频率 7 ～ 15MHz 的线阵探头。如果阴囊肿胀，使用凸阵探头可以显示整个阴囊，如果条件允许，尽可能使用线阵探头采集睾丸图像。

患者体位

使用线阵探头采集睾丸图像。患者取仰卧位，用卷好的毛巾卷或者枕套支撑阴囊。患者可以握住枕套或毛巾的末端，轻轻地托住睾丸，并固定好。阴茎用毛巾覆盖，放置在耻骨上区（图 15.15）。为了评估可触及的小结节，超声医师可以用戴手套的手托起并支撑住睾丸。浅表的结节可能需要凝胶垫。

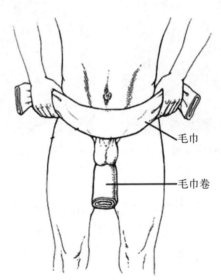

毛巾

毛巾卷

图 15.15　患者行睾丸超声检查前准备
阴囊由一条卷起来的毛巾支撑，阴茎放在下腹部，用另一条毛巾覆盖住。

扫查技巧

在纵向切面和横切面扫查。使用分屏技术，获得同一水平的两侧睾丸的横切面图像，对比观察双侧睾丸的形状、回声和阴囊壁厚度（图 15.16）及睾丸的血流情况（图 15.17）。

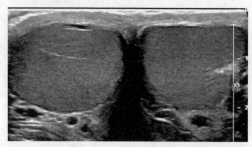

图 15.16   正常睾丸双侧对比图像
每侧睾丸中均可见纵隔。请注意，此图并未使
用分屏技术。

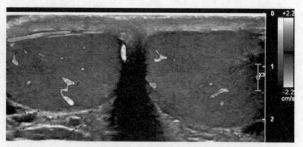

图 15.17   正常睾丸双侧彩色多普勒对比图像
注意两侧睾丸的灌注情况相似。

当进行彩色和频谱多普勒超声检查时，需要将壁滤波设置为最低值，将彩色血流速度标尺调整为低速状态（图 15.18）。由于能量多普勒比彩色多普勒更敏感，可以使用能量多普勒评估睾丸血流，特别是考虑睾丸扭转时（图 15.19）。不同的动脉，波形不同，睾提肌动脉和输精管动脉阻力指数高（图 15.20），睾丸动脉阻力指数低（图 15.21），静脉为连续频谱（图 15.22）。

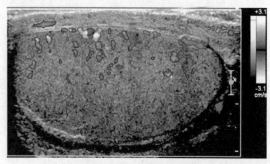

图 15.18   正常睾丸的彩色多普勒图像显示速度标
尺设置为 3.1cm/s

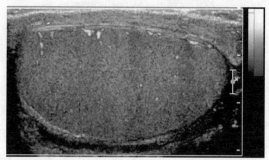

图 15.19   能量多普勒显示正常的睾丸血流

一定要使用温的耦合剂，因为耦合剂太冷会引起阴囊收缩，增加扫查的难度。同时也要注意，耦合剂也不要太热，以免烫伤患者。检查前，确保耦合剂温度合适，可以将耦合剂涂在手腕上，就像为婴儿试奶瓶的温度。尽可能遮挡患者，拉住窗帘，关好诊室门，以确保患者的隐私。

如果有可触及的肿块，一只手戴手套握住睾丸，以固定睾丸，有助于确保肿块清晰可见。也需要向患者解释清楚，检查时握住患者睾丸的原因。

如果发现睾丸肿物（图 15.23），需注意扫查腹主动脉旁和下腔静脉区有无增大的淋巴结（图 15.24）。睾丸的淋巴结沿着睾丸静脉分布，因此增大的淋巴结位于主动脉旁和肾静脉区的下腔静脉旁，而不在腹股沟或骨盆区。

睾丸微石症是在生精小管中形成小钙化灶的疾病，整个睾丸内可见点状强回声（图15.25）。通常偶然发现。如果这些患者有发生睾丸肿瘤的危险因素，则需要对其进行随访（图15.26）。

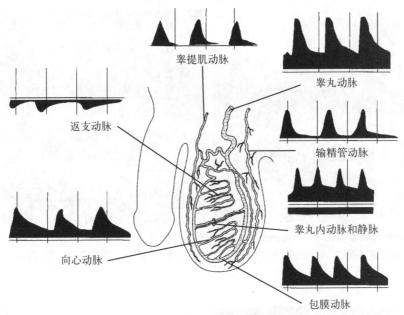

图 15.20　睾丸和阴囊动脉的不同血流模式

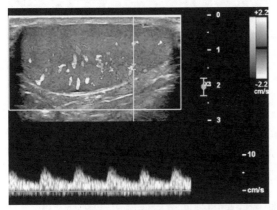

图 15.21　正常返支动脉的频谱多普勒超声图像

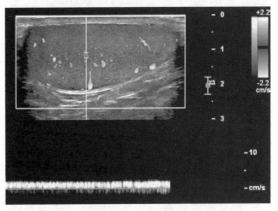

图 15.22　正常睾丸内静脉频谱多普勒超声图像

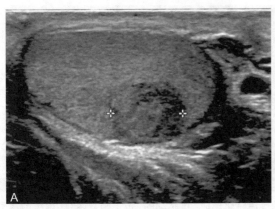

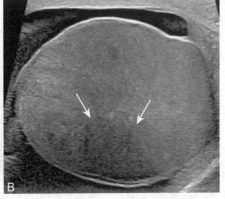

图 15.23　A. 在测量标尺之间可见混合性生殖细胞肿瘤。注意，与正常睾丸实质相比，肿块为低回声。B. 白血病患者。箭示白血病转移。化疗药物不能通过血生精小管屏障，因此睾丸可以成为白血病细胞的"避难所"

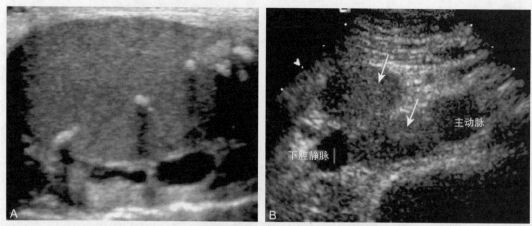

图 15.24   A. 绒毛膜癌患者显示"燃尽肿瘤"。这类肿瘤生长很快，血液供应无法满足时会发生退化并钙化。然而，通过查体通常不能发现，只有出现转移症状时才会被发现。其预后不良。B. 箭示主动脉旁肿大的淋巴结

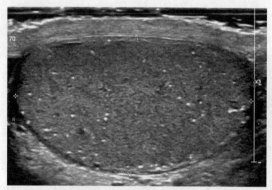

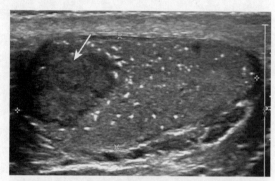

图 15.25   睾丸微石症声像图。注意睾丸实质内散在的高回声灶

图 15.26   箭示生殖细胞肿瘤，患者伴睾丸微石症

睾丸附件可能因扭转而脱落，超声表现为阴囊底部的强回声后伴声影（图 15.27）。

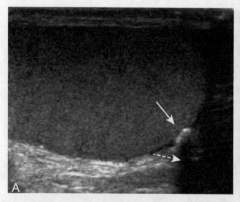

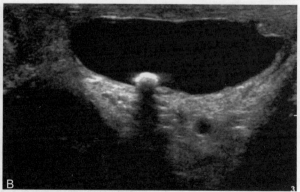

图 15.27   A. 箭示"阴囊珠"，为睾丸附件扭转，掉落后钙化形成，可移动的，位于阴囊底部。虚线箭示声影。B. 睾丸附件扭转患者，伴鞘膜积液，并可见声影

附睾头部的囊肿可能是偶然发现的（图 15.28）。最后，建议不要对男性生殖器的大小发表任何评论，可让专科医师进行综合评判。

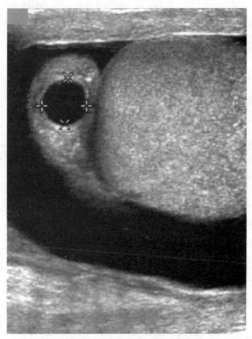

图 15.28　标尺测量附睾头部囊肿。患者伴鞘膜积液

阴囊和睾丸超声扫查需要的图像

阴囊和睾丸超声检查规程应以临床指征为指导。在纵向切面和横切面上，对睾丸进行全面的评估。应对比观察双侧睾丸和附睾的大小、回声和血流信号。如果发现可触及的异常，则需要扫描该区域，并将其确定为感兴趣区或可触及肿块的区域。如果阴囊内未探及睾丸，应在腹股沟管内进行扫查（图 15.29）。如果检查是为了评估是否存在精索静脉曲张，则应行 Valsalva 动作（图 15.30，彩图 1）。如果只发现右侧精索静脉曲张，应扫查腹部和腹膜后，寻找是否有引起精索静脉曲张的肿块。检查急性阴囊疼痛属于急诊情况。在灰阶图像确认

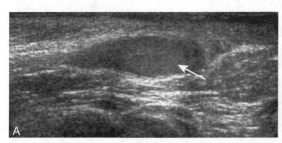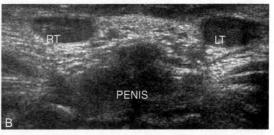

图 15.29　A.新生儿右腹股沟管的纵向切面图像。箭示未下降的睾丸。B.该新生儿双侧腹股沟的横切面图像，显示双侧隐睾。LT. 左侧睾丸；RT. 右侧睾丸；PENIS. 阴茎

没有明确的睾丸肿块后，再行超声多普勒检查。先从健侧阴囊开始，应设置彩色多普勒参数，并获得彩色灌注图像和频谱多普勒动脉波形。之后，不改变参数设置，对比扫查患侧。如果彩色血流信号增加，则考虑感染性病变（图15.31）。如果未探及彩色血流信号，应进一步调整对照组，以便探及动脉血流信号（图15.32，彩图2和彩图3）。获得双侧睾丸的双幅彩色血流图像，对比发现睾丸之间的血流差异（图15.33，彩图4和彩图5）。

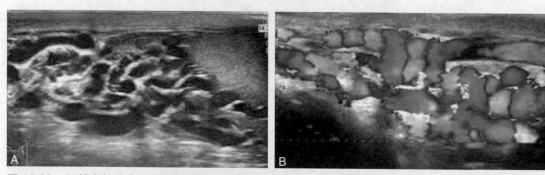

图15.30　A. 精索静脉曲张患者睾丸上方扩张的精索静脉丛的声像图。B. 患者进行Valsalva动作后，彩色多普勒图像显示彩色血流信号增加（见彩图1）

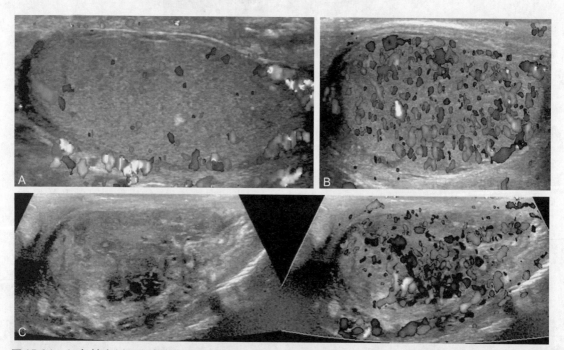

图15.31　A. 急性左侧阴囊疼痛患者，右侧睾丸彩色血流信号正常。B. 睾丸炎，左侧睾丸彩色血流信号增加。C. 附睾炎双侧对比声像图

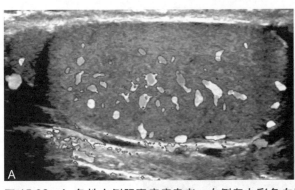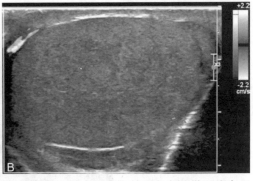

图 15.32　A. 急性左侧阴囊疼痛患者，右侧睾丸彩色血流信号正常。B. 左侧睾丸的彩色多普勒图像未见彩色血流信号，符合睾丸扭转表现。部分阴囊壁血流可见彩色血流信号，不要误诊为睾丸内的血流（见彩图 2 和彩图 3）

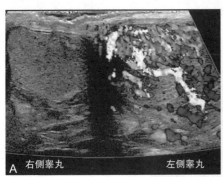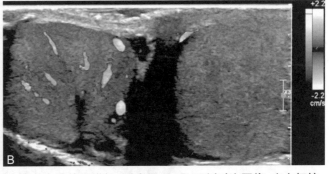

图 15.33　A. 睾丸炎。双侧对比图像，左侧睾丸彩色血流信号增加（见彩图 4）。B. 双侧对比图像，睾丸扭转。左侧睾丸未见彩色血流信号（见彩图 5）

阴囊和睾丸·纵向切面

1. 睾丸中部纵向切面，伴或不伴长度和前后径测量。为了简便，将所有图像都标记为右侧。

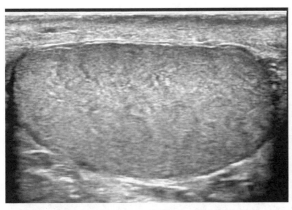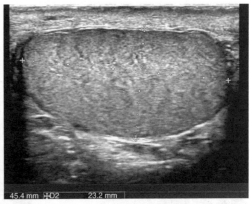

右侧睾丸中部纵向切面

2. 睾丸外侧的纵向切面。

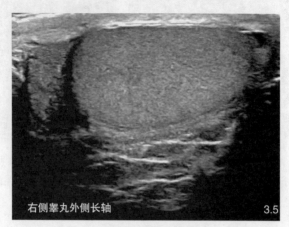

右侧睾丸外侧纵向切面

3. 睾丸中部的纵向切面。

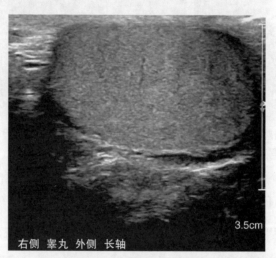

右侧睾丸中部纵向切面

4. 附睾头纵向切面，伴或不伴测量。

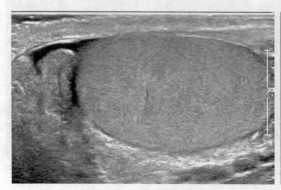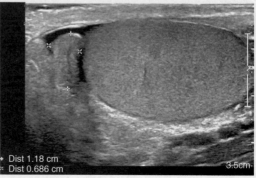

右侧附睾或附睾头纵向切面

5. 睾丸纵向切面的彩色多普勒图像。

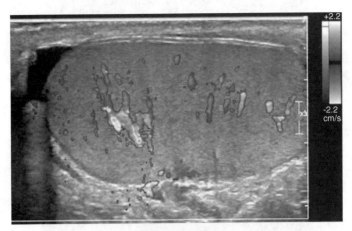

右侧睾丸纵向切面

除适应证是急性阴囊疼痛时，其他情况不需要动脉和静脉多普勒波形，一些科室可能需要将其作为其扫查规程的一部分。

6. 睾丸动脉纵向切面的频谱多普勒图像。

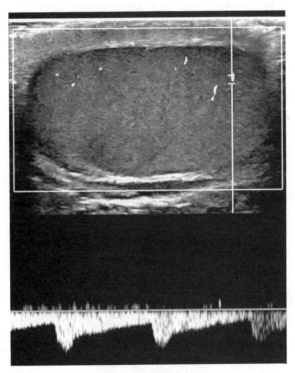

右侧睾丸动脉纵向切面

7. 睾丸静脉纵向切面的频谱多普勒图像。

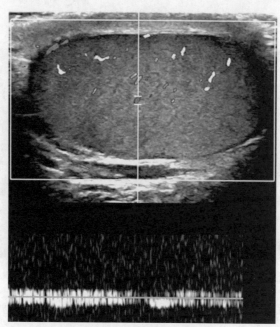

右侧睾丸静脉纵向切面

注意：动脉和静脉血流信号可出现在同一幅声像图中。

横切面

1.睾丸中线处横切面，伴或不伴测量。

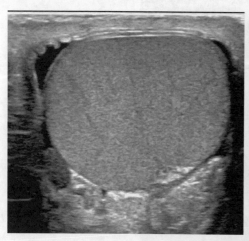 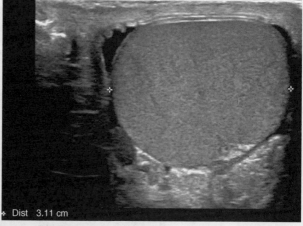

右侧睾丸中部横切面

2.睾丸下部横切面。

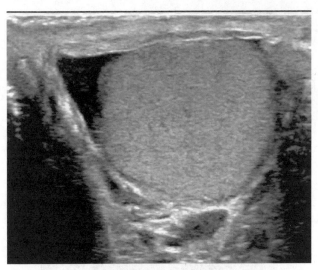

右侧睾丸下部横切面

3. 睾丸上部横切面。

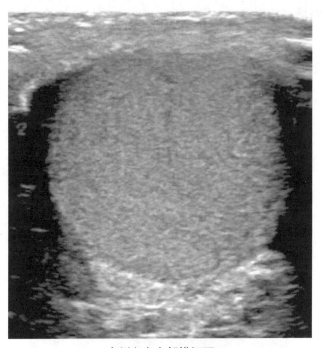

右侧睾丸上部横切面

4. 附睾头横切面。并不是所有的科室都进行测量。

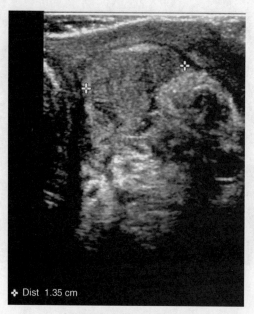

右侧附睾或附睾头横切面

5. 两侧睾丸的灰阶对比图像。在睾丸下注释右侧睾丸和左侧睾丸。

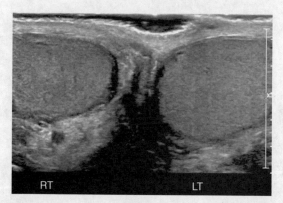

横切面

6. 两侧睾丸的灰阶对比图像。必要时使用梯形扩展成像，可以更多地显示睾丸图像。

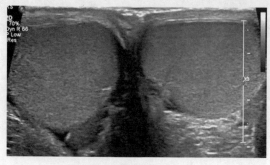

横切面

7. 两侧睾丸的彩色多普勒对比图像。

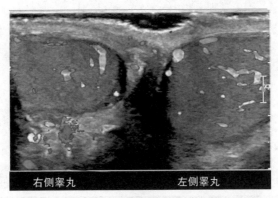

右侧睾丸　　　　　左侧睾丸

横切面

前列腺扫查规程

概述

进行前列腺超声检查最常见原因的是测量大小、发现可触及的肿块、前列腺增大和引导活检穿刺。许多医师会行超声引导下前列腺活检，以免患者接受两次经直肠超声检查。前列腺特异性抗原(PSA)水平升高且既往活检结果正常的男性可能需要行磁共振成像检查，并使用融合技术，在超声引导下对可疑区域进行活检。融合技术要求将 MRI 扫描图像上传到超声诊断仪中，通过使用传感器，使超声扫描时患者的MRI扫描图像同步跟随着超声图像，从而精确定位需要活检的区域，包括中央腺体的肿块（图 15.34）。

超声评估前列腺有两种方法。第一种是经腹（TA）技术，利用膀胱作为声窗（图 15.35）。第二种是经直肠前列腺检查，通常称为 TRUS，发音为 truss，经直肠（TR）超声检查（图 15.36）。大多数前列腺超声检查，包括融合活检，都是由泌尿外科医师进行。有些医院由影像科医师行前列腺检查和组织活检，而其他医师可能只对前列腺炎或疑似前列腺脓肿的患者进行经直肠前列腺检查，因为这些患者需要住院治疗。影像科也可行 TA 检查，测量前列腺大小和排空膀胱后测量残余尿量（PVR）。

解剖

前列腺是一种外分泌腺，是男性生殖系统的一部分。它位于直肠前方，膀胱下方，尿道穿过腺体中心。前列腺呈栗子状，大小类似核桃，被包裹在纤维包膜中。前列腺没有真正的包膜；但是在前列腺 - 脂肪界面可见光滑、规则的回声边界，称为前列腺包膜。前列腺上端称为前列腺底，邻近膀胱，下端是前列腺尖，邻近阴茎底部。前列腺大小 4cm×3cm×4cm，重 16 ～ 25g。

依据 John McNeal 解剖区域的概念，前列腺分为三个腺体区（包括周围区、中央区和

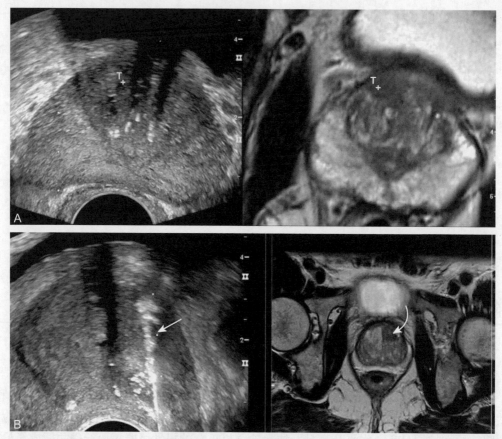

图 15.34 A. 前列腺超声与 MRI 的融合图像。T+ 标记物放置在可疑病变的 MRI 侧，并自动显示在超声侧。这是将要进行活检的区域，使用标准的盲穿活检技术不会在此处穿刺。这是该患者的第四次活检；另外的三次盲穿活检显示未见肿瘤，但患者的前列腺特异性抗原水平继续上升。该区域病理为低级别前列腺癌。B. 另一例患者中央区左侧区域融合引导穿刺。箭示穿刺针产生的伪像，MRI 图像的弯箭示感兴趣区

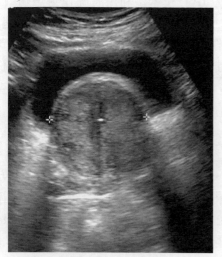

图 15.35 前列腺炎
良性前列腺增大的横切面图像。

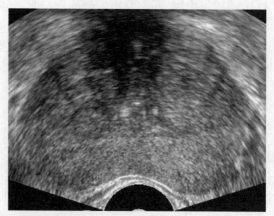

图 15.36 良性前列腺轻度增生患者的经直肠超声图像
声影是由尿道引起的，称为"埃菲尔铁塔征"。

移行区）和一个非腺体区（前纤维基质）（图 15.37）。

周围区位于远端尿道前列腺部的后侧和外侧，构成了前列腺尖的大部分（图 15.38）。该区基底部较薄，在接近尖部时变大。对正常前列腺而言，周围区是最大的区域，构成了 70% 的腺体组织，约 70% 的前列腺癌起源于该区域。这是直肠指诊（DRE）触诊的部分，也是前列腺炎最常累及的区域（图 15.39）。

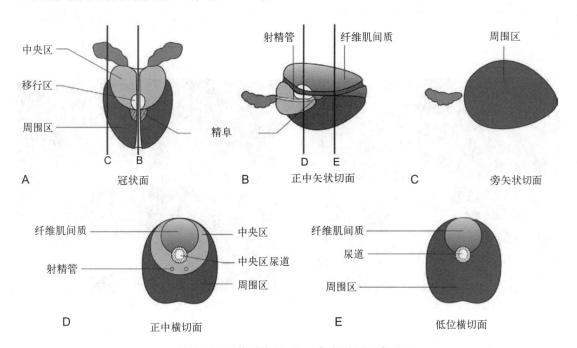

图 15.37　前列腺 McNeal 解剖分区示意图

A. 前列腺横切面上的 B 线和 C 线表示矢状面图像 B 和 C 的位置。B. 前列腺横切面上的 D 线和 E 线表示横切面图像 D 和 E 的位置。（From Ryan S，McNicholas M，Eustace S. Anatomy for Diagnostic Imaging，3rd ed. Edinburgh，2011，Saunders）

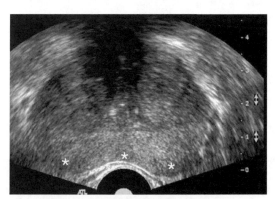

图 15.38　经直肠前列腺横切面图像

星号位于周围区（PZ）。PZ 上方的低回声区是中央腺体。

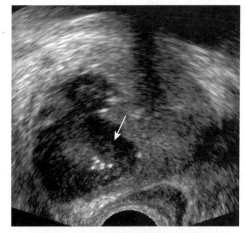

图 15.39　箭示前列腺周围区脓肿

中央区围绕射精管（图 15.40），从底部延伸至精阜水平，射精管在此处开口于尿道。精阜远端没有中央区。中央区构成了 20% 的腺体，约 10% 的前列腺癌源于该区域。

移行区是双叶结构，位于尿道两侧（图 15.41），末端位于精阜。此区域含有腺体组织和间质成分，通过外科包膜与移行区相分隔。正常的前列腺，移行区是最小的区域，占前列腺组织的 5%，约 20% 的前列腺癌起源于该区域。前列腺增大称为良性前列腺增生（BPH），有时也称为良性前列腺肥大，源于该区域。前列腺增生结节会阻碍尿流，导致膀胱出口的梗阻。

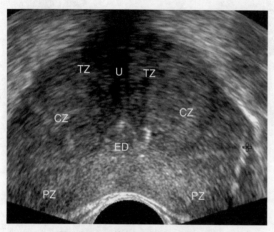

图 15.40　前列腺超声解剖分区

图片显示"埃菲尔铁塔征"，为尿道周围钙化形成的声影。CZ. 中央区；ED. 射精管（两个小圆）；PZ. 周围区；TZ. 移行区；U. 尿道。

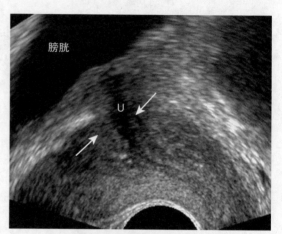

图 15.41　箭示前列腺尿道（U）区

注意："中央腺体"表示中央区和移行区，因为很难单独看到每个叶（图 15.42），尤其是当存在良性前列腺增生时。

前纤维基质由平滑肌组成，形成腺体的前缘，没有疾病累及此区域。虽然超声使用的是区域解剖学，此处前列腺也可以分为四叶。相对而言，泌尿科医师会使用到"叶"，尤其是谈到中叶，因为前列腺增生会影响中叶。前叶是前列腺的前缘，位于尿道的前方，是纤维肌间质的非腺体组织。

中叶呈锥形，位于两条射精管和尿道之间。前列腺增生会影响中叶，是前列腺延伸至膀胱的部分。

左右侧叶组成前列腺的大部分，延续至前列腺后缘，被尿道分开。

后叶是侧叶的后内侧面，DRE 时，可通过直肠触诊。

精囊位于膀胱底部的前列腺上方，长约 6cm。输精管位于精囊的内侧，进入前列腺与精囊相连（图 15.43），在成为射精管时，走行更加垂直。输精管和精囊在超声上形成类似

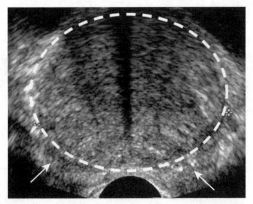

图 15.42　椭圆形虚线为中央区（箭示良性前列腺增生患者的周围区）

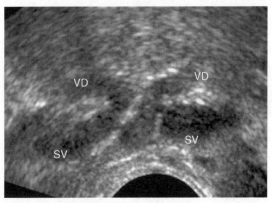

图 15.43　输精管（VD）和精囊（SV）连接在一起，形成字母 X 形

X 形。射精管通过前列腺组织排空开口于尿道。

　　前列腺接收来自膀胱下动脉的血液，膀胱下动脉是髂内动脉的一个分支。膀胱下动脉又分为尿道分支和包膜分支，其中尿道分支供应尿道和腺体深部，包膜分支供应前列腺周围区。

　　前列腺由前列腺静脉丛引流。它与阴茎背深静脉汇入膀胱下静脉，最后汇入髂内静脉。

　　两条神经血管束（NVBs）沿着前列腺的两侧走行。超声上表现为 5～7 点间有一回声区（图 15.44）。彩色多普勒超声可通过小动脉和小静脉的存在来证实 NVB 的存在。前列腺活检时，可以在 NVB 的位置进行前列腺周围神经阻滞，以减轻患者的术中疼痛。

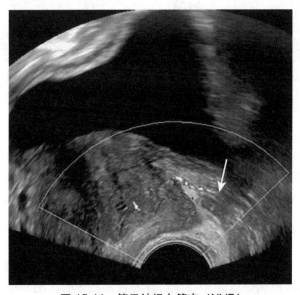

图 15.44　箭示神经血管束（NVB）

彩色多普勒可以看到 NVB 的血管，这有助于识别 NVB。NVB 沿着前列腺的侧方走行。

生理学

前列腺的功能是分泌一种微碱性、白色乳状液体，可增强精子的流动性。它构成了约30%的精液，其余70%精液来源于精子和精囊液。在射精过程中，由于平滑肌收缩，前列腺会将分泌物释放到尿道中。

超声表现

TA入路的正常前列腺超声表现为圆形或椭圆形、均匀低回声结构（图15.45）。BPH患者的前列腺为圆形或不规则形，回声均匀或不均匀（图15.46）。在TA入路中，虽然有时可以探及精囊，但无法清楚显示前列腺的内部解剖结构。

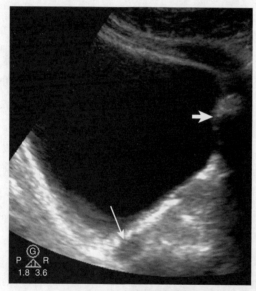

图15.45 经腹前列腺图像
短箭示精囊。前列腺内可见钙化。长箭示耻骨联合的声影。

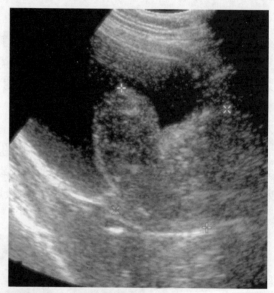

图15.46 经腹前列腺图像显示增大的中叶伸入膀胱（此前列腺重量为86g）

在TR入路中，正常前列腺表现为双侧对称、边缘光滑、边界清晰的腺体。周围区表现为回声均匀的等回声，回声较中央区高（图15.47）。BPH的中央腺体通常表现为不均匀回声伴钙化（图15.48）。通常不将中央区和移行区视为两个独立的部分（图15.49），尤其是当前列腺增大时。

在横切面图像上，精囊为卵圆形，低回声结构（图15.50），回声低于前列腺，两侧精囊在大小、形状和回声上都应该是对称的。横切面扫查时可以显示精囊长轴的图像。输精管位于内侧，与精囊回声相似（图15.51）。在矢状面扫查时，射精管表现为从精囊一直延伸到尿道的双线状结构（图15.52）。

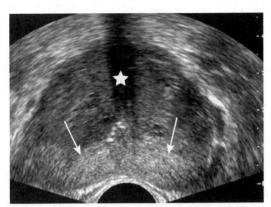

图 15.47　箭示周围区。星号显示由小钙化灶形成的"埃菲尔铁塔"征

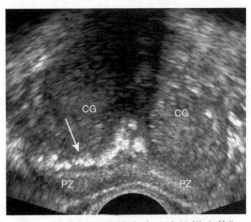

图 15.48　箭示钙化区域称为"淀粉样小体"，勾勒出中央腺体和周围区之间的外科包膜的轮廓。CG. 中央腺体；PZ. 周围区

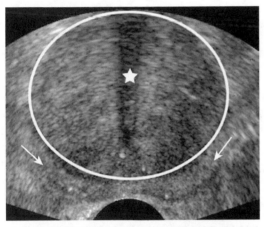

图 15.49　圆圈勾勒出中央腺体的轮廓
箭示周围区，星号代表"埃菲尔铁塔征"伪像。

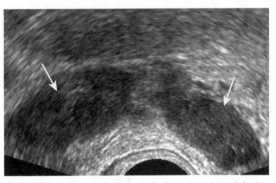

图 15.50　箭示正常精囊，大小、形状和回声相似

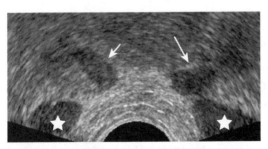

图 15.51　箭示输精管，接近精囊（星号）

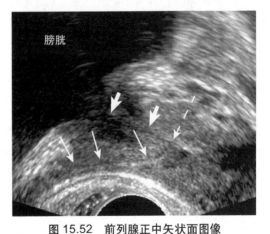

图 15.52　前列腺正中矢状面图像
长箭示射精管，短箭示尿道。虚线箭示精阜，前列腺尿道末端和膜性尿道起始处，前列腺和阴茎段之间的尿道。射精管引流至精阜的尿道，射精管在正常的尿道的后部排出。

前列腺超声：经腹部扫查

行 TA 检查，以确定前列腺大小和重量并评估 PVR。

患者准备

行 TA 检查时，患者仰卧位且需充盈膀胱。嘱咐患者在检查前 1h 时饮用 400 ～ 690ml 的液体，检查之前不能排空膀胱。为了确定前列腺的大小，膀胱只需要充盈即可显示前列腺。但是，因为由于测量 PVR 对这些患者来说通常是很重要，因此膀胱应该足够充盈以确定 PVR。

探头

TA 检查需使用频率 3.5 ～ 5MHz 的凸阵探头。

患者体位

患者取仰卧位。

扫查技巧

为了显示前列腺，探头放置于膀胱顶部，并在耻骨下方有一定的成角，因为前列腺在耻骨联合的后面。横切面时，探头应该在耻骨处向足侧成 30°～ 45°。为了更好地显示前列腺，必要时需要在耻骨处用力压探头。一定要提醒患者，你将按压他的膀胱，并解释其原因。

在纵向切面上，测量前列腺的长度和高度（AP）（图 15.53），在横切面上测量宽度（图 15.54）。选择体积测量，仪器会自动计算前列腺体积（图 15.55）。计算结果的单位为立方厘米（cc）；然而，由于前列腺组织的比重接近 1，立方厘米可以换算成克（g），泌尿科医师更喜欢使用重量计量，因为在进行 DRE 检查时，需要确定前列腺的重量，而不是体积。

测量膀胱残余尿 PVR 时，需要充盈膀胱，并获得膀胱的三个测量值：长度、AP 前后径和宽度，以计算膀胱体积（图 15.56）。然后指导患者尽可能地排空膀胱，并重复相同的测量，从而测得 PVR。如果膀胱充盈好，指导患者尽可能地排空膀胱，就像在家中一样。有些患者可能为了不占用太长的检查时间和检查诊室，尽快排空膀胱可能会感到有压力。需要向患者解释，尽可能排空膀胱的目的（图 15.57）。让患者知道，你理解排空膀胱可能需要一些时间。

如果患者有良性前列腺增生，有些医院可能需要扫查每侧肾的纵切面图像，以评估肾积水情况，类似于女性患者伴有子宫大肌瘤的情况（图 15.58）。

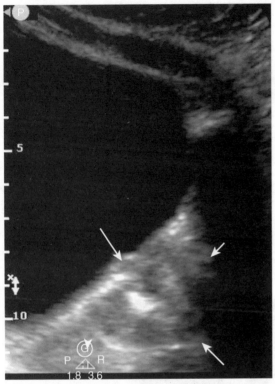

图 15.53　经腹部测量前列腺的长径（长箭）和前后径（短箭）

两个测量径线应相互垂直。可见钙化灶。

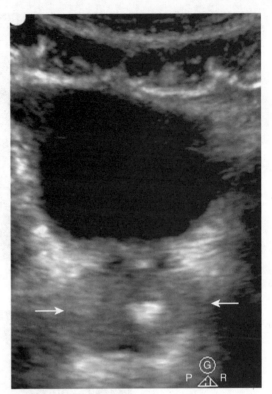

图 15.54　经腹部测量前列腺的宽度（箭）

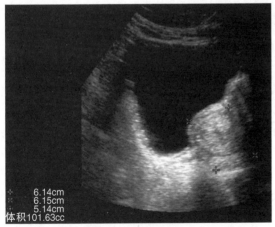

图 15.55　经腹部测量前列腺体积的图像

请记住，101cc（cm³）对应的前列腺重量为 101g。

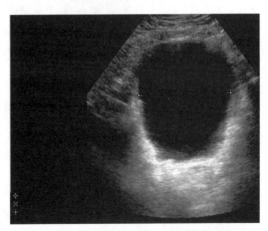

图 15.56　膀胱体积测量，测量值为 743cc

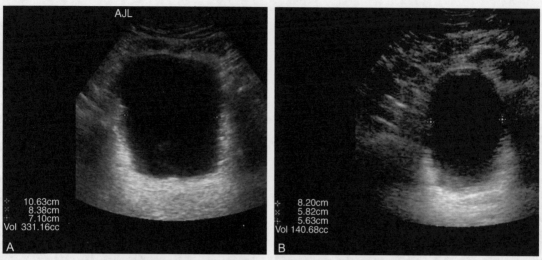

图 15.57   A. 与图 15.56 同一位患者，测量 PVR 为 331cc。B. 第二次测量 PVR 为 140cc

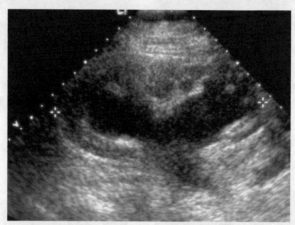

图 15.58   良性前列腺增生导致左肾积水 1 例

经腹部前列腺超声扫查需要的图像

经腹部前列腺·纵向切面

由于无法显示前列腺的细节，这些检查要求的基本图像不多。前后径 AP 测量值应与长径测量相垂直。即使测量标尺并不会遮挡解剖图像，但一些医院可能要求留取不带测量标尺的图像。

1. 前列腺纵向切面，测量前列腺的长径和前后径。

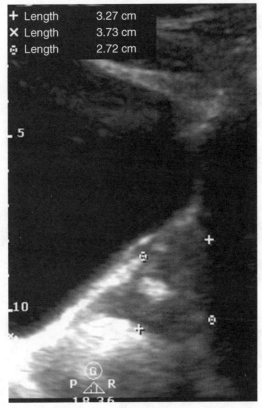

前列腺矢状面

因为不能保证图像完全在中线处，所以用"纵向切面"或"矢状面"描述长轴切面更为恰当。

2. 膀胱纵向切面，测量膀胱长径和前后径。

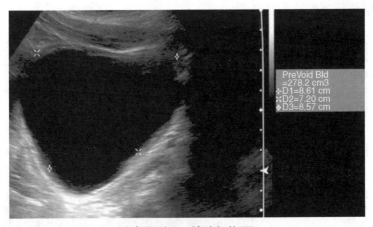

残余尿测量（膀胱矢状面）

经腹部前列腺·横切面

1. 前列腺横切面及宽度测量。

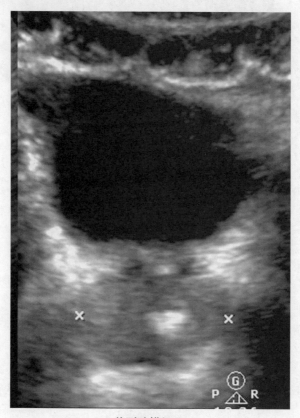

前列腺横切面

2. 前列腺横切面及膀胱宽度测量。

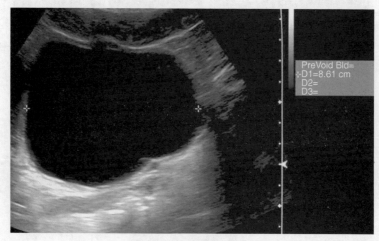

排空前，膀胱横切面

经腹部前列腺·排空后图像

1. 膀胱纵向切图像伴长径和前后径测量。

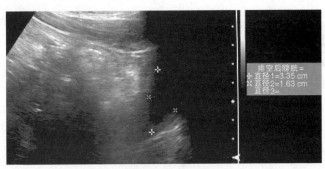

排空后膀胱矢状面

2. 膀胱横切面伴宽度测量。

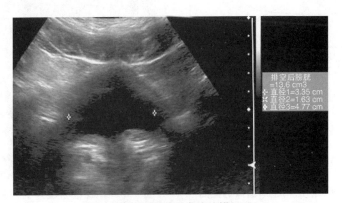

排空后膀胱横切面或膀胱横切面

前列腺超声：经直肠和直肠内入路

当需要增加观察细节和分辨率时，如寻找肿瘤、前列腺炎和男性不育的潜在病因或者其他原因时，需要行 TRUS 检查（图 15.59、图 15.60、图 15.61）。

患者准备

有些科室可能会要求患者检查前使用栓剂或灌肠，以排空肠道。尽管膀胱内有少量尿液时，有助于矢状面寻找尿道，但检查前还是需要排空膀胱。

探头

经直肠或直肠内探头包括双平面或现在更常见的顶端发射技术。探头频率应至少为 5 MHz，5~10 MHz 时分辨率最佳。

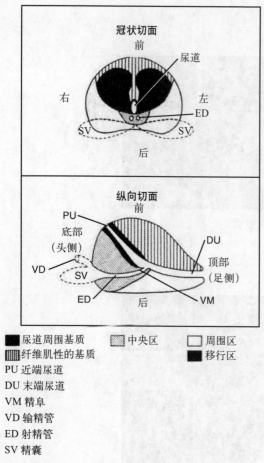

尿道周围基质 █ 中央区 ▨ 周围区 ☐
纤维肌性的基质 ▥ 移行区 ■
PU 近端尿道
DU 末端尿道
VM 精阜
VD 输精管
ED 射精管
SV 精囊

图 15.59 前列腺解剖图和超声图像定位图

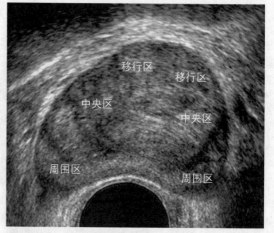

图 15.60 经直肠超声显示的前列腺的 McNeal 分区

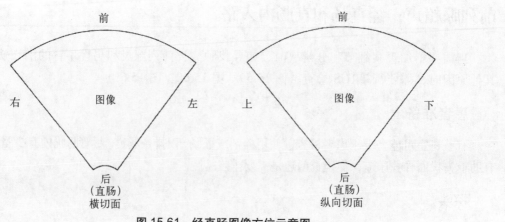

图 15.61 经直肠图像方位示意图

患者体位

扫查时患者为左侧卧位，右侧朝上，膝盖蜷缩至胸部。患者可以将右腿移至左腿前方，检查时患者更加舒适，探头也更容易进入直肠。

扫查技巧

当扫查评估前列腺癌时，超声医师应该更好地显示前列腺周围区，因为超声可以识别出前列腺周围区的病变。

应向患者充分解释检查情况，并解答患者的疑问。

插入探头前，检查肛门和会阴区域，寻找有无任何影响探头伸入的情况（如痔疮）。有些医院可能会进行快速初步的 DRE 检查，以确保没有直肠梗阻。

将耦合剂放置在无乳胶的探头保护套内，确保探头和保护套之间没有空气，因为空气会导致声衰减伪像，使解剖结构模糊不清。

在探头保护套外侧使用大量耦合剂，最好是无菌凝胶，以减少感染的可能，并且用润滑剂润滑探头前端。向患者解释，探头大部分在患者体外，消除患者的紧张情绪。可能的情况下，使用利多卡因凝胶或利多卡因和无菌药物联合麻醉该区域，尤其是随后需要进行活检时。

确定探头方向，以便插入探头时在前列腺的横切面上成像。将探头缓慢、轻柔地伸入直肠。遇到肛门括约肌时，可能会有少量阻力，让患者行 Valsalva 动作可有助于放松括约肌，使探头插入时更容易一些。缓慢地插入探头，如果困难或患者疼痛，则停止插入。如果探头插入困难，操作者在戴着手套的示指上再放些耦合剂，先用示指插入直肠。这可能有助于放松括约肌，便于探头的伸入。直肠是弯曲的结构，探头应该随着直肠的曲度而倾斜，而不是直接插入。这可能是插入困难的原因或当试图将探头伸直并触碰直肠壁时会引起患者疼痛。如果插入探头仍然困难或患者非常痛苦，请肛肠科医师评估后再行检查。探头一旦通过括约肌，将易于操作和前列腺成像。

如果是检查前列腺癌，患者可能需要同时行前列腺活检。TR 前列腺活检不是无菌操作，而是清洁操作，但是应按无菌程序来处理，以减少感染的机会。尽管抗生素的使用疗程可能因部门或科室的不同而异，但行 TR 前列腺活检患者至少在活检前和活检后 1 天服用广谱抗生素。超声医师也可以根据情况指导用药时间。

首先，进行前列腺的横切面扫查，评估腺体的对称性、大小、形状和腺体的侧面。横切面扫查时，先从精囊水平开始（图 15.62），将探头缓慢地经直肠回撤，全面扫查前列腺至腺体顶端（图 15.63），确保不要将探头完全拔出。在放大的腺体图像上，扇形图像可能太小，无法在一张图像中看到整个周围区。遇到这种情况时，先记录腺体右侧，然后在同一水平方向上将探头旋转到前列腺左侧，比较两侧的对称性和内部回声。行左右侧扫查，直到在一张图像中可以看到整个前列腺。请记住，在此视图中，周围区显示得最好，因为周围区沿前列腺底部向上延伸至前列腺侧面，测量前列腺的最宽径（图 15.64）。

　　旋转探头前要告知患者，以便患者有所准备。将探头旋转90°，直到可识别出前列腺的长轴（图15.65）。纵向扫查可以扫查到尖部、底部、精囊和前列腺尿道。从中线开始，在前列腺尿道区，测量前列腺的长径和AP径（图15.66）。接下来，顺时针方向旋转探头，评估左侧腺体，直到看到精囊。在这个层面，可能只能观察到周围区（图15.67）。再回到中线，然后逆时针旋转探头，评估右侧腺体。

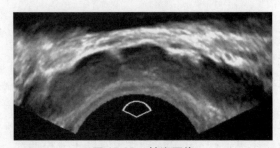

图15.62　精囊图像
这是横切面中的第一张横切面图像，最后一张横切面图像取自前列腺顶部。

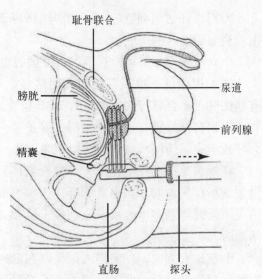

图15.63　图像显示获得前列腺横切面的方法
将探头缓慢地从直肠中回退，并注意观察何时到达顶点，以免将探头退出直肠外。

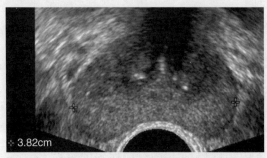

图15.64　在腺体中部的横切面图像，测量前列腺的宽度

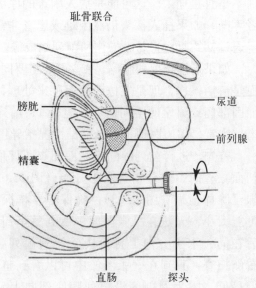

图15.65　通过旋转超声探头手柄获得矢状面的方法

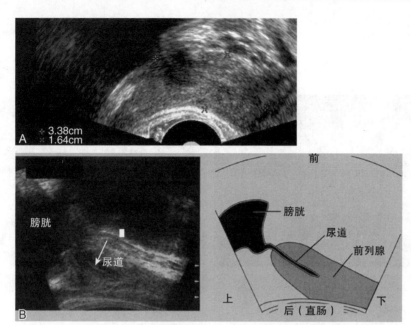

图 15.66　A. 中线处的矢状面图像。显示测量长径和前后径的正确方法。测量平面应相互垂直。B. 正常前列腺的超声图像和示意图，箭示尿道。尿道为线状回声，两侧的移行区为低回声

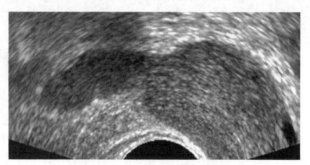

图 15.67　精囊的矢状面图像

在此平面，只能显示前列腺周围区。

　　任何可疑的低回声病变都应留取两个切面（图 15.68）。因为前列腺癌可以为等回声，超声医师应该检查前列腺包膜中的凸出部分。可以使用彩色或能量多普勒评估可疑病变的血流情况，常伴局部血流信号增多（图 15.69，彩图 6）。发现肿块时，需要检查精囊腺（图 15.70），因为肾肿瘤（图 15.71）会沿着精囊转移。精囊异常和前列腺异常与同侧肾异常存在相关性。

　　良性前列腺增生引起尿潴留的患者可能需要行手术治疗，使尿液顺利通过尿道前列腺部。通过超声可以观察手术的治疗效果（图 15.72）。

　　在夫妻不孕中，约 30% 可能是男方的原因。无精症（精液中无精子）或少精症（精子计数低）的男性可通过经直肠超声排除射精管囊肿（图 15.73）和检查精囊。

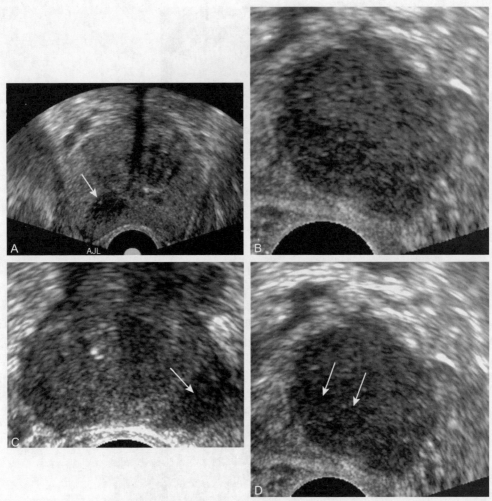

图 15.68 A. 箭示周围区的低回声区符合前列腺癌表现。B. 左侧紧靠近侧面的矢状面图像，显示周周区。注意前列腺组织表现为不均匀回声。C. 箭示左叶紧靠近外侧的低回声区。D. 通过在低回声区旋转探头，箭示图 15.63B 中显示的区域

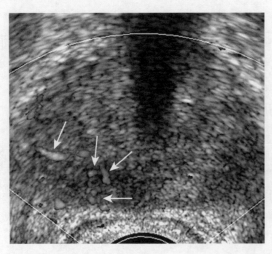

图 15.69 前列腺癌的彩色多普勒血流信号增加箭示血流区域。请注意，在左侧未见明显彩色血流信号。见彩图 6。

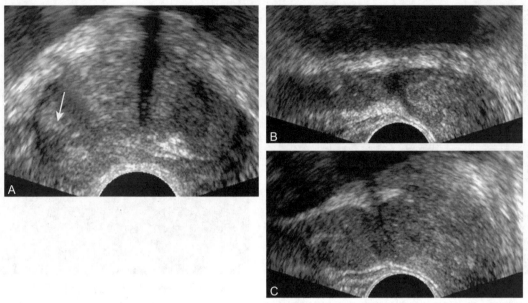

图 15.70　A. 箭示右叶的前列腺癌。B. 左侧正常精囊的图像。C. 右侧精囊的异常表现，符合前列腺癌

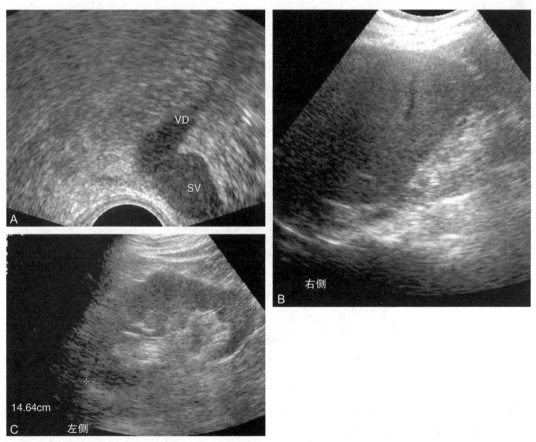

图 15.71　A. 精囊（SV）和输精管（VD）的横切面。注意右侧 SV 和 VD 缺失。B. 右肾区显示右肾缺如。
C. 左肾增大，长径 14.64cm

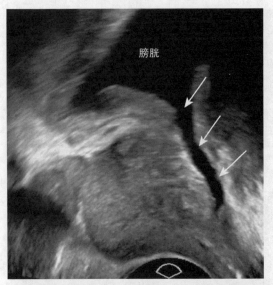

膀胱

图 15.72　为缓解良性前列腺增生导致尿潴留所引起的疼痛，患者行经尿道前列腺电切术（TURP）。箭勾勒出尿道前列腺部的轮廓

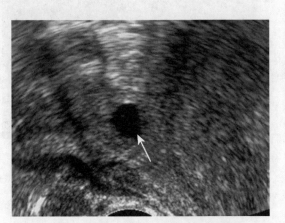

图 15.73　箭示少精症患者的射精管囊肿

探头消毒

所有 TR 探头均应进行高水平消毒（HLD），并在插入直肠前用一次性护套或保护膜覆盖并妥善处理。应根据制造商的指南和消毒原则擦掉体液。必须按照制造商建议和使用指南对探头进行 HLD（图 15.74）。消毒的目的是保护下一位患者。

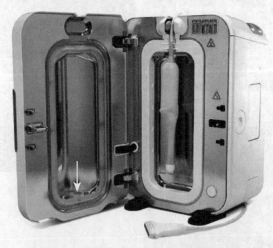

图 15.74　高水平消毒（HLD）装置的示例

该装置由纳米技术制成，称为 Trophon，使用 35% 的过氧化氢实现 HLD。箭示指示灯，指示灯颜色改变提示消毒完成。该过程也会对手柄进行消毒。

经直肠前列腺超声扫查需要的图像

经直肠前列腺·横切面

TR 扫查从横切面开始，可以对比扫查左右两叶并全面评估周围区。在矢状面上很容易漏诊低回声的病变。

1. 比较精囊和输精管的大小、回声和对称性。

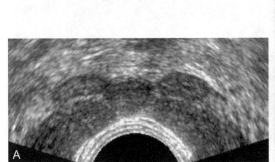
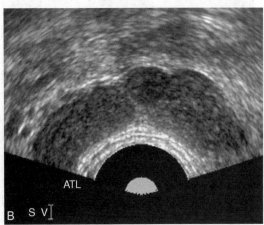

精囊（SV）和输精管（VD）

2. 依据前列腺腺体的大小，留取 1 ～ 3 幅基底部图像。

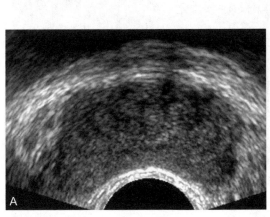
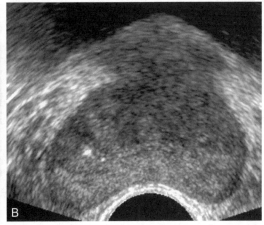

基底部

3. 留取 3 ～ 5 张腺体中部图像，其中包括最宽径的测量。

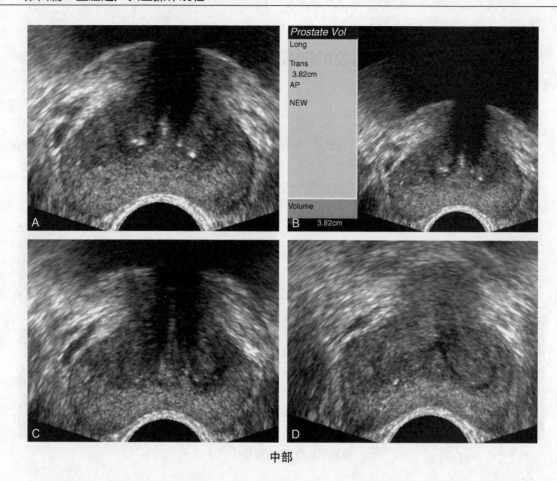

中部

4. 前列腺尖部 2 ～ 3 幅图像。

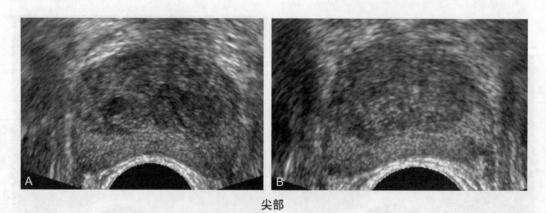

尖部

经直肠前列腺·纵向切面

1. 前列腺中部伴或不伴长径和 AP 径测量。

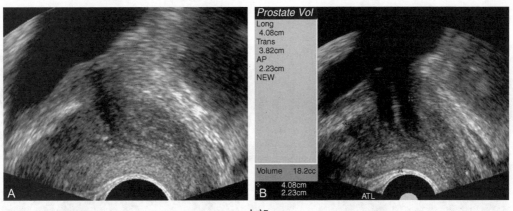

中部

2. 左侧腺体 2 ～ 4 幅图像。

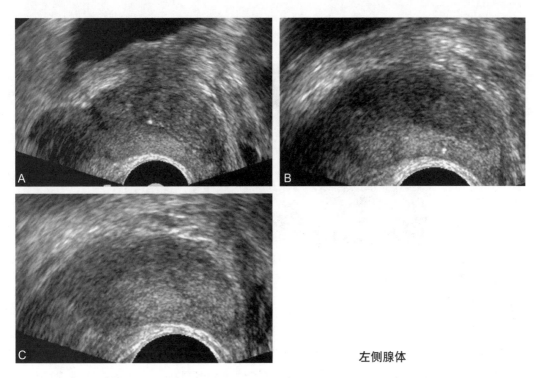

左侧腺体

3. 左侧精囊腺图像。

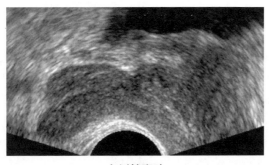

左侧精囊腺

4. 右侧腺体 2 ～ 4 幅图像。

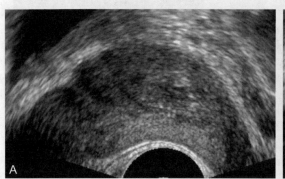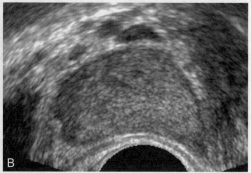

右侧腺体

5. 右侧精囊腺图像。

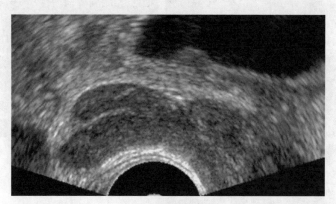

右侧精囊腺

阴茎

阴茎有两个主要功能。松弛状态时，其作用是排尿；当勃起时，阴茎将精液送入阴道，使卵子受精，起生殖作用。阴茎超声检查在泌尿科或放射科进行。随着越来越多的泌尿科会聘用超声医师，大部分阴茎超声检查都可以在泌尿科进行。

概述

阴茎超声所需的图像取决于超声检查的原因。阴茎超声检查通常用于评估勃起功能障碍（ED）的血管方面的原因。它也可以用来评估阴茎的其他状况，如阴茎异常勃起、佩罗尼病（Peyronie disease）和外伤。多普勒超声是评价 ED 的常规检查，也可用于非 ED 患者。阴茎外伤或阴茎异常勃起的患者通常在急诊科检查。阴茎损伤通常是由于阴茎勃起时发生的钝性伤，并且突然侧向弯曲所致。阴茎断裂发生在勃起过程中，由于白膜被拉伸得很薄而破裂。阴茎断裂的临床表现是勃起迅速消失、疼痛、肿胀和血肿形成。超声上表现为 Buck 筋膜后方血肿及白膜连续性中断（图 15.75）。

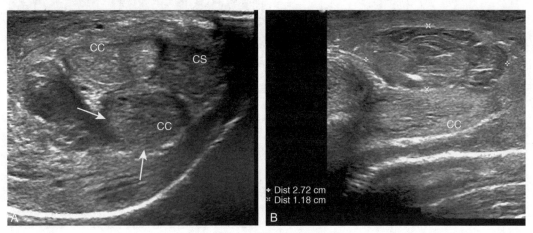

图 15.75　阴茎外伤伴阴茎断裂

A. 横切面。箭示破裂的白膜。B. 右侧海绵体纵向切面图像。测量标尺示血肿。CC. 阴茎海绵体；CS. 尿道海绵体。

解剖

阴茎位于身体前方正中、约盆底的位置。阴茎分为阴茎根（内部不可见的部分），阴茎体或柄（外部可见的部分）。阴茎可分为三段：近端根部、中间体部，以及阴茎远端龟头或头部（图 15.76）。阴茎的解剖位置是背侧最靠近腹部，腹侧与阴囊相连续，且最靠近睾丸（图 15.77）。

阴茎由三个圆柱形的平滑肌组成，包裹在 Buck 筋膜的鞘中（图 15.78）。两个阴茎海绵体，有时被称为勃起体，位于阴茎背侧，构成阴茎的大部分（图 15.79）。这两个圆柱体内充满血液，可致勃起，并在延续至阴茎头之前消失。单个的尿道海绵体位于阴茎海绵体之间的腹侧，延伸至根部，并扩张成为龟头（图 15.80）。与阴茎海绵体不同，尿道海绵体在勃起过程中有持续的血流。阴茎的远端称为阴茎头，包含尿道口，并有高度密集的神经末梢，导致该处皮肤非常敏感。体部的皮肤向下延伸到阴茎头上方，形成包皮（见图 15.77）。出于宗教或医学原因，会进行外科手术包皮环切术切除包皮。

覆盖体部的结缔组织分为不同三层：白膜、Buck 筋膜和肉膜或者尿生殖膈下筋膜（Colles 筋膜）（图 15.81）。皮肤下最表浅的一层是肉膜或 Colles 筋膜，为平滑肌层。背浅静脉位于皮肤下方的肉膜内。在肉膜层下方是阴茎的深筋膜，又称 Buck 筋膜。形成了一个牢固的膜状覆盖物，将三个海绵体固定在一起，形成独立于白膜的腔室。Buck 筋膜位于皮下背静脉的正下方，阴茎背深静脉、成对的背动脉和背神经的分支包含于其内。Buck 筋膜的深方是一层结实的筋膜，称为白膜。白膜是一个坚固且致密的纤维弹性组织鞘，包绕并将背侧和腹侧的海绵体相分离。白膜的回声与阴囊白膜类似。白膜上可形成斑块，导致

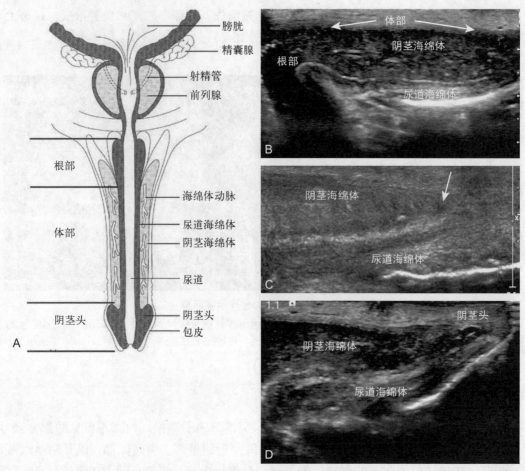

图 15.76　A.阴茎根部、体部和阴茎头的解剖图。B.阴茎根部和体部的超声图像。阴茎海绵体（CC）位于尿道海绵体(CS)的前面。C.阴茎海绵体的超声图像,箭示阴茎海绵体在阴茎头前逐渐变窄并消失的地方。D.超声图像显示尿道海绵体延续成阴茎头

佩罗尼病（Peyronie's disease）（图 15.82）。

　　阴茎的动脉血供来自阴部内动脉,该动脉起源于髂内动脉（图 15.83）。阴部内动脉成为阴茎动脉,分支成为背动脉、海绵体动脉和供应尿道海绵体的尿道球动脉。海绵体动脉贯穿海绵体中部,是阴茎海绵体的主要供血来源（图 15.84）。海绵体动脉末端为毛细血管网和螺旋动脉（图 15.85）。背动脉位于白膜的外侧,通过其回旋动脉向皮肤和阴茎头以及白膜供血（图 15.86）。在勃起过程中,海绵体动脉负责海绵体的充血肿胀,而背动脉负责阴茎头的充血肿胀。

　　血液通过穿过白膜的导静脉离开阴茎海绵体。在阴茎的近端,导静脉汇入海绵状静脉,海绵状静脉与尿道球部的尿道周围静脉相连,形成阴部内静脉,汇入髂内静脉。阴茎远端和中部的导静脉结合形成回旋静脉,汇入背部深静脉。皮肤和皮下阴茎组织的静脉引流通过浅静脉连接形成背浅静脉,背浅静脉汇入隐静脉（图 15.87）。

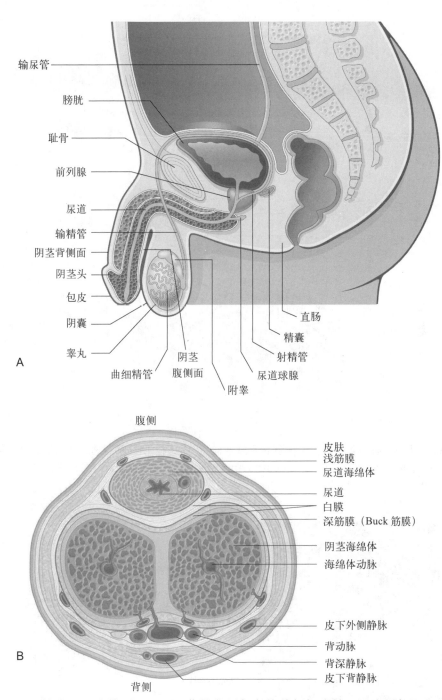

图 15.77　A. 男性生殖器官的侧面图。阴茎的背侧与身体前部相连续，而腹侧与阴囊连续（From Chabner D-E. The Language of Medicine，12th ed. St. Louis，2021，Saunders）。B. 阴茎中轴横切面图像，显示背部和腹部表面及内部结构。阴茎的结构层次如图 A 所示

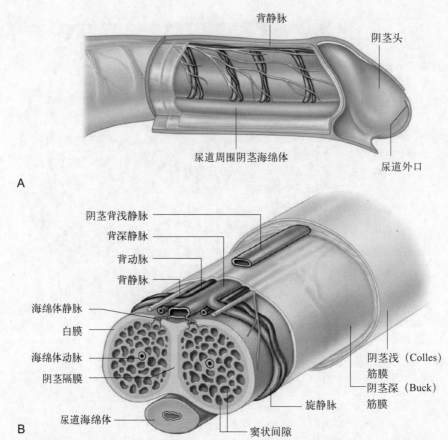

图 15.78　A. 阴茎的纵向切面图像。B. 阴茎正常解剖横切面图像。阴茎海绵体、尿道海绵体、尿道和血管解剖结构的示意图 (From Standring S. Gray's Anatomy, 41st ed. London, 2016, Elsevier)

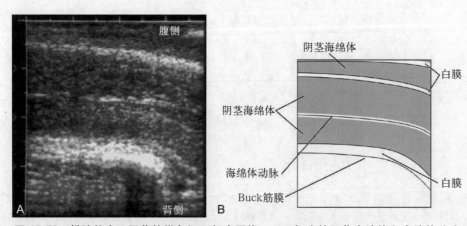

图 15.79　松弛状态下阴茎的纵向切面超声图像，以及相应的阴茎海绵体和海绵体动脉

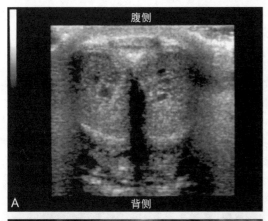

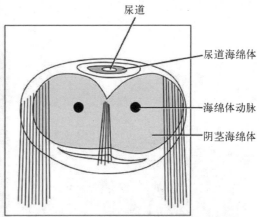

尿道

尿道海绵体

海绵体动脉

阴茎海绵体

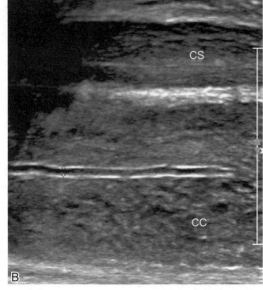

图 15.80　A. 阴茎的横切图像对应的阴茎海绵体(CC)和尿道海绵体（CS）示意图。B. 标尺测量勃起阴茎的海绵体动脉的纵向切面图像。注意这幅图中的海绵体与图 15.79 中阴茎海绵体的不同表现。勃起时，血窦充满血液，阴茎海绵体增大。阴茎海绵体超声图像表现为一个小的无回声或囊性区，代表扩张的血窦，呈现海绵状

经阴茎切面，证明阴茎筋膜、血管和神经间的关系。

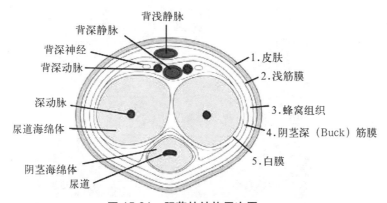

图 15.81　阴茎的结构层次图

注意尿道海绵体是如何包绕 Buck 筋膜的。[From Watkin N，Patel P. Diagnosis and management of acquired urethral stricture disease. Surgery 2017；35(6)：313–323. Copyright © 2017]

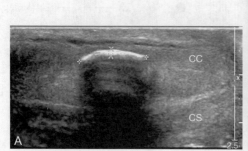
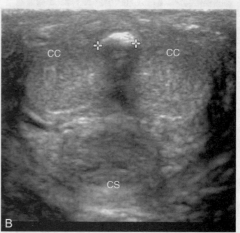

图 15.82　A.阴茎的纵向切面图像，显示白膜上的斑块后伴声影。B. Peyronie 斑块的横切面图像。
CC.阴茎海绵体；CS.尿道海绵体

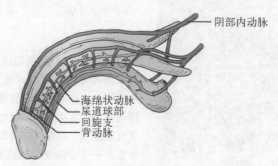

图 15.83　阴茎的动脉解剖结构图（From Partin A，Peters C，Kavoussi L，et al. Campbell Walsh Wein Urology，12th ed. Philadelphia，2021，Elsevier）

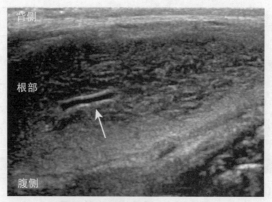

图 15.84　阴茎勃起状态的图像（箭示扩张的海绵体动脉）

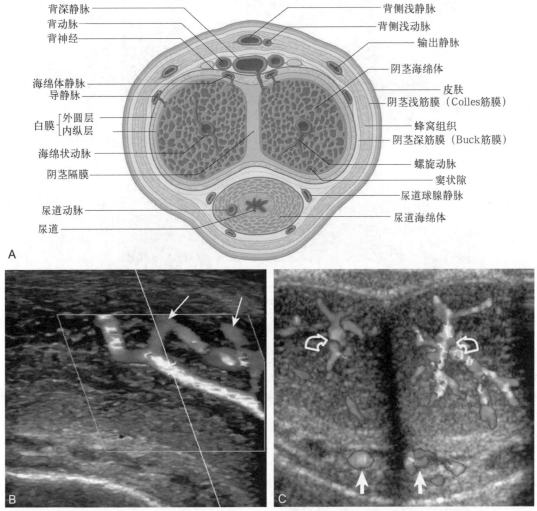

图 15.85　A. 阴茎内部血管的横切面图像（From Standring S. Gray's anatomy, 41st edition, London, 2016, Elsevier.）。B. 勃起阴茎的纵向切面彩色多普勒图像。箭示螺旋动脉。C. 勃起阴茎的横切面彩色多普勒图像。空心弯箭示海绵体动脉。实心箭示背动脉

生理学

　　在松弛状态下，有足够的动脉血供满足营养需求（图 15.88）。阴茎勃起是血管充血的结果，流入阴茎的动脉血液使组织充血。勃起分为五个阶段：潜伏期、肿胀期、完全勃起期、强制勃起期和消退期。在性唤起期间，一氧化氮从阴茎海绵体和尿道海绵体血管附近的神经末梢释放，导致海绵状平滑肌和平滑肌的小动脉和小动脉壁的松弛，使其迅速充满血液，阴茎海绵体内窦状扩张。这种血管扩张增加了进入阴茎的血流量，增加收缩期和舒张期血流量（图 15.89）。这种快速增加的血流充满勃起的阴茎，压紧导静脉，引流窦状隙，减少阴茎的静脉引流。白膜被拉长并压迫导静脉，进一步减少静脉流出。这会导致海绵体内压力增加（图 15.90）。其结果是血液的流入和流出暂时停止，导致阴茎完全坚硬。勃起过程

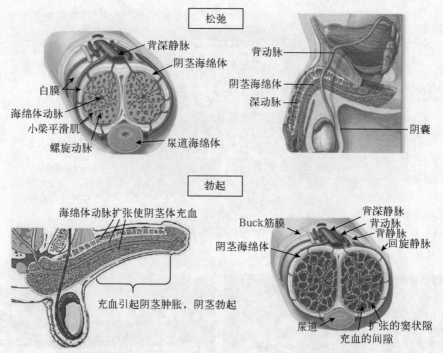

图 15.86 阴茎松弛和勃起的示意图，显示身体组织和血管系统的不同 (From Chen L, Shi G-R, Huang D-D, et al. Male sexual dysfunction: A review of literature on its pathologic mechanisms, potential risk factors, and herbal drug intervention. Biomed Pharmacother 2019; 112: 108585. © 2019)

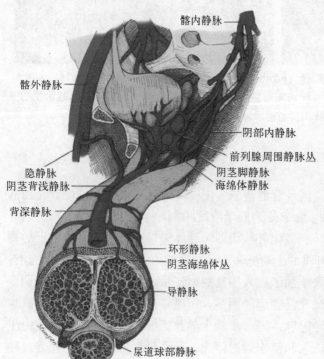

图 15.87 消退期阴茎的静脉引流 (From Partin A, Peters C, Kavoussi L, et al. Campbell Walsh Wein Urology, 12th ed. Philadelphia, 2021, Elsevier)

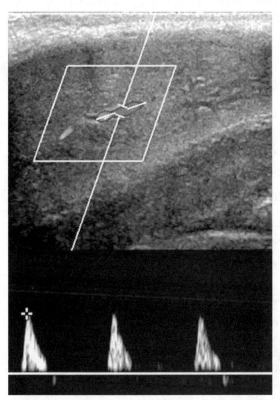

图 15.88 松弛的阴茎海绵体动脉的频谱多普勒，表现为高阻低速血流信号

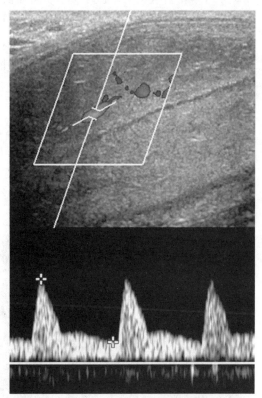

图 15.89 海绵体动脉的频谱多普勒信号显示在充盈期出现低阻血流信号，收缩和舒张流速均增加

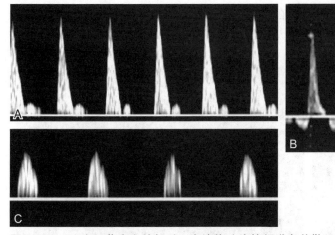

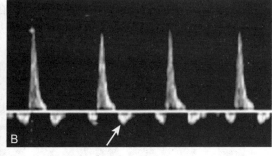

图 15.90 A. 当阴茎完全勃起时，海绵体动脉的频谱多普勒显示高阻血流信号。该血流信号类似松弛状态的血流，但速度增加。B. 箭示阴茎弯曲勃起肿胀期时的反向的血流成分。C. 在强直勃起期，在舒张期血流信号消失，速度降低

中，海绵体和阴茎头的反应不同。动脉血流量增加，但由于白膜的差异（白膜在海绵中较薄，在阴茎头中不存在），静脉阻塞较少，导致海绵中的压力约为阴茎海绵体的一半。深背静脉在充血的海绵体和 Buck 筋膜之间受压，导致阴茎头坚硬。射精或停止刺激后，肌肉开始收缩，导致动脉流入减少，静脉血流出阴茎，阴茎恢复松弛状态。

超声表现

阴茎可以从背侧或腹侧进行扫描，这将影响解剖结构的观察方式。从背侧扫查，阴茎海绵体位于前方；在腹侧扫查时，阴茎海绵体位于后方（图 15.91）。记住阴茎海绵体是成对的结构，尿道海绵体是单独的结构。这三个腔室在横切面显示最好，呈圆形。阴茎海绵体是成对的、圆形、对称、均匀等回声的结构。

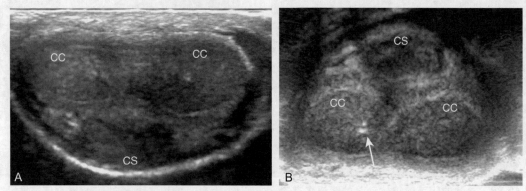

图 15.91　A. 从背侧扫查阴茎的横切面图像。阴茎海绵体（CC）在上方，尿道海绵体（CS）在下方。B. 从腹侧扫查阴茎的横切面图像。现在 CC 在下方，CS 在上方。箭示海绵体动脉

海绵体动脉在纵向切面上呈平行线状回声。当动脉松弛时，动脉就会变小和弯曲。随着阴茎勃起，动脉更容易显示（图 15.92）。在横切面上，它们表现为位于阴茎海绵体稍内侧搏动的小圆点。当勃起时，阴茎海绵体增大，超声表现将发生改变，以反映海绵体内增

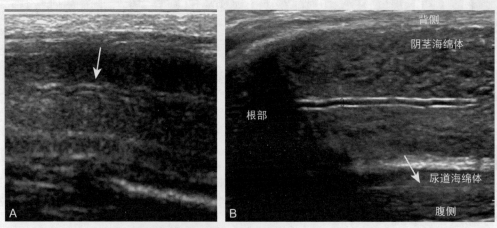

图 15.92　A. 阴茎松弛时，弯曲的海绵体动脉的纵向切面图像（箭）。B. 海绵体动脉在勃起过程中变大的纵向切面图像。标尺在测量动脉的直径。箭示尿道

多的血液。该组织呈斑点状外观，内有小的无回声和囊性结构，代表扩张的窦隙。尿道海绵体比阴茎海绵体小，质地均匀，通常回声更高。

　　尿道海绵体不像阴茎海绵体那样直立，因为它们的静脉位于更外侧的位置，允许血液不断流出，防止尿道被邻近组织压陷，避免射精。白膜为一条薄的高回声线，围绕着三个海绵体（图 15.93）。

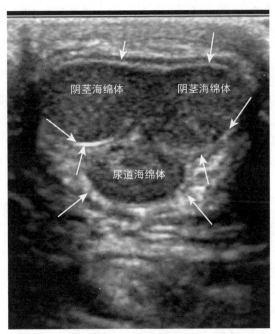

图 15.93　穿过阴茎中轴的横切面图像（箭示白膜）

阴茎超声

患者准备

患者无特殊准备。

探头

采用高频宽带线阵探头，频率为 7 ～ 15MHz。

患者体位

　　患者取仰卧位。从背侧或腹侧扫描阴茎的纵向切面和横切面。松弛阴茎的大小可能决定从哪侧表面扫描。当阴茎松弛时，从腹侧扫描阴茎可能更容易；而勃起时，从背侧扫描阴茎则更容易。阴茎扫查没有特定的或错误的扫查方式，能够获取所需的解剖结构图像即可。

扫查技巧

扫查松弛的阴茎时，所有三个海绵体都可以从阴茎轴的背侧或腹侧途径成像。在扫查阴茎腹侧时，不要施加太大压力，因为可能会挤压尿道。进行阴茎检查的一个主要原因是阴茎多普勒检查评估因血管原因引起的 ED。在阴茎根部附近注射，注射前后都需要留取图像。注射和检查过程做好患者隐私保护，减少患者的尴尬。为了连续观察阴茎勃起过程，阴茎需要持续暴露，所以超声医师在检查过程中应保持非常自信和专业。大多数男性在注射时都会非常紧张，所以在注射过程中尽量让患者放松并给予支持。向患者解释检查方案和时长，让患者知道从注射后评估阴茎的反应到留取图像需要几分钟的时间。

容易获取多普勒信号的位置是阴茎中轴的近端，因为这里的动脉比阴茎中轴远端头部的粗。海绵体动脉在根部也开始弯曲，可以很好地获得 < 60° 的多普勒角度。

超声仪器的多普勒设置进行优化，更好显示低速血流。壁滤波应设置在最低级别。调整多普勒和彩色增益至噪声刚刚出现之前。应设置彩色血流速度标尺，直到没有混叠，并且可以识别血管。在勃起时，应根据需要调整设置。

阴茎超声检查所需的图像取决于检查的目的。图像应包括所有三个海绵体的纵向切面和横切面图像。应根据需要使用多普勒超声协助诊断。ED 的阴茎多普勒扫查有标准的检查规程，将在下一节中介绍。然而，大多数非 ED 的超声检查，至少需要观察海绵体动脉的多普勒信息，获得阴茎背静脉的血流信息，可以使用阴茎多普勒代码，因为所需的只是流入和流出血流信息。对于外伤，需要使用多普勒来确保动脉和静脉仍然通畅。佩罗尼病是一种白膜纤维化和局灶性增厚的病变，可能导致勃起困难或勃起疼痛。许多患者伴有 ED，通常由纤维斑块引起静脉闭塞性功能不全，尽管动脉功能不全或混合性血管异常可能是其原因。佩罗尼病的男性患者通常会行多普勒超声检查，以评估 ED 的血管原因。彩色多普勒超声也可用于评估纤维斑块周围的灌注情况，因为血流增加提示活动性炎症。阴茎异常勃起的检查见下文。

阴茎异常勃起是指与性兴奋无关、持续超过 4h 的阴茎勃起，分为低血流量（缺血）或高血流量（动脉）状态。超声检查的作用是区分缺血性低流量阴茎异常勃起和非缺血性高流量阴茎异常勃起。第三种类型的阴茎异常勃起称为阴茎持续勃起症，其特征是反复发作的缺血性阴茎异常勃起。

静脉性或低流量性阴茎异常勃起是更常见的类型，由正常阴茎流出功能障碍引起，属于急诊的情况，因为引流静脉的长期阻塞会导致不可逆的缺血性改变和永久性 ED。低流量性阴茎异常勃起伴随着僵硬的勃起而疼痛。低流量性阴茎异常勃起通常表现为海绵体动脉缺乏血流或血流阻力非常高（图 15.94）。

高流量阴茎异常勃起是指阴茎海绵体动脉破裂后，阴茎动脉不受控制地流入阴茎，导致无痛性勃起。高流量性阴茎异常勃起通常是由骨盆或会阴创伤引起的，该创伤导致海绵体动脉和海绵体窦之间的动脉瘘或假性动脉瘤。高流量性阴茎异常勃起通常表现为无痛、部分勃起，与性欲无关，为非紧急情况，因为它与疼痛无关，永久性 ED 不常见。高流量阴茎异常勃起的灰阶图像表现为阴茎海绵体内的不规则低回声区。彩色和频谱多普勒超声

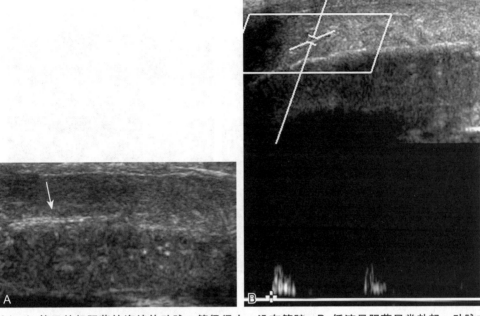

图 15.94　A. 箭示勃起阴茎的海绵体动脉，管径很小，没有管腔。B. 低流量阴茎异常勃起。动脉中探及非常微弱的血流信号，多普勒信号为低速高阻血流

可表现为收缩期和舒张期海绵体动脉的高血流量、假性动脉瘤或动脉海绵窦瘘。

　　以下是诊断阴茎异常勃起所需的超声图像示例。该患者因创伤后阴茎持续勃起近 6h，转诊进行超声检查。诊断主要考虑是骑自行车事故造成的会阴创伤，导致的阴茎异常勃起。因为会阴部受伤，所以不考虑阴茎骨折。超声医师了解诊断所需的图像和标准是非常重要的。

　　扫描开始时，患者将阴茎头放在腹部，这样可以从阴茎腹侧开始扫查。若从背侧扫查，则阴茎根部和会阴的显示会比较困难。而这正是创伤发生的地方。扫查从横切面开始，从根部向阴茎头方向扫描。阴茎根部附近可探及一个囊性无回声区，需要在两个平面上进行测量（图 15.95）。留取每条海绵体的纵向切面图像。囊性结构内可见极低回声，通过增加增益，可见损伤的组织。使用彩色多普勒显示血流信号。留取每条海绵体动脉和背静脉的频谱多普勒信号。为了更深入地观察，使用曲面线阵探头扫查，可见一条血管通向囊性区（图 15.96）。频谱多普勒信号显示高血流量，舒张血流增加（图 15.97）。舒张期血流增加是由于海绵体动脉和海绵体腔隙之间形成了瘘。来自海绵体动脉的血液绕过螺旋动脉，直接进入窦，导致多普勒信号异常。超声表现与创伤后高流量阴茎异常勃起相一致，患者行介入栓塞治疗（图 15.98）。依据诊断要求或正常需要获得扫查图像。

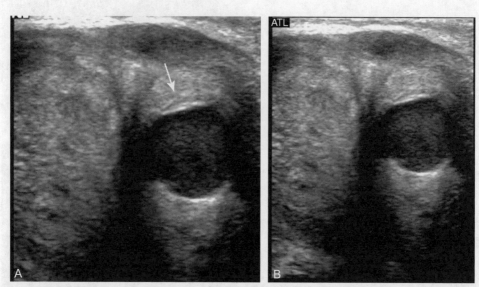

图 15.95 A. 阴茎外伤患者，左侧阴茎海绵体可见囊性结构（箭），代表动静脉瘘。B. 增加总增益，可以在囊性肿块内探及低回声

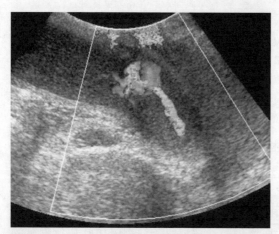

图 15.96 会阴外伤患者，为了显示深度更深，使用低频凸阵探头，可以探及深方的动脉

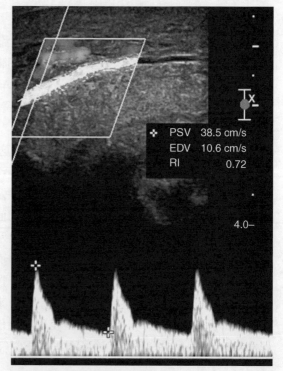

图 15.97 频谱多普勒信号显示供给动静脉瘘的海绵体动脉收缩期和舒张末期速度较高
（PSV. 收缩期峰值流速；EDV. 舒张末期流速；RI. 阻力指数，下同）。

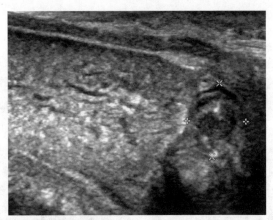

图 15.98　介入放射栓塞的患者，创伤性高流量的阴茎异常勃起

阴茎超声扫查需要的图像

对阴茎进行多普勒超声检查的最常见原因是评估 ED。ED 定义为无法获得或维持勃起以进行满意的性交，可能由心理、动脉、静脉、神经或多种因素引起。超声检查用于评估病因是动脉性还是静脉性的。

动脉性 ED 是由于狭窄或闭塞导致的，这些狭窄或闭塞限制血液流向阴茎海绵体。如果血流无法填满海绵体窦，则不会发生勃起，因为引流静脉没有阻塞，继续将血液从阴茎海绵体流走。

静脉功能不全发生在尽管海绵窦充分充盈，但引流静脉阻塞失败的情况下。患者可能有部分勃起，但不能完全达到坚硬。

测量收缩期峰值流速是诊断动脉性 ED 的方法。正常值应至少 > 25cm/s，尽管一些图表使用 30cm/s 或 35cm/s，但一致认为 < 25cm/s 是异常的（图 15.99）。海绵体动脉的直径应增加 60%。如果收缩期峰值差 > 10cm/s，则为异常表现，收缩期峰值流速较低的动脉是异常动脉。

动脉血流正常但勃起无力的患者可能存在静脉漏。如果存在静脉渗漏，则不会出现舒张期血流减少或反向。当海绵体动脉中存在持续舒张期血流且舒张末期流速 > 5cm/s 时，即可做出诊断（图 15.100）。

背深静脉在松弛期或肿胀期并不总能被超声显示，但在消退期常常可见。在 ED 的静脉成因中，可见一条明显的背深静脉（图 15.101）。

注射前图像

从阴茎根部到阴茎头认真地扫查横切面，寻找异常发现，如钙化和血管异常（图 15.102）。如果发现异常情况，图像应注明其在阴茎上的位置，如在近端。考虑到心理因素对勃起功能的影响，该检查应该在没有干扰的诊室进行，并避免打扰，如可能会有人意外地走进房间，或其他医师来寻找探头。检查开始前，应向患者详细解释检查流程，并解答患者的疑问。

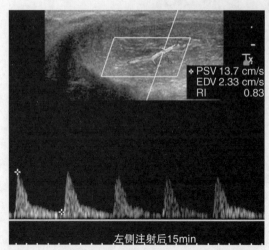

图 15.99 动脉性勃起功能障碍的频谱多普勒图像。所有注射后速度均 < 25cm/s

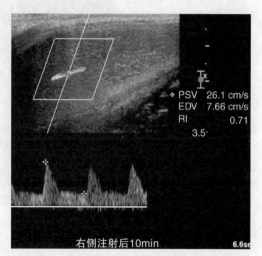

图 15.100 注射后 15min，收缩期流速 > 25cm/s，但舒张期流速较高，舒张末期流速 > 5cm/s。检查结果考虑静脉原因引起的勃起功能障碍

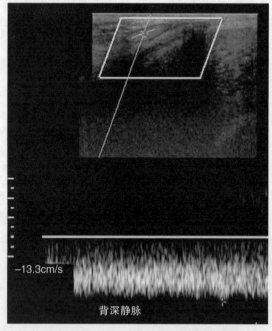

图 15.101 图 15.100 中同一位患者

背深静脉血流清晰可见，流速为 13.3cm/s，证实静脉原因的勃起功能障碍。

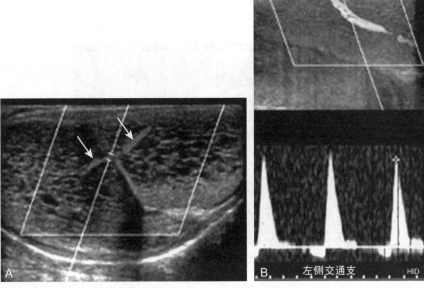

图 15.102　A. 箭示左右海绵体动脉之间的交通。B. 背动脉和海绵体动脉相交通，称为背动脉 - 海绵体动脉交通支

1. 松弛的阴茎的横切面图像最好是从背侧入路，即阴茎头指向患者的足侧。应在近端和中段处留取图像，第三幅图像在轴的远端，靠近阴茎头处。

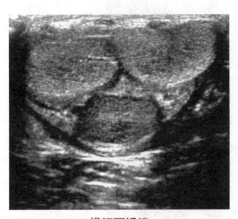

横切面近端

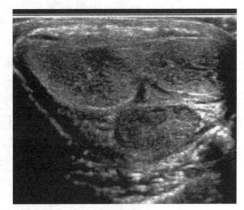

横切面中段

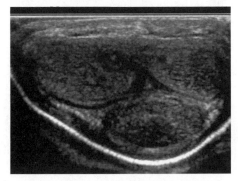

横切面远端

2. 获得阴茎海绵体的纵向切面图像，显示海绵体动脉，测量动脉直径从内壁到内壁。建议注释使用 RT。

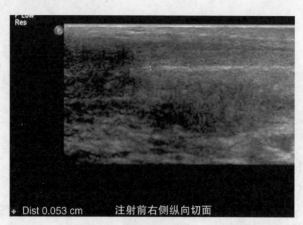

注射前右侧腺体

3. 海绵体动脉的频谱多普勒图像。多普勒角度必须 < 60°。测量收缩期峰值流速和舒张末期的流速。超声仪器会显示阻力指数（RI）。收缩期频谱呈单相，并可能有少量舒张期血流成分。

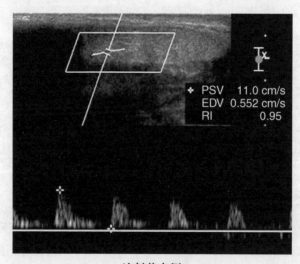

注射前右侧

海绵体动脉的多普勒波形为高阻波形，收缩期峰值较低。

4. 重复测量另一侧。

注射后图像

注射前需要擦掉耦合剂。尽量让患者自己擦除。超声医师见证下签署知情同意书。然后通过海绵体内注射血管活性药物诱导勃起。药物可注射入右侧或左侧阴茎海绵体。哪一侧并不重要，因为药物会穿过隔膜，弥散到两侧阴茎海绵体。注意注射时间很重要。这可以很轻松地通过留取空白图像或标明注射时间来记录。从注射后 5min 开始测量海绵体动脉的直径及收缩期和舒张期流速，然后依据操作规程，在注射后 15 ～ 20min，每 5 分钟测量一次。有时，可能需要留取 20min 后图像，以确保产生最大的药理作用。如果 5min 后勃起尚未开始或发生，可能需要进行第二次注射，并做好详细记录。

潜伏期海绵体动脉的直径最大，频谱多普勒为低阻信号。在肿胀期，海绵体的窦状腔随着血液扩张，频谱多普勒为高阻血流信号，随着舒张期血流量减少，频谱形成一个双向的切迹。完全勃起时，血流减少，海绵体动脉的直径和收缩期峰值流速存在，舒张期常可见血流反向。强直勃起时，海绵体动脉的直径最小，频谱多普勒为低速单相波形。波形可能类似于松弛时的波形，但可以看到扩张的动脉管腔。

技术提示：5min 似乎很长，但医师需要对两侧阴茎海绵体进行成像和测量，5min 很快就过去。为确保左右两侧不混淆，超声医师在注射前和注射后的图像中应始终从同一侧开始。在间隔测量时，也需要从同侧开始。

勃起后，应检查阴茎，以记录任何可见的动脉异常。时机很关键，这可能发生在检查结束时。超声检查医师可将速度记录在工作表上。依据操作规程，工作表应记录动脉直径、收缩期峰值流速、舒张末期流速，以及注射前和注射后每 5min 一次的 RI。请注意，在以下示例中，先采集右侧图像，但也可以先采集左侧图像。

1. 右侧海绵体动脉的图像，注射 5min 后测量直径。

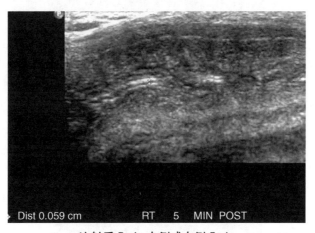

Dist 0.059 cm　　　RT　5　MIN POST

注射后 5min 右侧或右侧 5min

海绵体动脉的多普勒波形表现为高阻力模式，收缩期峰值低。

2. 右侧海绵体动脉的频谱多普勒图像，注射 5min 后测量收缩期和舒张末期峰值流速。

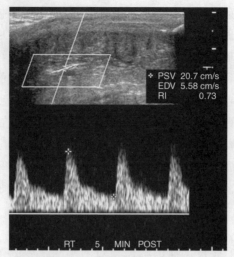

注射后 5min 右侧或右侧 5min

3. 重复上述操作，进行测量左侧。

4. 注射后 10min，测量右侧海绵体动脉的直径。

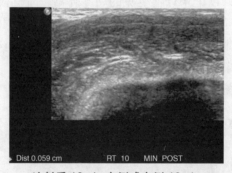

注射后 10min 右侧或右侧 10min

5. 注射 10min，右侧海绵体动脉的频谱多普勒图像，测量收缩期峰值流速和舒张末期流速。

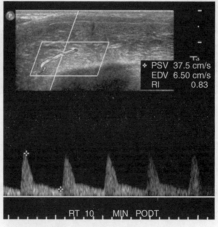

注射后 10min 右侧或右侧 10min

6. 注射 15min 后，测量右侧海绵体动脉的直径。

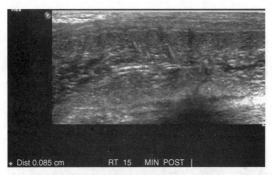

注射后 15min 右侧或右侧 15min

7. 注射后 15min，测量右侧海绵体动脉的频谱多普勒，测量收缩期峰值流速和舒张末期流速。

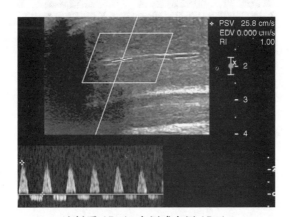

注射后 15min 右侧或右侧 15min

8. 注射后 20min，测量右侧海绵体动脉的直径。

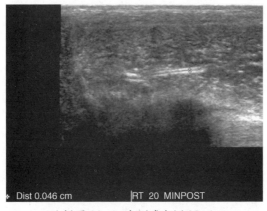

注射后 20min 右侧或右侧 20min

9. 注射后 20min，测量右侧海绵体动脉的频谱多普勒，测量收缩期峰值流速和舒张末期流速。

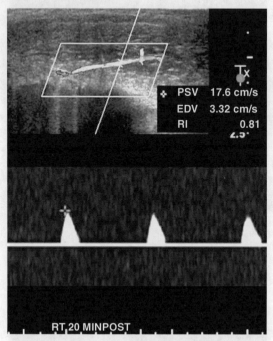

注射后 20min 右侧或右侧 20min

（翻译 李丽伟 校对 杜智慧）

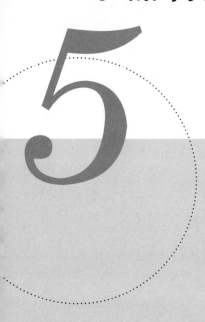

第五篇

小器官超声扫查操作规程

第 16 章

甲状腺超声扫查操作规程

M. Robert DeJong

关键词

腺瘤	乳头状癌
内分泌腺	锥状叶
食管	胸锁乳突肌
甲状腺肿	带状肌群
Graves 病	促甲状腺激素（TSH）
桥本甲状腺炎	促甲状腺激素释放激素（TRH）
甲状腺功能亢进	甲状腺素（T_4）
甲状腺功能减退	三碘甲状腺原氨酸（T_3）
峡部	气管
颈长肌	

目标

完成本章阅读后，你将掌握以下内容。

1. 定义关键词。
2. 区分甲状腺的超声表现和术语描述。
3. 探讨甲状腺的实验室检查指标。
4. 掌握甲状腺扫查的探头选择。
5. 描述患者甲状腺检查前的患者准备。
6. 解释甲状腺典型图像的顺序和位置。
7. 描述颈部的淋巴结的九个分区和定位。

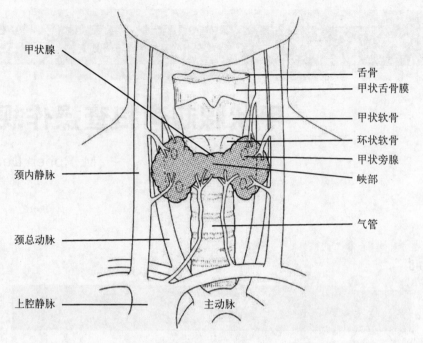

甲状腺和甲状旁腺的位置和解剖（颈部正中）

概述

　　甲状腺是人体最大的内分泌腺，对生命至关重要，是唯一能吸收碘的器官。人体内的细胞都依赖于甲状腺激素才能正常运作。近年来，超声评估甲状腺的情况日益增加，目前超声是检查甲状腺的主要成像方式。因甲状腺癌手术的患者需要通过超声评估淋巴结。这种检查通常被称为淋巴结或颈部扫查，需要仔细评估。超声可用于甲状腺结节的针吸细胞学检查（FNA），可进行准确的穿刺针定位。该检查可由影像科医师、内分泌科医师和病理学家在内的各位医师，在有或没有超声科医师协助的情况下进行。

解剖

　　甲状腺是一个由左右两部分组成的双叶结构，中间由峡部相连，通常从 C5 延伸到 T1。呈蝴蝶形、H 形或 U 形，位于喉部下方。每侧叶都有上极和下极，位于气管外侧，颈动脉和颈内静脉内侧。峡部覆盖于气管之上，在两侧叶下 2/3 部位相连接，其上缘位于环状软骨下方（图 16.1）。每侧叶通常有 1 个尖的上极和 1 个钝的下极，中间为峡部。

　　带状肌或舌骨下肌是舌骨下方的 1 组小而薄的肌肉，包括胸骨舌骨肌、肩胛舌骨肌、甲状舌骨肌和胸骨甲状肌。它们沿着腺体的前表面和侧面分布。胸锁乳突肌较大，位于甲状腺的前外侧，颈长肌位于甲状腺的后外侧（图 16.2）。

　　甲状腺的大小取决于患者的身高、体重、年龄和性别。每侧叶长径为 4 ～ 5cm，前后径（AP）为 2 ～ 3cm，宽径为 1.5 ～ 2cm。腺体重 15 ～ 25g。峡部长度 12 ～ 15mm（图 16.3）。甲状腺一般不对称，右叶较左叶大，导致它在颈部比左叶上极延伸得更高，下极延伸得更低。

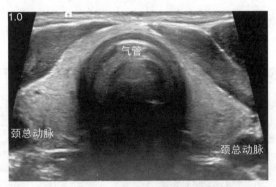

图 16.1　正常甲状腺超声图像

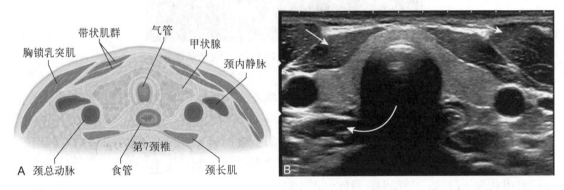

图 16.2　A. 甲状腺与颈部肌肉的关系示意图。B. 正常甲状腺和周围肌肉的超声图像。长箭示带状肌，短箭示胸锁乳突肌，弯曲箭示颈长肌（图 A From Rumack C，Levine D. Diagnostic Ultrasound，5th ed. Philadelphia，2018，Elsevier）

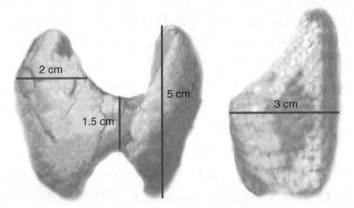

图 16.3　甲状腺正面和侧面示意图，显示甲状腺叶和峡部的平均值。甲状腺叶长 5cm，宽 2cm，前后径 3cm。峡部 1.5cm（From Som PM，Curtin HD. Head and Neck Imaging，5th ed. St. Louis，2011，Mosby）

由于甲状腺形状的变异，一些科室对甲状腺行体积测量，这样对比观察甲状腺治疗前后体积变化，结果更准确。该公式基于长椭圆形的计算公式，为长 × 宽 × 高（厚度）× 0.529，并分别对每侧叶进行计算。超声仪器即可自动计算体积。

锥状叶是一个甲状腺副叶，位于甲状软骨前方，从峡部向上延伸，长者可达舌骨（图16.4）。锥状叶常见于儿童，成年后会萎缩。当锥状叶存在时，通常在中线两侧，而不是在中线。据统计，在 55% ～ 65% 的尸体和甲状腺切除标本中可见锥状叶。

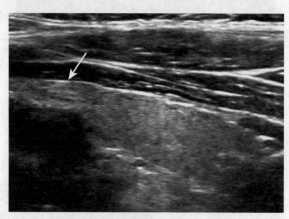

图 16.4　甲状腺左叶近正中矢状面图像（箭示锥状叶）

甲状腺血供丰富，右侧叶的血管通常比左侧叶多。供应甲状腺的动脉由两条甲状腺上动脉和两条甲状腺下动脉组成。甲状腺上动脉是颈外动脉的第一个分支。甲状腺上静脉汇入颈内静脉。甲状腺上动脉和静脉位于每侧叶的上极。两条甲状腺下动脉起源于锁骨下动脉的甲状颈干，为甲状腺下极供血。甲状腺下动脉位于每侧叶下 1/3 的后方。在甲状腺下极可见甲状腺下静脉，汇入头臂静脉（图 16.5）。

生理学

甲状腺是内分泌腺，即为没有导管的腺体，可将激素直接分泌到血液中。甲状腺是体内唯一可以吸收碘的器官，饮食中摄入碘对甲状腺和健康非常重要。甲状腺将碘转化为甲状腺素（T_4）和三碘甲状腺原氨酸（T_3）。命名为 T_3 和 T_4 的原因是每个 T_3 分子含有 3 个碘原子，而每个 T_4 分子含有 4 个碘原子。这些激素调节体温、心率、发育及人体利用食物获取能量的速度。T_4 占甲状腺激素的 80%，T_3 占甲状腺激素的 20%，但浓度是 T_4 的 4 倍。体内的细胞都依赖于甲状腺激素调节其新陈代谢。当基础代谢率下降时，人体会向下丘脑发送信息，释放促甲状腺激素释放激素（TRH），而 TRH 又作用于垂体，然后垂体会释放促甲状腺激素（TSH）。TSH 继而刺激甲状腺释放 T_3 和 T_4。T_3 和 T_4 水平降低与甲状腺功能减退有关，而升高则与甲状腺功能亢进相关。因为甲状腺受垂体和下丘脑控制，这些腺体异常也会影响甲状腺功能。甲状腺还可产生降钙素，调节血钙水平。

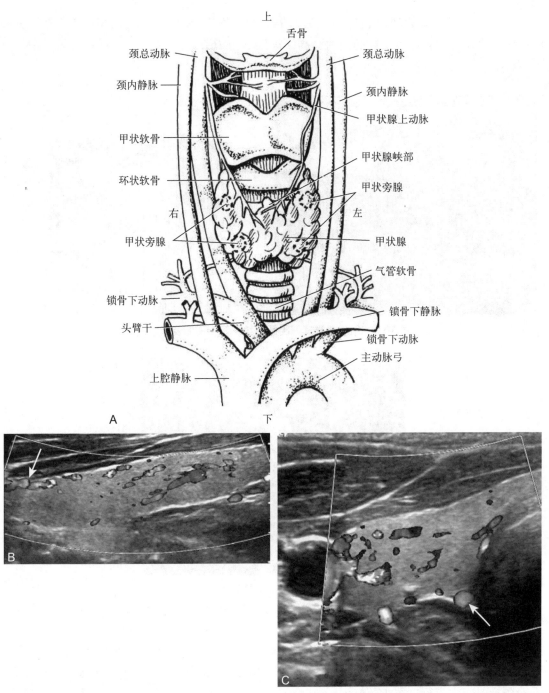

图 16.5 A. 甲状腺血管解剖图。B. 箭示甲状腺上动脉。C. 箭示甲状腺下动脉（图 A From Kelley LL,
Petersen CM. Sectional Anatomy for Imaging Professionals, 4th ed. St. Louis, 2018, Elsevier）

超声表现

正常甲状腺实质的超声表现为均匀的等回声，回声高于邻近的颈部肌肉（图 16.6）。甲状腺被膜表现为包绕甲状腺的细的、高回声线（图 16.7）。

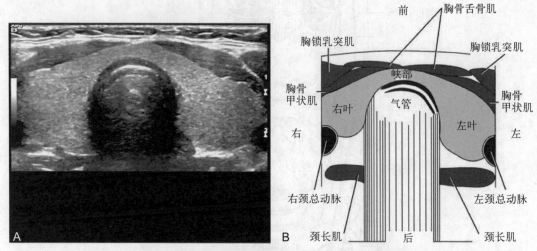

图 16.6　甲状腺及其周围解剖结构超声图像及示意图

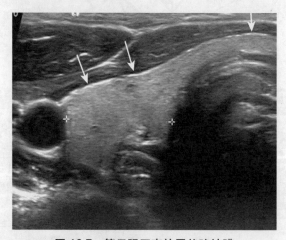

图 16.7　箭示强回声的甲状腺被膜
由于镜面反射，只有在声束垂直于被膜时才能显示被膜，因此被膜不能完整地显示。

带状肌群表现为位于甲状腺前方和稍外侧的低回声带。胸锁乳突肌表现为较大的椭圆形带状结构，位于甲状腺的前外侧。颈长肌表现为椭圆形的低回声，位于甲状腺每侧叶后方，沿着颈椎的前方走行（图 16.8）。

食管位于中线，但在超声图像上位于气管外侧，甲状腺左叶后内侧。横切面超声表现为类似肠道的靶环样结构。当患者吞咽时，食管会随着蠕动而改变形状（图 16.9）。

气管在中线处呈弧形样，因其内存在气体可出现振铃伪像（图 16.10）。

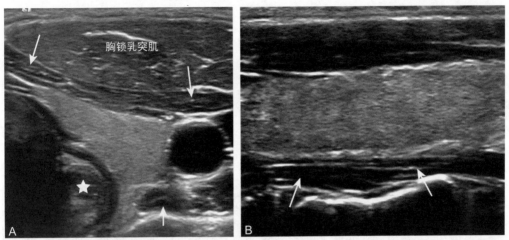

图 16.8 A.甲状腺左叶超声图像。两个长箭示带状肌群。短箭示颈长肌。星号示食管。B.甲状腺右叶的纵向切面图像。箭示颈长肌

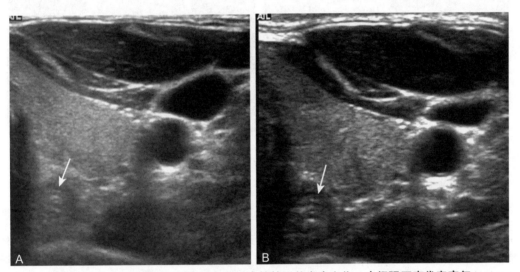

图 16.9 A.箭示食管。B.患者吞咽时食管的形状发生变化。中间强回声代表空气

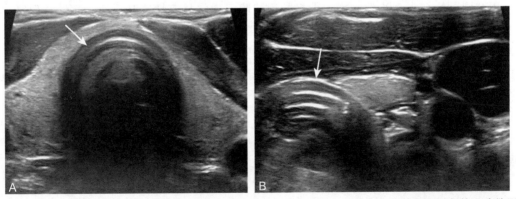

图 16.10 A.箭示气管。低回声带为气管壁。B.箭示由气管壁和腔内空气之间的界面引起的混响伪影

常见疾病的超声表现

良性结节大多表现为囊实混合回声，因为胶质在超声图像上呈囊性。甲状腺增大最常见的原因是结节性甲状腺肿，由于碘不足所致，患者可表现为颈部无痛性肿块。结节通常回声不均匀，可以为单发或多发。此外，可以表现为弥漫性对称性甲状腺增大或单侧叶的局灶结节（图16.11）。当患者有多个结节时，不需要测量所有结节，通常测量最大的结节或具有可疑特征的结节。

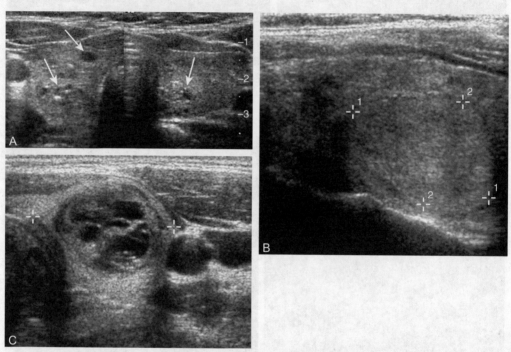

图16.11　A.结节性甲状腺肿。使用分屏对甲状腺进行成像，箭示结节。注意2个不均匀结节和小的低回声结节。B.标尺测量结节性甲状腺肿患者的1个大的、回声均匀的结节。C.标尺测量表示大的、含有囊性成分的混合回声结节

甲状腺肿物多表现为低回声。大多数甲状腺癌通常呈实性或几乎完全实性；但是，一些良性结节如腺瘤，也可表现为实性低回声。甲状腺癌在年轻女性中的发病率多于男性，最常见的类型是乳头状癌。甲状腺癌在男性的发病率不到25%，但男性占甲状腺癌死亡人数的45%。大多数超过60岁男性甲状腺癌患者为未分化甲状腺癌，预后不良。与其他大多数成人肿瘤相比，甲状腺癌通常在年轻时被诊断，40%的乳头状癌超声表现为边界清楚的低回声结节，伴有点状微钙化，无明显声影（图16.12）。很多结节，尤其是良性增生结节，也含有点状强回声，但并非微钙化，而是胶质成分导致的，其特点是后方伴彗星尾征。当怀疑结节为恶性时，应扫查颈部是否存在肿大淋巴结。大多数甲状腺结节为良性结节，可疑恶性结节或非典型结节时需行FNA（图16.13）。腺瘤在女性比男性更常见，也表现为低回声。若腺瘤破裂，则肿瘤体积增大，表现为含囊性成分的不均质回声肿物（图16.14）。

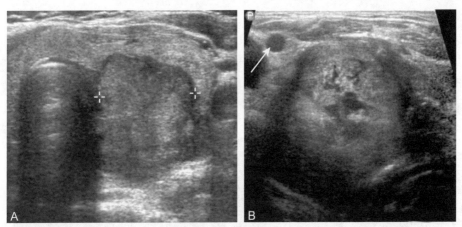

图 16.12　A. 光标所示为测量甲状腺左叶乳头状癌。与图 16.11 B 中的结节相比, 该结节形状不规则。B. 甲状腺未分化癌。肿物生长迅速并增大, 肿瘤回声不均匀, 伴中心坏死。箭示转移的淋巴结

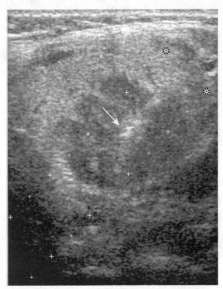

图 16.13　甲状腺细针穿刺图像
平行虚线代表穿刺针的引导路径。箭示强回声的反射, 代表针尖。

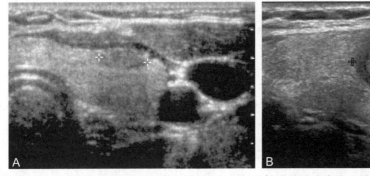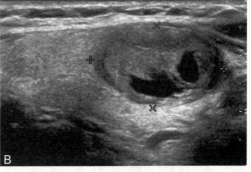

图 16.14　A. 光标示测量低回声的甲状腺腺瘤。B. 1 年后随访该患者。腺瘤破裂, 表现为混合回声肿块。实性成分活检证实为腺瘤

桥本甲状腺炎是甲状腺功能减退症的一种类型。患者 T_3 和 T_4 值降低，TSH 升高。弥漫性增大的腺体内出现假结节，这是由线状高回声（纤维成分）和斑片状低回声区导致的（图 16.15，见彩图 7）。桥本甲状腺炎患者中可能会出现甲状腺周围淋巴结增大。Graves 病是甲亢的一种类型，患者 T_3、T_4 值升高，TSH 降低，超声表现为腺体增大并且回声减低，其特征表现是彩色多普勒显示血流丰富，称为"火海征"（图 16.16，见彩图 8）。

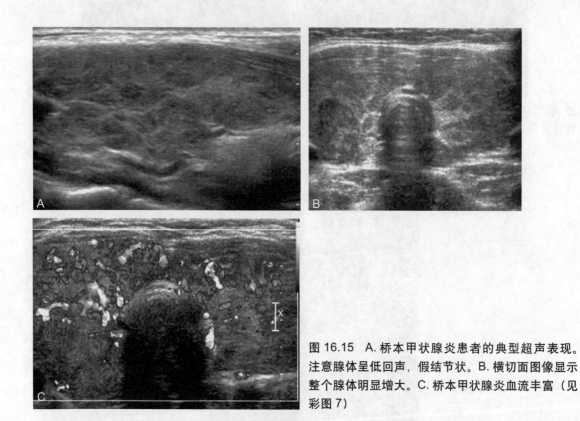

图 16.15   A. 桥本甲状腺炎患者的典型超声表现。注意腺体呈低回声，假结节状。B. 横切面图像显示整个腺体明显增大。C. 桥本甲状腺炎血流丰富（见彩图 7）

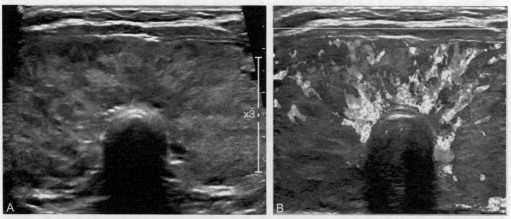

图 16.16   A. Graves 病的横切面图像。甲状腺增大，但没有图 16.15 B 中患者假结节状的表现。B. 彩色多普勒图像显示 Graves 病典型的"火海征"（见彩图 8）

甲状腺超声

患者准备

甲状腺检查前患者无特殊准备。

探头

根据患者颈部厚度使用最高频率的探头。大多数患者使用 12 ～ 18MHz 频率的探头。颈部皮下组织较厚时需要使用 7.5 ～ 10MHz 的较低频率的探头。结节或肿物很大时，需要腹部扫查所用的凸阵探头，频率为 2 ～ 5MHz（图 16.17）。

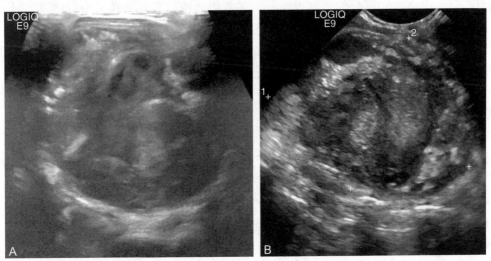

图 16.17 A. 甲状腺未分化癌患者。使用线阵探头时，即使使用较低的频率，依然无法很好地显示肿瘤内部的回声。B. 同一患者使用 2 ～ 5MHz 的凸阵探头，可清楚地显示肿瘤

患者体位

患者仰卧位扫查。为了更清楚地扫查甲状腺，应在患者肩部之上放置枕头，以便患者颈部呈伸展状态并抬高下颌。如果上述操作让患者感到不适，可将折叠的床单或其他物体置于患者头部下方以提供支持。另一种选择是放置 1 个固定体位用的海绵或在他们的肩下卷起 1 块床单，让头部放松。如有必要，让患者稍微转头，便于扫查颈部。

呼吸技巧

检查时，患者正常呼吸即可。患者深呼吸时会导致甲状腺随着呼吸而移动。

扫查技巧

甲状腺超声检查是一种简单的检查，但是如果扫查过快，就可能会遗漏细节。使用高

频探头，尤其是使用谐波时，要注意远场图像。有时，探头达到其穿透极限，远场图像会显示不清，甚至中远场的图像会衰减。在关闭谐波的情况下评估图像，增加功率输出，或者降低探头频率，不同制造商的仪器设备使用不同的标记。如果系统将频率预设分类为高分辨力（RES）、通用（GEN）或高穿透（PEN）模式，可以尝试调整至当前模式的下一个模式。例如，如果机器默认使用 RES，请尝试使用 GEN。如果机器显示频率，降低频率，观察图像质量是否改善。在保证图像分辨率的情况调节远场条件。当探及肿物时，需要仔细寻找可能表明结节恶性特征的内部微钙化。

颈部淋巴结分区

超声检查对于行甲状腺切除术的甲状腺癌患者寻找有无颈部淋巴结转移，具有重要作用。淋巴结肿大并不意味着甲状腺癌发生转移。颈部淋巴结分为 7 个区（图 16.18）。以颈动脉为界分为中央区和颈外侧区淋巴结，大多数甲状腺癌直接转移至中央区淋巴结水平，即Ⅵ区，甲状腺上 1/3 甲状腺癌可能直接转移到颈侧区，称为跳跃转移。颏下或下颌淋巴结（Ⅰ区）很少发生转移。

使用淋巴结解剖分区与外科医师进行沟通非常重要。

● Ⅰ区：颏下与颌下淋巴结，位于舌骨与下颌骨之间，颌下腺的前方。Ⅰ区和Ⅱ区之间以颌下腺后缘为界。

● Ⅱ、Ⅲ和Ⅳ区：颈内静脉淋巴结，舌骨和环状软骨下缘分别将其分为 3 组。环状软骨在横切面中最清楚，位于甲状腺峡部上方，双侧甲状腺上叶之间，呈弧形，后方为强回声边缘（图 16.19）。

● Ⅱ区：颈内静脉上组，位于颅底到舌骨下缘之间，靠近颈动脉分叉处。

● Ⅲ区：颈内静脉中组，位于舌骨和环状软骨下缘之间。

● Ⅳ区：颈内静脉下组，位于环状软骨下缘与锁骨下方。

● Ⅴ区：副神经淋巴结、颈横和锁骨上淋巴结位于颈后三角区，前界为胸锁乳突肌后缘，后界为斜方肌前缘，下界为锁骨。

　● V_a区：Ⅴ区淋巴结上区，在Ⅱ区和Ⅲ区淋巴结后方，位于颅底和环状软骨下缘之间。

　● V_b区：Ⅴ区淋巴结下区，在Ⅳ区淋巴结后方，位于环状软骨下缘和锁骨之间。

● Ⅵ区：中央区淋巴结，位于胸骨上切迹和舌骨之间，两侧以颈动脉为界。

● Ⅶ区：中央前区淋巴结，位于两侧颈动脉之间和胸骨柄（胸骨上切迹）下方。并非所有外科医师都认可该区的淋巴结；有些医师认为它是Ⅵ区的一部分。

对于颈部淋巴结定位，让患者处于他/她手术时的体位是非常重要的。患者通常仰卧位，直视前方。如有可能，与外科医师讨论患者体位。如果手术位置为仰卧位，转动颈部可能会使淋巴结位置发生变化。对于颈动脉附近的淋巴结尤其如此。头部伸直时，淋巴结位于Ⅳ区；但是，头部倾斜时，该淋巴结位于Ⅵ区。

通常探头横切面扫查颈部淋巴结。大多数超声医师都有自己一定的扫查顺序。最好在Ⅵ区开始扫查，这是淋巴结转移最常发生的区域，然后评估Ⅰ区。之后，从下颌骨到锁骨

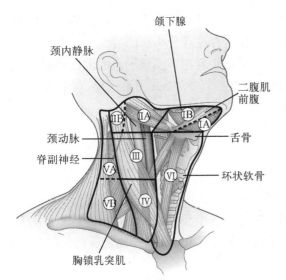

图 16.18　颈部 6 个区域淋巴结的示意图

图中Ⅶ区淋巴结位于Ⅵ区淋巴结的下方，胸骨下方。（From Townsend C，Beauchamp RD，Evers BM，Mattox K. Sabiston Textbook of Surgery，20th ed. Philadelphia，2017，Elsevier）

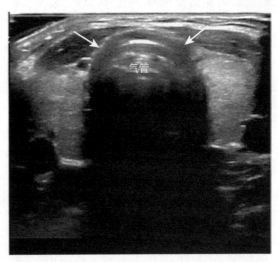

图 16.19　箭示弧形低回声环状软骨。更低回声区表示气管壁

沿着颈静脉和颈动脉扫查Ⅱ至Ⅳ区淋巴结。向外移动探头并从乳突尖至锁骨水平扫查评估Ⅴ区淋巴结。如果需要检查Ⅶ区淋巴结，将探头置于胸骨上切迹下方。使用高频凸阵探头或经阴道探头可能会获得更好的图像效果（图 16.20）。获取每个区的动态视频非常有助于观察各区的淋巴结图像。有些科室可能会让超声检查者用图表记录淋巴结位置（图 16.21）。经影像科医师验证后，将结果送至外科医师以协助手术。

应记录增大淋巴结的区域，并测量 3 个径线：长径、前后径和宽径。恶性淋巴结的特征回声低于周围肌肉组织、圆形、回声均匀和门样结构消失，有微钙化，彩色或能量多普

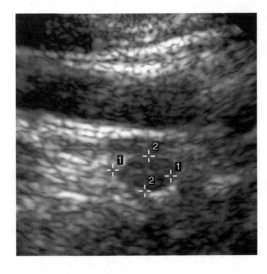

图 16.20　Ⅶ区淋巴结，使用高频凸阵探头扫查淋巴结显示得更加清晰

勒周边可见血流信号（图 16.22）。最重要的是，要意识到并非所有恶性淋巴结都具有以上所有的特征。如果存在淋巴结门，则应评估淋巴结是否存在坏死引起的囊性变、形态不规则和皮质增厚。大多数炎性淋巴结呈椭圆形，具有类似于肾超声图像形态的淋巴结门。在某些淋巴结中，彩色或能量多普勒见到门样血流，特别是 > 5mm 的淋巴结（图 16.23）。异常淋巴结可通过 FNA 来评估是否为恶性。

甲状腺超声图像

　　甲状腺很小，一些探头可以直接看到整个甲状腺，但仍需要分别扫查每侧叶。扫查通常从横切面开始，之后扫查纵向切面。任何结节都应在 3 个径线上测量：长径、宽径和前后径。如果可以，留取 1 张并排双幅图像，一侧是纵向切面图像，另一侧是横切面图像。

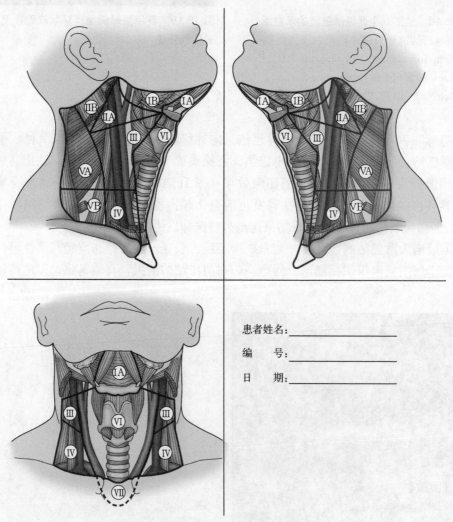

患者姓名：＿＿＿＿＿＿＿＿

编　　号：＿＿＿＿＿＿＿＿

日　　期：＿＿＿＿＿＿＿＿

图 16.21 颈部淋巴结分区图表，用于记录颈部淋巴结的位置 (Original drawing courtesy Paul Wiernicki，RDMS，RVT，who is an incredible artist and sonographer)

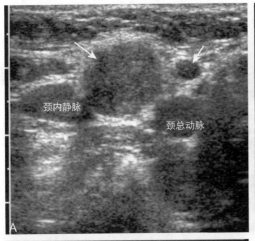

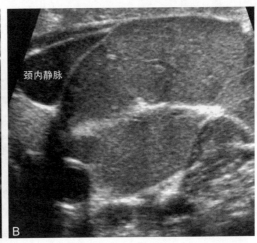

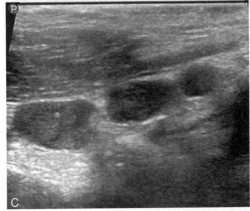

图 16.22　A. 长箭和短箭示恶性淋巴结。呈圆形、回声均匀和淋巴结门消失。淋巴结位于颈动脉外侧，舌骨后方，即Ⅲ区淋巴结。B. 在左颈部颈动脉外侧探及多发增大淋巴结，使颈内静脉移位。这些淋巴结位于环状软骨下方，即Ⅳ区淋巴结。C. 图 16.12 B 中，甲状腺未分化癌Ⅲ区的小淋巴结的超声图像

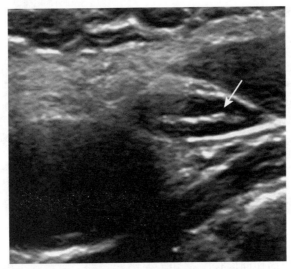

图 16.23　良性淋巴结
椭圆形，有淋巴结门（箭示），看起来像 1 个小的肾样结构。

甲状腺·横切面图像

1. 甲状腺双侧叶中部横切面图像。

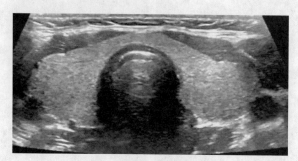

中部横切面

2. 甲状腺双侧叶中部横切面的彩色多普勒图像。

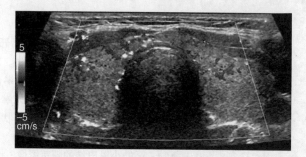

中部横切面

3. 峡部横切面图像，伴和不伴测量。

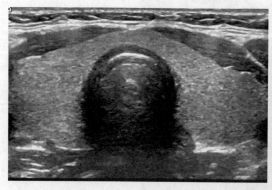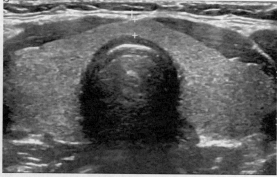

峡部横切面

4. 甲状腺右叶中部横切面图像，伴和不伴径度测量。扫查整个甲状腺，需要使用梯形扩展成像技术。

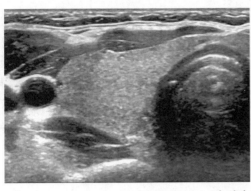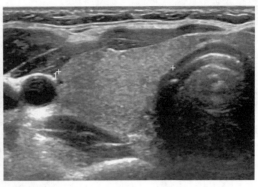

右叶中部横切面

5. 甲状腺右叶上极横切面图像。

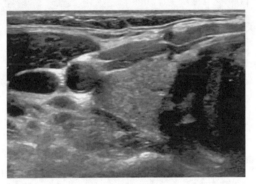

右叶上极横切面

6. 甲状腺右叶下极横切面图像。

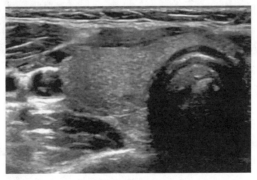

右叶下极横切面

7. 重复上述步骤，测量左叶。

甲状腺·纵向切面图像

1. 甲状腺右叶中线处图像，伴和不伴长径和前后径测量。

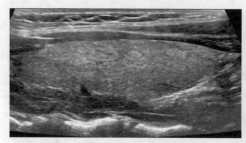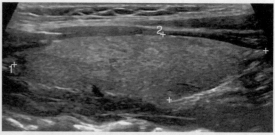

右叶中线

2. 甲状腺右叶中线处的彩色多普勒图像。

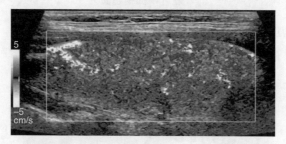

右叶中线

3. 甲状腺右叶内侧纵向切面。

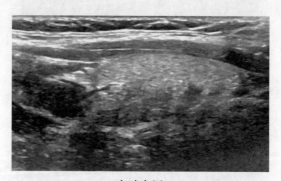

右叶内侧

4. 甲状腺右叶外侧纵向切面。

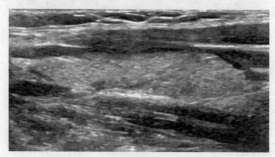

右叶外侧

5. 重复上述步骤，测量左叶。

（翻译 张 丽 校对 杜智慧 赵冉冉）

第 17 章

乳腺超声扫查操作规程 *

Tricia Turner

关键词

反放射状平面扫查	实质成分
乳腺	胸大肌
乳腺实质	放射状扫查
Cooper 韧带	乳腺后层
泌乳管	皮下层
腺体层	

目标

完成本章阅读后，你将掌握以下内容。

1. 定义关键词。
2. 掌握乳腺的超声表现和描述乳腺的术语。
3. 掌握扫查乳腺的探头选择。
4. 列出扫查乳腺时的患者体位。
5. 讨论乳腺放射状和非放射状扫查。

---

* 感谢 Jeanine Rybyinski 为本章提供的超声图像。

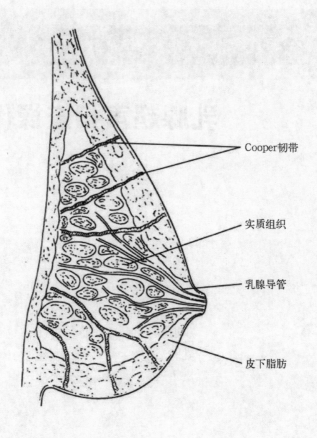

Cooper韧带

实质组织

乳腺导管

皮下脂肪

概述

在美国约 1/8 的女性患乳腺癌，估计每年有 27.7 万例新发病例，约 4.2 万名女性死于乳腺癌。乳腺癌是美国女性中最常见的癌症类型，是仅次于肺癌的第二大癌症死亡原因。据估计，女性乳腺癌的发病率约为 12%。乳腺超声在乳腺肿块的检查和定性中发挥着重要作用。

对于大多数 30 岁以下的哺乳期和妊娠期妇女，乳腺超声检查已经成为评估可触及乳腺肿块的首选影像学方法。并不推荐将乳腺超声检查作为一项筛查方法来取代钼靶 X 线检查。乳腺超声检查通常可以确定局限性病变（可触及或不可触及）的位置和特征，并且可以进一步评估钼靶和临床所见。乳腺超声检查的其他指征还包括超声引导下活检、评估乳腺假体植入术后的并发症，以及有钼靶检查禁忌证的患者，如炎症或创伤。对于有些病例，需要扫查整个乳腺来观察弥漫性病变，如纤维囊性乳腺病。最近，致密型乳腺也推荐使用乳腺超声。致密的乳腺组织和乳腺癌在乳腺钼靶上表现相似，都呈高密度，因此很难识别乳腺癌。超声检查致密的乳腺组织是高回声的，而乳腺癌是低回声，更容易鉴别。

解剖

乳腺位于胸大肌、前锯肌、腹外斜肌的前方。每侧乳腺的上缘平第 2 ～ 3 肋骨水平，下缘平第 7 肋骨水平。乳腺内侧为胸骨，外侧被腋窝的边缘包围。乳腺组织由 Cooper 韧带支持，Cooper 韧带是悬韧带，从深筋膜后方穿过乳腺延伸至皮肤。乳腺由实质成分（乳腺小叶，导管和腺泡）和基质成分（结缔组织和脂肪）构成。乳腺分 3 层结构：第 1 层是皮下层，包括皮肤和皮下脂肪组织。第 2 层是腺体层，由 15 ～ 20 个小叶组成，内含腺泡、多个腺体组织小叶、引流至乳头的乳管、脂肪小叶和结缔组织。第 3 层是乳腺后层，包括脂肪小叶和结缔组织。

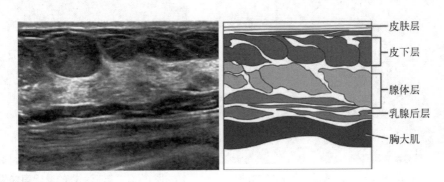

　　皮肤层
　　皮下层
　　腺体层
　　乳腺后层
　　胸大肌

生理学

　　乳腺是外分泌腺，其主要功能是分泌乳汁或哺乳。怀孕后，乳腺开始分泌乳汁，乳汁进入泌乳管，泌乳管是乳腺实质中的导管，通向乳头。注意外分泌腺使用导管进行分泌，而内分泌腺则使用渗透作用进行分泌。

超声表现

　　声像图上乳腺分为 3 层，乳腺正常超声表现如下。

　　1. *皮下层*　是最浅表的一层，前方以强回声的皮肤层为界，后方为腺体层。这一层很薄，包含皮下脂肪小叶，呈低回声。通常脂肪组织呈高回声，但是在乳腺中，脂肪是回声最低的组织，呈低回声，导管、腺体和韧带呈高回声。

　　2. *腺体层*　是乳腺的中间层，包含腺体组织，是乳腺的功能部分。包含 15 ～ 20 个腺叶，其中包含泌乳腺体，从乳头放射状地发出。腺叶之间可见脂肪组织。通常，与皮下层和乳腺后层相比，腺体层表现为高回声，根据脂肪含量不同，回声有所不同。脂肪含量少的腺体回声高，这是由于结缔组织、胶原蛋白和纤维组织反射界面所致。当存在脂肪时，超声表现为脂肪的低回声结构混有高回声的结缔组织。乳腺导管可见时，呈小的无回声的分支状结构，遍布整个乳腺层。

　　3. *乳腺后层*　同乳腺层相比，乳腺后层通常为低回声，而与深方的胸大肌相比，腺体后层又表现为高回声。胸大肌呈低回声，位于腺体层后和肋骨之间。肋骨超声表现为弯曲状高回声，后方伴声影，不要误认为是肿块（图 17.1）。

　　乳腺的超声表现根据年龄变化而不同。虽然乳腺各层都受到年龄和乳腺功能状态的影响，但腺体层的超声表现差异最大。年轻患者的腺体实质成分多而脂肪成分少，从而使得腺体致密而呈高回声（图 17.2）。年长的患者腺体萎缩而导致腺体层变薄，由脂肪组织取代，则皮下层和腺体后层表现较为突出（图 17.3）。

　　Cooper 韧带为线状高回声，与周围结构相比呈高回声（图 17.4）。

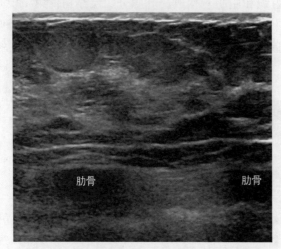

图 17.1　超声图像显示正常乳腺和后方的肋骨

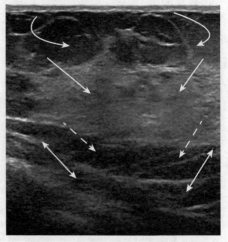

图 17.2　年轻女性的乳腺声像图
弯曲箭示皮下层。直箭示腺体层。虚线箭示乳腺后层。双头箭示胸大肌。

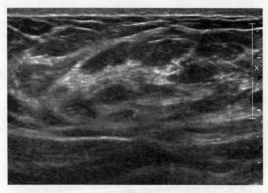

图 17.3　年长女性的乳腺声像图
注意，与图 17.2 相比腺体层变薄，皮下层增厚。

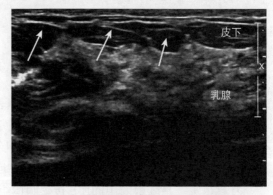

图 17.4　箭示高回声的 Cooper 韧带

正常变异

　　当由于年龄、生育和绝经期导致整个乳腺的脂肪成分增加时，就会出现脂肪型乳腺。当存在脂肪时，超声表现为低回声的脂肪组织与导管周围高回声的结缔组织相同（图 17.5）。

　　纤维囊性乳腺常见于育龄期妇女。纤维组织和囊性结构遍布整个乳腺，致密的结缔组织含量增加，使整个乳腺回声增强。

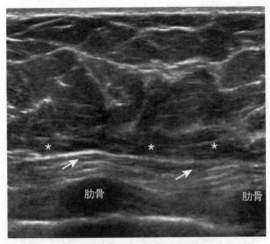

图 17.5　脂肪型乳腺声像图
星号示腺体层，箭示乳腺后层。胸大肌在箭下方和肋骨上方。

乳腺超声检查

患者准备

患者除了脱掉腰部以上的所有衣服外，不需要其他任何准备。给患者穿一件长外衣，前方有开口，敞开前胸充分暴露乳腺。还可以遮盖没有检查的一侧乳腺。

探头

使用频率 12 ～ 18MHz 高频线阵探头。为了获得最佳的分辨率，应使用最高频率的探头。但是，如果整体增益在图像中出现噪声，则说明频率过高，应使用较低的频率。这很重要，因为图像中过多的噪声可能会掩盖病理征象。

呼吸技巧

患者检查时可以正常呼吸。如果呼吸运动造成影响，采集图像时患者需要憋住气，减少组织运动引起的图像模糊。

患者体位

扫查乳腺病变时，患者仰卧位，以尽量减少所扫查的乳腺厚度。如果乳腺钼靶 X 线检查发现肿块，但患者仰卧时超声检查无法发现，应直立位扫查，以模拟钼靶 X 线检查的位置。

在扫查整个乳腺时，患者取仰卧位，在被扫查乳腺一侧的肩部下放置楔形物或垫子。检查时，患者手臂应置于头部上方，有助于使乳腺组织分布均匀，并可以更好地扫查腋窝。为了方便扫查乳腺外侧缘，患者取后斜位，面朝对侧，背部或肩部下放置楔形物或海绵支撑。

扫查技巧

回顾之前的所有影像学检查，并记录已知的肿块或囊肿的位置，以便于扫查时对比。

调节总增益，使脂肪组显示为等回声。应该使用多点聚焦来获得最佳分辨率（图 17.6）。使用谐波相当于使用更高的频率而不降低穿透力，同时也减少了伪像，特别是囊性结构的伪像。边缘增强和空间复合成像有助于更好地显示边界。制造商在设备上提供了许多功能，以帮助优化图像质量。充分了解设备功能及合理地应用有助于诊断。合理设置深度，以便所有组织包括深方的胸肌都显示在图像内，以确保乳腺图像完整（图 17.7）。

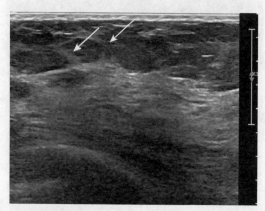

图 17.6 增益设置合理的乳腺声像图。箭示 Cooper 韧带

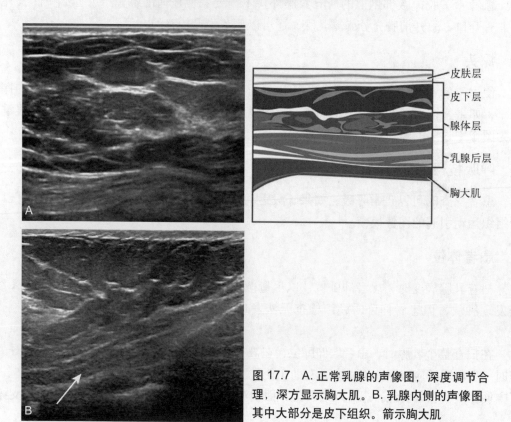

皮肤层
皮下层
腺体层
乳腺后层
胸大肌

图 17.7 A. 正常乳腺的声像图，深度调节合理，深方显示胸大肌。B. 乳腺内侧的声像图，其中大部分是皮下组织。箭示胸大肌

　　任何肿块或可疑区域都需要使用加压来评估压缩性和活动性。可压缩的病变通常是良性的。探头需要适当加压改变声束方向，以最大限度地减少 Cooper 韧带的临界角反射、更好地显示导管壁，并更好地显示实性肿块包膜。根据美国放射学会乳腺成像、报告和数据系统（ACR BI-RADS）的建议，应评估所有肿块的形状（椭圆形、圆形或不规则）、方向（平行或不平行）、边缘（清晰或不清晰）、回声（无回声、高回声、低回声、等回声、混合回声或不均质回声）、后方回声（无改变、增强、声影或组合模式）、钙化（肿块内或肿块外）、特殊特征征象，如结构扭曲、导管改变、皮肤增厚或回缩及血管形成，寻找内部及周边血管，无血管生长。

　　乳腺超声也可以聚焦到感兴趣区。例如，考虑乳腺脓肿时，检查只需要包括疼痛或压痛区域的纵向切面和横切面，图像标注为疼痛区域（AOP）及其所在的乳腺象限。在水平面和垂直面上，用经过乳头的线将乳腺分成四个象限，把乳腺分为左上外象限、左下外象限、左上内象限和左下内象限（图 17.8）。右侧划分方法同左侧。扫查获取纵向切面和横切面图像。

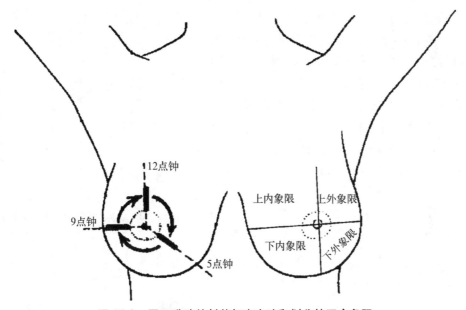

图 17.8　图示乳腺放射状扫查方法和划分的四个象限

　　也可以使用类似时钟的方式进行乳腺扫查，称为放射状扫查法。如果看到肿块，将探头旋转 90° 再次观察，称为反放射状扫查。设置探头方向，以便从外侧向乳头方向扫查，探头逐渐靠近乳头，这也与导管的轴位方向相一致。从 12 点钟的位置开始顺时针扫查乳腺周围组织，包括乳腺所有解剖结构（图 17.8）。乳腺肿块的注释应包括其与乳头之间的距离（以 cm 为单位）（图 17.9）。请记住，3 点钟方向指右侧乳腺的内侧和左侧乳腺的外侧；9 点方向指右侧乳腺外侧，左侧乳腺内侧。不能出现定位的错误。

　　进行乳腺全面扫查，以确定任何异常区域。将探头置于横向平面上，从侧边开始扫查乳腺，从乳腺顶部扫查到底部。在底部时，将探头向中间移动，并与之前扫查区域重叠，

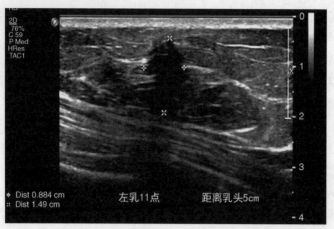

图 17.9 乳腺癌图像,标注距离乳头 5cm

然后扫查到乳腺顶部。以这种方式继续扫查乳腺内侧边缘(图 17.10)。将探头置于纵向平面上,从乳腺顶部开始检查乳腺,并从内侧到外侧扫查。扫查一次结束时向下移动探头,然后再次进行重叠扫查,回到乳腺的内侧。以这种方式继续扫查,直到乳腺底部(图 17.11)。从而了解乳腺是否正常或发现可疑区域。部分超声医师也可以从 12 点开始进行放射状扫查,然后顺时针扫查乳腺,直到回到 12 点位置(图 17.12)。超声医师全面评估乳腺是很重要的,因为报告只留取选定的图像。

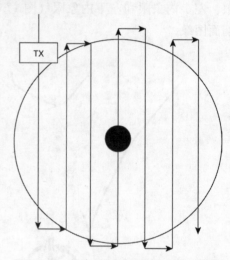

图 17.10 纵向切面乳腺扫查技术示意图
请注意,探头处于横向方向上。

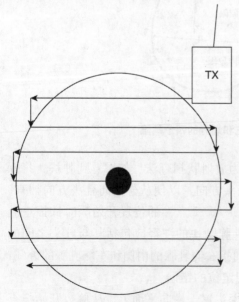

图 17.11 横切面乳腺扫查技术示意图
请注意,探头处于纵向方向上。

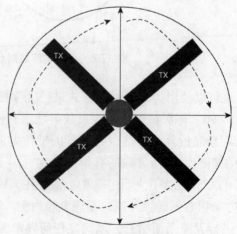

图 17.12 放射状乳腺扫查技术示意图
注意,探头在 12 点和 6 点呈纵向,在 3 点和 9 点呈横向。

超声可帮助确定肿块的囊实性。乳腺囊肿需要具备囊肿的超声诊断标准：薄壁、圆形、内部无回声、后方回声增强。如果囊肿不符合以上标准，则为复杂囊肿，可能需要进一步检查，包括穿刺（图 17.13）。良性肿块会压迫周围组织，边缘光滑，有高回声的包膜。良性肿块的其他超声特征包括后方回声增强、活动性好和肿块内没有血流信号。纤维腺瘤是一种常见的良性肿块，呈实性、均质、椭圆形或边缘有轻微分叶（图 17.14）。肿物后壁清晰可见。对于近似类圆形的肿物，可见侧方声影。

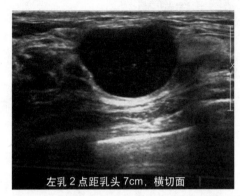

图 17.13　有内部回声的囊肿（注意囊肿后方回声增强）

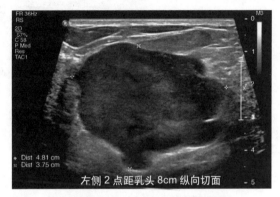

图 17.14　1 例大的纤维腺瘤
注意，肿块纵横比＜ 1，边缘光滑，略呈分叶状。

大多数乳腺癌起源于乳腺导管，少部分起源于腺体组织。大多数乳腺癌位于乳腺的外上象限。恶性肿块的声像图特征包括边缘呈角、边界模糊、低回声、微钙化、后方声影、位置固定、不可压缩、导管扩张、肿块内可见血流信号。恶性病变通常纵横比＞ 1，可以在组织中呈指状生长，称为刺状突起。恶性肿物的后方边缘常难以清晰显示（图 17.15）。有一种震颤超声技术，可以帮助确定肿物边缘。震颤超声技术是指通过身体传递的振动，可以通过听诊器在胸部感觉到或听到。当一个人说话时，声带产生的振动可以传导到肺部和胸壁。在超声检查中，让患者发出嗡嗡声，最好是低沉的声音，通过正常的乳腺组织发出这些振动。当它们引起组织振动时，就会产生多普勒频移。通过使用能量多普勒，正常组织将通过彩色编码，异常组织没有回波，从而可以识别肿物的边缘（图 17.16）。

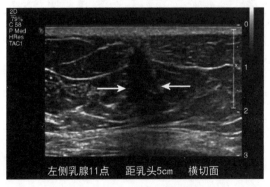

图 17.15　箭示乳腺癌
注意，肿块纵横比＞ 1，内部结构不清，后缘不清晰。

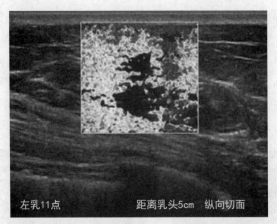

左乳11点　　　　　　距离乳头5cm　纵向切面

图 17.16　与图 17.15 同一例病例，震颤超声技术显示癌症内部无增强，后方边缘显示更加清晰

乳腺超声扫查需要的图像

应按照最新 ACR 的推荐指南对乳腺进行评估，读者可以访问 ACR 网站：http：// www.ACR.org 获取最新信息。以下信息来自 ACR 文件，该文件名为《ACR 乳腺超声筛查和分期实施规范》，于 2019 年更新。根据 ACR 实践参数：手持式乳腺超声筛查应记录四个象限和乳晕下区，还应包括腋窝。

该指南推荐如何对乳腺进行注释。在以下示例中，使用了象限法。

1. 乳腺 12 点纵向切面图像。

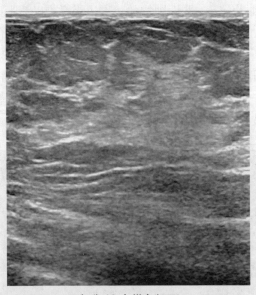

左乳 12 点纵向切面

2. 乳腺 12 点钟横切面图像。

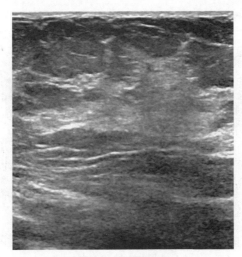

左乳 12 点横切面

3. 乳腺内上象限纵向切面图像。

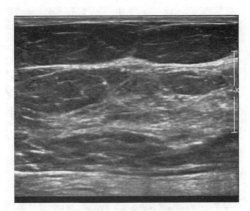

左乳内上象限纵向切面

4. 乳腺内上象限横切面图像。

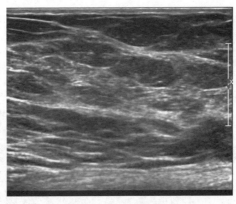

左乳内上象限横切面

5. 乳腺内下象限纵向切面图像。

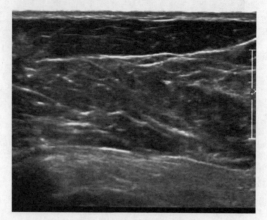

左乳内下象限纵向切面

6. 乳腺内下象限横切面图像。

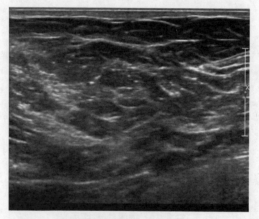

左乳内下象限横切面

7. 乳腺外下象限纵向切面图像。

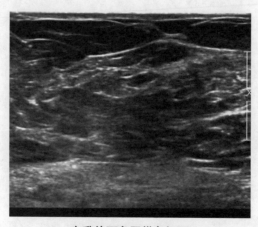

左乳外下象限纵向切面

8. 乳腺外下象限横切面图像。

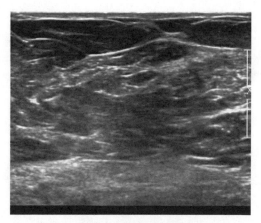

左乳外下象限横切面

9. 乳腺外上象限纵向切面图像。

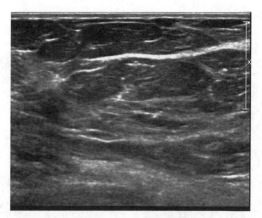

左乳外上象限纵向切面

10. 乳腺外上象限横切面图像。

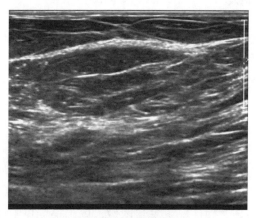

左乳外上象限横切面

11. 乳晕后区图像。

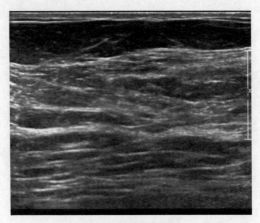

左乳乳晕后区图像

下面是 1 个使用时钟注释记录象限的示例。例如，可以使用 4：00 纵向切面和横切面记录代替左乳外下象限。

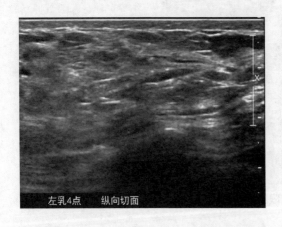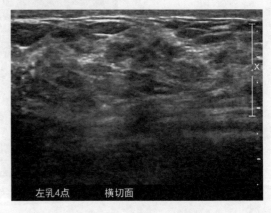

乳腺病变需要的图像

评估乳腺局限性肿块时，需要在 2 个相互垂直的平面上进行扫查。乳腺肿块可以在放射状切面和反放射状切面、纵向切面和横切面上进行评估和记录，放射状扫查对于确定导管系统异常非常重要。

必须记录肿块位置的图像。可以通过以下方法之一记录病变的位置。

1. 显示在乳腺示意图上。

2. 使用具体象限。

3. 使用时钟符号和与乳头的距离。一些仪器会在探头上标出厘米标记，以确保准确性和一致性。

必须在有测量和无测量 2 种情况下采集图像，以确保标尺不会遮挡任何解剖结构。当疑似乳腺癌时，观察肿块周围的声晕。最大长度应在获得图像的最大平面测量，即纵向或放射状切面。这对于后续的检查非常重要，以确保检查的是同一切面。

1. 纵向切面。

扫查平面由肿块的形状和位置决定。

2. 伴／不伴长径和前后径测量的图像。

标示取决肿物的位置。例如，右乳 5 点距乳头 3cm 纵向切面。

标示应具有很强的描述性，以便根据需要定位肿块位置。

3. 横切面。

扫查平面将与纵向切面成 90°。

4. 伴／不伴宽径测量的图像。

除扫查平面外，注释与纵向切面相同。例如，右乳 5 点距乳头 3cm 横切面。

提示：将扫描平面放在注释的最后，容易修改，只需更改扫描平面即可。

（翻译　赵　呆　校对　杜智慧　赵冉冉）

新生儿颅脑、脊柱和髋关节扫查操作规程

Ashley Upton；Ted Whitten

关键词

髋臼	第四脑室正中孔
前囟	室间孔
中脑导水管	第四脑室外侧孔
Barlow 试验	生发基质
脑干	大脑纵裂
马尾	坐骨
尾状核	关节盂唇
透明隔间腔	侧脑室
第六脑室	丘脑间黏合
小脑	Ortolani 试验
大脑脚	耻骨
脑脊液（CSF）	四叠体
大脑	脑沟
脉络丛	大脑外侧裂
小脑延髓池	小脑幕
脊髓圆锥	丘脑
胼胝体	Y 形软骨
大脑镰	小脑蚓部
股骨头	椎体
终丝	

目标

完成本章阅读后，你将掌握以下内容。

1. 定义关键词。

2. 掌握新生儿或婴儿大脑、脊柱和髋关节的超声表现及其超声描述术语。

3. 选择适合新生儿或婴儿颅脑、脊柱和髋关节扫查的探头。

4. 熟悉新生儿或婴儿颅脑、脊柱和髋关节超声扫查的体位。

5. 熟悉新生儿或婴儿颅脑、脊柱和髋关节检查前准备。

6. 讨论新生儿颅脑超声扫查所需的图像。

7. 讨论新生儿脊柱和椎管超声扫查所需的图像。

8. 讨论新生儿或婴儿发育性髋关节发育不良超声扫查所需的图像。

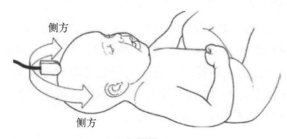

矢状面

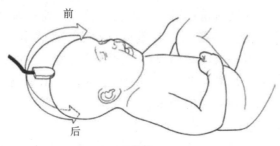

冠状面

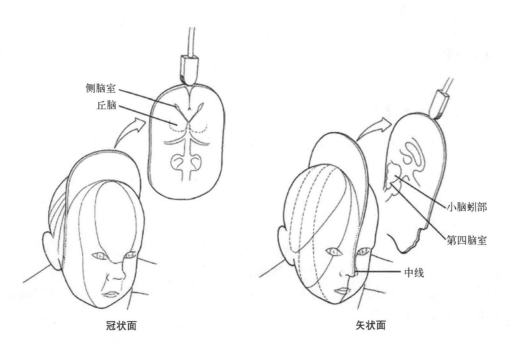

冠状面　　　　　　　　矢状面

新生儿超声检查

超声检查无辐射，通常不需要镇静，也不需要肾毒性造影剂，是儿童患者首选的检查方式。还可以进行床旁超声检查。超声还可以用于使用磁共振成像（MRI）或计算机断层扫描（CT）检查后的随访。超声的另一个优点是能够评估血流动力学变化，这是 MRI 和 CT 无法做到的。为了减少任何潜在的生物效应，应使用尽可能低的超声功率，遵循 ALARA（尽可能低）原则。

在儿科重症监护室或新生儿重症监护室进行床旁超声检查时，需要与陪护的医护人员相互配合。由于新生儿重症监护室的婴儿处于隔离状态，并且有静脉输液管和其他置管，因此要格外小心，以免意外拔出 1 条管道。婴儿的保暖是非常重要的，所以扫查应尽可能快速有效，减少对婴儿或新生儿的打扰。有时，将超声机器放置在患者附近非常困难，特别是对于进行体外肺膜氧合（ECMO）的婴儿或儿童，因为这些设备非常大。这可能需要将超声机器放置在远离婴儿，不方便超声医师检查的位置（如对着患儿的脚）。可能需要另一位超声医师配合操作机器和留存图像。检查一定要有耐心，并了解其他工作人员的需求，配合他们的陪护工作。在儿科重症监护室或新生儿重症监护室进行检查最重要的一点是要正确洗手、按照规范要求穿隔离衣和戴口罩预防交叉感染。检查下一位患者前，探头必须正确地消毒，以减少感染的传播风险。这种好的检查习惯适用于所有患者的检查。当另一位医师想要对同一患者同时进行超声检查时，一个有趣的情况就会发生。虽然是身体的两个不同的区域，但有可能声束会相互干扰，或者从特定角度反射的回声会干扰其他探头，导致图像质量减低。当 2 台超声仪同时工作，并插在同一墙壁的插座时，由于大多数电线中的交流电频率为 60Hz，2 台超声仪会发出 60Hz 的嗡嗡声，进而发生干扰（60Hz 循环噪声）。

新生儿颅脑概述

颅内解剖及超声表现

大脑有四个脑室，两侧的侧脑室、第三脑室和第四脑室。

侧脑室

侧脑室是两侧大脑半球内充满脑脊液的腔隙。脑脊液（CSF）是一种主要由脉络丛产生的透明液体，在脑室和蛛网膜下隙循环，并被蛛网膜颗粒再吸收。CSF 的主要功能是输送营养和起缓冲作用，保护脑和脊髓免受外界振荡的损伤。每侧侧脑室分为前角、体部、枕角和颞角。侧脑室三角区是体部、枕角和颞角汇合区。

侧脑室壁呈曲线样高回声。这些裂隙状结构与大脑纵裂之间等距。侧脑室内充满无回声的脑脊液和高回声的脉络丛。

第三脑室

第三脑室体积小，纤细，呈泪滴状，是位于丘脑之间中线上的腔隙，通过室间孔与侧脑室相连，室间孔是中线区的管道，标志着侧脑室和第三脑室之间的交通。第三脑室壁呈高回声，脑室内含有脑脊液，呈无回声。

第四脑室

第四脑室体积小，纤细，呈箭头状，位于中线区，突入小脑内。在经乳突切面隐约可见，除非有大量脑室扩张，否则很难显示。第四脑室位于第三脑室的下方，通过中脑导水管与第三脑室相交通。中脑导水管是一个狭窄的脑脊液通道，通过底部的 3 个孔（中央孔和 2 个第四脑室外侧孔）与蛛网膜下隙相通。第四脑室壁呈高回声，脑室内含有脑脊液，呈无回声。

胼胝体

胼胝体是位于左右大脑半球间扁平的、宽的神经纤维，形成侧脑室的顶部。实质呈等回声。

端脑

端脑是大脑中最大的部分，分为左右完全相同且对称的两个半球，彼此通过胼胝体相连接。大脑纵裂在中线将端脑分开，每侧大脑半球分为四个脑叶，以上面的颅骨命名：额叶、顶叶、颞叶和枕叶，实质呈等回声。

透明隔间腔

透明隔间腔（CSP）是位于两侧透明隔间的液体腔。上方和前方均为胼胝体，下方为穹隆。Vergae 腔（CV）是透明隔间腔向后的延伸，两者在大约妊娠 24 周胎龄时开始从后向前融合，与脑室不相通，并将侧脑室的前角分开，形成大脑中线内侧缘。出生时 CV 闭合，85% 以上婴儿可持续存在 CSP。出生后 3—6 个月时，85% 透明隔间腔闭合，仅留 1 个透明隔。CSP 矢状面呈逗号状的无回声，冠状面呈三角形。

丘脑

两侧丘脑呈大的、卵圆形结构，分别位于第三脑室两侧，构成第三脑室的大部分侧壁，呈均匀等回声。

小脑

小脑是脑的第二大部分，紧邻第四脑室后方，占据颅后窝的大部分。紧邻枕叶和颞叶下方。小脑由双侧对称的半球组成，由小脑蚓部相连接。蚓部位于小脑的中央，周围实质呈等回声。

小脑延髓池

小脑延髓池是大脑中最大的蛛网膜下隙，位于大脑后方的小脑底部。腔内含有脑脊液，呈无回声。

丘脑间黏合

丘脑间黏合是豌豆形的软组织结构，悬浮于第三脑室内，其功能目前尚不明确，呈等回声，脑室扩张时显示明显。

脉络丛

脉络丛是由毛细血管和特殊室管膜细胞共同组成的网状组织，存在于大脑的四个脑室内。脉络丛可以产生脑脊液，为大脑和其他中枢神经系统提供屏障。

脉络丛由 2 个弧线样高回声结构组成，呈弓形环绕丘脑，前方自侧脑室体部下壁向后方延伸至颞角的顶端，前角和枕角内没有脉络丛分布。

中脑导水管

中脑导水管是位于中线区的管道，连接第三和第四脑室。超声扫查中除非其扩张，否则很难显示。

室间孔

室间孔是窄细的、位于中线区的管道，作为脑脊液的通道，连接第三脑室和双侧侧脑室。位于侧脑室前角水平后方的无回声区。

脑干

脑干是连接前脑和脊髓的柱状结构，由中脑、脑桥和延髓组成，呈低至等回声。

大脑纵裂

大脑纵裂为中线区薄的线样高回声的镰状结构，分隔两侧大脑半球，由大脑镰（硬脑膜的褶皱）、CSF 及大脑前动脉和大脑后动脉的一些中线处的分支构成。

大脑脚

大脑脚位于丘脑下方，在脑桥水平融合，呈"Y"字形，呈等或低回声。

脑沟

脑沟为高回声蛛网样裂隙，分隔脑回或大脑褶皱，早产儿的脑沟通常较足月儿少。

硬脑膜

硬脑膜是将大脑半球与大脑其他结构分开的结缔组织膜。冠状面上呈帐篷状。

大脑外侧裂

大脑外侧裂位于大脑额叶和颞叶之间，类似横向的"Y"字。此处可见搏动的大脑中动脉。

尾状核

尾状核位于两侧侧脑室外侧角凹面处，呈等回声。

生发基质

生发基质是位于尾状核和丘脑区域（称为丘脑尾状核沟）的血管网，如果超声可见，则表现为小的高回声结构。此处是室管膜下出血最常见的部位。

四叠体

四叠体位于第三脑室后方，为高回声，位于幕尖端的上方，类似松树的顶。

新生儿颅脑超声

患者准备

患者一般无特殊准备。

探头

使用 10 ～ 15MHz 凸阵或相控阵探头，胎龄 < 32 周或 < 1500g 的早产儿可以应用频率更高的探头。10 ～ 15MHz 线阵探头可用于评估上矢状窦、蛛网膜下隙，中线和中线旁结构。较大的婴儿可使用低频率相控阵探头通过未闭合的前囟扫查。

患者体位

婴儿通常采用仰卧位，面部朝上，也可采取俯卧位，头朝向两侧。在扫查过程中，在婴儿头部下方和（或）旁边放一小块布或毛巾有助于固定婴儿头部。

扫查技巧

前囟是头顶部颅骨未完全骨化的、由脑膜覆盖的区域，是超声检查观察颅内结构的声窗。通过倾斜或旋转探头可以观察整个大脑。囟门的大小会限制扫查角度，影响观察范围，特别是较大的婴儿，前囟变小，检查明显受限。根据需要还可以通过后囟进行扫查。

如果婴儿正通过头皮静脉输液，则很难获得完整的扫查。应用前囟扫查前应与护士或临床医师沟通。也可通过后囟、经颞窗和经乳突窗检查，以获得完整图像。

检查时需要大量的耦合剂，以避免扫查时探头加压。耦合剂要加热，与体温保持一致。

　　尽量少打扰婴儿，并保证婴儿不离开保温箱。保暖对婴儿非常重要。如果婴儿处于高氧环境中，检查时应尽可能保持高氧环境。

　　按照医院规定，规范地洗手、戴手套和穿隔离衣。在检查前后擦拭超声机器和探头。

　　注意观察颅内结构的对称性。在保证分辨力的同时，使用频谱最高的探头。较大婴儿和囟门较窄的婴儿使用低频探头。一些科室要常规检查大脑前动脉和上矢状窦彩色多普勒信号。

需要的图像

　　探头自前囟垂直角度开始扫查。示标指向患者右侧。向面侧缓慢侧动探头。扫查路径自侧脑室前角和额叶。将探头缓慢转回垂直角度。再缓慢向后侧动探头，观察侧脑室后角和大脑枕叶。

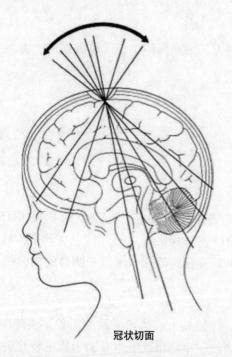

冠状切面

经前囟扫查·冠状切面

1. 大脑额叶及大脑纵裂的冠状切面。显示大脑纵裂和眶上嵴。

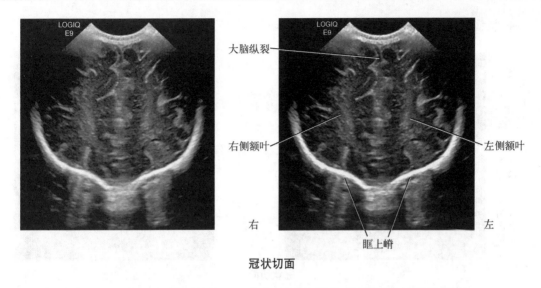

大脑纵裂

右侧额叶

左侧额叶

眶上嵴

冠状切面

2. 侧脑室前角环绕尾状核冠状切面。包括邻近侧脑室和胼胝体的生发基质。

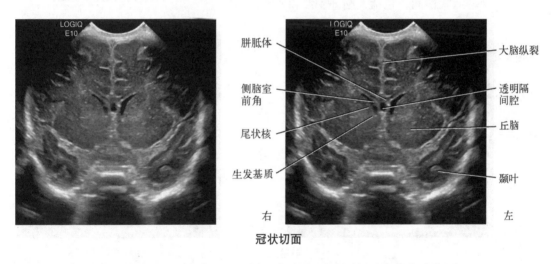

胼胝体

大脑纵裂

侧脑室
前角

透明隔
间腔

尾状核

丘脑

生发基质

颞叶

右

左

冠状切面

3. 额角和丘脑冠状切面。包括大脑外侧裂、透明隔、第三脑室和室间孔。

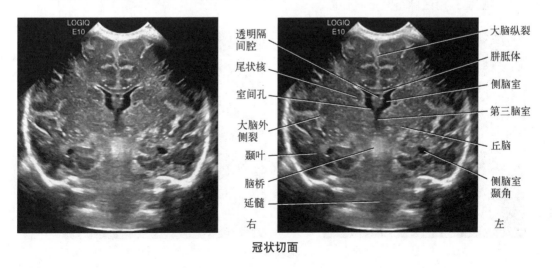

透明隔
间腔

大脑纵裂

尾状核

胼胝体

室间孔

侧脑室

大脑外
侧裂

第三脑室

颞叶

丘脑

脑桥

侧脑室
颞角

延髓

右

左

冠状切面

4. 侧脑室体部，丘脑和大脑外侧裂冠状切面。

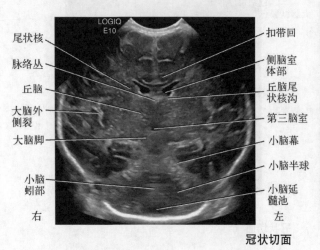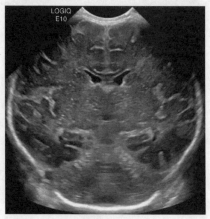

尾状核　　　　　　　　　　　　　　　　　扣带回
脉络丛　　　　　　　　　　　　　　　　　侧脑室体部
丘脑　　　　　　　　　　　　　　　　　　丘脑尾状核沟
大脑外侧裂　　　　　　　　　　　　　　　第三脑室
大脑脚　　　　　　　　　　　　　　　　　小脑幕
　　　　　　　　　　　　　　　　　　　　小脑半球
小脑蚓部　　　　　　　　　　　　　　　　小脑延髓池
右　　　　　　　　　　　　　　　　　　　左

冠状切面

5. 小脑幕冠状切面，包括大脑外侧裂和四叠体。

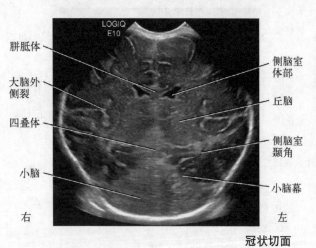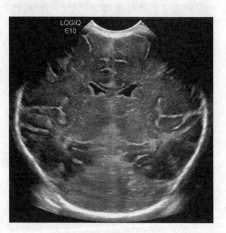

胼胝体　　　　　　　　　　　　　　　　　侧脑室体部
大脑外侧裂　　　　　　　　　　　　　　　丘脑
四叠体　　　　　　　　　　　　　　　　　侧脑室颞角
小脑　　　　　　　　　　　　　　　　　　小脑幕
右　　　　　　　　　　　　　　　　　　　左

冠状切面

6. 侧脑室三角区脉络丛冠状切面。

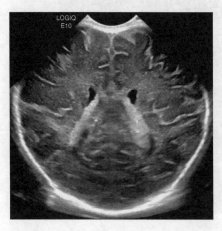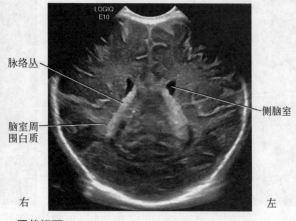

脉络丛　　　　　　　　　　　　　　　　　侧脑室
脑室周围白质
右　　　　　　　　　　　　　　　　　　　左

冠状切面

7. 大脑枕叶冠状切面。

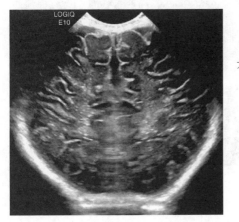 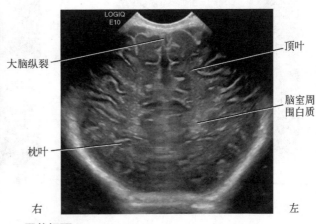

大脑纵裂

枕叶

顶叶

脑室周围白质

右　　　　　　　　　左

冠状切面

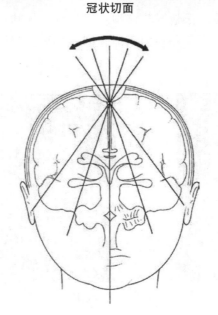

经前囟扫查·矢状切面

1. 探头在前囟门从垂直角度开始扫查。

2. 向右侧侧脑室缓慢倾斜探头。为使声束与侧脑室和脉络丛长轴保持一致，可稍倾斜探头。扫查路径包括颞叶至大脑外侧裂水平。

3. 向左侧侧脑室缓慢倾斜探头。为使声束与侧脑室和脉络丛长轴保持一致，可稍倾斜探头。扫查路径包括大脑枕叶至大脑外侧裂水平。

脑中线·矢状切面

透明隔间腔、胼胝体、第三脑室、第四脑室和小脑（包括丘脑间黏合）的正中矢状切面。此图像应垂直于中线。

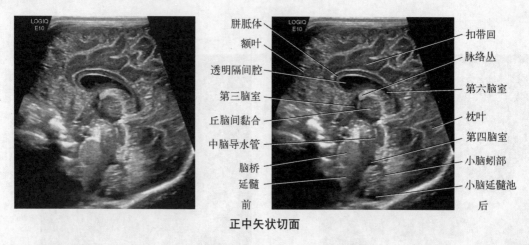

胼胝体
额叶
透明隔间腔
第三脑室
丘脑间黏合
中脑导水管
脑桥
延髓
前

扣带回
脉络丛
第六脑室
枕叶
第四脑室
小脑蚓部
小脑延髓池
后

正中矢状切面

右侧半球·矢状切面

1. 右侧脑室、生发基质、丘脑尾状核沟、尾状核、丘脑和脉络丛的纵向切面。部分婴儿的侧脑室前角、体部、颞角和后角不能在同一切面上显示。因此有必要另外采集相应的图像。

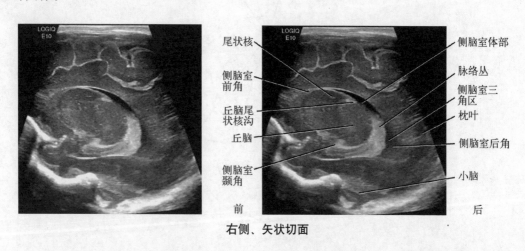

尾状核
侧脑室前角
丘脑尾状核沟
丘脑
侧脑室颞角
前

侧脑室体部
脉络丛
侧脑室三角区
枕叶
侧脑室后角
小脑
后

右侧、矢状切面

2. 右侧大脑颞叶大脑外侧裂水平图像，包括脑室周围白质。

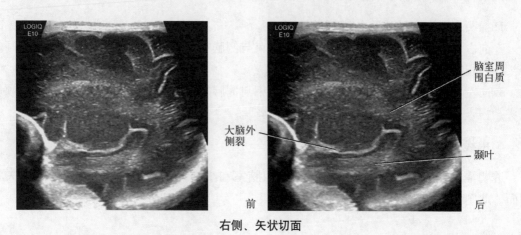

大脑外侧裂
前

脑室周围白质
颞叶
后

右侧、矢状切面

左侧半球·矢状切面

1. 左侧侧脑室、生发基质、丘脑尾状核沟、尾状核、丘脑和脉络丛的矢状切面。部分婴儿侧脑室前角、体部、颞角和后角不能在同一切面上显示。因此，有必要另外采集相应的图像。

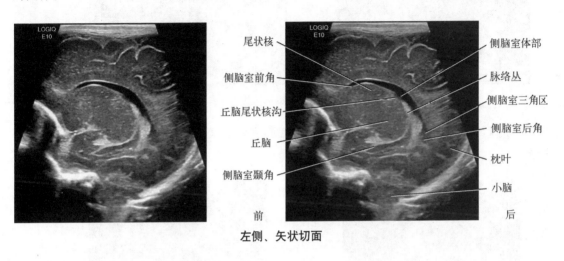

左侧、矢状切面

尾状核　侧脑室前角　丘脑尾状核沟　丘脑　侧脑室颞角　前
侧脑室体部　脉络丛　侧脑室三角区　侧脑室后角　枕叶　小脑　后

2. 左侧颞叶大脑外侧裂水平声像图，包括脑室周围白质。

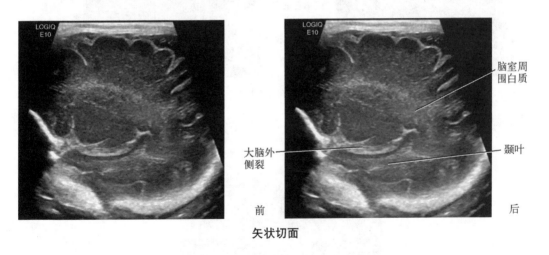

矢状切面

大脑外侧裂　前
脑室周围白质　颞叶　后

其他图像

另外，分别通过颞窗或后囟切面可以进一步评估侧脑室壁和（或）枕角。
1. 侧脑室后角和脑室周围白质的后方图像。经后囟途径。

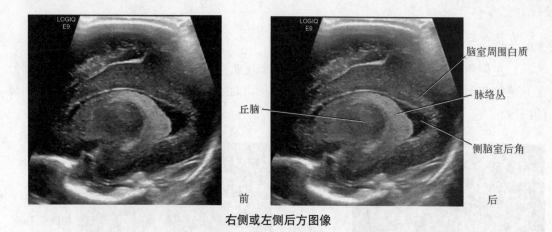

右侧或左侧后方图像

2. 颅后窝轴位图像，包括小脑半球、第四脑室和第三脑室。经颞骨乳突的囟门（侧囟）途径。

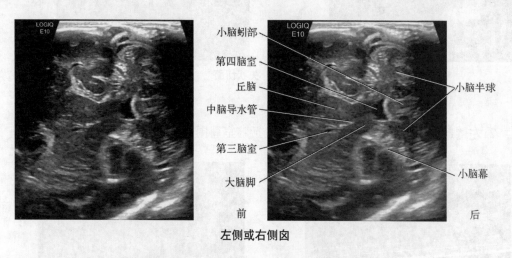

左侧或右侧囟

3. 经前囟获得蛛网膜下隙放大的冠状切面。包括蛛网膜下隙和上矢状窦。

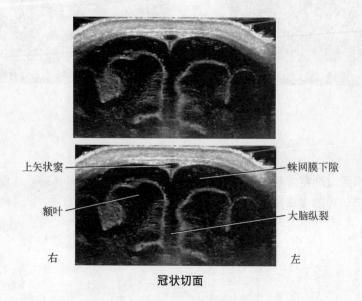

冠状切面

> **注意**：在此切面中使用最小的探头压力，压力会影响蛛网膜下隙的测量。应用高频线阵探头获得最佳分辨率。

新生儿和婴儿脊柱概述

如果臀纹上方骶骨处有凹陷、皮赘、中线或旁正中线处有肿块、中线皮肤变色、有毛发或者血管瘤时，则需要扫查椎管。检查的目的是评估是否存在脊髓拴系或其他脊髓异常、脊柱闭合不全、脊髓纵裂或脊髓空洞症。不扫查开放的缺损或皮肤较薄的区域，因为存在感染的风险。

脊柱解剖与超声表现

脊髓圆锥

脊髓圆锥是脊髓的末端，止于 T12 与 L1 或 L2 之间。呈管状低回声结构，中心为线状高回声（图 18.1），在末端逐渐变细止于终丝。

马尾

马尾是形似马尾巴的一组神经根，位于脊髓圆锥远端。超声表现为细线状毛发样结构（见图 18.1），会随着婴儿的心脏搏动而轻微地摆动。

终丝

终丝是脊髓圆锥在尾骨水平的纤维组织的延续，为脊髓提供支撑。

终丝呈线状回声，从脊髓圆锥的尖端延伸到尾骨水平（见图 18.1），被马尾所包绕，通过超声很难将二者鉴别，终丝更粗、回声更高。

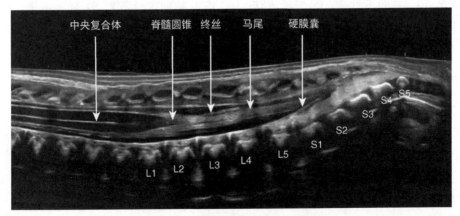

图 18.1　脊柱和脊柱内容物的长轴

箭示中央复合体和脊髓圆锥、终丝、马尾和硬膜囊。(Courtesy Tara Cielma)

椎骨

椎骨是构成脊柱的骨性节段。每个椎骨由前面的椎体和后面的椎弓组成。椎弓形成横突和棘突。脊柱由 7 个颈椎，12 个胸椎，5 个腰椎，5 个骶椎和尾骨构成。

未骨化的脊柱呈低回声，而骨化的椎体成分呈强回声，后方伴声影。

新生儿及婴儿脊柱超声扫查规程

患者准备

检查前必须要脱下婴儿的衣服，方便背部和臀部扫查。耐心做好准备工作，保证婴儿舒适性。由于婴儿很难保持正常体温，检查期间婴儿应保暖以保持正常体温，耦合剂要加温，房间要保持舒适温度。婴儿处于安静状态有益于获得良好的检查。喂奶后立即检查或使用蘸有葡萄糖溶液的安抚奶嘴可以帮助婴儿保持安静。婴儿会活动并试图翻身，会增加检查难度。

探头

使用 9 ～ 18 MHz 高频线阵探头。选择合适的频率保证声束穿透力，全面评估脊柱。

患者体位

婴儿取俯卧位，双腿屈曲，腹部下方可以垫上毛巾或毯子，增加椎间隙，从而更好地显示脊柱。头部应该略高于脚，以更好地填充低处的脑脊液间隙。必要时可以侧卧位对婴儿行背部脊柱扫查。如果宝宝很烦躁，不能保持安静，可以考虑让母亲躺在检查床上并让宝宝躺在胸前。为了母亲不接触耦合剂，在母亲和孩子之间可以放置保护垫。

椎体水平

确定椎体水平非常重要，以便能够确定脊髓圆锥末端的位置。正常圆锥终止于 L2 水平以上，低于 L2 水平时怀疑存在脊髓拴系。2 种方法确定椎体：一种是识别出与第 12 根肋骨相连的 T12 并向下计数；另一种方法是从 S5 开始向上计数到 S1 骶骨水平。L5-S1 交界处位于腰椎和骶椎的倾斜线水平。一些超声医师可能会同时用两种方法以确保正确地识别椎体。所留存的图像应该包括椎体的编号。

扫查技巧

由于脊柱发育和肾异常具有一定相关性，因此应该留存两侧肾图像。

如果皮肤存在凹陷或局部缺损，应用高频探头检查该区域，寻找皮肤表面和椎管之间是否存在通道。应使用最小的压力，以免压迫或遮盖瘘管。

动态图像可以用来记录脊髓和马尾神经的异常运动。脊髓通常位于椎管中央，记录任何异常情况。应评估椎体的异常，如半椎体。

扫查需要的图像

脊柱·纵向切面

脊柱正中矢状面，包括脊髓、脊髓圆锥、马尾和有数字编号的椎体。可显示的椎体应包括下段胸椎和整个腰椎、骶椎和尾椎。

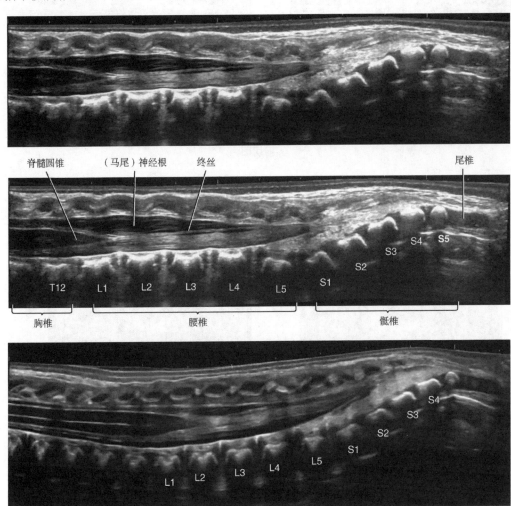

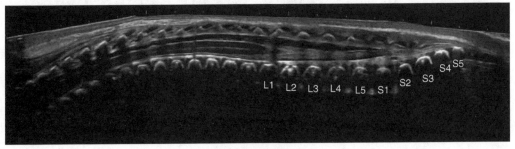

(Courtesy Tara Cielma.)

纵向切面

脊柱·横切面

1. 脊柱横切面，包括脊髓、横突和棘突。

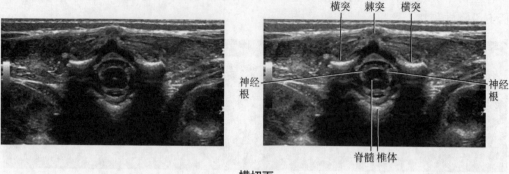

横切面

2. 脊柱横切面，包括脊髓圆锥和神经根。

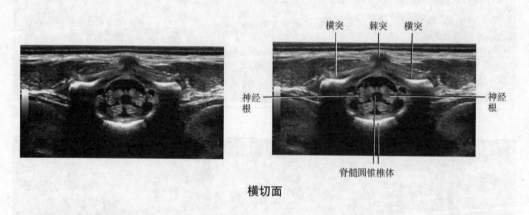

横切面

3. 下段脊柱横切面，包括马尾。

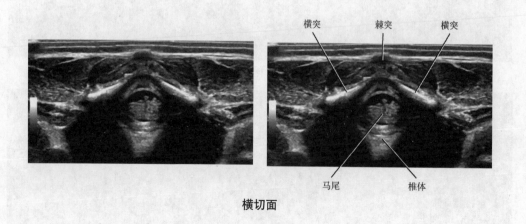

横切面

婴儿髋关节概述

髋关节发育不良（DDH）是儿童致残最常见的原因之一。DDH 是一类疾病的总称，包括多种病理情况，如脱位、半脱位、髋臼发育不良和形态发展不良的髋关节等原因。正常位置的股骨头髋臼覆盖率超过 50%，而 DDH 婴儿髋臼较浅，股骨头覆盖率低。

DDH 多见于女婴、白种人和羊水过少的婴儿，左髋关节更易受累。髋骨由髂骨、坐骨和耻骨在髋臼处融合而成。超声可以显示软骨结构，从而评估髋臼软骨和关节盂唇覆盖股骨头的情况。

超声能够进行动态扫查，评估婴儿 DDH。检查适应证包括臀位分娩，尤其是女婴；体检发现髋关节不稳或可疑异常时；听到异常弹响；Ortolani 或 Barlow 试验阳性；以及正在接受治疗婴儿的随访。< 6 周的新生儿，由于存在生理性松弛，通常不进行髋关节超声检查，除非体检发现异常。

允许婴儿在检查期间进食，有助于婴儿配合检查。

婴儿髋关节解剖

髋关节是球窝关节，由髋臼和股骨头组成，圆形股骨头位于髋臼内。出生时，股骨近端和大部分髋臼由软骨组成，软骨回声低于软组织。

髂骨

髂骨构成骨盆的最上部，与坐骨和耻骨一起构成髋臼。检查时，应使髂骨呈水平位，表现为强回声，后伴声影。

坐骨

坐骨构成髋臼后下部，为股骨头深方强回声结构，冠状切面呈椭圆形，横切面较长。

耻骨

耻骨构成髋臼前下部。左右耻骨在耻骨联合处连接，为位于股骨头深方的强回声。

Y 形软骨

Y 形软骨是连接髂骨、坐骨和耻骨并形成髋臼（或髋关节窝）的 Y 形骨骺生长板，为坐骨和耻骨之间的高回声。

关节盂唇

关节盂唇是包围髋臼边缘的纤维软骨，增加髋臼窝深度，保持关节稳定。超声表现为关节内部三角形高回声。关节盂唇与股骨头相邻，位于关节囊内无回声的透明软骨顶外侧和远端。

髋臼

髋臼位于骨盆前外侧，圆形股骨头包含在髋臼内形成髋关节。髋臼由髂骨、坐骨和耻骨构成，通过 Y 形软骨连接，在 16 岁左右时完全融合。髋臼未骨化部分呈低回声，骨化部分呈强回声，后伴声影。

股骨头

股骨头是股骨的软骨部分，与髋臼形成髋关节。超声呈低回声伴多发点状强回声。股骨头是股骨未骨化的球形部分，通常在 2—8 个月时开始骨化。

髋关节试验

Barlow 试验（"弹出"试验）

Barlow 试验的目的是为了测试半使不稳的髋关节脱臼。膝关节屈曲 90°，将膝关节置于拇指和其他手指之间。髋关节内收，向内侧移动，同时向后方施压（图 18.2）。股骨头自髋臼脱出，试验阳性。股骨头从髋臼脱出时会出现明显的弹响。

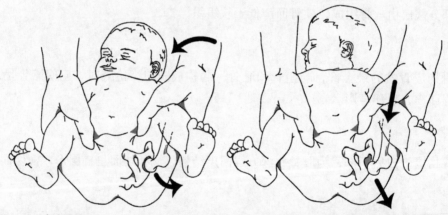

图 18.2　Barlow 试验操作方法（From Henningsen C，Kuntz K，Youngs D. Clinical Guide to Sonography, 2nd ed. St. Louis，2013，Mosby）

Ortolani 试验

Ortolani 试验（"弹进"试验）用来验证 Barlow 试验结果。在 Barlow 试验后立即进行，通过手法复位来识别髋关节是否脱位。膝关节屈曲约 90°，膝盖位于拇指和其他手指之间。臀部外展，膝盖向外侧移动，同时轻轻地向前拉（图 18.3）。该动作通常会复位脱位的髋关节，当听到撞击声时试验阳性。

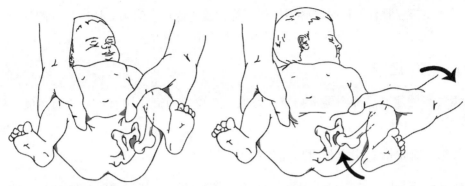

图 18.3　Ortolani 试验操作方法（From Henningsen C，Kuntz K，Youngs D. Clinical Guide to Sonography，2nd ed. St. Louis，2013，Mosby）

婴儿髋关节超声检查

患者准备

无特殊准备。在检查髋关节时，尽量对婴儿进行保暖。检查期间或检查前给婴儿喂食有助于配合检查。耦合剂要加热，保持与体温一致。可以穿纸尿裤，扫查时打开纸尿裤侧面即可。

探头

使用 7.5 ～ 15MHz 高频线阵探头，保证穿透力和分辨率。

患者体位

婴儿仰卧位，脚朝向医师。也可以侧卧位，在背部放枕头或其他支撑物。

扫查技巧

< 4 周的婴儿韧带有弹性，可能会产生假阳性结果。> 6 个月的婴儿股骨头骨化，可能会导致检查受限，准确性降低。

检查右髋关节时，让婴儿头部朝向床头。用左手握探头，右手固定婴儿腿部，更容易操作。

检查左髋关节时，用右手握探头，左手稳定腿部。另一种方法是旋转婴儿的体位，用使用惯用扫查的手检查每侧髋关节。

双侧髋关节均左两个相互垂直平面进行检查，静息状态下标准冠状切面和髋关节屈曲位横切面（有外力和无外力时），在静息状态下进行，评估髋关节的位置、稳定性和髋臼形态。

为了正确测量 α 和 β 角的角度，髂骨回声必须平直并且与探头平行。

采用后推法进行压力法，以评估髋关节不稳定。除非有特殊要求，患者使用 Pavlik 吊带或夹板固定时，不进行该操作。

在冠状面扫查股骨长轴时,必须用体标标注检查部位。因为此切面没有解剖标志来区分左、右侧髋关节。在横切面扫查时,两侧图像会互为镜像。

扫查需要的图像

从髋关节外侧或后外侧进行扫查。留取每个位置的冠状切面和横切面图像。检查侧RT右侧或LT左侧。

髋关节·冠状位 / 中立位或屈曲位扫查

1. 也称标准平面。小腿处于中立位,轻微弯曲15°～20°或屈曲位90°。探头稍微向后旋转,使髂骨呈一条直线。观察并记录股骨头位置和覆盖范围。该切面可测量髋臼的α角,通常≥60°。该平面可以行压力评估。

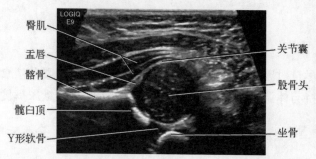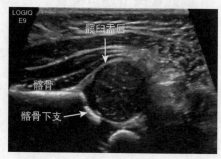

左侧 冠状切面

2. 测量α角和β角。冠状切面显示平直的髂骨,可见锐利的髂骨顶角和位于中心的、圆形的股骨头。髂骨是止于股骨头的线状高回声。测量髋关节角度,需要画3条线。髋关节测量软件可以自动计算角度。

a. 基线:平直的髂骨外缘。沿着髂骨的高回声线平行画1条水平线。

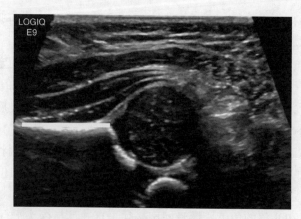

b. 骨顶线:从骨性髋臼下缘到最上端骨缘画1条线。

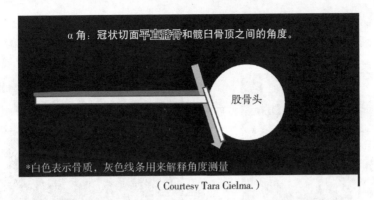

α 角：冠状切面平直髂骨和髋臼骨顶之间的角度。

股骨头

*白色表示骨质，灰色线条用来解释角度测量

（Courtesy Tara Cielma.）

c. 软骨顶线：沿着软骨性髋臼的顶端，从髋臼外侧骨缘到盂唇画一条线。

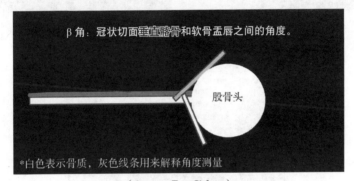

β 角：冠状切面垂直髂骨和软骨盂唇之间的角度。

股骨头

*白色表示骨质，灰色线条用来解释角度测量

（Courtesy Tara Cielma.）

左侧　冠状切面

　　直线 1（髂骨）和直线 3（髋臼顶）之间的角称为 α 角。α 角是髋臼深度的测量值，正常 ≥ 60°。直线 1（髂骨）和直线 2（三角形关节盂唇之间的角）为 β 角，评价髋臼软骨顶的形态，通常 < 77°。塑形是骨骼在生长过程中通过骨吸收和形成，进而改变大小和形状的过程。

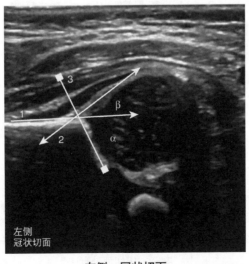

左侧　冠状切面

3.横切面/动态评估。将腿屈曲90°,横切面或纵向平面扫查髋关节,探头平行于股骨干。股骨头位于坐骨上,在静止状态下进行被动外展和内收活动,即 Ortolani 试验和 Barlow 试验。

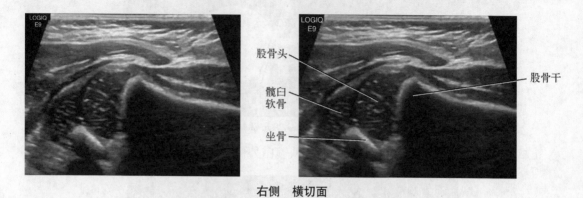

右侧 横切面

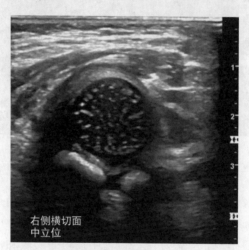

右侧横切面中立位

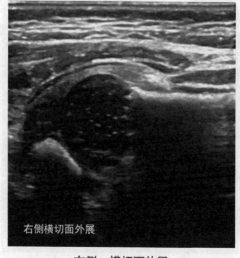

右侧 横切面外展

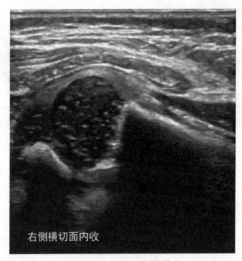

右侧　横切面内收

4.压力状态下髋关节评估。如果婴儿紧张不安或动腿,压力评估会很困难。肌肉活动会阻碍不稳定髋关节的运动。扫查使用 Pavlik 吊带或夹板的患儿时,不应施加压力。Barlow 试验,评估侧膝关节屈曲 90°,将膝关节置于拇指和其他手指之间。Barlow 试验加压后髋关节后移时是动态观察的时机,扫查并记录半脱位或脱位。正常图像与上面的内收图像相同。任何脱臼都要记录。

(翻译　杜智慧　安众斌　薛国艳　校对　赵冉冉　薛国艳　李丽伟)

第 19 章

肩袖、腕管和跟腱的肌骨扫查操作规程

Ted Whitten

关键词

跟腱	跖肌
各向异性	跟骨后滑囊
腱膜	肩袖
肱二头肌腱	肩峰下 - 三角肌下滑囊
肱骨结节间沟	跟骨皮下滑囊
滑囊	肩胛下肌
腕管	肩胛下肌腱
Crass 体位	冈上肌
腕尺管	冈上肌腱
冈下肌 / 肌腱	腱鞘
Kager 脂肪垫	小圆肌
正中神经	小圆肌腱
改良 Crass 体位	肱横韧带
中立位	

目标

完成本章阅读后，你将掌握以下内容。

1. 定义关键词。
2. 掌握肌肉、肌腱和韧带的超声表现。
3. 熟悉肌肉骨骼超声的探头选择。
4. 讨论并描述肌肉骨骼成像特有的伪像。
5. 列出肌肉骨骼超声检查的患者体位。
6. 熟悉肌肉骨骼超声检查的代表性图像的顺序和准确位置。

概述

　　与核磁共振成像（MRI）相比，肌肉骨骼（MSK）超声检查有许多优势，肌肉骨骼（MSK）超声空间分辨率更好。超声可以动态扫查，显示仅在关节运动时才能发现的异常。MRI 检查时，关节要始终保持一个体位不变。与 MRI 不同，超声可以在关节处于不同的体位进行多平面扫查。超声还可以进行双侧对比扫查，也可以用于指导关节注射和神经阻滞。此外，超声检查费比 MRI 检查便宜，超声预约更快速，不受幽闭恐惧症或金属的影响。超声的局限性在于只能观察骨表面，受骨皮质的遮挡，不能观察骨骼深方的病变情况。超声扫查的视野有限，超声检查结果受操作者经验和超声仪器分辨率的影响。

　　本章将分为以下 3 个部分：肩关节、腕管和跟腱。

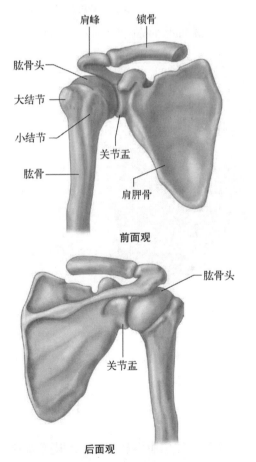

From Rumack CM, Levine D. Diagnostic Ultrasound, 5th ed. Philadelphia, 2018, Elsevier.

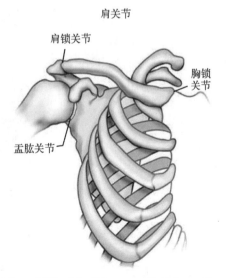

From Miller M, Thompson S. DeLee, Drez and Miller's Orthopedic Sports Medicine, Philadelphia, 2019, Elsevier.

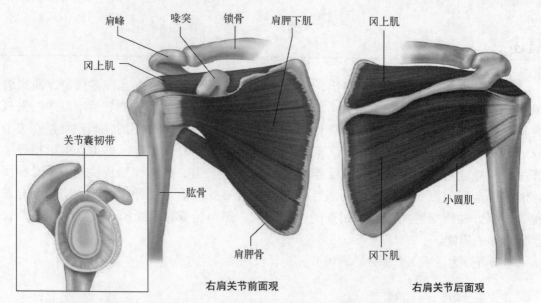

From Rumack CM，Levine D. Diagnostic Ultrasound，5th ed. Philadelphia，2018，Elsevier.

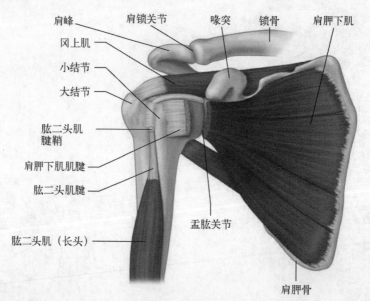

From Rumack CM，Levine D. Diagnostic Ultrasound，5th ed. Philadelphia，2018，Elsevier.

肩关节超声检查

肩关节超声最常见的适应证是评估肩袖病变。其他包括评估肌腱病变、关节积液、肿块、撞击综合征和滑囊炎。超声还可用于引导抽液和局部注射治疗。

解剖

肩关节是球窝关节，是人体最复杂的关节之一，由肱骨和肩胛骨组成。肩胛骨是一块大而扁平的骨，其后有一个突出的骨嵴，称为肩胛冈。肩关节还包括其他骨性组成部分。

- 肩峰，肩胛骨的骨性突起。
- 喙突，肩胛骨的一个小的钩状骨突，与肩峰一起向肩部外侧延伸。
- 锁骨，在肩锁关节与肩峰相连。
- 盂唇，软骨组织，形成一个杯状结构，里面装着球形的肱骨头。

肩部的主要肌腱包括肱二头肌肌腱和肩袖的肌腱。肩袖由环绕肩部的四块肌肉及其相应的肌腱组成，支撑和稳定肩部，并允许大范围的运动。

1.肩胛下肌是肩袖复合体中最大的肌肉，填充肩胛下窝。肩胛下肌是三角肌，起自肩胛下窝的内侧 2/3，沿着肩胛骨的前方走行，并通过肩胛下肌肌腱止于肱骨小结节。肱横韧带是肩胛下肌腱的侧向延伸，覆盖二头肌长头腱的前方，是定位肩袖的解剖标志（图 19.1）。

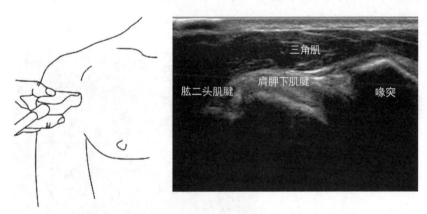

图 19.1　肩关节图像，显示探头位置，可见肩胛下肌腱

2.冈上肌起自冈上窝，沿肩胛骨前上部走行，通过冈上肌腱止于大结节，是四块肩袖肌肉中最重要的一块（图 19.2）。

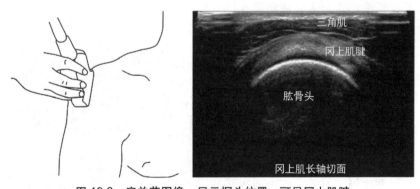

图 19.2　肩关节图像，显示探头位置，可见冈上肌腱

3.冈下肌是较厚的三角肌，起自冈下窝内，于肩胛骨后方沿冈上肌下方走行，通过冈下肌腱附着于大结节。位于肩部后面，占据肩胛骨背侧的大部分（图 19.3）。

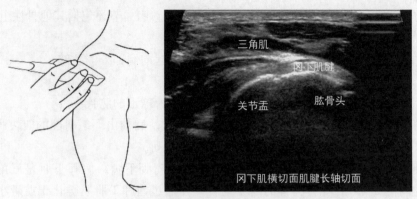

图 19.3　肩关节图像，显示探头位置，可见冈下肌腱

4.小圆肌是圆柱形肌肉，起自肩胛骨外侧缘或肩胛骨，沿肩胛骨后部延伸至冈下肌下方，通过小圆肌腱附着于肱骨大结节（图 19.4）。

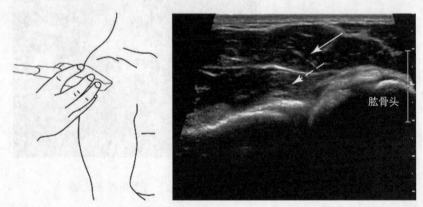

图 19.4　肩关节图像，显示探头位置，可见小圆肌腱。箭示三角肌；虚线箭示小圆肌腱

5. 肱二头肌长头腱起自肩胛骨盂上结节上缘，穿过肱骨结节间沟，止于桡骨粗隆。短头腱起自肩胛骨喙突，也止于桡骨粗隆。

6. 肩袖间隙是位于冈上肌腱前缘和肩胛下肌腱上缘之间的四面体形的空间，其前方以关节囊为界，后方由肱骨头为界。肱二头肌长头腱从结节间沟经肩袖间隙止于关节盂唇和盂上结节（图 19.5）。

7. 肩关节包含数个滑囊，囊内充满液体，位于皮肤、骨骼、肌腱和肌肉之间的滑液起到缓冲、减少摩擦的作用。肩关节的滑囊包括肩胛下肌滑囊、肩峰下 - 三角肌下滑囊、喙突下滑囊、冈下肌滑囊和肩峰下皮下滑囊，其中肩峰下 - 三角肌滑囊最大。

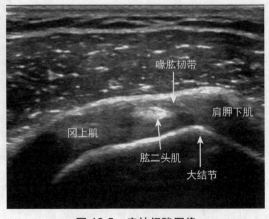

图 19.5　肩袖间隙图像

8. 在对肩袖进行成像时还可以看到三角肌，构成肩部的圆形轮廓，称为三角肌，因为它类似于希腊字母 delta 的三角形。通过肌腱连接到锁骨、肩峰和肩胛骨的脊柱缘，止于肱骨三角肌粗隆。三角肌在肩膀顶部最宽，随着手臂向下逐渐变窄。三角肌的肌纤维向下聚集到肱骨干的三角肌粗隆上。三角肌与肩胛下肌一起使手臂内旋，当手臂内旋时，三角肌还可帮助手臂外展。三角肌的作用除了在负重时防止肱骨头脱位，还协助肘关节的其他运动。

生理学

肩袖包绕肩关节，维持位于关节盂窝内的肱骨头的稳定性。肌腱连接肌肉和骨骼。构成肩袖的肌肉和肌腱帮助肩关节和上肢运动。

1. 肩胛下肌和肌腱，使手臂内旋和内收，并稳定肩关节前面。

2. 冈上肌及其肌腱使手臂外展。

3. 冈下肌及其肌腱使手臂外旋。

4. 小圆肌及其肌腱与冈下肌一起使肩关节外旋。

5. 肱二头肌腱是不可收缩的肌腱，引导肱骨头运动，稳定和支撑肩部结构，并协助前臂屈曲和后旋。

超声表现

肌肉的主要功能是运动，是身体唯一具有收缩功能且能够牵引身体其他部位移动的组织。肌肉通过肌腱与骨骼相连。肌肉的超声表现为低回声，中间有平行的线样高回声。它们主要由包绕肌纤维束的结缔组织构成的分隔形成。肌肉的纵向切面呈纤维状、羽毛状（图 19.6）。肌肉横切面表现为多发点状高回声，是由于肌束膜将肌纤维分割成小束（图 19.7）。旋转探头观察超声表现从斑点状或点状回声到羽毛状外观的变化有助于将肌肉和其他结构区分开来。腱膜是将肌肉纤维结合在一起并帮助连接于骨骼上的组织，超声表现为明亮的线状回声。肌肉的边界很容易确定，因为肌外膜为线状高回声。

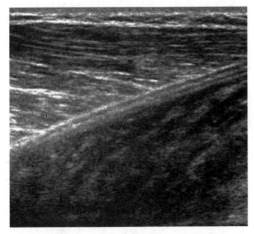

图 19.6　正常肌肉长轴图像，呈羽毛状

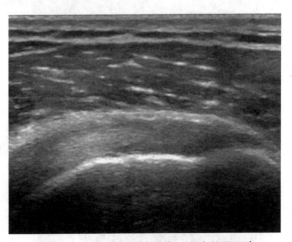

图 19.7　正常肌肉短轴图像，斑点状强回声

　　肌腱连接肌肉和骨骼，具有特征性的超声表现。肌腱由含有高比例胶原的平行线性纤维组成，在超声检查中可以看到多条平行的回声线，是可以作为镜面反射体。肌腱的大小和超声图像一致（图 19.8）。横切面上，肌腱表现为明亮的斑点状回声（图 19.9）。肌腱呈中等回声，并有高回声的反射界面，这是与周围肌肉的分界。一些肌腱（如肱二头肌）被腱鞘包绕，内含少量的液体或黏液，这些液体有助于运动，超声表现为肌腱周围的低回声晕（图 19.10）。有些病理情况时，液体会积聚过多。正常肌腱为乏血供的。肌腱通过一条狭窄的纤维软骨带附着在骨骼上，在肌腱远端纵向切面上呈三角形低回声区。发生损伤时，附着处增厚。正常肌腱会出现"各向异性"伪像，该伪像有助于定位正常肌腱，受损伤肌腱时不存在此伪像。"各向异性"伪像取决于声束的入射角。当声束倾斜，达到临界角时，肌腱呈更低回声（图 19.11）。由于纤维形成镜面反射，当声束垂直于肌腱时会发生强反射，肌腱呈高回声（图 19.12）。

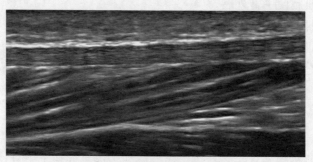

图 19.8　正常肌腱长轴图像

注意线条样回声。肌腱下方可见正常肌肉组织。

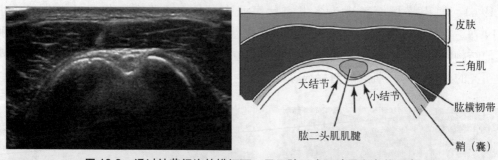

图 19.9　通过结节间沟的横切面，显示肱二头肌腱呈斑点状回声

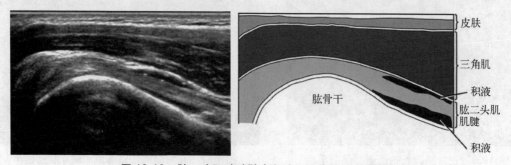

图 19.10　肱二头肌腱腱鞘内积液。异常积液的图像

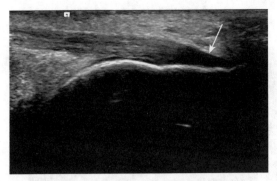

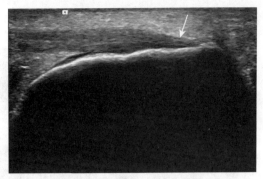

图 19.11　箭示跟腱止于跟骨的低回声区
由于"各向异性"伪像，肌腱看起来像是局部断裂。

图 19.12　使踝关节背屈运动，肌腱垂直于声束
方向，显示跟腱是正常和完整的（箭）

　　韧带是连接骨与骨之间的薄带状结构，将探头放置在两块骨之间，可更好地显示韧带。当声束垂直时，韧带呈带状高回声（图 19.13），由于"各向异性"，韧带同肌腱一样呈低回声。由于韧带与周围的脂肪融为一体，横切面上可能很难探及韧带。如果图像增益过大或时间增益补偿设置不正确，韧带也难以探及。

　　滑囊充满液体，有边界，会随着探头压力的变化而变形。当炎症伴有积液时，超声更容易显示。滑囊扩张表现为与健侧相比，滑囊增大，> 2mm。

　　超声可以观察到骨皮质，正常骨皮质超声表现为光滑的高回声，后方伴声影（图 19.14）。识别骨骼上的结构如转子粗隆，有助于评估附着部位。外伤、感染或肿瘤时可见骨膜隆起或表面不规则。撕裂和炎症可导致骨质不规则，类风湿关节炎可见骨侵蚀。

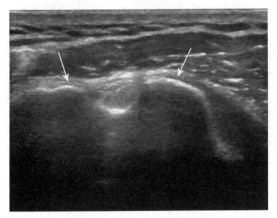

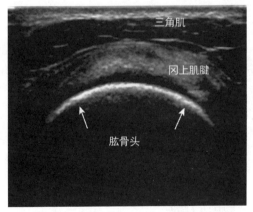

图 19.13　箭示正常肱横韧带

图 19.14　箭示肱骨头的弧线。骨应该是光滑的
强回声

　　记录任何液体的聚集和撕裂对确定撕裂是部分撕裂还是全层撕裂是非常重要的。完全断裂表现为肌腱的两端分离，断端回缩，伴肌腱周围液体积聚（图 19.15）。

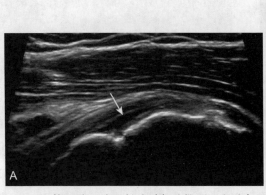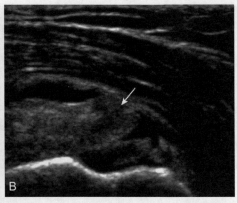

图 19.15　A. 箭示肱二头肌长头腱部分撕裂。积液与肌腱在同一水平，符合部分撕裂。B. 箭示肱二头肌肌腱断端。肌腱上方可见积液，符合全层撕裂

肩关节超声

患者准备

患者只需要脱掉会妨碍扫查的衣服。如果为了感觉舒适，男性可以不穿上衣，女性可以不脱胸罩，或者可以穿背心式衬衫或不遮盖肩部的衬衫或上衣。如果患者穿了宽松的长外套，扫查时应将肩关节露出来。

探头

选择频率较高的线阵探头，可以对探头下的大部分区域成像。根据患者肩部的宽窄，选择使用不同的频率。可用频率在 5 ～ 18MHz，选择合适的频率。所需的宽度取决于扫查的区域，不同的探头宽度不同，甚至可以选择凸阵探头，并非每次检查都需要更换探头。

呼吸技巧

在检查过程中，患者正常呼吸。

患者体位

患者取坐立位，超声医师在患者前面或后面进行检查。患者最好坐在没有轮子，且下背部可倚靠的凳子上。有轮子的凳子患者检查时凳子可能会移动。如果情况允许，患者也可以坐在检查床边上。超声检查者应该坐在有轮子的凳子上，便于操作。

对于超声检查者来说，重要的是以科学的、舒适的方式进行扫描以减少工伤。超声检查者的肩膀应高于患者的肩膀，保持手臂靠近身体，以免损伤手臂和肩膀。笔者建议像握铅笔或鼠标一样握住探头的末端，这样可以最好地控制探头，小指可以帮助稳定探

头，并在扫查时充当超声医师的眼。像这样握着探头可以灵活地运动（想想支点）并减轻肩部的压力，因为手是放在患者的身上作为支撑的。超声医师的颈部和身体也应避免过度扭曲。

　　患者根据检查的需要活动手臂，以便观察不同的肌肉和肌腱。手臂位置为中立、外旋或 Crass 体位（同侧的手背紧贴后背），或改良 Crass 体位（同侧手在"后裤兜"，肘部向后伸展）。当手处于"后裤兜"位时，冈上肌和冈下肌肌腱清晰可见，因为伸展和内旋位时，肌腱末端从肩峰下显露出来。之后，患者的手掌朝上，放在同侧大腿上进行扫查。

扫查技巧

　　超声检查者应该制定扫查操作规程来确保完整地扫查整个肩关节。扫查规程的每一步都能识别感兴趣的肌肉或肌腱，在长轴和短轴平面扫查，避免伪影，并记录病变。

　　初学肩关节超声检查会令人望而生畏。跟其他系统的超声检查一样，了解扫查关节的正常解剖结构并通过超声图像区分肌肉、肌腱和韧带是很重要的。如果有时间，可以在自己或者同事身上练习扫查。

　　了解与 MSK 超声相关的伪像。因为有些肌腱走行弯曲，所以不垂直于声束的肌腱中存在"各向异性"伪像，可以上下晃动探头来判断是否为正常肌腱，避免误诊为撕裂或血肿。跟其他系统的超声检查一样应该在两个切面分别记录异常图像。

　　扫描时，探头方向可能会使超声医师感到困惑。改变探头位置时，要确保检查方向是否正确。

　　手臂的位置对于正确评估肌腱非常重要。例如，肩峰合适时可以完全显示冈上肌腱。

肩关节超声扫查需要的图像 *

　　肌腱和肌肉在斜切面上显示，在纵向切面或横切面上很难显示完全。像胰腺一样，部分肌腱的长轴在探头短轴面上显示，而短轴则处于探头的"长轴"位置。因此，解剖位置标注长轴和短轴，而不是探头的长轴和横轴。图像应该标记为右 RT 和左 LT。把肌肉的名字放在前面，这样方便从长轴（LAX）改为短轴（SAX）。

　　1. **肱二头肌短轴**　患者坐位，手臂放在大腿上，手掌朝上。将探头横向放在肱骨头正下方开始探查，显示肱骨大结节和小结节之间结节间沟内的肱二头肌肌腱。肌腱呈中灰色，卵圆形，中至高回声，与三角肌相比呈高回声。肌腱周围正常可见少量无回声液体。肱横韧带呈条状高回声，位于前方的三角肌和后方的肱二头肌肌腱之间。

---

*Images in this section courtesy Blake Randles.

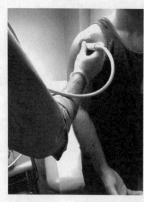
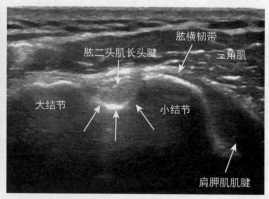

肱二头肌短轴（3个箭示结节间沟）

2. 肱二头肌长轴 将探头旋转90°行纵切扫查，对二头肌长头腱全长进行成像，显示肱骨干前面和三角肌后面的肌腱。注意肱二头肌肌腱结构的完整性，任何断裂都提示异常。

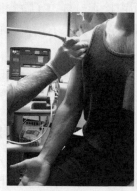
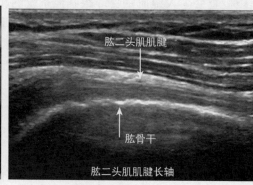

肱二头肌长轴切面

3. 肩胛下肌长轴 从患者手臂中立位开始扫查。将探头恢复到横向位置，扫查肱二头肌，然后将探头稍微向肱骨头上内侧移动，显示肩胛下肌腱腱的长轴。肩胛下肌肌腱的长轴超声表现为三角肌后方等回声的纤维带。肩胛下肌垂直于肱二头肌长头腱；因此，短轴和长轴与肱二头肌相反。对患者从内旋到外旋进行动态评估将有助于评估肱二头肌半脱位、喙突下撞击，并全面评估肩胛下肌肌腱。

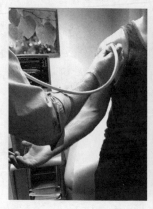
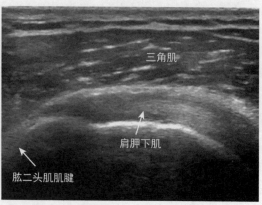

肩胛下肌长轴切面

4.**肩胛下肌肌腱短轴**　患者仍处于中立位，将探头旋转 90° 进行纵切扫查。肩胛下肌腱位于肱骨头前方的短轴上。

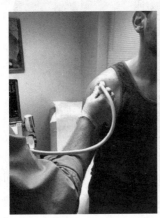
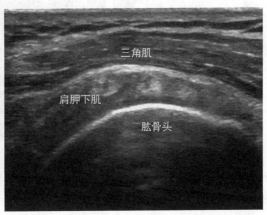

肩胛下肌短轴切面

5.**冈上肌腱长轴**　患者取 Crass 体位，同侧手背放在背后，或呈改良 Crass 体位，同侧手放在后裤兜中，肘部向后伸展。多数研究推荐使用改良 Crass 体位，可以将冈上肌肌腱从肩峰下拉出，更好地显示肩袖间隙，患者也更为舒适。将探头固定在矢状切面和横切面之间约 45° 的位置，获得纵向切面图像。探头的标记指向患者检查侧耳的方向。在此基础上，向外、向上和稍微向后移动探头，扫查肌腱。可以在肱骨头回声线的正前方扫查冈上肌肌腱的长轴。

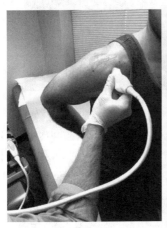
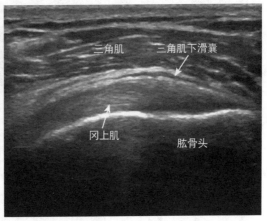

冈上肌长轴切面

6.**冈上肌短轴**　保持 Crass 或改良 Crass 体位，将探头从之前的位置旋转 90°，横切面扫查冈上肌肌腱。从上往下扫查。肱二头肌肌腱位于患者的内侧。临界区是从肌腱附着到大结节上 8 ～ 15mm 的区域，并且在二头肌腱后外侧约 1cm 处。临界区经常发生撕裂，尤其是冈上肌。

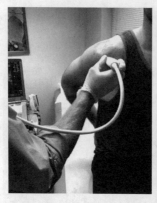
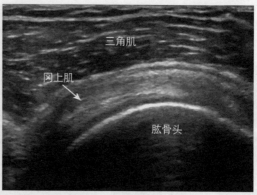

冈上肌短轴切面

7. 冈下肌长轴　患者手臂置于大腿上，掌心向上，保持中立位。探头置于肩胛骨正下方，转向斜切面，与冈下肌肌腱平行，扫查大结节上肌腱的附着处。注意不要将冈下肌的附着处与小圆肌的相混淆。此时，冈下肌的长轴看起来像是探头的横切面位置，而冈下肌短轴看起来像是探头的长轴。将探头移至肩胛骨脊柱正下方的后方、中间和侧面，全面扫查肌腱。三角肌位于冈下肌肌腱的前方。肱骨头和肩胛骨在其后方。内旋和外旋或从中立位到手摸到对侧肩的运动都可用于识别和评估。该位置也可以评估后方的盂唇、冈盂切迹和后方的盂肱关节。

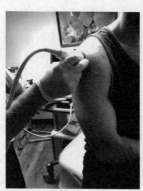
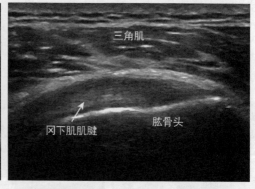

冈下肌长轴切面

8. 冈下肌短轴　将探头旋转90°呈纵向斜切面。冈下肌肌腱位于内侧的关节盂和外侧的肱骨头之间。如果远端肌腱难以评估，让患者手搭在另一个肩膀上，可以伸展冈下肌肌腱，便于观察。

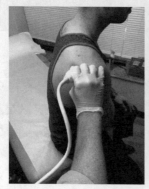
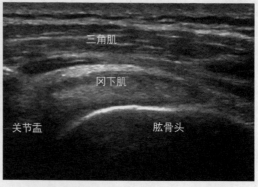

冈下肌短轴切面

9.小圆肌肌腱　在对冈下肌成像时可以看到小圆肌，它位于冈下肌下方。患者手臂置于中立位。从冈下肌中部，向足侧滑动探头，显示小圆肌短轴。骨嵴将冈下肌和小圆肌分开，可作为区分这两块肌肉的超声标志。小圆肌的超声表现与冈下肌相似，但比其小了50% 左右。将探头旋转 90°，对肌腱的长轴进行成像，可见肌腱为梯形，评估其在大结节上的附着处。肱骨头在其外侧，三角肌在小圆肌肌腱的前方。

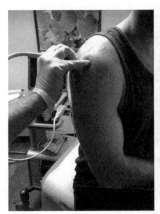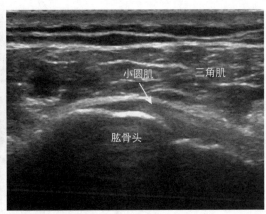

小圆肌

10.肩锁（AC）关节　患者手臂自然下垂，将探头放置在肩峰和锁骨远端上方的肩部顶点处的横切面上，通过前后侧动探头来检查肩锁关节是否有关节炎、感染或外伤。肩锁关节是锁骨和肩峰之间的低回声间隙，该间隙应＜ 5mm，两侧之间的差异不超过 2 ～ 3mm。能量多普勒可用于评估充血情况。从该位置横向移动探头，显示冈上肌和肩峰。为了评估是否有撞击，观察肩峰下冈上肌的运动。使用动态视频记录正常或异常活动。

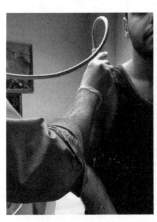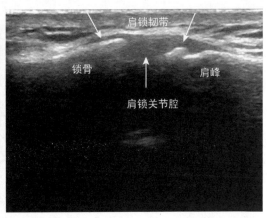

肩锁关节

腕管超声检查

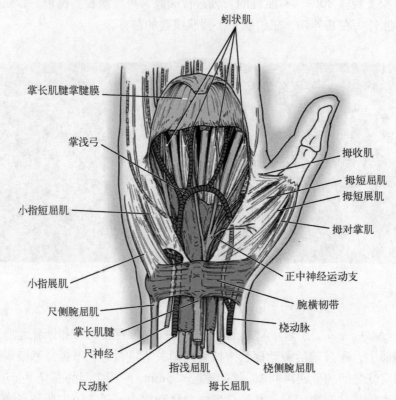

蚓状肌

掌长肌腱掌腱膜

掌浅弓

小指短屈肌

小指展肌

尺侧腕屈肌

掌长肌腱

尺神经

尺动脉

指浅屈肌

拇长屈肌

拇收肌

拇短屈肌

拇短展肌

拇对掌肌

正中神经运动支

腕横韧带

桡动脉

桡侧腕屈肌

From Trumble TE，Rayan GM，Baratz ME，Budoff JE，Slutsky DJ. Principles of Hand Surgery and Therapy，3rd ed. Philadelphia，2017，Elsevier.

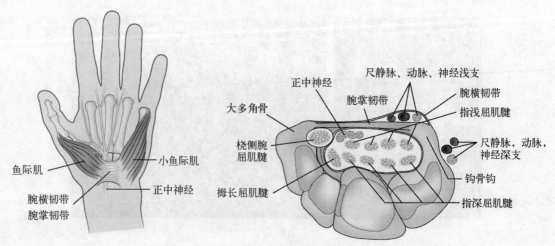

鱼际肌

腕横韧带
腕掌韧带

小鱼际肌

正中神经

正中神经

大多角骨

桡侧腕屈肌腱

拇长屈肌腱

腕掌韧带

尺静脉、动脉、神经浅支

腕横韧带

指浅屈肌腱

尺静脉，动脉，神经深支

钩骨钩

指深屈肌腱

From Ferri F. Ferri's Clinical Advisor 2020. Philadelphia，2020，Elsevier.

腕管位于腕部的中部，近端位于靠近前臂的折痕处，远端位于靠近手掌的折痕处。腕管容纳骨骼、肌腱、神经、韧带、肌肉和血管，所有这些结构都为手的正常功能提供保障。腕管综合征（CTS）或正中神经卡压是最常见的神经卡压之一，导致除了小指以外的所有手指和手腕疼痛、麻木、乏力和刺痛，因为小指不受正中神经的分支支配。这是由于正中神经在通过腕管时受到压迫造成的。CTS 通过体格检查、肌电图（EMG）测试和神经传导速度测试（NCS）来诊断。神经传导速度测试有助于确诊，虽然痛苦，但是可以帮助确定 CTS 的严重程度。超声可以用于诊断 CTS，并且是无创和无痛的。

解剖

腕管由一束肌腱组成，肌腱从前臂屈肌穿过腕管进入手部。在手腕中部，腕管的浅层是腕横韧带或屈肌支持带。穿过腕管的肌腱分为两组。深层的肌腱为起自前臂的指深屈肌肌腱，穿过腕管到达手指。位于浅层的肌腱为起自前臂的指浅屈肌，穿过腕管到达手指。辅助拇指的肌肉和肌腱起自前臂桡侧的拇长屈肌（图 19.16）。所有肌腱都有滑膜鞘。

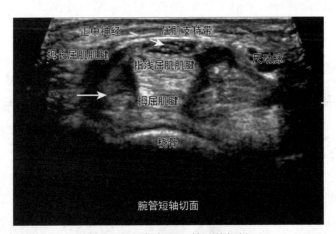

图 19.16　拇长屈肌的腕管解剖

腕管是保护正中神经的狭窄通道，由腕骨和掌侧的屈肌支持带形成，正中神经、屈肌腱和腱鞘穿过腕管。腕管容积是固定的，没有压缩性。尺神经穿过由钩骨和豌豆骨的钩形成的 Guyon 管（腕尺管）。

神经是肌肉和中枢神经系统之间传递冲动的结构，控制肌肉活动。神经纤维排列成束，并被髓鞘细胞和结缔组织的致密绝缘鞘所包围。正中神经在肌腱束的正前方，并稍向桡侧偏斜。腕横韧带或屈肌支持带在正中神经的正前方横向覆盖腕管。神经是椭圆形的，穿行进入时会稍微变得扁平。

腕管的近端起自腕横纹前臂侧的稍近心端水平。此处，手旋后位，在近端区域，内侧缘、外侧缘和后侧的骨性标志分别为豌豆骨、舟状骨和月骨。指深、浅屈肌肌腱和正中神经都位于中部（图 19.17）。拇长屈肌肌腱沿舟状骨边缘向外侧走行，尺神经和动脉沿豌豆骨边缘附近稍前的内侧缘走行。腕管前方有屈肌支持带覆盖。

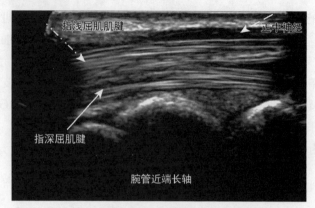

图 19.17 腕管近端的肌腱和正中神经的长轴

腕管的远端止于腕部刚越过腕横纹的稍远端，通过内侧钩骨、外侧大多角骨和后侧头状骨的骨性标志来区分。指深屈肌腱和指浅屈肌腱继续沿这条管道的中间延伸，拇屈肌腱沿大多角骨的外侧边缘延伸。正中神经继续向前延伸，略向外侧走行（图 19.18）。所有这些结构被屈肌支持带覆盖。

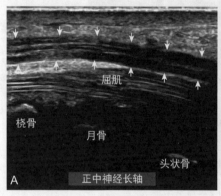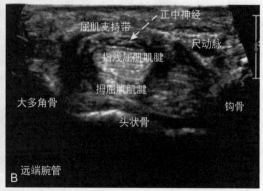

图 19.18 A. 腕管近端的长轴解剖。箭示正中神经的轮廓。B. 远端腕管横切面

生理学

腕管中有连接前臂肌肉和手部每根手指的肌腱。这些肌腱帮助手指运动。穿过腕管的神经，包括正中神经，为拇指、示指、中指和环指的内侧提供感觉和肌肉运动功能。这些结构被骨所构成的管道包围，不仅为腕管的内部结构，也为整个手腕和手提供稳定性支撑。尺神经在手掌和手背上到达小指和环指的外侧。

超声表现

肌腱穿过腕管的中部，与邻近结构相比，呈低回声，并随着手指的弯曲而移动。神经超声表现类似于肌腱，但神经纤维没有那么紧密，走行相对一致（图 19.19）。神经的纵向切面类似肌腱长轴的线性回声。正中神经位于肌腱前方，呈低回声。横切面，正中神经呈蜂窝状，略呈椭圆形，周围可见一圈薄的高回声环（图 19.20）。

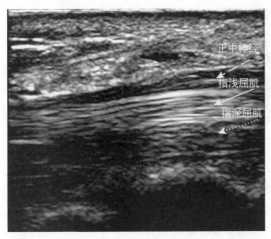

图 19.19　腕部正常正中神经和肌腱纵向切面，显示彼此之间的关系和周围的解剖结构

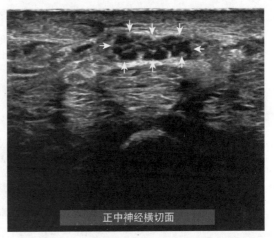

图 19.20　正中神经横切面，显示高回声边缘和内部蜂窝状结构。箭勾勒出神经的轮廓

腕管超声

患者准备

除了穿短袖或七分袖之外，患者无其他准备。如果患者穿长袖，则需将腕部的袖子挽起。

探头

使用频率 10～18MHz 的高频线阵探头。最好使用窄的或小尺寸的探头。凸阵式探头也适用于这些检查。

呼吸技巧

在检查过程中，患者正常呼吸。

患者体位

患者应该坐在一个稳定的平面上，手臂呈 90°，掌心朝上。手腕下放置 1 卷毛巾可以增加稳定性。

扫查技巧

检查者坐在患者对面。患者两个手腕都放在检查床上，便于横向对比（图 19.21）。手腕和手需要大量耦合剂，最好涂上较厚的耦合剂。

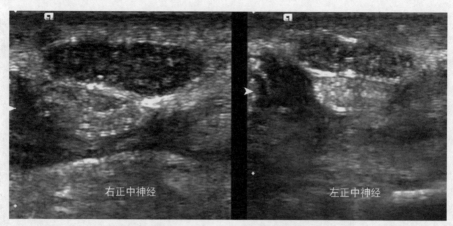

图 19.21　正中神经双侧对比横切面

　　测量正中神经时，应获得其横截面积，正常范围上限在 9 ～ 12mm^2。腕管综合征的另一种诊断方法是测量旋前方肌水平和腕管水平正中神经的远端和近端的横截面积差异，两者差异 ≥ 2mm^2 时，诊断腕管综合征。

腕管超声扫查需要的图像

　　图像应该标记为 RT 和 LT。在图像上很难区分左右侧，因此正确标记左右侧很重要。图像看似是纵向和横向平面上留取的，因此一些检查者将图像标记为 Long 和 TRV，而不是 LAX 和 SAX。

腕管·横切面

从桡骨和尺骨远端开始，扫查两排腕骨，直到手掌底部。
1. 腕管近端和正中神经横切面。

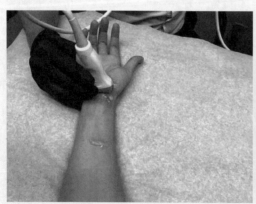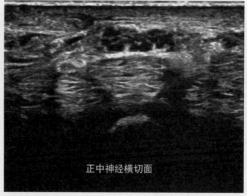

腕管或正中神经横切面

2. 腕管远端和正中神经横切面。

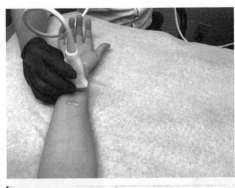
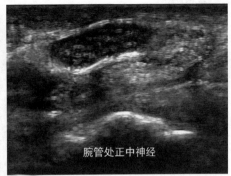
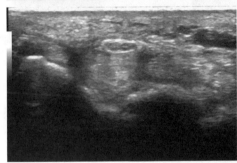

腕管或正中神经横切面

3. 正中神经从近端到远端矢状面。

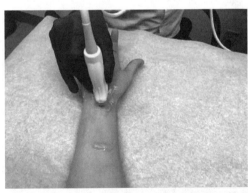
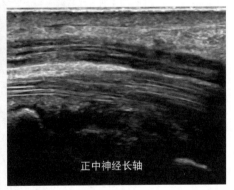
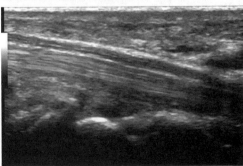

腕管或正中神经长轴切面

跟腱超声检查

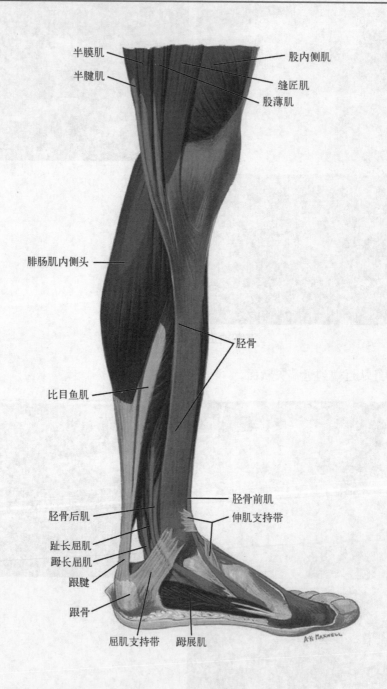

半膜肌

半腱肌

股内侧肌

缝匠肌

股薄肌

腓肠肌内侧头

胫骨

比目鱼肌

胫骨前肌

胫骨后肌

伸肌支持带

趾长屈肌

蹋长屈肌

跟腱

跟骨

屈肌支持带 蹋展肌

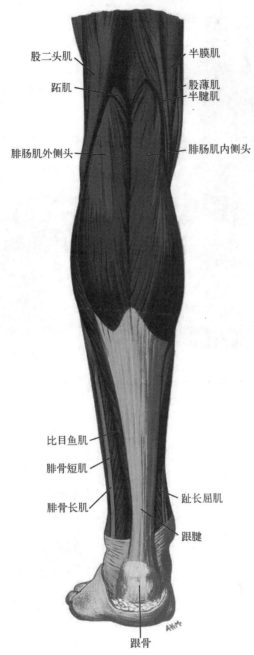

股二头肌
半膜肌
跖肌
股薄肌
半腱肌
腓肠肌外侧头
腓肠肌内侧头
比目鱼肌
腓骨短肌
趾长屈肌
腓骨长肌
跟腱
跟骨

From Jacobson JA. Fundamentals of Musculoskeletal Ultrasound，ed 3. Philadelphia，2018，Elsevier.

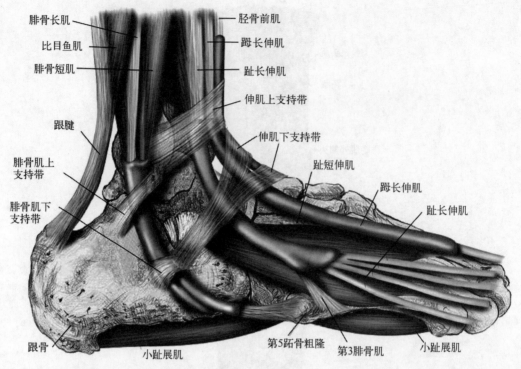

腓骨长肌
比目鱼肌
腓骨短肌
跟腱
腓骨肌上支持带
腓骨肌下支持带
跟骨
小趾展肌

胫骨前肌
踇长伸肌
趾长伸肌
伸肌上支持带
伸肌下支持带
趾短伸肌
踇长伸肌
趾长伸肌
第5跖骨粗隆
第3腓骨肌
小趾展肌

From Pope T，Bloem H，Beltran J，Morrison W，Wilson DJ. Musculoskeletal Imaging，2nd ed. Philadelphia，2015，Saunders.

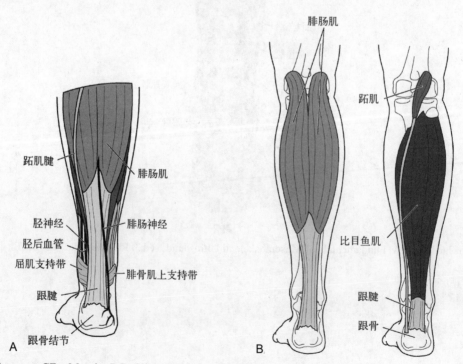

跖肌腱
腓肠肌
胫神经
腓肠神经
胫后血管
屈肌支持带
腓骨肌上支持带
跟腱
跟骨结节
A

腓肠肌
跖肌
比目鱼肌
跟腱
跟骨
B

From Giangarra CE，Manske RC. Clinical Orthopedic Rehabilitation：A Team Approach，4th ed. Philadelphia，2018，Elsevier.

跟腱是身体最大的承重肌腱。跟腱受伤会使人行走疼痛。由于跟腱的血液供应有限，因此受伤的风险增加，愈合过程缓慢。跟腱位于小腿后侧，是人体中最粗的肌腱，主要是用来跳跃、行走、奔跑和支撑脚掌站立。过度行走或锻炼会导致肌腱炎，常见于运动员的鞋不合适、突然停止和改变运动方向、热身方式不正确及穿高跟鞋也会导致肌腱炎。跟腱的异常包括炎症、断裂和变性。症状包括肌腱周围疼痛或肿胀。

解剖

跟腱长 6 ～ 10in（1in=2.54cm），连接小腿肌肉和跟骨。跟腱的附着点位于跟骨后方。跟腱沿小腿后侧向上延伸至与位于小腿后侧中上部的腓肠肌和比目鱼肌汇合。跟腱将腓肠肌内外侧头和比目鱼肌连接到跟骨。跟腱没有腱鞘，而是由松散的结缔组织围绕，称为腱旁体。

有 2 个滑囊，分别位于跟腱的前面和后面，起缓冲的作用。跟骨后面皮下的滑液囊，称为跟腱后滑囊，并不总是含有液体。跟后囊位于跟骨上方与跟腱之间。跟骨后滑囊通常含有液体，更容易识别。

Kager 脂肪垫是位于跟腱后面的脂肪组织，紧贴滑囊和肌腱而滑动，通过肌腱，使自体受力均匀。

跟骨的后缘和上缘形成下缘，而跟骨后滑囊位于最下缘和后缘。

跖肌起自股骨外侧髁后侧，是一小块肌肉，逐渐变为长而薄的肌腱，止于跟腱内侧或独立止于跟骨内侧。跖肌缺失是正常变异。跟腱全层撕裂时，跖肌也可是完整的。

生理学

跟腱是人体中最强壮的肌腱，能够在行走时承受约 4 倍体重的压力，在跑步时承受约 8 倍体重的压力。跟腱协助跖屈运动，对行走、站立和维持平衡有重要的意义。跟腱有助于向下移动脚，行走时蹬地，脚趾向上抬起。

超声表现

跟腱纵向切面呈纤维状的纤细线状高回声，整个中段厚度均匀。在肌肉肌腱移行处和跟骨附着处肌腱变窄。肌腱周围有一层薄的高回声边界。

在附着点处，后方可见跟骨的高回声边界。

随着肌腱继续向上延伸到腿部上方，并逐渐靠近肌肉，肌腱变得不明显，并与周围的肌肉融为一体。

随着足的背屈和跖屈，肌腱滑动有助于识别肌腱。在肌腱中部，肌腱的前后径为 4 ～ 6mm（图 19.22）。肌腱横切面呈椭圆形，略凹（图 19.23）。

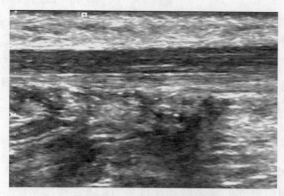

图 19.22 正常跟腱长轴图像

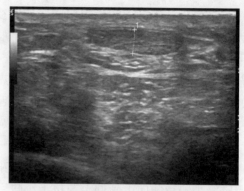

图 19.23 跟腱横切面，测量跟腱的前后径

沿着跟骨走行的跟骨后滑囊可见液性无回声区。Kager 脂肪垫与跟骨后滑囊相邻，位于跟骨深方，呈高回声，不规则状（图 19.24）。

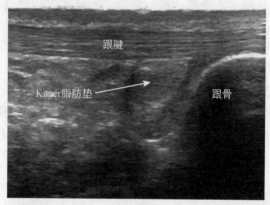

图 19.24 长轴图像显示 Kager 脂肪垫，位于跟腱近端后方和跟骨上方

跟腱超声

患者准备

患者无特殊准备。如果患者穿的是长裤，而非短裤或裙子，则需要脱下长裤，露出小腿。

探头

使用频率为 9 ~ 18MHz 的高频线阵探头。

呼吸技巧

患者正常呼吸。

患者体位

患者俯卧位，脚放在检查床末端的外面，使脚呈垂下的状态。为了患者舒适，可以用枕头或床单来支撑脚。不能俯卧、跟腱受伤的患者腿无法放到检查床上时，为了便于操作，可以扫查患处而不将患腿放到检查床上。

扫查技巧

超声医师需要特别注意跟腱的边缘，因为其容易产生边缘伪影，可能会导致误诊。使用更多的耦合剂，可以避免边缘伪影。与任何 MSK 超声一样，在患者做引起疼痛或不适的动作时进行扫描是有帮助的。

跟腱超声扫查需要的图像

图像应该标记为 RT 和 LT。正确地标记左右侧很重要，在图像上很难区分左右侧。

跟腱·纵向切面

1. 跟腱长轴图像，显示跟腱附着在跟骨上。沿着跟骨后部进行扫描。确保没有各向异性"伪影"，以免误诊为肌腱断裂。

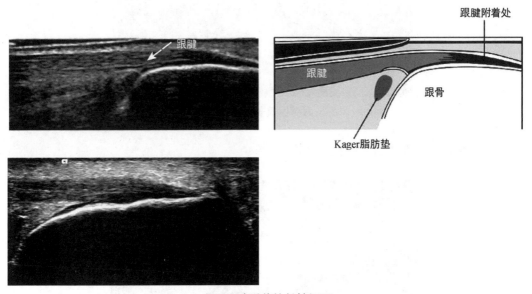

小腿跟腱附着处长轴切面

2. 沿着肌腱慢慢地向上移动探头，可显示肌腱与远端的肌肉逐渐融合，大约至小腿中上部。内侧和外侧都要扫描，评估整个肌腱。

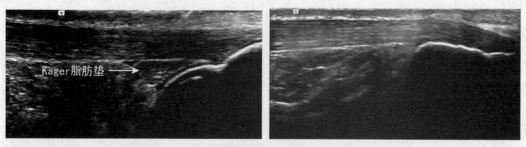

跟腱近端长轴切面

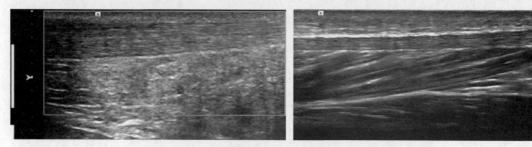

跟腱中段长轴切面

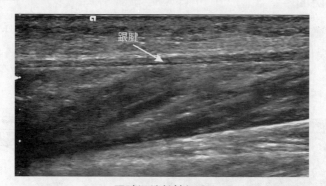

跟腱远端长轴切面

3. 条件允许时，获得跟腱的全景图像。

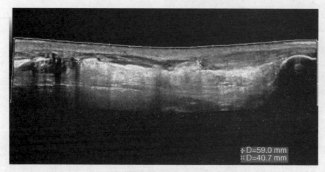

跟腱长轴切面

本例显示肌腱附着处上方约 4cm 的完全性撕裂。测量肌腱回缩产生的间隙的长度。

跟腱·横切面

1. 用探头沿跟骨后部开始扫查，确定跟腱附着处。探头宽度要宽于肌腱，沿着肌腱的内侧和外侧边界都会产生边缘伪影。不要误认为是撕裂。

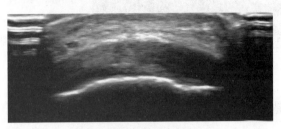

小腿部跟腱附着处短轴切面

2. 将探头缓慢移动到附着处上方。

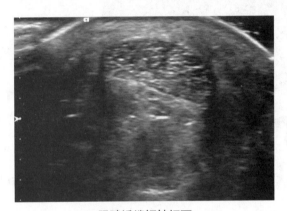

跟腱近端短轴切面

3. 保持探头与胫骨垂直，沿着肌腱扫查，直到小腿中上段肌腱汇入到肌肉末端。随着探头继续向小腿上方移动，可见比目鱼肌附着在肌腱深层。不要误认为是肌腱撕裂或血肿。

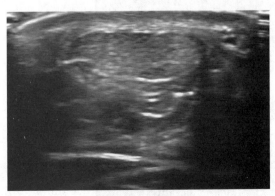

跟腱中段短轴切面

4. 跟腱远端变细。箭示肌腱。

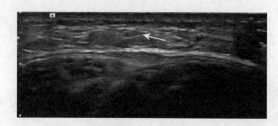

跟腱远段横轴切面

跟腱病变

1. 跟腱炎所致跟腱肿胀增粗。

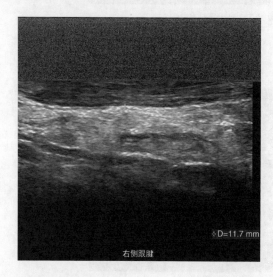

病变水平。右侧中段长轴切面

2. 能量多普勒有助于显示充血血流。正常跟腱无血流信号。

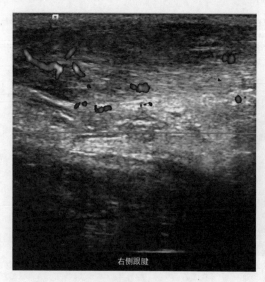

病变水平。右侧中段长轴切面

（翻译　田霁松　李丽伟　校对　薛国艳）

第六篇

血管超声扫查操作规程

第 20 章

腹部多普勒和多普勒技术

M. Robert DeJong

关键词

加速度时间	门静脉高压
角度校正	门静脉
彩色多普勒	门静脉血栓
彩色速度标尺	能量多普勒
多普勒增益	脉动波形
多普勒频移	肾动脉
肝静脉	肾动脉 - 主动脉比
高阻波形	肾动脉狭窄
低阻波形	肾静脉
输出功率	阻力指数

目标

完成本章阅读后，你将掌握以下内容。

1. 定义关键词。
2. 描述腹部血管系统的解剖结构。
3. 区分低阻力和高阻力多普勒波形。
4. 讨论彩色速度标尺如何影响彩色多普勒信号的强弱。
5. 列出门静脉高压需要的超声切面。
6. 描述肝和肾多普勒扫查操作规程。

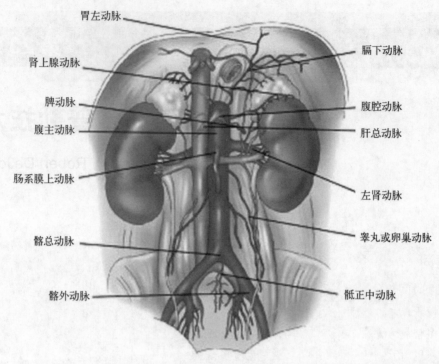

胃左动脉

肾上腺动脉

脾动脉

腹主动脉

肠系膜上动脉

髂总动脉

髂外动脉

膈下动脉

腹腔动脉

肝总动脉

左肾动脉

睾丸或卵巢动脉

骶正中动脉

From Hagen-Ansert SL. Textbook of Diagnostic Sonography, 8th ed. St. Louis, 2018, Mosby.

概述

与颈动脉和外周动脉检查不同，腹部动脉狭窄分为 > 60%（或 70%）和 < 60%（或 70%），对于狭窄百分比没有其他分类；如肾动脉狭窄，分为 > 60% 或 < 60%。

本章主要介绍肝和肾多普勒超声检查。突发性腹痛考虑小肠缺血行肠系膜检查，最好行计算机断层扫描（CT），因为小肠缺血会危及生命，可能需要紧急手术。CT 比超声诊断速度快，准确性更高。如果考虑有动脉粥样硬化疾病，超声是一种很好的筛查检查方式，用彩色和频谱多普勒评估腹腔动脉，肠系膜上动脉（SMA）和肠系膜下动脉（IMA）的起始段（图 20.1）。另一种不常用的检查是评估中弓韧带综合征（MALS），也称为腹腔动脉压迫综合征。MALS 是一种少见的、引起腹痛的疾病，由于呼气时中弓韧带外部压迫腹腔动脉，引起血流动力学上的明显狭窄。对于这类患者，获得中弓韧带压迫的腹腔动脉起始处的多普勒信号非常重要。吸气时，动脉血流颜色正常、均匀。呼气时，彩色多普勒显示韧带压迫导致狭窄引起混叠信号（框图 20.1）。多普勒取样框放置在混叠处，即在腹腔动脉起始段上方。如果将取样框放置在腹腔动脉起始处下方将获得正常的信号，导致假阴性诊断。呼气时，腹腔动脉流速增加，即可以做出诊断（图 20.2，彩图 9 和彩图 10）。如果呼吸实验结果是阴性，腹腔动脉在吸气和呼气时的速度不会发生变化。如果结果是阳性，在灰阶图像上可以看到呼气时中弓韧带"撞击"到腹腔动脉，彩色血流则会出现混叠。

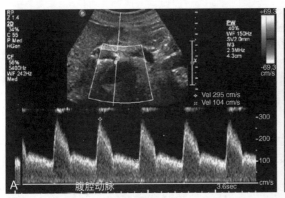 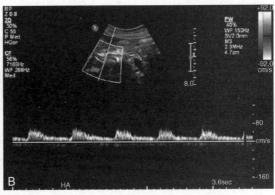

图 20.1 　A. 腹腔动脉起始处狭窄。B. 图像显示腹腔动脉狭窄处远端的肝动脉呈湍流表现

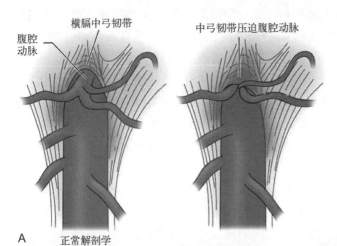

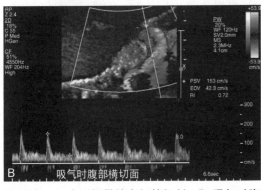 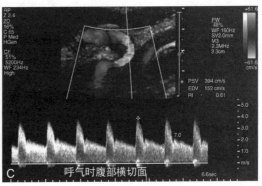

图 20.2 　A. 中弓韧带综合征的机制。B. 吸气时腹腔动脉中弓韧带水平的频谱多普勒。C. 呼气时腹腔动脉中弓韧带水平的频谱多普勒显示由于中弓韧带的外部压迫导致狭窄而引起速度增加。请见彩图 9 和彩图 10 （A，From Sidawy AP，Perler BA. Rutherford's Vascular Surgery and Endovascular Therapy，9th ed. Philadelphia，2019，Elsevier）

PSV. 收缩期峰值流速；EDV. 舒张末期流速；RI. 阻力指数。

框图 20.1 混叠

当处理器不能足够快速地处理速度时，就会发生混叠，导致彩色血流信号颜色分配错误。为了便于理解，请想象发生在电影中的混叠，在西方电影中，高速追逐场景时，观察注意汽车的车轮，或者注意公共马车上的车轮。当汽车开始加速时，车轮正朝着正确的方向前进。随着速度增加，车轮会暂时停止转动，然后车轮似乎会向后退！这是由于胶片不能足够快地捕捉到车轮的位置所导致的。

腹部多普勒检查

　　腹部多普勒检查在技术上是非常具有挑战性的，因为血管的深度、肠气遮挡、呼吸造成血管运动、仪器设置和超声检查者的经验都会对结果产生影响。多普勒检查也可以称为双功检查，其中图像包含灰阶和彩色多普勒和（或）频谱多普勒。大多数超声仪器，双功模式是动态灰阶图像加彩色多普勒图像，或者静态灰阶图像，有或没有彩色多普勒图像，加上动态频谱多普勒图像。三功模式是指灰阶、彩色多普勒和频谱多普勒同时显示。三功模式对机器的要求非常高，会导致图像分辨率下降，通常会出现频谱多普勒信号的混叠。多普勒检查也可以使用非成像的连续多普勒（CW）探头，获得多普勒信号。多普勒检查可以记录有无血流信号、血流方向和血流速度；区分血管与其他管状结构；显示残余管腔；以及显示在灰阶图像上因太小而无法看到的血管。彩色多普勒检查的作用包括帮助校正角度、显示最高速血流的位置及组织器官的灌注情况。

　　为了进行多普勒检查，超声医师应该理解以下概念：血管内血流的正常方向与探头和声束之间的关系、正常的血流波形、诊断标准、检查过程中的限制以及超声仪器的调节。

　　多普勒频移是根据声束与血管内血流方向之间的角度，决定血流是朝向探头还是背离探头。当血流朝向探头时，接收的回波频率增加。当血流背离探头时，会导致返回的回波频率降低（图 20.3）。为了测量血液流动的速度，超声医师需要使用角度校正。正确的做法是将取样框平行于血管壁，使测量的角度 $\leq 60°$。

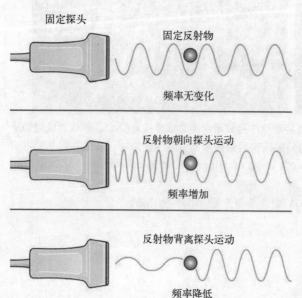

固定探头
固定反射物
频率无变化

反射物朝向探头运动
频率增加

反射物背离探头运动
频率降低

图 20.3 多普勒效应示意图（From Soni NJ, Arntfield R, Kory P. Point of Care Ultrasound, 2nd ed. Philadelphia, 2020, Elsevier）

诊断标准

腹部多普勒的诊断，可根据以下 1 个或多个标准来确定。

1. 血流通畅　血液可以通过血管（如肾静脉血栓）。

2. 血流方向　血液流动方向正确（如门静脉高压）。

3. 频谱多普勒波形分析　在动脉频谱中有多少舒张期血流成分，以及在静脉频谱中血流是连续的还是搏动的（如肝静脉）。

4. 峰值流速测量　血液在血管内流速（如肾动脉狭窄）。

5. 流速比　如同一血管收缩期和舒张期流速比或两条不同血管的收缩期峰值流速比（如通过计算肾动脉－主动脉流速比评估肾动脉狭窄）。

6. 阻力指数（RI）　是通过比较收缩期和舒张期流量，确定是高阻还是低阻血流信号（如肾疾病）。

血流通畅

彩色、能量和频谱多普勒可以通过管腔内有无异常回声和血流信号是否易于显示来判断血管是否通畅。重要的是，壁滤波设置为最低，这样不会滤掉低速血流，不会误诊为血栓。进行血管检查时，彩色速度标尺 [CVS；脉冲重复频率（PRF）] 要设置合理。如果有部分血栓形成，彩色或能量多普勒可以显示残余管腔的轮廓。能量多普勒更敏感，不像彩色多普勒更依赖角度；因此，使用能量多普勒证实血管完全阻塞（图 20.4），或通过显示残留管腔内的纤细血流，证实血管部分阻塞。

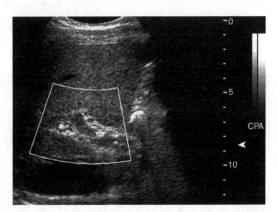

图 20.4　门静脉能量多普勒未探及血流信号
能量多普勒对低速血流更敏感，当血管完全阻塞时，最好用能量多普勒显示。

彩色多普勒速度范围由 PRF 决定。一些超声医师可能会说"降低 PRF"，这就像降低 CVS 一样。因为现在这些数字显示为 cm/s，而不是赫兹，在早期的超声仪器中，术语 PRF 被 CVS 所替代。

血流方向

频谱或彩色多普勒可以评估血管内的血流方向。如果能量多普勒是有方向性的，也可以使用。在门静脉、脾静脉和腹腔分流术中，确定血流方向非常重要。理解探头和声束的角度对于血流方向的影响。在确定血流方向时，应设置好 CVS，以确保几乎没有混叠信号。使用频谱多普勒观察血流方向。最好显示实际的血流方向，不要使用反转频谱，以避免混淆和误诊。在某些检查中，允许使用反向频谱，例如在颈动脉和肾动脉检查中，要将动脉血流频谱显示在基线上方。

频谱多普勒波形分析

超声医师需要掌握正常血流方向及血管特征性波形。腹部动脉的特征性频谱为高阻或低阻频谱，腹部静脉为连续血流或搏动血流频谱（图 20.5）。病理状态时正常频谱形态可能发生改变；肝硬化时，肝静脉血流由正常的搏动波形变成连续波形（图 20.6）。高阻波形与远端血管阻力高有关，舒张期毛细血管收缩。高阻频谱舒张期几乎没有血流，甚至可能出现舒张期反向血流。主动脉远端、颈外动脉和空腹时 SMA（图 20.7）。低阻波形舒张期正向血流，与远端血管阻力低有关，即舒张期毛细血管保持开放的结果，如肾动脉、餐后 SMA 和颈内动脉（图 20.8）。

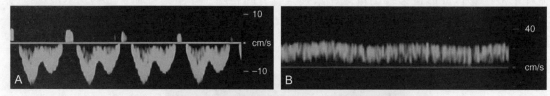

图 20.5 A. 正常静脉搏动血流频谱。B. 正常静脉连续血流频谱

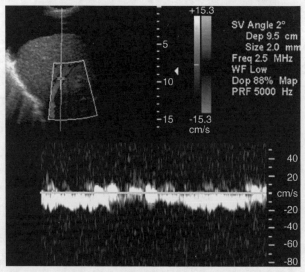

图 20.6 由于肝静脉靠近心脏，肝静脉为搏动性频谱。图为肝硬化伴腹水患者的门静脉血流频谱，为连续性频谱

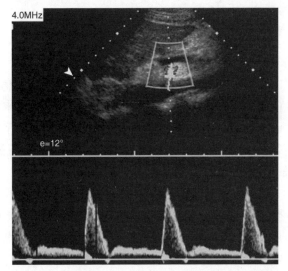

图 20.7 正常空腹时，肠系膜上动脉为高阻血流频谱

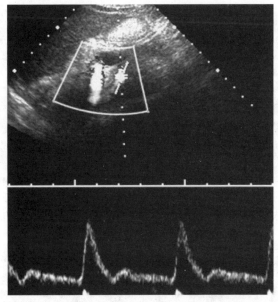

图 20.8 进食后，正常肠系膜上动脉为低阻血流频谱

峰值流速测量

使用峰值流速测量来确定动脉或静脉的血流速度，然后将速度测值与诊断标准图表进行比较，以确定狭窄的百分比或血流速度是否正常。在测量峰值流速时，应正确地使用角度校正。彩色多普勒可以帮助确定取样框位置和角度。正确的测量方法是：角度必须＜60°，取样框平行于血管壁。有些检查可能不需要依靠峰值流速来做出诊断。

阻力指数

RI 是收缩期血流和舒张末期血流流速的比值,计算公式如下:

$$(收缩期峰值流速-舒张末期峰值流速)/收缩期峰值流速$$

舒张末期流速要在下一次收缩期上升之前测量,而不是舒张末期测量。超声医师应确保不要将噪声、静脉血流或镜面伪像认为是舒张末期血流进行测量,从而影响诊断(图 20.9,彩图 11 和彩图 12)。连续评估几个周期的彩色多普勒图像可以得出 RI 的正确值。如果动脉血流在舒张期完全消失,在屏幕上出现闪烁,则 RI 为 1,因为在舒张期没有血流(图 20.10,彩图 13 和彩图 14)。如果动脉血流在屏幕上几乎消失,则 RI > 0.8(图 20.11,彩图 15 和彩图 16)。如果舒张期动脉血流良好,则 RI < 0.7(图 20.12)。超声医师只需要在血流收缩期和舒张末期的位置放置测量标记,超声仪器自带的软件计算包将会自动测出 RI 值。如果机器不能自动测值,也可以手动计算 RI 值。RI 测量与角度无关,因此不需要角度校正。

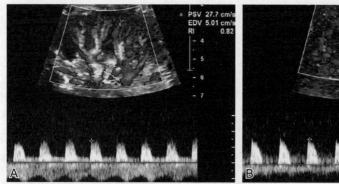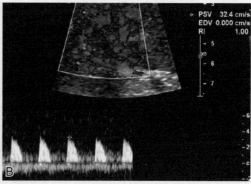

图 20.9 A. 在测量 RI 值时,将噪声误认为舒张末期血流。B. 在测量 RI 时,正确测量舒张末期血流。超声医师需要正确评估舒张末期血流信号,动脉血流信号的亮度要高于静脉血流信号。见彩图 11 和彩图 12

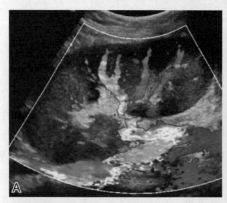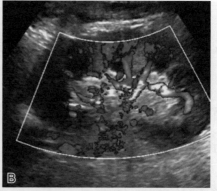

图 20.10 A. 收缩期肾彩色多普勒图像。B. 同一肾舒张期彩色多普勒图像仅显示舒张期血流。阻力指数是 1.0。见彩图 13 和彩图 14

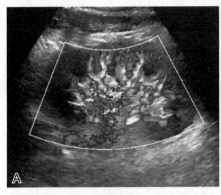
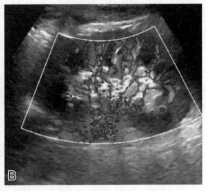

图 20.11　A. 收缩期肾彩色多普勒图像。B. 同一肾彩色多普勒图像显示极少量舒张期血流信号，该肾阻力指数＞ 0.8。见彩图 15 和彩图 16

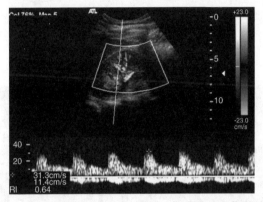

图 20.12　肾舒张期血流显示良好，肾动脉阻力指数正常

多普勒技术和提示

多普勒测量技术不同于灰阶成像。好的多普勒图像与美观的二维（2D）图像一般不会同时显示。灰阶成像采用垂直扫查，而获得一个良好的多普勒图像，扫查角度需＜ 60°。正常灰阶成像时，使用较高的频率；而使用多普勒时，则需要较低的频率。在某些情况下，当获得频谱多普勒波形时，灰阶图像会衰减。彩色多普勒频谱时，使用现代的超声诊断仪，有助于使用彩色多普勒时图像保持较高的分辨率。

多普勒角度

为了获得最佳的多普勒信号，需要优化声束与血管之间的角度（图 20.13）。注意：声束和血流之间的余弦值会影响速度标尺，从而影响测量结果。为了优化测量角度，需要改变患者体位和（或）探头位置。在平行于皮肤的血管中（如主动脉）血流垂直于声束。因此，多普勒角度需要超声医师使用"跷跷板"手法。通过前手或后手加压，使探头向下或向上倾斜，从而使血管从平行于屏幕到与屏幕成角，与声束形成 45°～ 60°的角。这种技术适用于扇形探头和凸阵探头扫描，因为线阵探头可以"引导"声束形成不垂直的角度。当很难达到 60°以下时，一个技巧是将角度校正设置为 60°，调整探头角度，直到血管壁平行于

光标（图 20.14）。在进行"跷跷板"操作时，探头的边缘可能接触不到皮肤，进而造成该侧的图像缺失。

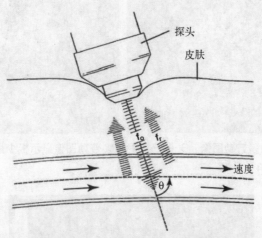

图 20.13　超声角度图示，theta（θ）

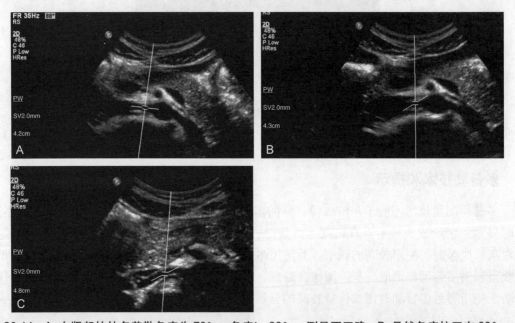

图 20.14　A.右肾起始处多普勒角度为 70°，角度＞ 60°，测量不正确。B.虽然角度校正在 60°，但是取样线与血管壁不平行，不能获取频谱。C.探头变换角度，血流与取样线平行，可以获得正确的血流频谱

信噪比

优化信噪比可以使多普勒信号和彩色多普勒图像背景噪声低，甚至没有背景噪声。使用正确的探头频率来抵消衰减的影响。调节合适的增益（包括图像的灰阶、彩色、频谱），将焦点放置在感兴趣区或其正下方或增加输出功率，优化图像。当图像的频谱或彩色多普勒图像存在大量背景噪声时，表明频谱或彩色增益处于高设置状态，需要增加输出功

率。多普勒信号强度要比相同灰阶信号强度弱。增加输出功率将增加声束的强度，从而增加返回多普勒的信号的强度。当输出功率增加时，灰阶信号的强度增加，总灰阶增益降低（图 20.15）。只要使用合理的预设条件，增加输出功率不会增加患者的风险。

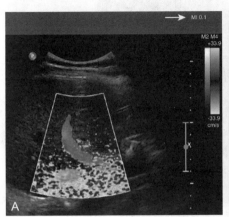
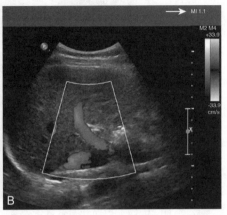

图 20.15　A. 输出功率很低，使灰阶和多普勒信号均微弱。为了探及门静脉内的血流，彩色增益必须增加到在图像中存在彩色噪声的程度。B. 与 A 图同一例肝，MI 增加到 1.1；灰阶图像和彩色多普勒图像都清晰可见

　　正确设置彩色增益的方法：请调高彩色增益，直到背景充满彩色斑点，然后降低彩色增益，直到斑点消失（图 20.16，彩图 17 和彩图 18），此时彩色增益设置合适。如果灰阶增益过高或血管腔内存在大量伪影，超声仪器可能无法用彩色信号覆盖灰阶信号。如果发生这种情况，请调整图像总增益，用时间增益补偿（TGC）显示血管腔，或通过提高灰阶图像的对比度来调整灰度图像对比度，从而消除低回声。优先级控制，即允许超声医师决定优先显示灰阶图像还是彩色图像。此功能可以在冻结的图像上使用。相同的方法，多普勒增益调节时，先提高增益，直到背景中看到斑点，然后降低多普勒增益，直到斑点消失（图 20.17）。有时，要从一个特别弱的信号中分析完整的频谱，背景中也是允许出现"噪声"。

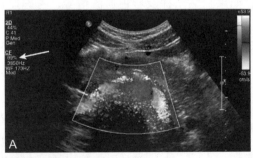
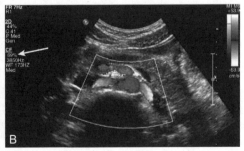

图 20.16　A. 彩色增益过高，为 89%（箭），造成背景噪声。B. 彩色增益降低到 69%（箭），噪声消失。见彩图 17 和彩图 18

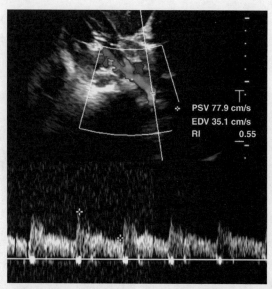

PSV 77.9 cm/s
EDV 35.1 cm/s
RI　　　0.55

图 20.17　扫描开始有背景噪声，随着多普勒增益降低，噪声消失

PSV. 收缩期峰值流速；EDV. 舒张末期峰值流速；RI. 阻力指数。示例中取样框置于弯曲的血管中。因为看不到角度校正光标，很难确定是否应用角度校正还是 0°。应将取样框下移到血管直线部分或将其上移到角度以上，才可以正确地使用角度校正。

彩色速度标尺

血管内血流信号的显示需要合适的 CVS，又称 PRF，设置 CVS 根据彩色速度标尺上方和下方的数字显示彩色多普勒信号。笔者将 CVS 视为滤波器和彩色增益的组合。该设置集中在特定的速度范围，可能不显示高于或低于特定速度的彩色多普勒信号。如果标尺设置太高，机器可能不显示低速血流，从而误诊为血管血栓或闭塞。反之，仪器设置为低速血流时，探头显示低速血流，将会发生混叠，由于血流速度太快，机器无法迅速处理，难以获得血流方向。显示低速血流时，流速设置应 < 6 ～ 7cm/s。当 CVS 为最低设置时，仪器处理低速血流，可能不显示正常血流，也会误认为血栓或血管闭塞。当寻找低速血流时，增加 CVS，直到在血管内显示彩色血流信号。如果仍然未探及彩色血流信号，考虑血栓或闭塞。如果没有探及血流信号，应增加输出功率和彩色增益，直到显示血流。如果仍未探及血流信号，使用对低速血流敏感的能量多普勒，确定是否存在血流。为了能使血管腔内血流充填良好，允许出现混叠。

CVS 设置起始点，静脉为 10 ～ 20cm/s，动脉为 20 ～ 30cm/s。上述值只是初始设置，需要根据患者及其心输出量进行调整。例如，年轻健康患者需增加 CVS，而充血性心力衰竭患者需降低 CVS。

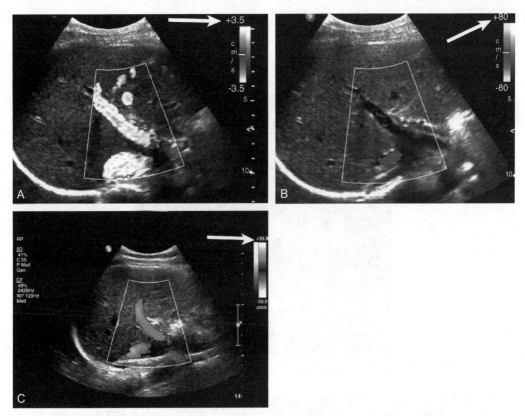

图 20.18　A. 彩色速度标尺过低，为 3.5cm/s（箭），出现混叠，导致无法确定血流方向。B. 彩色速度标尺（CVS）为 80cm/s（箭）时，门静脉内未见血流信号，易误诊为门静脉血栓。肝动脉血流更快，其内可见血流信号。C. 正确地设置 CVS 为 33.9cm/s（箭），血管内可见血流，并可以确定流动方向。上述例子显示 CVS 设置的重要性及其对血流的影响。当血管未探及血流信号时，再次检查 CVS 设置是很重要的。见彩图 19、彩图 20 和彩图 21

帧率

　　彩色多普勒要求机器有很高的处理能力，这就会导致帧率的损失。帧率部分取决于图像深度和彩色取样框宽度。尽可能使用小的取样框来提高帧率。通过调节 PRF，可以优化频谱多普勒标尺。在评估肝静脉时，不需要显示膈肌上方 4 ～ 5cm 的空白区域。将图像深度从 20cm 降低到 16cm，PRF 增加，帧率更高，频谱多普勒标尺增加，避免发生混叠。使用尽可能小面积的取样框有助于提高彩色灵敏度和帧率。使用的彩色线数量取决于取样框的宽度。彩色线数量越多，需要的处理就越多，帧率就会降低。取样框的高度不会影响帧率，因为彩色线数量相同。

多普勒扫查技巧

　　小血管（如肝动脉）最好使用书写或读取放大功能。书写放大可以保持放大区域内图像分辨率不变且只能在动态图像上操作，超声医师决定需要放大的区域（图 20.19）。仪器不同，放大键命名不同。读取放大可以在冻结图像上操作。随着图像不断放大，图像会开始变得模糊，因为只放大了已经接收到的信号（图20.20）。放大功能使小血管更容易显示。在放大后的图像进行取样容积测量，获得多普勒频谱。

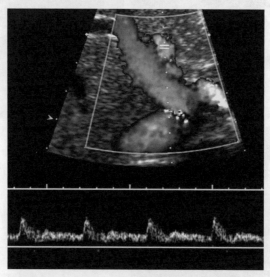

图20.19　通过放大按钮放大图像，可以识别并将取样框放置在肝动脉等小血管上

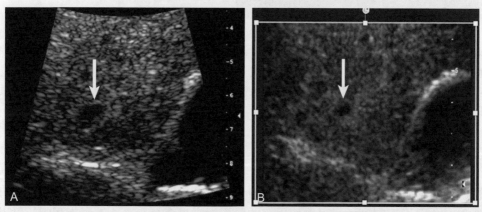

图20.20　A. 使用书写放大功能，可以保持甚至提高放大区域的分辨率。箭示囊肿。B. 使用读取放大显示同一肝囊肿（箭）。囊肿边界变得模糊、壁增厚，使囊肿显得更小

　　当多普勒频谱较微弱或有噪声时，应冻结灰阶图像，有助于改善频谱，使机器更有效地获取多普勒频谱波形。当动脉流速高，波峰不锐利时，可以增加血管壁滤波，使机器更有效地获得高速血流，并提高多普勒波形波峰的显示度。

　　在检查中患者需要屏气配合，但在设置参数时（图像标尺、彩色血流图、基线、滤波、多普勒标尺、CVS和2D、彩色和多普勒增益）为避免患者疲倦，请患者正常呼吸。如果患者难以屏气，则只能获得少量信号（1个或2个心动周期）。通常1～2个心动周期和≥5个心动周期的诊断结论一样。只需要记录1个心动周期和下1个心动周期收缩期上升

相就可以确定血流类型和方向，并测量收缩期峰值流速、舒张末期峰值流速和 RI。

当记录狭窄时，重要的是要在狭窄前、狭窄处和狭窄后位置放置取样框，寻找最高流速。这些图像会增加到扫查规程中。多普勒是可以听到的，在看到图像有狭窄之前，就可以听到狭窄处的高尖音调。记录狭窄处最高流速后继续向下游移动探头，记录狭窄后的湍流（图 20.21，彩图 22 和彩图 23）。更下游的动脉信号可能显示为小慢波波形。

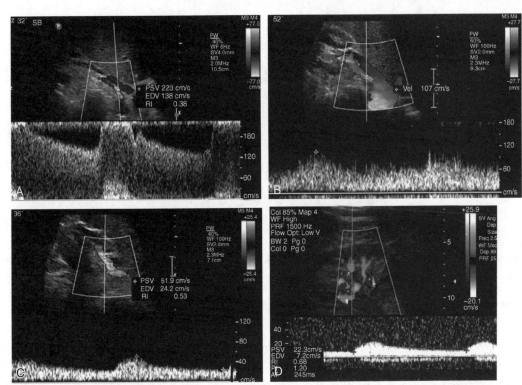

图 20.21　A. 右肾动脉起始处重度狭窄。图中虽然收缩期峰值流速存在混叠，峰值血流可见并测量峰值流速。B. 狭窄之后多普勒信号出现湍流，频谱不规则。C. 狭窄远端动脉血流信号为典型小慢波波形。D. 肾内动脉血流信号也为小慢波改变，加速度时间为 245ms，较正常血流流速 70ms 明显增加。见彩图 22 和彩图 23

肾多普勒超声检查

回顾第 9 章肾解剖、生理学、超声表现和扫查操作规程。有些科室仅需要肾长轴超声图像和测量肾长度；而有些则需要根据最后 1 次检查的时间，获得肾脏完整图像。肾多普勒用于评估肾动脉狭窄引起的不明原因高血压或者寻找血压不好控制的原因；评估肾静脉内血栓或瘤栓。肾动脉扫查包括从主动脉到肾门处动脉的全程和肾内动脉，以及肾门处肾静脉波形。肾静脉扫查包括从肾门到下腔静脉的全程肾静脉和肾门处肾动脉血流信号。请记住，流入血流和流出血流必须记录，以便能够完整地研究。

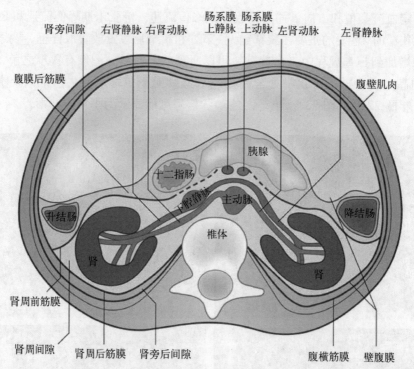

肾旁间隙　右肾静脉 右肾动脉　肠系膜 肠系膜　左肾动脉　左肾静脉
　　　　　　　　　　　　　 上静脉 上动脉

腹膜后筋膜　　　　　　　　　　　　　　　　　　　　　　　　　腹壁肌肉

胰腺

十二指肠

下腔静脉　主动脉

升结肠　　　　　　　　　　　　　　　　　　　　　　　降结肠

椎体

肾　　　　　　　　　　　　　　　　　　　肾

肾周前筋膜

肾周间隙　肾周后筋膜　肾旁后间隙　　　　　腹横筋膜　壁腹膜

From Allan PL, Baxter GM, Weston MJ. Clinical Ultrasound, 3rd ed. Edinburgh, 2011, Churchill Livingstone.

患者准备

患者准备的目的是减少肠道气体干扰。大多数科室要求患者在午夜后不吃、不喝(NPO)，服药需少量喝水除外。糖尿病患者应安排在上午第 1 位进行检查。如果患者上午检查时间较晚或下午检查，建议患者避免食用产生气体的食物，如豆类、卷心菜、洋葱、西蓝花、花椰菜、含有山梨醇或果糖的食物、苹果或梨；不要喝碳酸饮料或啤酒；不要吃硬糖果；不要吸烟或嚼口香糖。如果患者已经进食或饮用饮料，应尝试从冠状切面扫查，减少气体干扰。在没有尝试检查之前，尽量不要取消患者预约。也不要根据患者的体型来判断检查是否会受到限制。体型较胖的患者可以很好地显示肾血管，而且扫查起来也很容易。气体多的患者往往非常瘦。因此，看似容易的检查实际扫查中可能困难重重。

探头

使用 3 ～ 5MHz 的凸阵探头和 1 ～ 3MHz 的相控阵探头。对于体型较胖者，先使用凸阵探头，再使用低频探头。在推开气体时使用凸线阵探头，患者更舒适。当需要扫查肋间时，最好使用相控阵探头。通常两者配合使用。儿童和新生儿患者使用 5 ～ 8MHz 凸阵和（或）曲阵探头，与新生儿颅脑超声检查的探头频率范围相同。

呼吸技巧

请患者深吸气并屏住呼吸并不总是肾血管成像的最佳方法。肋间扫查时，患者需要在呼气时屏住呼吸。有时也可以请患者正常呼吸或小幅度屏气。当图像中出现血管时，部分患者可能会按照要求停止呼吸。检查前，请患者先保持正常呼吸，以免使患者疲倦，因为还需要调节参数优化图像。

患者体位

肾动脉成像需要使用许多不同体位。通常，患者从仰卧位开始，然后转为左右后斜位，左右侧卧位，有时甚至采用俯卧位。有时患者和超声医师都要去适应不同的体位。肾静脉扫查相对容易，通常采用仰卧位配合其他体位。

扫查技巧

使用肾预设条件进行肾多普勒扫查。机器将优化参数设置，包括一些机器内部，超声医师无法访问到的设置。肾所需的多普勒设置不同于其他腹部器官。不使用肾预设条件可能会使彩色多普勒检查更加困难（图 20.22）。超声扫查时，当看到感兴趣的图像时，就留取它吧！你总能让图像变得更好，但你将永远不会再得到相同的图像！因此，左右两侧的图像可能混杂在一起，而不是在各自的左、右侧图像序列中。

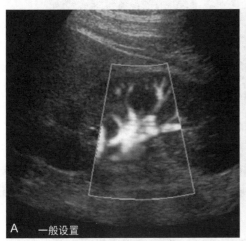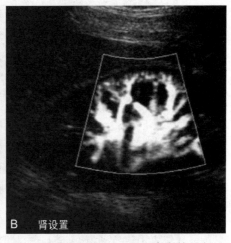

图 20.22　A. 使用一般设置条件下肾能量多普勒图像。显示肾灌注不良。B. 同一患者使用肾设置条件，显示肾灌注良好。其他条件设置都相同

右肾动脉需要多个体位扫查。先从仰卧位开始，获得主动脉的波形。在纵向切面上扫查下腔静脉，并寻找其下方右肾动脉，超声表现为小的圆形结构。在此切面可以很好地确定是否有多条肾动脉，表现为下腔静脉后面有 2 个或更多的小圆形结构（图 20.23）。在保持右肾动脉位置不变的同时，逆时针转动探头，以观察肾动脉长轴。通常右肾动脉起始处夹角＞60°，难以获得多普勒信号。轻轻横向滑动探头，将取样框与肾动脉起始处成角，有助于获得＜60°角。即"跷跷板"的动作。通过冠状切面扫查将下腔静脉、腹主动脉和肝置于同一平面中，通常可以很好地显示肾动脉起始处。当多普勒角度＜5°时，可以同时显示两侧肾动脉的起始处，称"香蕉皮"征，因为腹主动脉像剥了皮的香蕉，肾动脉犹如香蕉皮（图 20.24，彩图 24）。从患者仰卧位开始，找到右肾。向内侧倾斜探头，探及

下腔静脉后，继续倾斜，直到腹主动脉进入视野。如果患者仰卧位显示不满意，请患者转为 30°～45° 左后斜位（LPO），并重复上述步骤。如果仍不满意，请患者转为 60° LPO位。这种方法需要一段时间的实践操作才能完成。试着想象肝、下腔静脉和腹主动脉排列位置，患者体位如何配合及探头放置在哪里，才能获取满意的图像。在两侧肾动脉起始处都显示很好的切面中获取每侧肾动脉的多普勒频谱，同时若在仰卧位时未能很好地显示腹主动脉，可在该体位上记录其频谱（图 20.25）。这也是寻找多支肾动脉的很好位置（图 20.26）。不要仅采集右肾动脉图像，然后再返回采集左肾动脉起始处图像（图 20.27）。这样，既增加扫查时间，也不能保证下次还能再找到左肾动脉，或者可能很难找到相同图像。使用肾作为声窗，患者 LPO 位时，扫查其下的右肾动脉。探头保持在纵向或横切面上。用彩色多普勒将肾门与腹主动脉同时显示，寻找肾动脉和静脉。此视图通常可以看到全部右肾动脉。注意动脉的彩色血流信号。如果彩色均匀一致，提示动脉正常。如果出现混叠，提示可能存在狭窄，在此处获得多普勒频谱并测量流速。部分患者可能需要更倾斜的角度体位，甚至在左侧卧位时才能探及肾动脉。

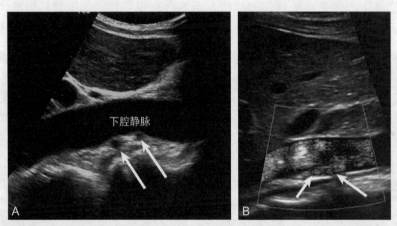

图 20.23　A. 下腔静脉纵向切面图像，箭示下腔静脉深方的两条右肾动脉。B. 下腔静脉纵向切面的能量多普勒图像。箭示两条肾动脉

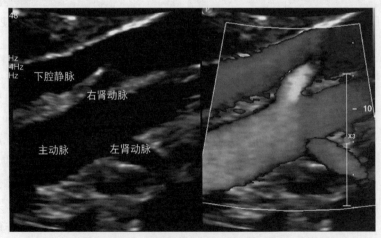

图 20.24　肾动脉起始处冠状切面，灰阶和彩色多普勒图像显示"香蕉皮"征。见彩图 24

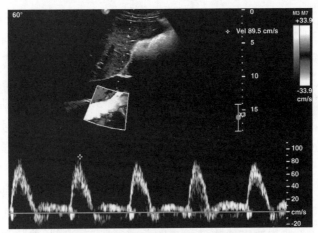

图 20.25　腹主动脉冠状切面多普勒频谱

如果仰卧位很难获得波形，这是一个很好的扫查位置。

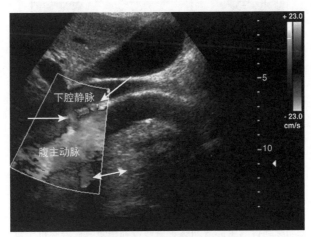

图 20.26　冠状切面肾动脉图像

箭示两条右肾动脉，双箭头示左肾动脉。

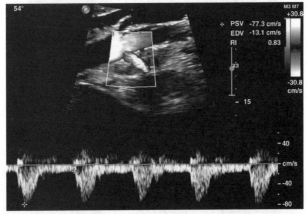

图 20.27　"香蕉皮"征视图中左肾动脉起始处的多普勒频谱

　　左肾动脉长 3 ~ 4cm，比右肾动脉短。部分患者仰卧位，从腹主动脉至肾门扫查时可见左肾动脉（图 20.28，彩图 25）。通常动脉在起始处有良好的多普勒角度。部分患者，对主动脉稍微加压就可以显示肾动脉。可用左肾静脉作为声窗，定位肾动脉（图 20.29，彩图 26）。如果肠气过多，请患者转为右侧卧位，左侧向上，使肾和腹主动脉位于同一平面。使用彩色多普勒可以定位动脉和静脉（图 20.30，彩图 27）。如果多普勒角度为零，则不使用角度校正。如果血流方向垂直于声束，腹主动脉内不会出现血流信号。如果在之前的检查中左肾动脉没有显示，此时可以看到左肾动脉起始处。然后，寻找彩色均匀一致或混叠的区域。

　　从主动脉到肾门的双侧肾动脉的扫查角度应< 60°。部分患者仰卧位时，肾动脉起始处可以显示，但很难使角度≤ 60°。如果肾动脉起始处的血流与声束方向垂直，管腔内的血流就很难充满，可使用角度依赖性较小的能量多普勒诊断肾动脉起始处血流是否通畅

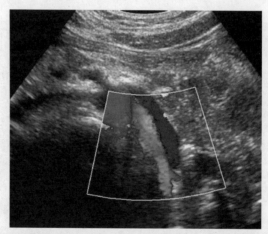

图 20.28　显示从腹主动脉到肾的全部肾动脉彩色多普勒图像。肾静脉位于肾动脉上方。见彩图 25

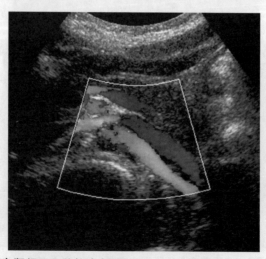

图 20.29　左肾静脉自肾门至下腔静脉全程可见，可以左肾静脉作为声窗，检查左肾动脉。见彩图 26

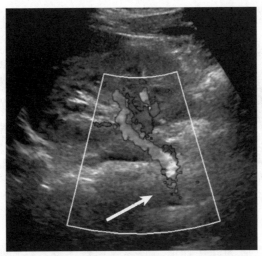

图 20.30　患者右侧卧位，左侧向上。用肾作为声窗，可见肾动脉全程。箭示腹主动脉，因腹主动脉垂直于声束，其内未探及血流信号。见彩图 27

（图 20.31，彩图 28 和彩图 29）。任何类型的多普勒检查，多普勒角度都不应＞ 60°，角度校正应平行于肾动脉（图 20.32）。在肾门处，肾动脉主干分为段动脉。部分肾动脉可能在肾门前就开始分支。肾动脉狭窄的诊断是通过测量收缩期峰值流速，获得肾动脉与主动脉速度（RAR）的比值，称为直接评估，因为测量的是肾动脉本身。通常的参考标准是收缩期峰值流速在 180 ～ 200cm/s，肾动脉 - 主动脉比值＞ 3 或 3.5。这些数值反映肾动脉内径减少 60%。由于肾动脉位置较深，峰值速度不是每次都能测到。请记住，混叠发生在 PRF 的一半，即 Nyquist 极限，受到图像深度的影响。因为流速＞ 200cm/s，提示血管狭窄超过 60%，只需要测量和记录可见到的波形的峰值即可。

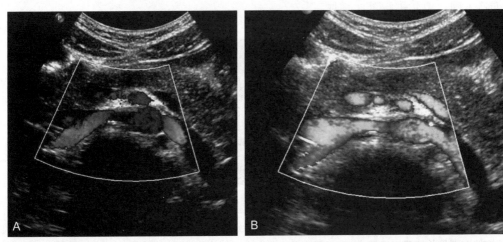

图 20.31　A. 患者仰卧位肾动脉多普勒图像。由于角度问题，右肾动脉起始处未见血流信号。B. 能量多普勒没有角度依赖性，使用能量多普勒右肾动脉起始处和近端可见血流信号。见彩图 28 和彩图 29

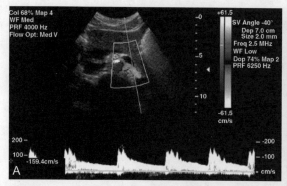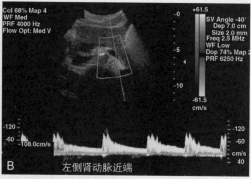

图 20.32 A. 多普勒角度为 60°，但与血管壁不平行。收缩期峰值流速 159.5cm/s。B. 多普勒角度为 40°，平行于血管壁，流速 108cm/s，比游标错误放置时流速少 50cm/s

评估段动脉或叶间动脉为间接评估。应提高扫查速度，以便更准确地测量加速度时间（AT）和加速指数（AI）。如果使用自动多普勒测量，请检查 AT 是否正确，因为有些自动追踪技术描记的收缩期峰值可能与第一个收缩峰值不同。这会导致加速度时间延长，得出错误的结果。当发生这种情况时，应重新测量，从收缩期开始到第一个收缩期峰值（图 20.33）。通过这种方法才能正确地测量 AT。AT 延长通常提示小慢波，提示近心端存在狭窄。正常 AT 应 < 0.07s 或 70ms。有些机器以秒（s）为单位显示该值，而另一些机器使用毫秒（ms）为单位。由于上升延迟，AT > 70ms 提示血管狭窄 > 60%。AT 可以用来发现从上、中、下极测得的段动脉或叶间动脉之间的差异。一个节段存在异常表明副动脉或段动脉狭窄。双侧肾脏之间存在差异，表明加速时间较长的一侧肾脏存在狭窄（图 20.34）。正常肾内动脉频谱收缩期应有明显的上升，正常加速指数为 > 300cm/s²。便携式超声检查以及使用呼吸机的患者检查较困难。肾内血流频谱可以作为提示血流动力学狭窄的间接方法。血管间接征象显示正常，但仍考虑存在肾动脉狭窄时，需要患者屏住呼吸并变换不同体位，进行再次扫描。

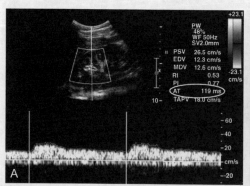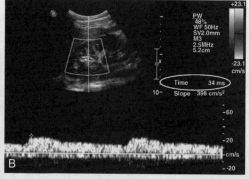

图 20.33 A. 使用自动跟踪技术，得出加速度时间（AT）异常，为 119ms。因为机器自动测量的是收缩期峰值流速而不是收缩早期峰值。没有任何证据表明存在动脉疾病，AT 值的异常是由于测量技术问题造成。B. 同一肾使用手动测量。第 1 个标尺放置在收缩期开始，第 2 个标尺放置在收缩期早期峰值，测量结束，仪器计算 AT 值和斜率，AT 值正常为 34ms。此例的经验教训：当通过自动方法获得测量值时，一定要检查，否则可能得出异常结果，造成误诊

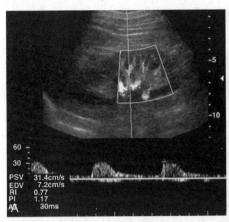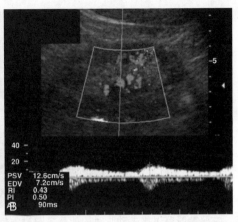

图 20.34　A. 右肾正常叶间动脉波形急剧上升，加速时间（AT）正常，为 30ms。B. 左肾动脉波形显示受肾动脉狭窄影响的叶间动脉频谱异常。频谱波形变小、圆钝，AT 为 90ms

　　肾静脉直径较粗，通常更容易显示（图 20.35，彩图 30）。静脉平均直径为 9 ～ 12mm，而动脉平均直径为 5 ～ 6mm。右肾静脉比左肾静脉短，左肾静脉需突过腹主动脉，进入下腔静脉。如果仰卧位无法显示右肾静脉，尝试 LPO 位扫查。如果患者仰卧位时看不到左肾静脉全长，需要结合两种体位扫查左肾静脉。患者仰卧位时，左肾静脉穿过腹主动脉和 SMA 之间进入下腔静脉（图 20.36），获得左肾静脉图像。如果无法探及肾静脉起始处和近心端，请患者转为右后斜位或右侧卧位。肾静脉表现为连续的低速血流信号。当肾静脉血栓形成时，肾会增大、回声增强，肾皮质髓质分界不清。肾静脉内充满低回声，肾动脉内出现往返血流。因为舒张期肾内压力增加，大于腹主动脉内压力，肾动脉中的动脉血不能通过静脉离开而返回到腹主动脉，故出现往返的血流（图 20.37，彩图 31）。如果肾肿物伴肾静脉瘤栓形成，可用彩色多普勒评估静脉。如果在静脉内可见血流，需要获得多普勒频谱，判断是动脉还是静脉血流。如果探及动脉血流信号，提示肾癌进入静脉，形成瘤栓。如果在肾静脉探及栓子，需要评估下腔静脉内是否存在血栓或瘤栓。如果在下腔静脉内发现栓子，需要评估肾静脉以确定栓子的范围。因为肾静脉汇入下腔静脉，瘤栓很容易从下腔静脉延伸到肾静脉，反之亦然。

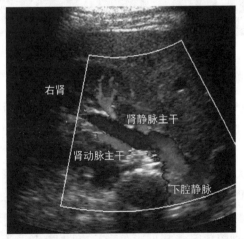

图 20.35　彩色多普勒图像显示右肾静脉全程，从肾门到下腔静脉。肾静脉直径比动脉粗。见彩图 30

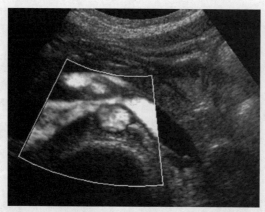

图20.36　左肾静脉穿过腹主动脉时的能量多普勒。能量多普勒空间分辨率更好，左肾静脉与右肾动脉可以分开显示。使用彩色多普勒时，两条血管往往混合在一起，成为1条大血管。因为2条血管内血流方向一致，所以其内血流颜色相同

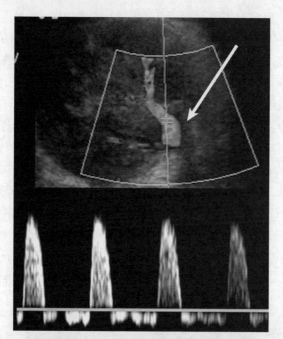

图 20.37　箭示右肾静脉血栓形成
肾动脉表现为双向血流频谱，肾静脉内可见血栓。见彩图 31。

　　超声医师需要观察血管异常，肾系统也不例外。如本章前面所述，患者可能有多条肾动脉。如果发现多条肾动脉，需要评估每条动脉有无狭窄（图 20.38，彩图 32）。除多条肾动脉外，另一类异常是主动脉后左肾静脉（图 20.39，彩图 33），发生率约 3%。

　　肾动脉狭窄可由动脉粥样硬化性疾病或纤维肌发育不良（FMD）引起。超声医师识别动脉粥样硬化疾病和 FMD 之间的超声差异很重要。由动脉粥样硬化性疾病引起的肾动脉狭窄通常累及肾动脉起始处和近心端。灰阶图像上，肾动脉起始处可探及斑块（图 20.40）。彩色多普勒显示管腔狭窄，并见彩色混叠（图 20.41，彩图 34）。肾动脉狭窄多普勒频谱见图 20.21。

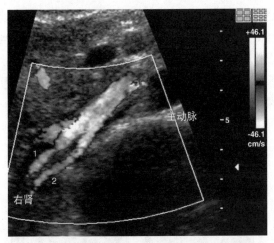

图 20.38　患者仰卧位，多普勒图像显示 2 条右肾动脉。见彩图 32

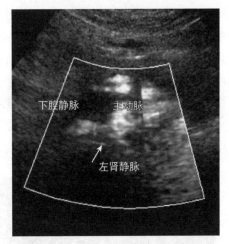

图 20.39　箭示主动脉后左肾静脉

能量多普勒没有角度依赖性，空间分辨率高，有助于将左肾静脉与主动脉分开。当主动脉与肠系膜上动脉之间未见静脉穿过时，应注意观察主动脉后方，以免漏诊肾静脉血栓。尽管变异很少发生，超声医师在扫查时需要考虑存在变异的情况。见彩图 33。

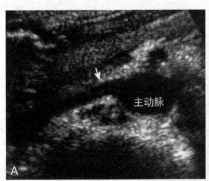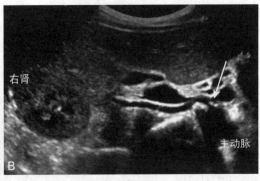

图 20.40　A. 灰阶超声显示右肾动脉内有血栓（箭示）。B. 另一例患者，灰阶超声显示肾动脉起始处钙化（箭），可能起源于主动脉内

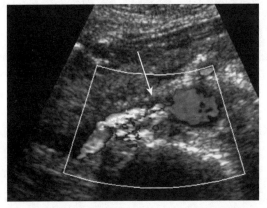

图 20.41　图 20.40A 中患者的彩色多普勒图像显示肾动脉管腔狭窄（箭）。见彩图 34

　　FMD 是一类非动脉粥样硬化性的动脉疾病，主要累及年轻女性，是一种累及中末段血管壁的疾病，造成小动脉狭窄和狭窄后扩张或小的动脉瘤。FMD 可见于任何动脉，但主要见于肾动脉和颈内动脉。多达 60% 的患者双肾动脉均受累，约 15% 的患者双肾动脉和颈内动脉均受累。在血管造影中，由于狭窄和扩张交替出现，呈"串珠"样特征的改变。

　　由于动脉狭窄范围太小，灰阶超声血管可表现正常（图 20.42）。彩色多普勒显示中远段动脉彩色信号混叠时，考虑 FMD（图 20.43，彩图 35）。多普勒超声显示狭窄处血流速度增加（图 20.44，彩图 36 和彩图 37）。

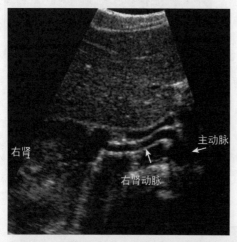

图 20.42　纤维肌发育不良患者的右肾动脉。灰阶超声动脉表现正常

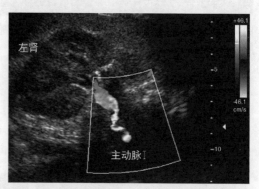

图 20.43　彩色多普勒图像显示左肾动脉中段血流出现混叠（见彩图 35）

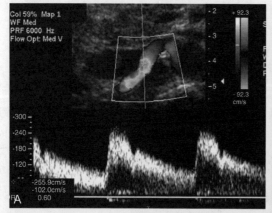

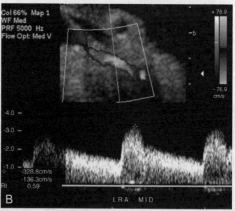

图 20.44　A. 频谱多普勒显示肾动脉血流速度增加，为 255cm/s，符合纤维肌发育不良（FMD）表现。B. 左肾动脉多普勒频谱，流速为 328.8cm/s，同样符合 FMD。该患者双侧肾动脉均有 FMD。见彩图 36 和彩图 37

　　不要害怕做肾动脉的超声扫查，也不要在学习遇到困难时采取消极的态度。请记住，图像不一定像教科书上那样完美，但具有诊断价值。用肾作为声窗观察肾动脉。掌握仪器不同按键的功能，以便需要时可以使用。如前所述，根据患者的体位，选择不同的探头放置位置。如果图像中清楚地显示出动脉，保持探头不动，然后沿着该切面继续向上或向下

扫查动脉全程。需要变换不同的体位来显示动脉。右肾扫查时，可以采用仰卧位、斜位或卧位。左肾可采用仰卧位或卧位扫查，斜位也可能有帮助。患者俯卧时可获得多普勒频谱（图 20.45）。沿着动脉移动取样框，通过声音寻找高速血流。使用彩色多普勒来寻找高速区域，并进行角度校正。请不要忘记角度校正。在寻找高速血流时应移动取样框；但是，当准备采集图像时，需要检查角度校正。最好是在扫查时校正角度，而不是在冻结的图像上，因为在试图获得最佳图像时，很容易下意识地改变探头角度。如果发生这种情况，用于彩色多普勒的角度可能与频谱多普勒的角度不匹配。如果取样困难，关掉彩色，采用实时灰阶和频谱多普勒进行扫查。注意确定肾是否存在病变。如果患者进行检查的目的是排除高血压，发现患者患有成人型多囊肾，找到了高血压的病因，就没有必要评估肾动脉。要经常与临床医师沟通或确认。肾动脉超声一开始可能具有挑战性，但当你反复进行类似的检查时，你的技术将会提高，你会发现你喜欢这种挑战。如果你有时间，练习常规肾检查的"香蕉皮"征。掌握这一项技能，有助于评估肾动脉起始处。

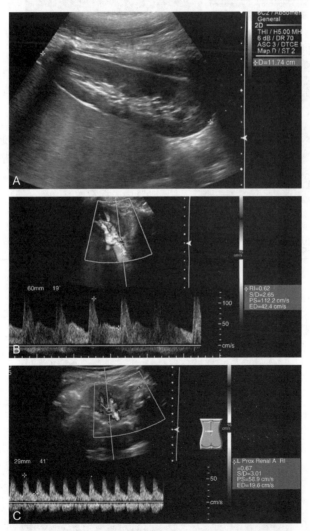

图 20.45　A. 俯卧位左肾图像。脾位于后方。脾很少显示。B. 患者俯卧位，肾动脉近端频谱。C. 患者俯卧位叶间动脉频谱。从俯卧位可以获得很好的图像和多普勒频谱

评估肾静脉有无血栓时，采用彩色或能量多普勒进行扫查，显示血流通畅、无血流或部分血流信号（图20.46）。患侧肾体积增大且回声增强。如果有血栓，需要评估血栓的延伸范围。静脉多普勒频谱对检查没有作用，但一些科室需要对正常或栓塞的静脉取样采集。如前所述，出口的压力增加，导致动脉内出现双相血流。

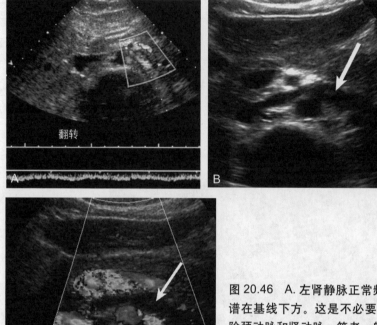

图20.46 A. 左肾静脉正常频谱。静脉波形翻转，频谱在基线下方。这是不必要的，通常不需要这样做。除颈动脉和肾动脉，笔者一般不进行基线翻转。B. 灰阶图像，箭示左肾静脉血栓。C. 彩色多普勒图像显示左肾动脉内未探及血流信号（箭）

肾超声扫查需要的图像

肾·长轴图像

1. 长轴切面测量肾最大长径。

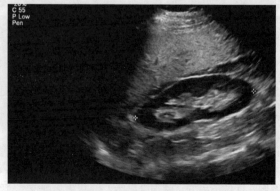

右肾

2. 有些科室使用彩色或能量多普勒显示肾灌注图像。

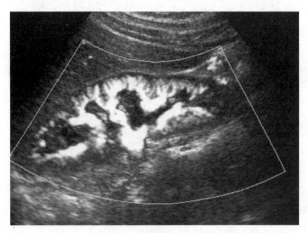

右肾

肾·多普勒图像

> **注意**：峰值流速和舒张末期流速必须进行角度校正。一些医院可能只测量肾内动脉的舒张末期流速。以下图片来自不同的患者，为读者提供示例图像。

1. SMA 远端肾动脉起始处的腹主动脉彩色多普勒频谱。测量峰值流速，伴或不伴彩色多普勒。

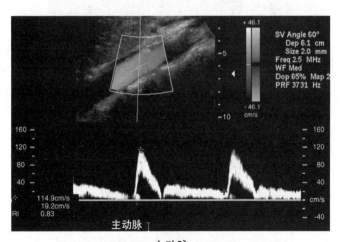

主动脉

2. 肾动脉起始处的腹主动脉横切面。有些患者该区域可能会被气体遮挡，超声医师应从冠状切面的"香蕉皮"征视角去观察。

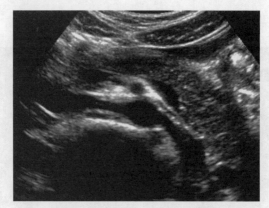

肾动脉起始处腹主动脉的横切面

3. 肾动脉起始处腹主动脉的彩色多普勒图像。

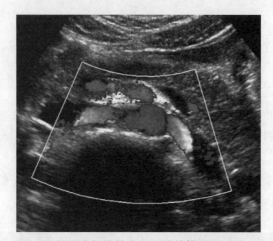

肾动脉起始处腹主动脉的横切面

4. 如果左肾动脉可见, 彩色多普勒显示全部或部分左肾动脉图像。

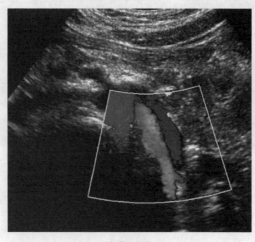

左肾动脉

5. 如果左肾动脉可见，测量肾动脉起始处或者近心端的收缩期和舒张末期流速。

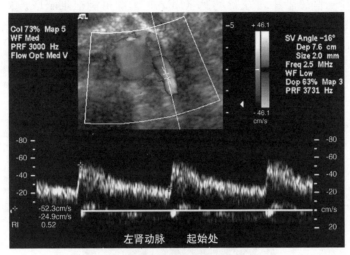

左肾动脉起始处或近心端

部分患者肾动脉中远段会受肠气遮挡。如果左肾动脉全程可见，可从中段或远段动脉获取多普勒频谱。之后，您可继续对左肾的肾内动脉进行检查，这时常常需要患者翻身至右侧卧位。另一个选择是，让患者保持仰卧位不变，试图获取右肾动脉起始处的多普勒频谱。作者更倾向于在患者仰卧位时尽可能留取所需的图像，继而在"香蕉皮"征切面上继续扫查。

6. 一些患者，可能很难获得右肾动脉起始处的好的角度。如果右肾动脉的近段可见，可以获取多普勒频谱或"香蕉皮"征的切面扫查。

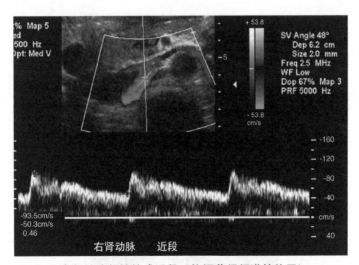

右肾动脉起始处或近段（依据获得频谱的位置）

如果能探及右肾动脉起始处，在斜侧位时，获得近段或右肾动脉多普勒频谱。通常患者仰卧位时，很难获得右肾动脉的多普勒频谱。

7. 冠状位获得右肾动脉的最佳位置，显示"香蕉皮"征。获取腹主动脉和肾动脉起始处的灰阶图像。在一些患者中，左肾动脉（LRA）图像可能很难获取。如果在仰卧位时已留取左肾动脉的图像，就不要在该体位浪费过多的时间寻找右肾动脉。当患者处于右侧卧位时，左肾动脉的起始处也可以显示。

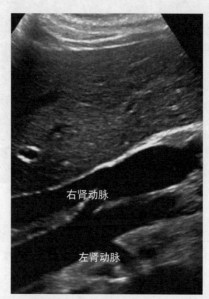

肾动脉起源；一些超声医师可能会在屏幕上注释 RTMRA（右肾动脉主干），LTMRA（左肾动脉主干）；一些超声医师也可能注释冠状面（MRAS）

8. 肾动脉起始处的彩色多普勒图像。

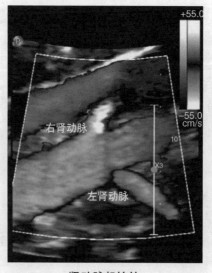

肾动脉起始处

9. 如果左肾动脉可见，获取左肾动脉起始处的多普勒频谱，并测量其收缩期峰值流速和舒张末期流速。角度＜60°，如果为0°，不需要进行角度校正。

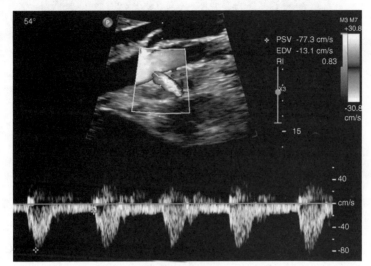

左肾动脉起始处

10. 肾动脉起始处的彩色多普勒和多普勒频谱并测量。

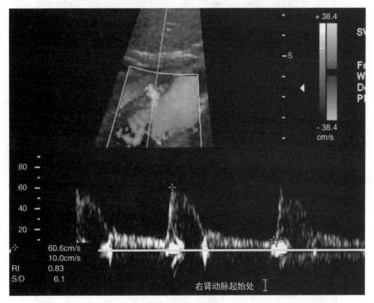

右肾动脉起始处

11. 肾动脉全程的彩色多普勒图像。

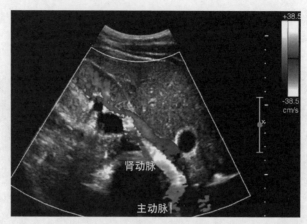

右肾动脉

此时，超声医师可以从远段到近段或从近段到远段进行多普勒检查。笔者更习惯于由远及近扫查。

12. 右肾动脉远段的多普勒频谱，测量收缩期峰值流速和舒张末期流速。

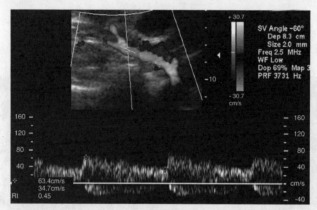

右肾动脉远段

13. 获取右肾动脉中段的多普勒频谱并测量。

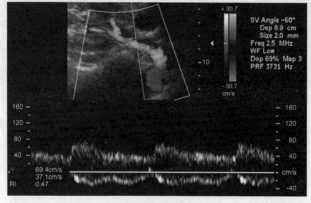

右肾动脉中段

14. 获取右肾动脉近段的多普勒频谱并测量。

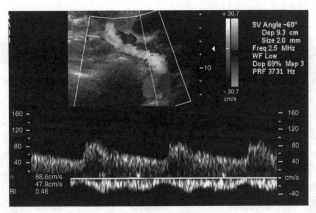

右肾动脉近段

15. 如果没有在其他切面测量，在右肾动脉起始处获得多普勒频谱并测量。

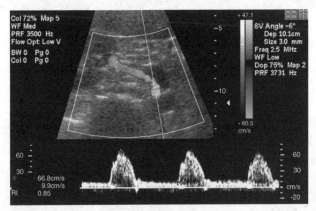

右肾动脉起始处

16. 角度校正后，测量肾上极的段动脉或叶间动脉的收缩期峰值流速、舒张期末期流速、RI 和 AT。一些医院也可能使用自动测量。只要肾的上、中、下极都扫查到，可以从肾的任何位置开始测量。

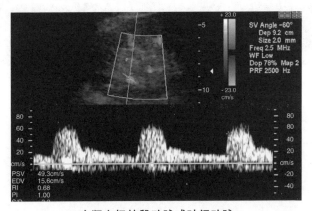

右肾上极的段动脉或叶间动脉

17. 角度校正后，测量肾中极段动脉或叶间动脉的收缩期峰值流速、舒张期末期流速、RI 和 AT。一些医院也可能使用自动测量。

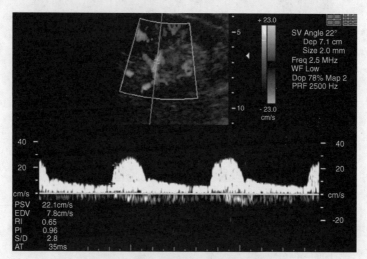

右肾中段，段动脉或叶间动脉

18. 角度校正后，测量肾下极的段动脉或叶间动脉的收缩期峰值流速、舒张期末流速、RI 和 AT。一些医院也可能使用自动测量。

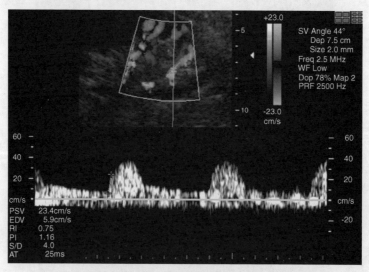

右肾下极，段动脉或叶间动脉

19. 获得肾门处肾静脉多普勒频谱。

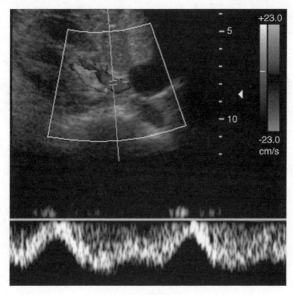

右肾静脉

20. 重复前面的步骤，测量左肾。患者在仰卧位或冠状位获得的图像不需要重复，一些超声医师，为了在同一时间同一位置获得相同的血流信号，可能会重复测量，患者转为右侧卧位，显示左肾动脉和腹主动脉。

肝多普勒超声检查

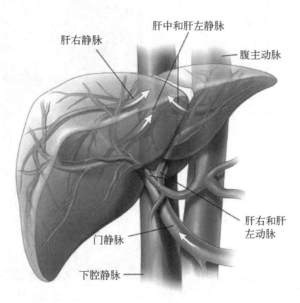

Hilscher MB，Kamath PS. The liver in circulatory disturbances. Clin Liver Dis 2019；23(2)：209-220.

回顾第 6 章肝解剖、生理学、超声表现和扫查规程。考虑门静脉高压、门静脉或肝静脉栓塞时，可对肝进行多普勒超声检查。除肝移植外，肝动脉很少导致肝疾病。在肝多普勒扫查中，使用灰阶、彩色和频谱多普勒检查门静脉主干、门静脉左右支、肝总动脉、肝右静脉、肝中静脉和肝左静脉。肝移植患者还需要评估肝左右动脉。

患者准备

患者通常午夜 12 点后不吃不喝，一方面是因为需要评估胆管系统，另一方面门静脉血流速度需在空腹状态下测量。患者进食或饮水后，门静脉流速增加。如果不需要评估胆管系统，也不需要测量门静脉流速，检查时患者可以不用禁食。

探头

使用 3～5MHz 的凸阵探头，脂肪肝和体型较胖的患者使用频率 1～3MHz 的相控阵探头。应该先使用凸阵探头扫查，如有需要，再使用更低频探头进行检查。相控阵探头用于肋间扫查。儿童和新生儿，使用 5～10MHz 的扇扫探头或凸阵探头，新生儿颅脑超声使用频率相同的探头，或 5～9MHz 的凸阵探头。

呼吸技巧

检查时，患者屏住呼吸。根据所评估的血管，患者可能需要深呼吸然后屏气，小幅度的呼吸，然后屏气；屏气，呼气时屏气或正常呼吸。

患者体位

通常，患者仰卧位时扫查，之后转为LPO 位，以便更好地评估血管。如果需要扫查胆囊，则需要左侧卧位扫查。

扫查技巧

评估肝血管系统，超声医师应了解血管的变异，特别是肝动脉。肝右动脉可起源于SMA（图 20.47）。

肝 3 条主要静脉分别为肝右、肝中和肝左静脉。最常见的变异是肝右下静脉或副静脉，独立于肝右静脉，引流肝右后叶（图 20.48）。肝右静脉是 3 条静脉中最粗的 1 条。常见的变异为肝左静脉和肝中静脉在进入下腔静脉前汇合成 1 条静脉。肝静脉由于靠近右心房，受到右心房压力变化的影响，呈搏动性血流频谱。肝静脉的正常频谱分为搏动血流、

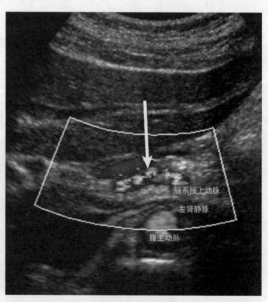

肠系膜上动脉

左肾静脉

腹主动脉

图 20.47　箭示肝右动脉，起源于肠系膜上动脉
如果有正常的肝右动脉从肝固有动脉发出，则称为副肝右动脉。

双向血流或三相血流。肝静脉血流频谱可以在基线以上，也可以在基线以下。基线以上的血流由右心房收缩引起，将血液送回肝。在心室收缩期，血液流入右心房，血流显示位于基线下方。大部分信号位于基线下方，血液汇入下腔静脉（图 20.49）。右心衰时该频谱更明显（图 20.50），肝硬化肝内压力增加时变为单向波（图 20.51）。可在横切面剑突下或肋下探及肝静脉。肝静脉汇入下腔静脉水平可能有血栓，应使用彩色或能量多普勒观察。用彩色多普勒可显示肝右静脉，但由于血流方向与声束方向垂直，可能难以获得多普勒信号。横向侧动探头可以获得更好的角度，或移动到肋间，以改善多普勒角度。肝静脉栓塞或 Budd-Chiari 综合征时，彩色或能量多普勒发现肝静脉缺失，或者肝静脉汇入下腔静脉水平未见血流信号（图 20.52）。肝静脉栓塞可引起尾状叶增大；肝血流流入尾状叶，引起血容量过多，通过尾状静脉直接进入下腔静脉，引流尾状叶的血流，超声上比较少见。尾状叶增大是肝静脉血栓形成的间接征象（图 20.53）。有些患者，1 条或多条肝静脉受累。这些患者也可能进展为门静脉高压症。

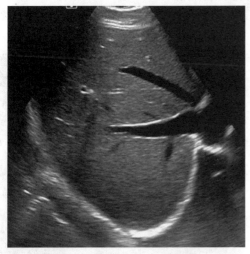

图 20.48　副肝右静脉。由于镜面反射，静脉壁为明亮的回声

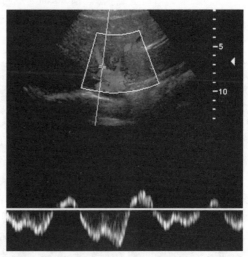

图 20.49　正常肝静脉频谱，靠近心脏，频谱呈搏动性

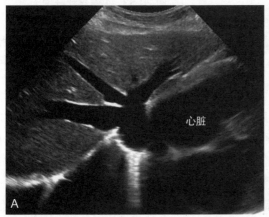

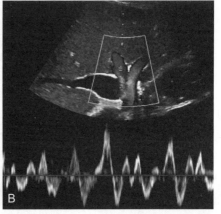

图 20.50　A. 充血性心衰。心脏增大，肝静脉扩张。B. 右心衰患者肝中静脉的多普勒频谱。血流频谱倒置。血液倒流回肝

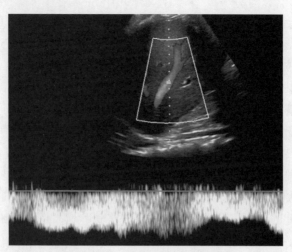

图 20.51   "门静脉化"的肝静脉

之所以称为"门静脉化"，是因为肝静脉血流频谱与门静脉频谱相似，患者肝内压力升高，使血液持续流入心脏。此类型波形通常见于肝硬化患者。

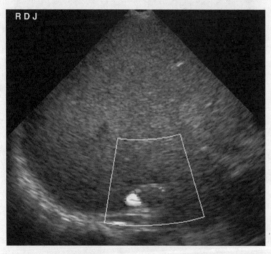

图 20.52   肝静脉的横切面

下腔静脉可见血流信号，但肝静脉内未见血流信号。

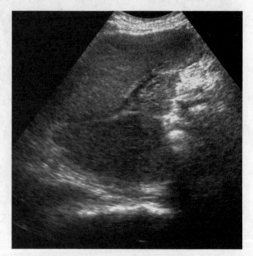

图 20.53   1 例尾状叶增大

见于肝静脉血栓（Budd-Chiari 综合征）。肝将血液输送到尾状叶，后者通过尾状静脉直接进入下腔静脉，因此尾状叶由于血容量过多而增大。

门静脉由脾静脉和肠系膜上静脉汇合而成。门静脉进入肝门后，分为左右支（图 20.54）。门静脉为连续、低速血流频谱，频谱随呼吸会轻微变化（图 20.55）。由于门静脉的血流方向是朝向肝门和探头，血流"向上"，频谱显示为基线以上。正常的门静脉血流为入肝血流，反向时门静脉血流为出肝血流。肝动脉和门静脉血流方向一致（图 20.56）。门静脉右支进入肝右叶时背离探头，因此位于基线下方（图 20.57）。使用彩色或能量多普勒评估门静脉以显示完整的血液充盈（图 20.58）。可能需要肋间纵向扫查，肋间和肋下横切面来评估门静脉。

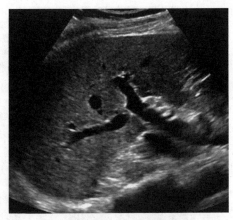

图 20.54　灰阶图像，门静脉分为左右分支

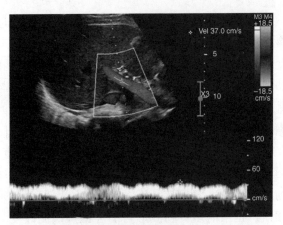

图 20.55　门静脉的正常频谱

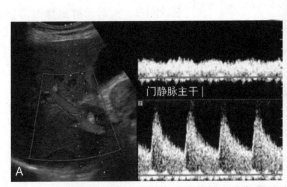

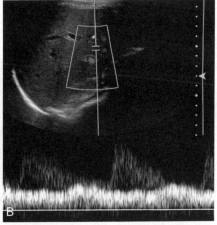

图 20.56　A. 双多普勒模式，同时显示入肝的门静脉和肝动脉的正常血流。B. 记录门静脉和肝动脉血流，血流方向一致。通过将取样框放置在合适位置，可以同时显示肝动脉及门静脉的血流频谱

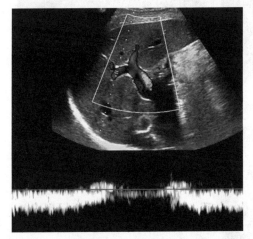

图 20.57　门静脉右支正常血流方向为背离探头，其血液流向右后叶。门静脉高压的患者，血流方向朝向探头

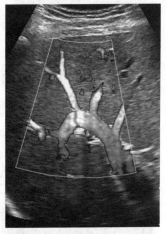

图 20.58　门静脉主干及分支的能量多普勒图像

超声医师可以通过 2 种方法区分肝静脉和门静脉。第 1 种方法是门静脉是由 Glisson 鞘包绕，超声具有高度的反射性，即无论门静脉多细，都会有明亮的管壁。肝静脉没有高回声的管壁，菲薄的静脉壁似乎与肝实质融合（图 20.59）。不要被肝静脉镜面反射造成的"高回声"壁所误导，通常是肝右静脉，因为这样的回声提示存在镜面反射。肝左和肝中静脉的静脉壁不垂直于声束，因此静脉没有高回声的静脉壁。第 2 种方法是通过多普勒波形鉴别。门静脉是连续性频谱，而肝静脉是搏动性频谱。正常的多普勒波形可能会因疾病而改变，使二者波形相似。在这种情况下，回声明亮的门静脉壁有助于区分二者。

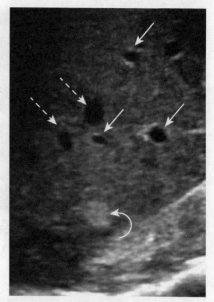

图 20.59　实箭示有回声的门静脉。虚箭示"没有管壁"的肝静脉。即使门脉分支非常细，门静脉管壁也会有回声，即使肝静脉较粗，管壁也没有回声。弯箭示肝血管瘤。

超声医师在评估门静脉和肝动脉时应注意 CVS。为了使肝动脉血流不出现混叠，可能会增大 CVS。如果门静脉内没有血流信号，会误认为门静脉栓塞。降低 CVS以优化门静脉血流，可能会导致肝动脉血流混叠。每种血管都需要单独扫查，并进行优化（图 20.60，彩图 38和彩图 39）。在大多数患者中，相同设置的 CVS 能够满足不同血管的扫查需要（图 20.60，彩图 40）。但在肝中可能会牺牲一条血管的清晰度来优化显示另一条血管。在考虑血管异常之前，先调整 CVS 设置。通常，门静脉血流是问题所在。当门静脉未见血流信号或血流充盈不良时，降低 CVS 很重要。

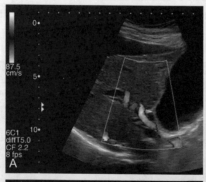
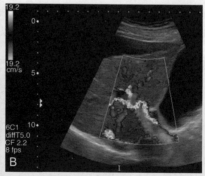
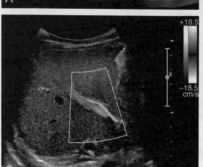

图 20.60　A. 彩色速度标尺（CVS）为 87.5cm/s，去除肝动脉的混叠，门静脉血流信号未探及。由于患者肝硬化伴腹水，可能会误诊为门静脉血栓形成。B. 将 CVS 降低到 19.2cm/s，门静脉可见血流信号。C. 彩色多普勒图像显示门静脉和肝动脉的正常血流。见彩图 38、彩图 39 和彩图 40

　　门静脉高压是由肝细胞病变导致血流阻力增加引起的，见于肝硬化患者。超声表现为早期门静脉的内径扩大，> 13mm（图 20.61）。应在患者平静呼吸时测量门静脉内径，在下腔静脉上方、肝动脉穿过门静脉处测量。随病情进展，门静脉内血流变为出肝血流，肝动脉和门静脉血流方向相反。肝动脉血液进入细胞后，采取阻力最小的途径即通过门静脉离开受损的细胞。设置合适的 CVS，以确定门静脉血流方向，即离肝血流（图 20.62，彩图 41）。这可能导致肝动脉血流信号混叠，应优化动脉的图像。需要获得每类血管的多普勒频谱。在一些患者中，取样框可能放置在可以同时获得 2 种血流信号的位置（图 20.63）。在测量门静脉时，不要反转基线，因为这样可能会导致误诊。与尽力去标注"invert"或者标尺上的"+"和"–"符号相比，观察到基线下方的血流会更容易些。

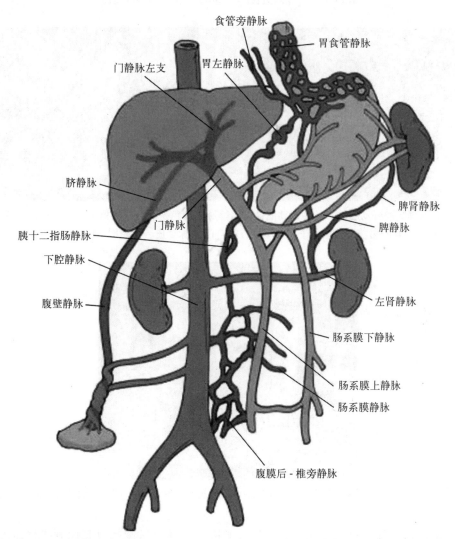

图示门静脉高压侧支血管（From Gore RM, Levine MS. Textbook of Gastrointestinal Radiology, 4th ed. Philadelphia, 2015, Saunders）

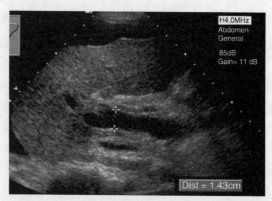

图 20.61 门静脉直径＞ 13mm，符合门静脉高压

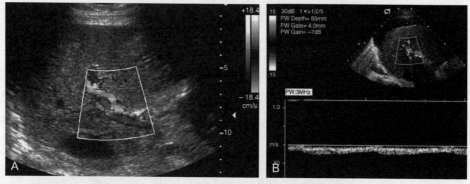

图 20.62 A.门静脉和肝动脉的彩色多普勒图像。门静脉的颜色是彩色取样框中下半部分的深色，符合门静脉高压。B.门静脉的多普勒频谱位于基线下方，符合门静脉高压。见彩图 41

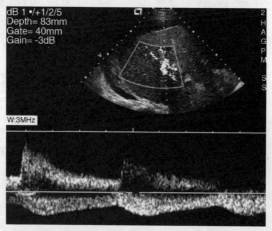

图 20.63 频谱多普勒图像显示，门静脉与肝动脉血流方向相反，肝动脉位于基线上方，门静脉位于基线下方

当门静脉血液无法进入体循环回流到心脏时，人体会试图通过其他方式将血液输送到需要去的地方，这样会导致静脉曲张和侧支循环形成，超声医师会在不应该有血管的地方探及血管。如果脾静脉出现反向血流时，应进行评估，因为门静脉血液会反流到脾，可能导致脾静脉曲张和脾大。最佳方法是评估脾门到中段的脾静脉，正常患者该部分的血流方

向是朝向探头（图 20.64，彩图 42）。彩色标尺的上部为红色，正常血流为红色，反向血流为蓝色。同时需要评估门静脉高压引起的其他腹部血管的病变，如脐静脉再通、侧支血管、静脉曲张和腹水。脐静脉起源于门静脉左支，在到达脐部时向腹壁延伸（图 20.65），导致腹壁浅静脉扩张，称为"水蛇头"征。不要将侧支误认为正常静脉（图 20.66，彩图 43 和彩图 44），机体为了找到重回体循环的途径，会产生新的血管。胃 - 食管交界处或脾门周围可见静脉曲张（图 20.67）。曲张的食管静脉会破裂，导致消化道出血。在部分患者中，可以观察到侧支连接左肾静脉和脾静脉，形成脾肾分流，使门静脉血液通过肾静脉进入体循环系统。肾静脉内的多普勒信号会表现为湍流（图 20.68，彩图 45）。应记录腹水的程度（图 20.69）。门静脉高压会导致很多问题。应扩大腹部扫查的范围，寻找由门静脉高压引起的其他并发症。

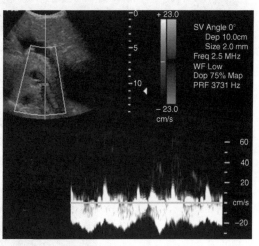

图 20.64　多普勒频谱显示脾静脉血流朝向脾（见彩图 42）

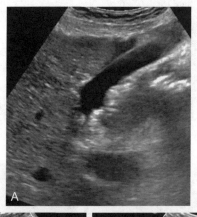

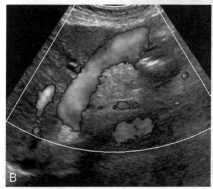

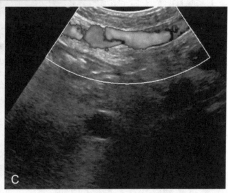

图 20.65　A. 肝表面重新开放的脐静脉的灰阶图像。B. 重新开放的脐静脉的多普勒图像。C. 脐周皮下重新开放的脐静脉多普勒图像

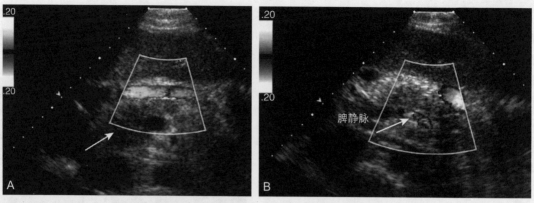

图20.66 A.胰腺上方侧支静脉的图像,最初认为是脾静脉,直到发现该血管位于胰腺上方。箭示胰头。B.同一患者,箭示1条向脾回流细小的脾静脉。见彩图43和彩图44

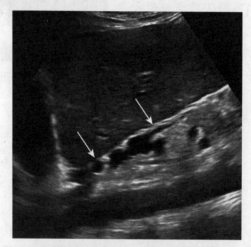

图20.67 胃-食管交界处周围的图像显示食管静脉扩张(箭),符合食管静脉曲张

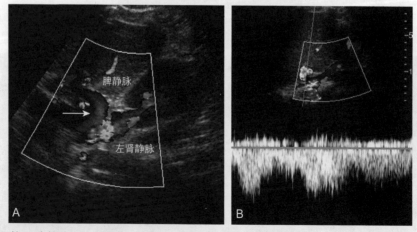

图20.68 A.箭示脾静脉和左肾静脉的分流。B.左肾静脉多普勒频谱显示湍流,脾静脉流入左肾静脉。见彩图45

门静脉血栓形成可继发于门静脉高压、高凝状态或肠道炎症（如阑尾炎和憩室炎）。超声检查显示静脉扩张或正常，管腔内有低回声填充，频谱、彩色或能量多普勒未见血流充盈(图20.70)。肝动脉会迂曲扩张，可以输送更多的血液来弥补门静脉血流，称为"螺旋开瓶器"征。肝动脉可能会扩张，超声表现类似门静脉。特别是当只能探及 1 条血管时，需要频谱多普勒来证实为扩张的肝动脉（图20.71）。门静脉血栓通常不会像门静脉高压那样引起并发症，因此不需要增大扫查范围。

部分充血性心力衰竭患者的门静脉血流可能同肝静脉一样，具有搏动性（图20.72）。

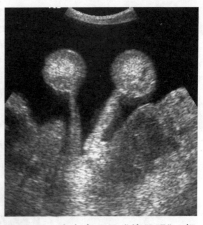

图 20.69　腹水中可见"外星眼"。超声医师想象力丰富，可以发现图像之美

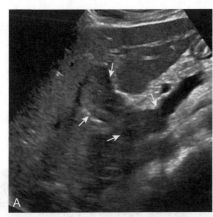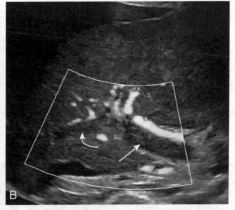

图 20.70　A. 箭勾勒出扩张的门静脉，管腔内充满回声，符合门静脉血栓。B. 箭示门静脉主干内的血栓，弯箭示血栓延伸至右门静脉右支。门静脉前方可见扩张的肝动脉

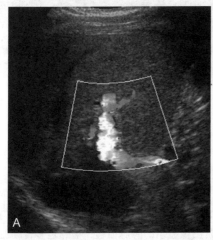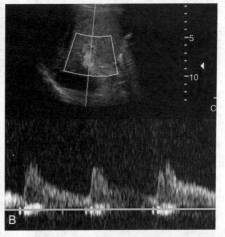

图 20.71　A. 扩张的血管流入肝，部分分支呈门静脉样表现，但只探及 1 条血管，需要通过多普勒频谱来鉴别血管。没有多普勒频谱的证实，不要轻易诊断为血管。B. 同一患者多普勒波形证实该血管是由门静脉血栓形成导致的肝动脉扩张

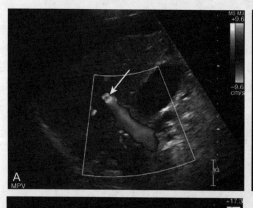

图 20.72   右心衰患者，门静脉呈搏动性

　　在进行检查时，应全面评估，以免漏诊。彩色多普勒可以提供很多信息，如果不仔细观察细节，可能会漏诊。通常，部分小范围的混叠可能被忽视。在肾移植患者中，小范围的快速流动、明亮的彩色或混叠，可能是活检后形成的动静脉瘘。在静脉中探及流速快的区域是异常的；可能是由于小的、非阻塞性血栓造成（图 20.73，彩图 46 和彩图 47）。超声医师需要解释彩色、频谱多普勒及流向的变化。一名超声医师可能就像 Sherlock Holmes 一样，我们通过寻找微妙的线索来解释患者可能的问题。游戏正在进行中！

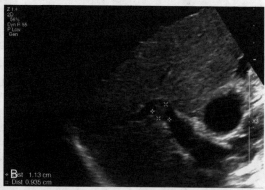

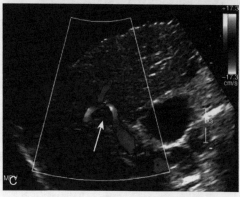

图 20.73   A. 箭示门静脉末端的混叠。B. 门静脉灰阶图像显示门静脉血栓，被彩色多普勒血流所掩盖。C. 同一患者，增加彩色多普勒标尺范围，可见血栓形成（箭）。见彩图 46 和彩图 47

肝超声扫查需要的图像

肝·纵向切面和横切面

应按照第6章所述进行肝超声检查,以评估肝病变。有些科室,主要扫查肝和肝血管系统,胆囊和胆管系统没有正式的扫查要求。

肝·多普勒图像

1. 门静脉主干的灰阶图像。

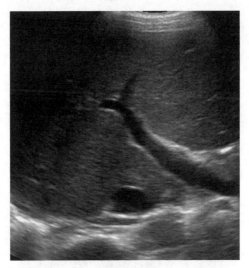

门静脉主干

2. 门静脉的彩色多普勒图像评估血流填充情况和血流方向。

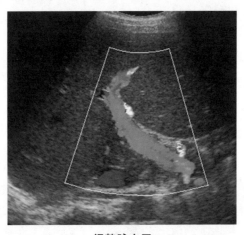

门静脉主干

3.门静脉主干的多普勒频谱。如果需要测量流速，应使用角度校正。

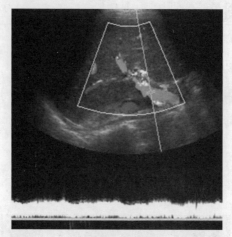

门静脉主干

4.肝固有动脉的多普勒频谱。

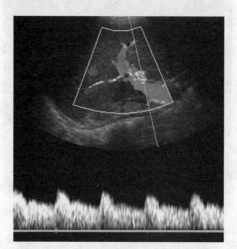

肝固有动脉

5.门静脉右支的多普勒频谱。

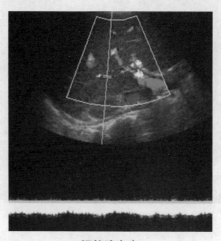

门静脉右支

6. 门静脉左支的多普勒频谱。

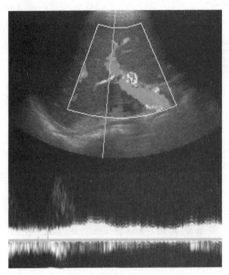

门静脉左支

7. 肝静脉的灰阶图像。

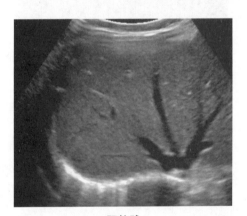

肝静脉

8. 肝静脉的彩色多普勒图像。

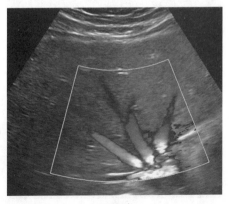

肝静脉

肝静脉的多普勒频谱可以按任何顺序进行测量。

9. 肝右静脉的多普勒频谱。

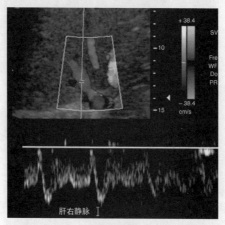

肝右静脉

10. 肝中静脉的多普勒频谱。

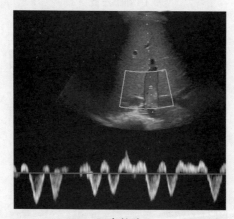

肝中静脉

11. 肝左静脉的多普勒频谱。

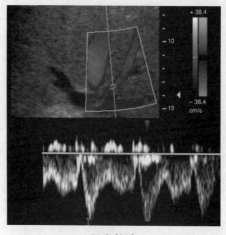

肝左静脉

12. 肝内下腔静脉的灰阶图像。

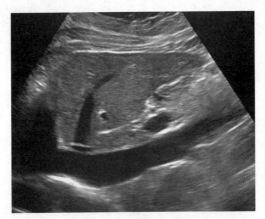

下腔静脉

13. 肝内段下腔静脉的多普勒频谱。

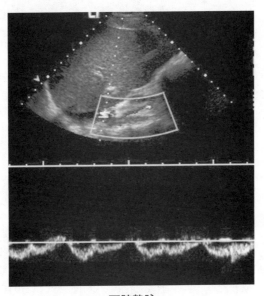

下腔静脉

（翻译　孙　阳　校对　孙雅琴　赵冉冉　李丽伟）

脑血管多普勒扫查操作规程

Aubrey J. Rybyinski

关键词

大脑前循环	低阻力血管床
基底动脉	大脑后循环
颈动脉分叉	频窗
颈总动脉（CCA）	锁骨下动脉
颈外动脉（ECA）	椎动脉
颈内动脉（ICA）	高阻力血管床
无名动脉	

目标

完成本章阅读后，你将掌握以下内容。

1. 定义关键词。

2. 掌握颅外脑血管系统的正常解剖及解剖变异。

3. 讨论与低阻力和高阻力血管相关的特征性频谱。

4. 掌握脑血管超声扫查的探头选择。

5. 根据人体工程学原理，详细说明适合患者和超声医师的舒适检查位置。

6. 描述颅外脑血管系统的多普勒检查及所需图像的位置，以确保准确评估病变。

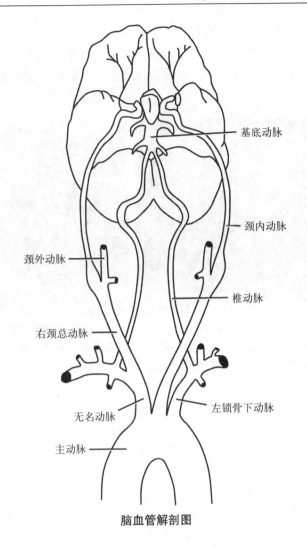

基底动脉

颈内动脉

颈外动脉

椎动脉

右颈总动脉

无名动脉

左锁骨下动脉

主动脉

脑血管解剖图

概述

颈动脉是向大脑输送血液和氧气的主要血管。颈动脉疾病是由胆固醇、钙质和纤维组织聚集形成斑块导致血管进行性阻塞，从而引起大脑缺氧。每年约发生 70 多万例卒中，减少颈动脉疾病可预防卒中的发生。

颈动脉检查是为了评估是否存在明显的血流动力学狭窄。尽管狭窄的百分比通常取决于收缩期峰值流速和舒张末期流速，但诊断血流动力学显著狭窄最好通过灰阶超声、彩色多普勒和频谱多普勒联合检查来评估。灰阶超声可显示斑块，彩色多普勒显示残余管腔，频谱多普勒显示血流速度。3 个方面的检查结论应一致，反之，异常的情况需要解释。例如，颈内动脉（ICA）探及高度狭窄的血流信号，但在灰阶超声没有显示斑块，彩色多普勒超声也没有显示血管狭窄。此时，必须解释高速血流的原因，因为高速血流与灰阶或彩色多普勒信息不一致。检查对侧时发现 ICA 闭塞，可解释健侧 ICA 代偿性高流速血流灌注（图 21.1）。

颅外脑血管多普勒检查的常见适应证包括评估颈动脉杂音、已知狭窄的随访；脑血管意外症状；短暂性脑缺血发作症状；动脉内膜剥脱术、支架置入术或旁路置入术后随访；颈部搏动性肿块；晕厥；锁骨下动脉盗血综合征等。熟练掌握解剖学和病理生理学知识对全面诊断至关重要。

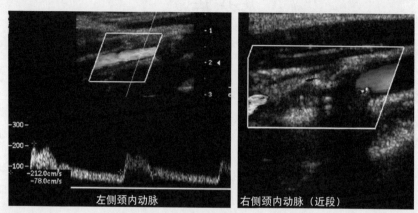

图 21.1　左侧颈内动脉（ICA）流速为 212cm/s，符合 50% ～ 69% 颈动脉狭窄的诊断标准。彩色多普勒显示动脉管腔血流通畅。图像显示右侧 ICA 阻塞。左颈内动脉的流速增加是因为左颈内动脉的血流量增加，有助于将血液输送到右侧大脑，称为代偿性血流（见彩图 49）

解剖

与其他超声检查一样，超声医师应全面了解颅外动脉系统的解剖、生理和病理生理学知识。颈总动脉（CCA）位于颈内静脉内侧，甲状腺外侧，胸锁乳突肌后内侧（图 21.2）。右侧 CCA 起源于无名动脉或头臂动脉，左侧 CCA 直接起源于主动脉弓。颈总动脉在约甲状软骨上缘 C_2-C_3 水平分叉为前内侧的颈外动脉（ECA）和后外侧的颈内动脉（ICA）。分叉水平和解剖结构可能存在变异。ICA 的管径较 ECA 大，但也可有变异。ECA 可能位于颈内动脉的后外侧或后内侧，ECA 在颅外有分支，而 ICA 没有，以此来鉴别二者（图 21.3）。

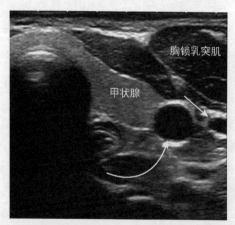

图 21.2　颈部横切面图像显示颈总动脉与颈部其他结构的关系。弯箭示颈总动脉，直箭示颈内静脉

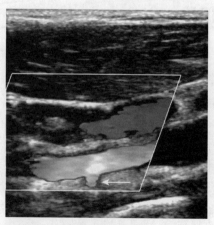

图 21.3　箭示颈外动脉的一个分支

颈总动脉、颈内动脉和颈外动脉构成大脑前循环。椎动脉起源于锁骨下动脉，并向后上走行，在 C_6 水平进入椎体横突孔，在 C_1 和 C_2 水平穿出（图 21.4）。左椎动脉的直径通常大于右椎动脉。双侧椎动脉汇合形成基底动脉，这些血管共同构成大脑后循环。

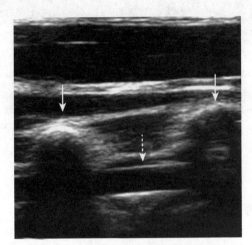

图 21.4　颈中部椎动脉的纵向切面
虚箭示椎动脉，实箭示颈椎横突形成的后方声影。

生理学

CCA 为低阻力和高阻力血管床供血。CCA 的血流 70% ～ 80% 的进入 ICA，为低阻力血管组织如大脑和眼供血，20% ～ 30% 的血流进入 ECA，为高阻力组织（如面部和头皮）供血。CCA 的频谱多普勒波形受 ICA 和 ECA 的共同影响，虽然其舒张期血流速度是低于 ICA 的，但整体上来说，仍呈低阻力波形。

ICA 的多普勒频谱特征为舒张期持续正向血流（图 21.5）。ECA 的多普勒波频谱特征为舒张期低或无血流（图 21.6）。椎动脉为大脑后半球的低阻力血管床供血。因此，其多普勒频谱为舒张期持续正向血流。

低阻力血管床由整个心脏循环中都需要血液供应的组织构成，因为它们具有高代谢和高氧耗需求。除了颈内动脉和椎动脉，肾动脉和肝动脉也是低阻力频谱。相比之下，高阻力血管床由静息状态下代谢需求较低的组织构成，因此舒张期流量较低。除 ECA 外，股总动脉和禁食患者的肠系膜上动脉也是高阻力频谱。

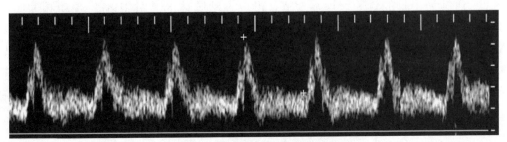

图 21.5　颈内动脉的低阻力频谱
舒张期血流约为下一个收缩期峰值血流的 1/3。

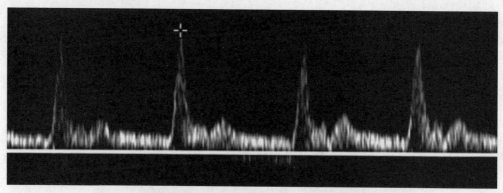

图 21.6　颈外动脉的高阻力频谱（注意舒张期血流接近基线）

超声表现

正常血管的管腔应为无回声。动脉壁有 3 层结构，内膜、中膜和外膜。在超声检查中，表现为管腔 - 内膜界面的高回声线，中膜为低回声线，中膜 - 外膜界面的高回声线（图 21.7）。这 3 层结构产生 2 条高回声平行线，由于镜面反射，当声束与动脉壁垂直时，这 2 条线最清晰。正常动脉的内膜应该是直的、薄的，平行于外膜线。

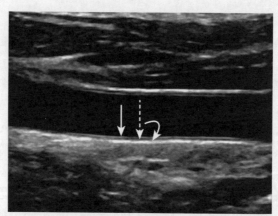

图 21.7　颈动脉壁的各层结构
实箭示颈动脉内膜。虚箭示中膜低回声线，弯箭示外膜。

CCA 通常为平直的管腔，远端变宽，形成颈动脉球部（图 21.8）。颈动脉球部可在颈内外动脉分叉前、颈内动脉近端或颈外动脉近端探及（图 21.9）。ICA 通常较粗，位于 ECA 的后外侧，但存在变异，因此这不是区分 2 条动脉的准确方法。颈内动脉延伸至颈后方，而 ECA 则向前朝向面部走行。多普勒显示 ICA 的舒张期血流多于 ECA。用手指轻轻叩击颞浅动脉时，颈外动脉的舒张期频谱会出现锯齿样改变即颞浅动脉敲击试验阳性（图 21.10）。目前区分两者的最佳方法是找到 ECA 的分支（图 21.11）。

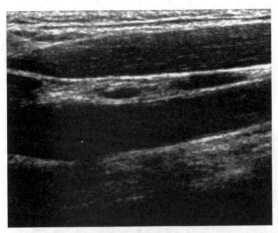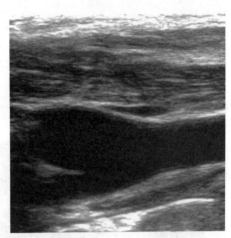

图 21.8　图像显示颈总动脉在分叉处变宽成为球部　　　图 21.9　颈内动脉球部图像

注意：正确地进行颞浅动脉敲击试验。首先要触摸到颞浅动脉的搏动。感受到搏动后定位，用 2 个手指轻敲颞浅动脉，敲击后手指应离开皮肤。如果敲击期间一直未离开皮肤，可能导致皮肤运动减弱或因手指移动引起假性振荡，增加识别 ECA 的难度或将 ICA 误认为 ECA。此外，在按压动脉时不要晃动手指，以免牵拉皮肤，得出错误结果。

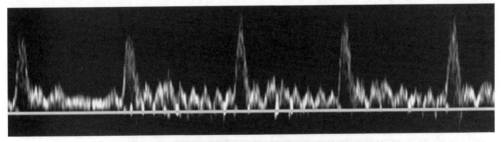

图 21.10　颈外动脉频谱受颞浅动脉叩击动作的干扰

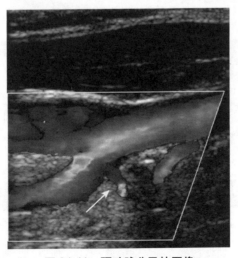

图 21.11　颈动脉分叉的图像

球部与图像中前方的血管相延续，即颈内动脉。箭示后侧有分支的血管，为颈外动脉。

3 条动脉都显示收缩期急剧上升的波形。两侧动脉的频谱和速度应对称。CCA 分叉后向 ICA 和 ECA 供血。CCA 的频谱反映了它供血的 2 条血管的特点，频谱显示舒张期持续正向血流，但少于 ICA 舒张期流量（图 21.12）。正常 ICA 频谱在舒张期具有持续的正向血流，频谱较宽（图 21.13）。正常 ECA 频谱较窄，舒张期流量较小，通常有舒张早期或舒张期切迹，由主动脉瓣关闭引起的（图 21.14）。ECA 的舒张期血流量因患者而异。

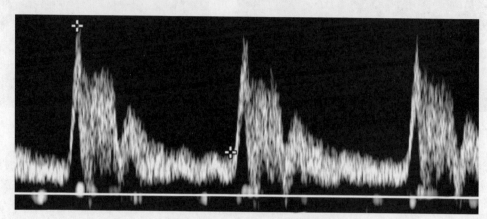

图 21.12   正常颈总动脉频谱
注意：同时具有颈外动脉切迹和颈内动脉舒张期血流频谱的特征。

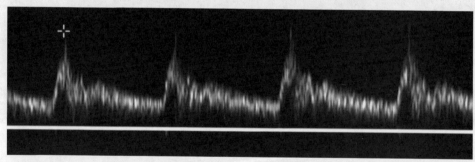

图 21.13   正常颈内动脉频谱，舒张期持续、正向血流

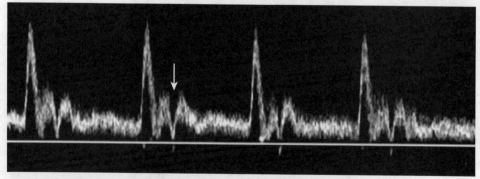

图 21.14   正常颈外动脉频谱，舒张期血流减少。箭示舒张期切迹

当血管中取样容积较小，管壁平滑、管腔内层流时，可获得干净、光整的频窗。当取

样容积过大、血管弯曲、狭窄时，可获得宽频窗且频窗内充满回声。宽频窗表明流速范围较大，可能是由斑块或血栓引起的湍流（图 21.15）。

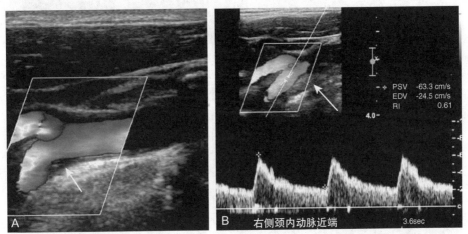

图 21.15　A. 彩色多普勒图像显示斑块导致管腔变窄（箭）。B. 多普勒频谱显示斑块导致的宽频窗

患者准备

患者进行颈动脉检查无特殊准备。如果患者颈部有颈托或绷带，在允许的情况下将其取下。如果无法移除，超声医师应查看其他可用的声窗区域，并从这些区域获取灰阶图像和多普勒信号。通常主要关注的区域是远端 CCA 和近端 ICA，应尽力扫查以上区域。

探头

应使用频率至少为 7.5MHz 的线阵探头，使用具有足够穿透力和最佳分辨率的探头进行扫查。如果血管位于颈部深处，应使用频率较低的探头，以便增加穿透力。使用凸阵探头或扇形探头，可改善有些患者 ICA 远端的显示程度（图 21.16）。此外，2 ~ 4 MHz 凸阵探头或扇形探头也可用于对无名动脉和左侧 CCA 近端的检查。

患者体位

患者仰卧位，下巴微抬高，枕头位于患者肩下，颈部微伸展，以便更好地显示分叉位置高、接近下颌骨的患者。应避免颈部过度伸展，这会导致皮肤绷紧，难以保证探头与皮肤充分接触。扫查右侧颈动脉，患者头部略微转向医师对侧；扫查左颈动脉，患者头部略微转向医师侧。

扫查颈动脉有 2 种体位，应该使用最符合人体工程学的姿势。第 1 种是大多数血管实验室血管超声医师首选的体位。在这个姿势下，患者的脚放在控制台旁边，检查医师坐在检查台的头端，患者的头在检查医师的正前方。这种姿势扫描右侧颈动脉很容易，因为检查医师能够将肘部放在桌角或枕头旁，为检查医师的手臂和肩膀提供了良好的人体工程学姿势。扫查左侧颈动脉时，检查医师必须将手放置到患者的对侧颈部，检查医师的手臂和肩膀很难找到一个舒适姿势。检查医师也可以用左手扫查左侧，然后用右手操作超声仪器。

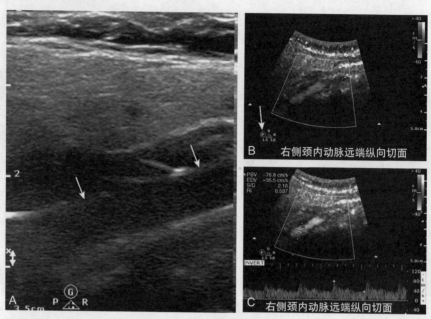

图 21.16 A. 箭示颈内动脉（ICA）远端，由于颈内动脉远端较深，以及探头频率选择不当，导致颈内动脉显示不清。B. 同一名患者，使用低频凸阵探头，更好地显示 ICA 远端。C. ICA 远端多普勒频谱。宽频窗是由于频率较低和取样容积较宽

第 2 种是"放射学"方法，检查医师站在检查台旁边，就像扫描甲状腺一样检查颈部血管。在这种姿势下，左侧颈动脉很容易扫描，医师需要将手和肩膀转向右侧颈部，尽可能用符合人体工程学的姿势进行扫查。

扫查技巧

熟练使用超声设备中的工具很重要。颈部较短和（或）较粗的患者可能无法使用线阵探头对颈动脉进行成像。一些公司生产不同频率的线阵探头。尝试使用甲状腺扫描的高频探头检查会困难，因为甲状腺扫描的探头宽，且频率太高，无法充分穿透。切换到凸阵探头，尤其是高频率的凸阵探头，可以帮助完成检查。凸阵探头在评估 ICA 远端时特别有用。此外，使用凸阵探头或扇形探头有助于显示无名动脉或右侧锁骨下动脉起始处（图 21.17）。通过使用多切面扫查，超声医师能够评估 CCA、颈动脉分叉、颈内外动脉和椎动脉是否存在病变。注意多普勒频谱波形，可以提示近端和远端的血流是否存在异常。CCA 舒张期血流消失是远端闭塞的标志。如果颈内动脉通畅，但舒张期血流消失，则考虑颅内动脉闭塞。

椎动脉

在一些患者中，寻找椎动脉比较困难。75% 的人群，2 条椎动脉粗细不对称，通常左侧椎动脉较宽。15% 的人群，存在 1 条椎动脉闭锁或发育不良，通常是左侧。椎动脉扫查较难的一个技术原因是椎动脉没有在扫查平面内。值得注意的是，当椎动脉穿过颈椎椎间

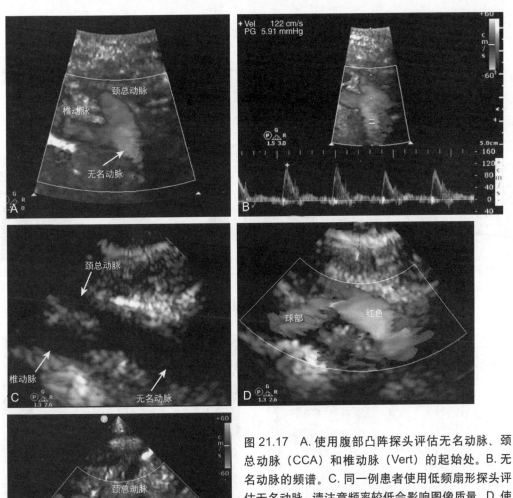

图 21.17　A. 使用腹部凸阵探头评估无名动脉、颈总动脉（CCA）和椎动脉（Vert）的起始处。B. 无名动脉的频谱。C. 同一例患者使用低频扇形探头评估无名动脉。请注意频率较低会影响图像质量。D. 使用低频探头对无名动脉远端进行彩色多普勒成像。图像可能不完美，但可以得出诊断结果，这才是最重要的。E. 使用低频探头对主动脉弓、CCA 和锁骨下动脉起始处进行彩色多普勒成像（见彩图 51）

孔时，位置比较深。如果以 CCA 作为寻找椎动脉的标志，应增加深度；否则可能扫查不到椎动脉（图 21.18）。深度增加，椎动脉应该可显示。另一个技术原因是，彩色速度标尺设置得太高，需要降低标尺，以适应较慢的椎动脉血流。超声医师应该寻找椎体之间的血管。在获得多普勒信号之前，不要轻易将血管称为椎动脉，因为有些人的椎静脉很明显，会被误认为椎动脉（图 21.19）。可以使用能量多普勒帮助寻找椎动脉，因为它对低速血流更敏感，并且不存在角

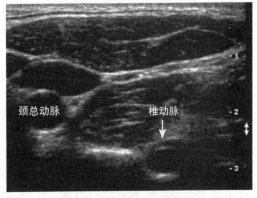

图 21.18　颈部横切面图像
箭示椎动脉，位置比颈总动脉深。

度依赖性（图 21.20）。如果无法看到椎动脉，则将探头向下滑动至锁骨和锁骨下区域，尝试找到椎动脉起始处，然后沿着它追踪到椎动脉中段（图 21.21）。

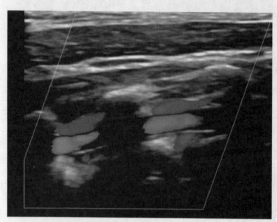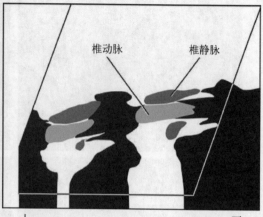

图 21.19　左侧为椎动脉和椎静脉的超声图像，两者宽度相近。右图为示意图

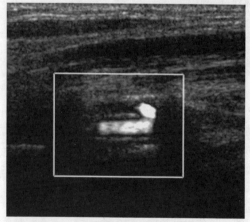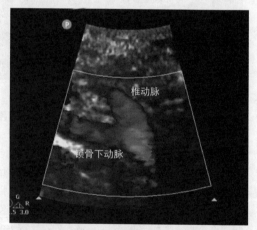

图 21.20　椎动脉的能量多普勒图像　　　　图 21.21　右椎动脉起源于锁骨下动脉的图像
注意多普勒角度是 90°，彩色充盈仍然良好。
能量多普勒的优点之一是不依赖角度。

角度校正

使用 60° 还是不使用 60°？为了精确地测量血流速度，超声医师必须知道声束与血流之间角度的信息，以完成多普勒方程计算。选择 60° 是因为在颈动脉多普勒检查早期，没有多普勒超声，使用非成像手持式连续脉冲多普勒（CW）探头。虽然不完美，但超声医师在获取多普勒信号时可以判断并保持 60°。当连续多普勒出现时，角度校正功能也出现。为了能够使用现有的图表，模仿使用了 CW 多普勒的 60°。不知何故，颈动脉多普勒的测量陷入了 60° 的困境，并代代相传。在理想情况下，角度应该是 0°，因为 0° 的余弦值是 1，频移最大。但由于不可能获得 0°，于是超声中将 30° ~ 60° 作为颈动脉血流多普勒的测量角度。

技术提示

　　超声仪器在技术娴熟的超声医师手上，不仅可以获得完美的图像，还可以跳出思维方式，得出精准的诊断。可以避免患者进行不必要的检查，例如进行有辐射和肾毒性造影剂的计算机断层扫描（CT）。主动脉弓不是脑血管的常规检查部分，但了解主动脉弓成像很重要，因为这有助于疾病的诊断。两侧 CCA 频谱多普勒波形不对称或收缩期峰值速度显著差异是评估主动脉弓的适应证（图 21.22）。在评估双侧血管时，一个很好的经验是，当一侧血管受累，归因于血管，如果两侧都受累，则归因于心脏。值得注意的是，心脏在血流动力学中起着重要作用，并会影响多普勒频谱。主动脉瓣关闭不全患者的多普勒频谱因关闭不全的程度而异，从双波峰到舒张期血流逆转（图 21.23）。主动脉瓣狭窄患者颈动脉频谱会出现波幅小，加速时间延长的小慢波。

　　通常，超声医师会在颈前部评估颈动脉，但会受下颌骨的影响。可将探头滑至后外侧，以颈静脉作为声窗，不仅可以更好地观察 ICA，还可以显示更长段的 ICA。能量多普勒成像可以使用类似的方式，作为彩色多普勒的补充。增加能量多普勒有助于确认是否存在血管阻塞或低流速区。完全闭塞时应该留取 1 张能量多普勒图像，显示血管内没有血流信号。

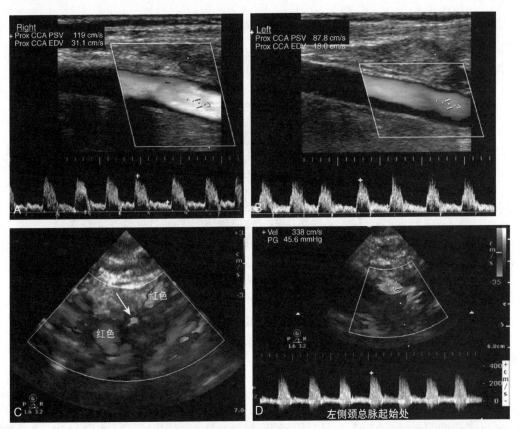

图 21.22　A.颈总动脉（CCA）中段显示湍流引起频谱的轻微变化。B. CCA 近端显示狭窄后湍流的宽频窗。C. CCA 近端和中段探及异常信号，超声医师对 CCA 起始处进行评估。该图像显示左侧 CCA 起始处的彩色混叠（箭）（见彩图 52）。D. 流速升高和湍流频谱证实 CCA 起始处的病变（见彩图 53）

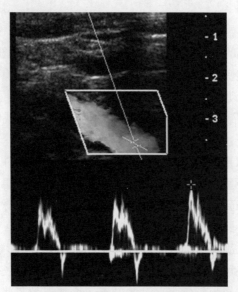

图 21.23　主动脉瓣关闭不全引起的颈总动脉频谱异常

快速检查

最好在横切面做快速的灰阶检查，以确定 ICA 和 ECA 的位置，并寻找斑块。将探头放置在横切面上，并将探头从 CCA 近端滑动到 ICA 近端。确定 ICA 与 ECA 之间的位置关系，调整角度，获得类似"音叉"的图像（图 21.24）。

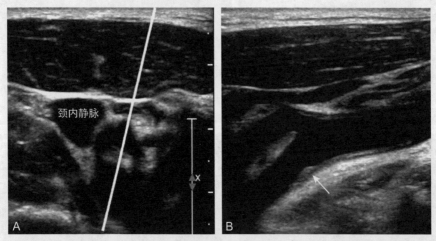

图 21.24　A. 分叉处横切面图像。直线显示同时在两个起始处，获得"音叉"图像所需的角度。B."音叉"视图。箭示 ICA 近端的小斑块

彩色多普勒

彩色多普勒测量需要 < 60°，以正确填充血管。需要超声医师调整探头角度，确保声束与血流的角度 < 60°。彩色取样框可能会向患者足侧倾斜，用于显示 CCA，但随后需要向患者头侧倾斜，以评估 ICA 和 ECA。彩色多普勒应根据需要进行调整，以评估血流混叠或缺失。CCA 和 ICA 之间的流速增加，因此需要提高 ICA 的彩色速度标尺，避免出现混叠。

角度校正

颈动脉多普勒超声并不是一种适用于所有血管类型的检查。需要对不同深度和不同速度的血管进行成像；因此，必须根据评估需要，不断调整灰阶和多普勒条件。超声多普勒角度应始终为≤ 60°，角度校正标尺平行于血管壁。美国超声医学学会（AIUM）建议尽量将角度保持在 45°～ 60°，受患者解剖结构的影响，角度可 < 45°，但绝不能 > 70°，避免增加测量不准的风险。在血管内移动取样线进行测量时，要不断地对角度进行微调。当存在偏心性狭窄时，有些科室建议在彩色多普勒引导下，用取样线寻找最狭窄处，而另一些机构建议与血管壁平行。重要的是，同一科室所有的超声医师应使用相同的角度校正技术。遵循超声管理和认证机构的建议或部门的规定。对弯曲血管进行角度校正时，尽量不要将取样框放在弯曲位置，因为血流动力学变化可能导致该处流速升高，造成误差。在情况允许时应将取样框置于管壁最平直的部分。

壁滤波

在多普勒超声检查过程中应使用低壁滤波。如果壁滤波设置过高，则不能显示低速血流，而导致误诊。即使在非病理情况下，颈动脉分叉也要仔细地检查，因为这一区域更容易发生动脉粥样硬化，这是由于血液流动对管壁施加的剪切力造成的。狭窄性病变通常无明显症状，直到颈动脉管腔直径减小 60% 以上会产生压力 - 流量梯度变化。较小的病灶只能通过仔细、完整地扫查横切面和纵向切面才能发现。

记录狭窄

如果发现狭窄，超声医师应获得狭窄前的频谱，缓慢移动取样线在狭窄区找到最高流速。经过狭窄区，如有狭窄后的湍流，应记录，并在血流恢复到正常频谱时，进行测量，由于狭窄后血流速度减低，可能获得小慢波的频谱（图 21.25）。

诊断标准

目前 ICA 狭窄率的诊断标准是：在有斑块存在的 ICA 近端，经角度校正后，测量收缩期峰值流速（PSV）。其他参数包括舒张末期流速（EDV）和 ICA / CCA 比值，即角度校正后 ICA 收缩期峰值流速，与距颈动脉分叉处 2 ～ 4cm 处的 CCA 峰值流速比。

常用的 ICA 狭窄百分比分段为：正常（颈内动脉 PSV > 125cm/s），< 50%（颈内动脉 PSV < 125cm/s），50%～ 69%（颈内动脉 PSV 为 125 ～ 230cm/s），70%～ 99%（颈内动脉 PSV > 230cm/s），接近闭塞和完全闭塞（图 21.26）。颈动脉检查不仅仅是将 ICA 速度测量插入到图表中。超声医师应注意 CCA 内的血流速度。年轻、健康患者的动脉顺应性更强，虽然 ICA 速度的测量是病变分级的重要标准，但如果动脉内并没有斑块可以解释高速血流，那么，此时 ICA/CCA 比值对诊断是有帮助的。如果比值正常，表示 CCA 中血流的速度也很高。在心输出量较差的患者中，ICA 的流速可能永远不会达到重度狭窄水平，尽管可以看到大量的斑块和残余管腔较少。这些患者的 ICA/CCA 比值会异常，可反映狭窄程度。这就是超声医师了解基本的血流动力学的原因，可以帮助医师调整检查思维，获取有助于诊断的图像。

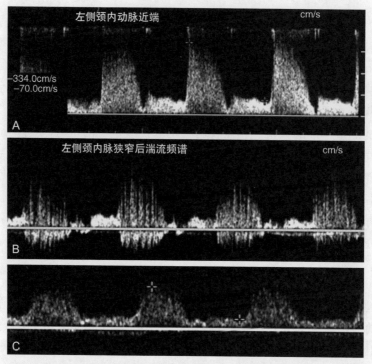

图 21.25 A. 多普勒图像显示高速血流，颈内动脉（ICA）狭窄率超过 80%。B. 狭窄后湍流的多普勒频谱，符合狭窄率＞ 80%。C. ICA 中段狭窄率超过 80%，多普勒频谱出现小慢波

管腔内斑块、收缩期高速血流和狭窄后的湍流，是诊断血管狭窄的 3 个重要条件（图 21.25）。当存在斑块时，对斑块近端的血管、斑块处和斑块远端的血管进行扫查，以评估是否有高速血流和狭窄后的湍流。斑块应在横切面和纵向切面进行测量。一些科室使用面积测量工具，勾画 ICA 和残余管腔，进行面积狭窄百分比的测量，最好使用能量多普勒进行狭窄率的测量。图像应确定斑块均匀或不均匀，斑块表面是否光整。受到钙化性斑块后方声影的影响，很难获得斑块下方的图像。并不是所有的钙化斑块都导致中、重度狭窄，可能只是动脉壁的钙化。通过对血流动力学的检查，超声医师可评估钙化区域之前和之后的彩色血流信号。如果斑块后的彩色血流没有出现任何混叠，并且与斑块前的彩色血流颜色大致相同，则该处存在狭窄的可能较低。如果存在混叠或更亮的颜色，表明血流加快，则可能存在明显的狭窄。有时使用低频凸阵探头可以获得斑块后方的多普勒图像。

一些医院使用"球部"来描述颈动脉的球样膨大处。颈动脉球部的位置是可变的，可以是 CCA 远端的一部分，或者延伸到 ECA 或 ICA 的一部分；可以仅在 ICA 近端，仅在分叉水平，或可能根本没有球部。基于以上原因，通常不需要颈动脉球部的多普勒频谱。颈动脉球部是颈动脉分叉处的一个重要的解剖特征，而不是一个特定的位置。超声检查和报告，使用正确、明确的术语是非常重要的。

如果在锁骨下动脉或无名动脉中可见斑块或湍流，则应测量双侧肱动脉压，以评估两臂之间是否存在≥ 20mmHg 的压差。

如果是动脉内膜剥脱术或支架植入等术后随访，则应记录剥脱或支架处的典型图像。

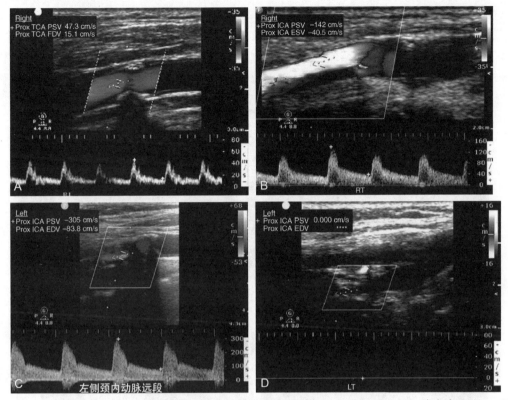

图 21.26　A.狭窄率＜50%的病例图像。钙化斑块后方可见声影（见彩图54）。B.狭窄率50%～69%的多普勒频谱图像。C.频窗增宽的高流速血流图像，钙化斑块符合狭窄率70%～99%。D.颈内动脉（ICA）未见彩色血流信号充填，无法显示多普勒信号，符合 ICA 闭塞诊断

这些图像包括剥脱部位的近端、剥脱处和远端。支架评估应包括支架前、支架近端、支架内、支架远端和支架后血管的流速（图 21.27）。

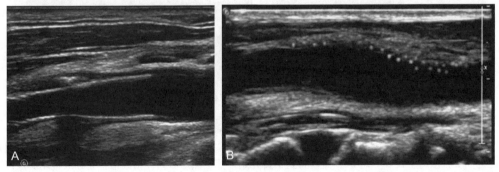

图 21.27　A.颈动脉支架纵向灰阶图像。与相邻无支架的动脉壁相比，支架壁为明亮的高回声。B.颈动脉内膜剥脱除术图像，显示缝合线为点状高回声

　　临床相关的颈内动脉狭窄的严重程度通常分为直径缩小＞70%或＞80%。这2种类型的主要鉴别点是 EDV 的流速。超声学会放射专家共识（SRU）的标准是 EDV ＞100cm/s 表示狭窄超过70%，而华盛顿大学的标准是 EDV ＞140cm/s 表示狭窄超过80%。由临床科室决定哪种诊断标准最适合他们的患者群体。

虽然脑血管的检查主要是评估 ICA 疾病，但源自 CCA 或椎动脉的异常多普勒频谱也可能提示无名动脉或锁骨下动脉狭窄。椎动脉双相或反向频谱提示锁骨下动脉盗血综合征。锁骨下动脉盗血是指椎动脉血流反向，与同侧锁骨下动脉近端狭窄或闭塞有关，越过锁骨下动脉起始处。椎动脉反向为同侧上肢供血（图 21.28）。图 21.29—图 21.31 是附加图像。

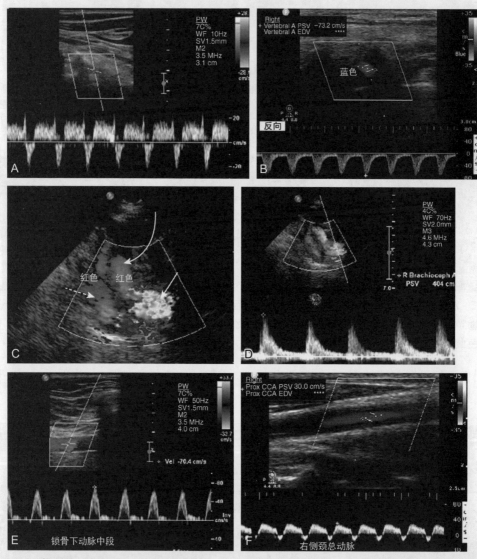

图 21.28 A. 椎动脉双向频谱，收缩中期血流反向，又称"兔耳朵"征。该波形与盗血有关。有些超声医师可能会让患者抬起手臂 30～45s，或者直到手臂开始疼痛，然后重新评估频谱，会导致椎动脉波形完全反向。锁骨下动脉和肱动脉远端的波形都会在锁骨下动脉盗血中显示单相频谱（见彩图 54）。B. 椎动脉频谱完全反向，血液逆行，符合锁骨下动脉闭塞或重度狭窄（见彩图 55）。C. 颈总动脉（CCA）异常频谱，提示超声医师需要评估 CCA 起始处。远端无名动脉显示与狭窄有关的彩色血流混叠。彩色混叠是由狭窄引起的组织振动导致的。直箭示彩色混叠区，弯箭示 CCA，虚线箭示椎动脉（见彩图 56）。D. 远端无名动脉的多普勒频谱显示流速增高。请注意，扇形探头可对深部的动脉进行更好的评估。E. 锁骨下动脉收缩期加速时间延长。该患者的双侧肱动脉压不对称，测量右侧肱动脉压为 90mmHg，左侧肱动脉压为 140mmHg（见彩图 57）。F. 右侧颈总动脉多普勒频谱异常。患者无名动脉完全闭塞。右侧颈动脉接收同侧椎动脉反向供血。这种双向血流频谱由于颈动脉和右臂动脉之间交替产生的血液需求而形成（见彩图 58）

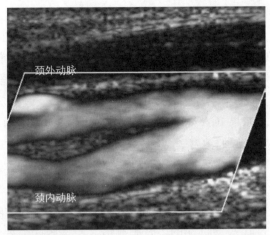

图 21.29 颈外动脉和颈内动脉从起始处至中段动脉的能量多普勒图像

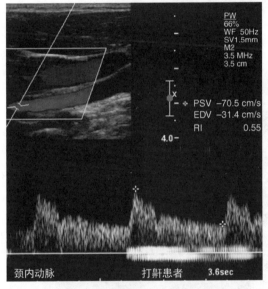

图 21.30 打鼾者的颈内动脉多普勒频谱

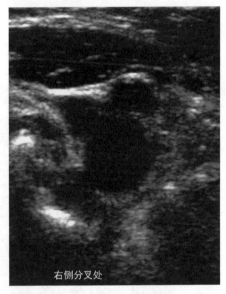

图 21.31 随处可见 "隐藏的米老鼠" 征

颈静脉是右耳，颈外动脉是左耳，球部 / 颈内动脉是头部。另一个 "隐藏的米老鼠" 征在肝门可见。

颈动脉超声扫查需要的图像

超声医师可根据个人习惯对颈动脉进行检查，也可根据临床医师的要求，进行针对性的检查。在上述扫查规程中，纵向切面和横切面图像通常采用双幅图模式记录在结果中。如果用这种方法扫查，应使用横切面图像评估整个 CCA，而不仅仅是在代表性位置进行检查。

另一种方法是分别获取该血管的灰阶、彩色和频谱多普勒图像。超声医师从 CCA 近端、中段、远端和分叉处分别获得长轴图像，然后是 CCA 近端、中段、远端和球部的横切面图像，以及上述血管有 / 无血流信号。然后是 ICA 和 ECA 的起始处，有 / 无血流信号。记录 ICA 或 ECA 和分叉处，以及上述血管的彩色多普勒和频谱多普勒图像。对于 ECA，只需要两幅图像，灰阶、频谱多普勒图像。对于 ICA，需要在近端、中段和远端分别获取灰阶、彩色和频谱多普勒图像。在一次检查中，为了提高检查效率，最好是同时记录血管的灰阶、彩色和频谱多普勒图像。如果 ICA 图像的获取比较困难，超声医师不需要对该血管进行反复的扫查，以免造成医疗资源的浪费。

美国超声医学会 / 儿科放射学学会 / 超声医师学会颅外指南在发表时推荐，获取 CCA 近端和在分叉下方 2 ～ 3cm 的中远段，以及 ICA 近端和远端的多普勒频谱。而国际社会认证委员会血管检测（IAC-VT）标准则推荐，CCA 近端和中远段多普勒频谱，以及 ICA 近端和超声所能扫到的 ICA 最远端的多普勒频谱。一些医院会要求获取比上述标准检查更多的图像，即获得 CCA 中段和 ICA 多普勒频谱。

颈动脉·纵向切面

1. 颈动脉近段纵向切面和横切面。

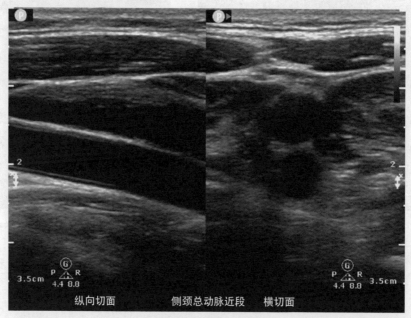

纵向切面　　　侧颈总动脉近段　　　横切面

右侧颈总动脉近段

注意：可以从任意一侧开始检查，标记右侧只用于示例。

2. 彩色多普勒超声角度校正后，测量颈总动脉近端收缩期峰值流速和舒张末期流速（见彩图 59）。

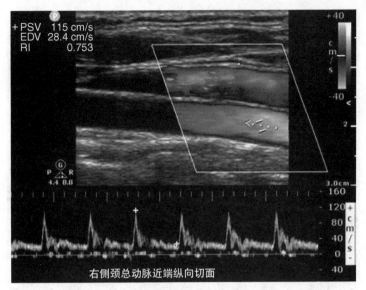

右侧颈总动脉近端

3. 颈总动脉中 - 远端纵向切面和横切面。

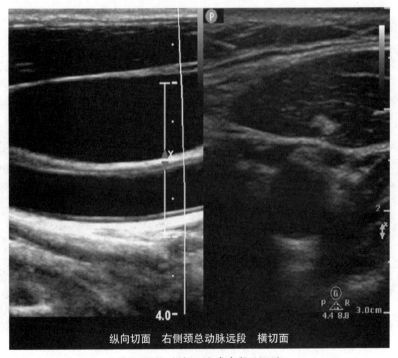

右侧颈总动脉远端或中段 / 远端

4. 角度校正后，彩色和频谱多普勒测量颈动脉中 - 远端收缩期峰值流速和舒张末期流速。

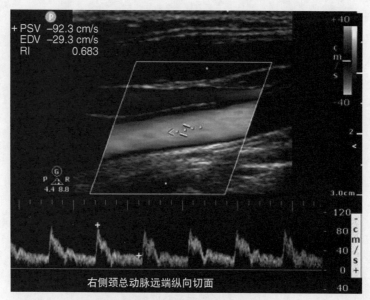

右侧颈总动脉远端纵向切面

右侧颈总动脉远端或中段 / 远端

5. 颈动脉分叉处纵向切面和横切面。

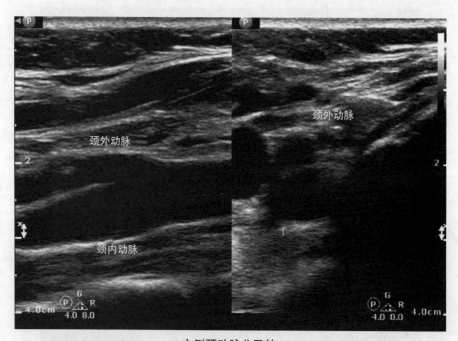

右侧颈动脉分叉处

6. 颈外动脉（ECA）起始处纵向切面和横切面。

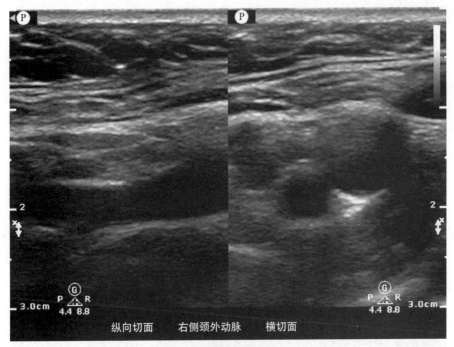

右侧颈外动脉

7. 角度校正后，彩色和频谱多普勒超声测量 ECA 收缩期峰值流速和舒张末期流速。

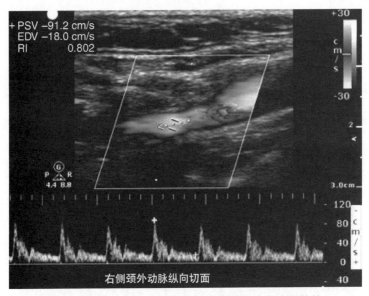

右侧颈外动脉或右侧颈外动脉近端或颈外动脉起始处

8. ICA 起始处纵向切面和横切面。

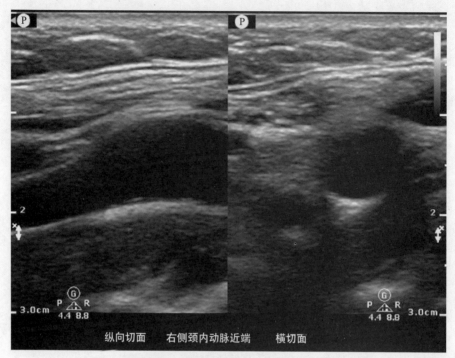

纵向切面　右侧颈内动脉近端　横切面

右侧颈内动脉近端或颈内动脉起始处

9. 超声角度校正后，彩色和频谱多普勒测量 ICA 近端 / 起始处的收缩期峰值流速和舒张末期流速。

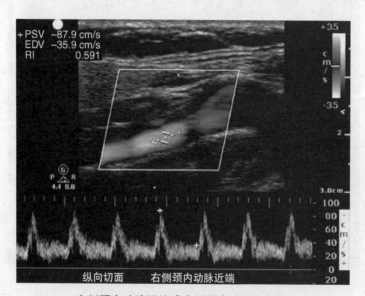

纵向切面　右侧颈内动脉近端

右侧颈内动脉近端或右侧颈内动脉起始处

10. ICA 中 - 远端纵向和横向图像 (AIUM 协议)。

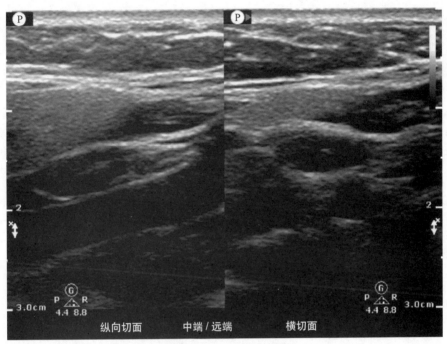

右侧颈内动脉中端 / 远端

11. 彩色多普勒超声测量 ICA 中 - 远端的收缩期峰期流速和舒张末期流速（AIUM 协议）。

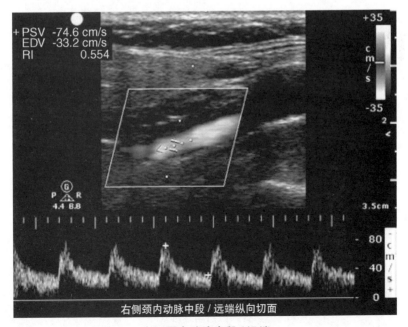

右侧颈内动脉中段 / 远端

12. ICA 远端纵向切面和横切面（IAC-VT 标准）。

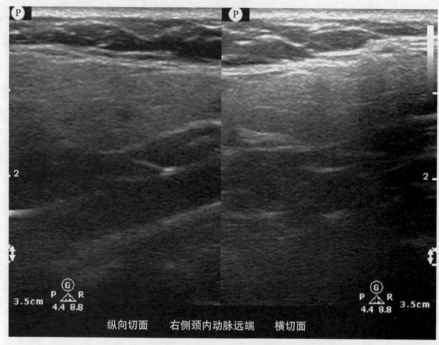

纵向切面 右侧颈内动脉远端 横切面

右侧颈内动脉远端

13. 角度校正后，彩色多普勒超声测量 ICA 远端的收缩期峰值流速和舒张末期流速 (IAC-VT 标准)。

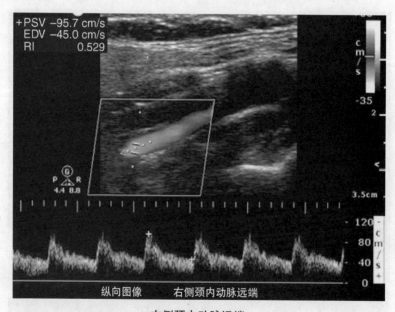

纵向图像 右侧颈内动脉远端

右侧颈内动脉远端

14. 椎动脉彩色和频谱多普勒图像，通常是颈部近 - 中段（见彩图 60）。

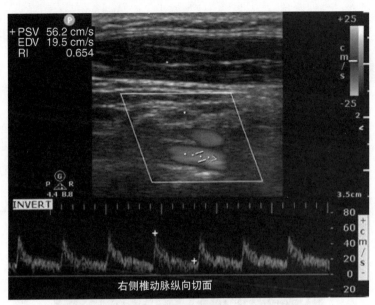

右侧椎动脉

15. 左侧重复上述操作。

16. 右锁骨下动脉长轴（部分科室要求检查，但 AIUM 或 IAC 血管部分并不要求）。

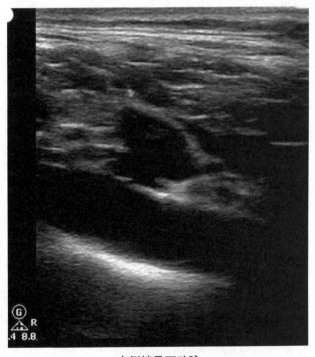

右侧锁骨下动脉

17.角度校正后，彩色多普勒和频谱多普勒测量右锁骨下动脉的收缩期峰值流速。

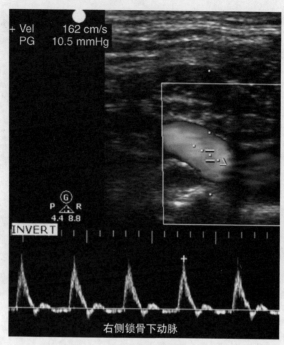

右侧锁骨下动脉

（翻译　赵　朵　赵冉冉　校对　孙雅琴　李丽伟）

第 22 章

周围动静脉多普勒超声扫查操作规程

Aubrey J. Rybyinski

关键词

增加	内踝
使接合	搏动性血流
压缩性	呼吸相位
持续血流	自发显影
高阻血管	三相的
外踝	瓣膜
低阻血管	瓣膜功能

目标

完成本章阅读后，你将掌握以下内容。

1. 描述下肢动脉系统的正常解剖及常见的解剖变异。

2. 讨论供应小腿肌肉高阻力血管床动脉的血流模式。

3. 选择合适类型的探头和频率。

4. 详细说明下肢动脉和静脉超声评估时，患者和超声医师使用符合人体工程学的合适位置。

5. 描述下肢深静脉、浅静脉和穿静脉系统的正常解剖及常见的解剖变异。

6. 讨论静脉正常和异常的血流模式。

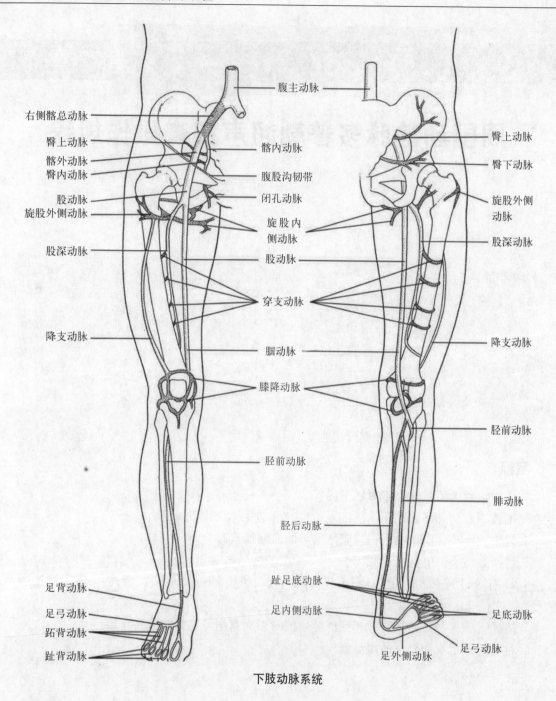

下肢动脉系统

右侧髂总动脉
臀上动脉
髂外动脉
臀内动脉
股动脉
旋股外侧动脉
股深动脉
降支动脉
足背动脉
足弓动脉
跖背动脉
趾背动脉

腹主动脉
髂内动脉
腹股沟韧带
闭孔动脉
旋股内侧动脉
股动脉
穿支动脉
腘动脉
膝降动脉
胫前动脉

臀上动脉
臀下动脉
旋股外侧动脉
股深动脉
降支动脉
胫前动脉
腓动脉
胫后动脉

趾足底动脉
足内侧动脉
足外侧动脉
足底动脉
足弓动脉

概述

　　本章分为两部分，下肢动脉和下肢静脉的多普勒检查。虽然它们是两个不同的系统，但有共同的适应证。如果您认为检查项目有误，应该联系开检查单的临床医师，以确保患者接受正确的检查。超声检查在血管疾病的诊断和治疗中起着至关重要的作用。检查结果有助于确定患者的最佳治疗方案。超声医师或血管外科医师的目标都应该是提供详细的诊断性检查，以免患者进行不必要的辐射性或有创检查，以及费用较高的肾毒性造影检查。

外周动脉概述

外周动脉疾病（PAD）非常常见，每年影响超过 300 万人。随着时间的推移，下肢动脉会变得狭窄，当血液供应无法得到满足时，会出现小腿疼痛，称为跛行。超声是一种很好的诊断工具，可以准确地报告动脉供血不足或闭塞性疾病的程度，同时以无创的方法定位和量化狭窄。进行动脉检查原因包括评估劳累性腿痛、跛行、静息痛、溃疡，以及评估动脉内膜剥脱术、血管成形术、支架植入术或旁路移植术后的情况。超声有助于区分由血管疾病引起的真正的跛行和由神经问题引起的假性跛行。跛行通常定义为患者在出现小腿疼痛（通过休息缓解）之前可以行走多少个街区。例如，3 个街区的跛行患者可以在小腿疼痛导致他们停止行走和休息之前行走 3 个街区。通常，休息 30 ～ 45s 后，疼痛会减轻，他们可以再走 3 个街区，然后必须再次停下来休息。

动脉多普勒检查评估从股动脉到脚踝，以提供可用于确定患者最佳治疗方式的诊断信息。根据患者的症状或检查中发现的异常，可增加主动脉、髂总动脉和髂外动脉的检查。

踝臂指数，通常称为 ABI，在评估 PAD 中起着重要作用。多普勒检查是一种解剖评估，而 ABI 提供生理信息。这些检查相互补充，为患者提供了重要帮助。

解剖

胸主动脉在膈肌的主动脉裂孔处成为腹主动脉，位于中线的左侧，走行于腹膜后，直到在脐水平分叉成髂动脉。髂总动脉向下外侧走行约 4cm 后分为髂外动脉和髂内动脉。髂内动脉，也称为腹下动脉，位于内侧，向骨盆和盆腔内器官供血，髂外动脉向腿部延伸，在腹股沟韧带近端成为股总动脉（CFA）。CFA 位于股总静脉（CFV）的外侧，分为股浅动脉（SFA）和股深动脉，后者以前称为股深部的动脉（图 22.1）。股深动脉位于 SFA 的后外侧，并发出分支向股骨头区域和股深肌供血。在一小部分患者中，股深动脉起源于 CFA 的内侧。SFA 位于股静脉的前方，沿着大腿的前内侧走行。当它进入大腿远端的收肌管后，移行为腘动脉。腘动脉位于腘窝内，位于腘静脉的前中部。它分为胫前动脉和胫腓干（图 22.2）。胫前动脉穿过骨间膜的表面，沿骨膜向前走行。在远端，胫前动脉沿着胫骨的前部走行，穿过踝关节后移行为足背动脉。胫腓干发出胫后动脉和腓动脉，供应小腿肌肉（图 22.3）。胫后动脉起始于胫骨和腓骨之间，沿小腿内侧延伸至内踝和足跟之间的中点（图 22.4）。腓动脉起源于胫腓干，沿腓骨内侧倾斜走行。腓动脉位于胫后动脉的深方，紧邻腓骨。

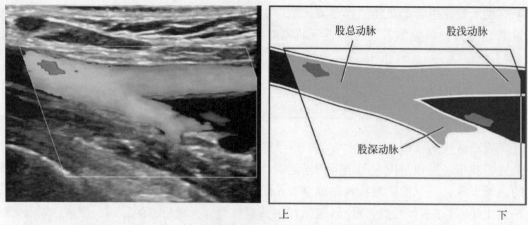

图 22.1 股总动脉分为股浅动脉和股深动脉的彩色多普勒图像和示意图

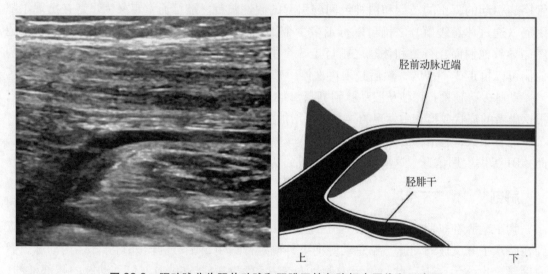

图 22.2 腘动脉分为胫前动脉和胫腓干的灰阶超声图像和示意图

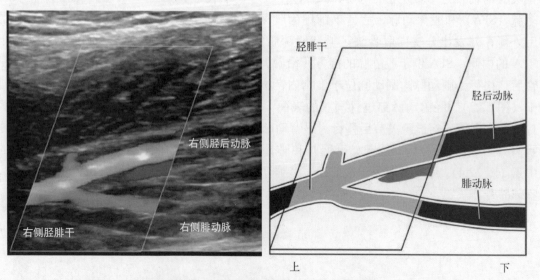

图 22.3 右侧胫腓干分为胫后动脉和腓动脉的彩色多普勒图像和示意图

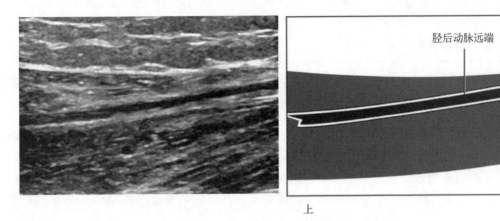

图 22.4　胫后动脉的灰阶超声图像

生理学

下肢动脉为大腿和小腿肌肉供血。正常静息状态下，肌肉对血液的需求较低，显示为高阻的多普勒频谱（图 22.5）。而运动状态下，肌肉血液需求量显著增加，给肌肉供氧并带走运动产生的毒素，从而产生低阻多普勒波形。

超声表现

正常的血管腔超声表现为无回声，动脉壁呈高回声，由动脉壁内中膜的胶原纤维成分引起。动脉壁回声比静脉壁高（图 22.6）。超声医师需要通过多切面扫查，在斜切面中获取动脉分叉处的图像。

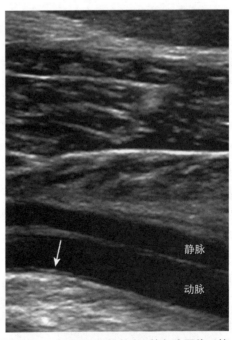

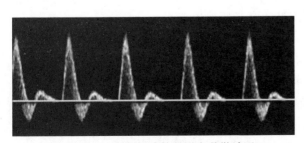

图 22.5　正常三相波的频谱多普勒波形

图 22.6　静脉和动脉壁对比的灰阶图像（箭示动脉壁呈高回声）

动脉超声多普勒检查

患者准备

下肢动脉检查患者不需要做特殊准备。如果对主动脉和髂动脉进行评估，一些科室可能会让患者在午夜后禁食水（NPO），或者仅在早上服用清水和药物以减少肠气。当患者需要NPO时，超声检查应该安排在早上。因为糖尿病患者有患PAD的风险，他们应该安排在早上第1个检查，或者应该接受改良的检查前准备。有些科室不要求患者NPO，可以全天安排检查。

探头

通常对大多数患者来说，使用5～7.5MHz线阵探头检查大腿和小腿血管。2～4MHz凸阵探头用于腹主动脉和髂动脉的检查，或者用于对大腿较粗患者的血管成像。在一些患者中，当SFA穿过内收肌管时，使用凸阵探头可以提高SFA远端的成像效果。充分评估这一区域至关重要，因为该处容易发生动脉粥样硬化。在保证足够穿透力条件下的最高频率的探头。

呼吸技巧

患者在检查期间可以正常呼吸。主动脉成像可能需要屏住呼吸。

患者体位

检查时，患者仰卧位，同时腿向外旋转，膝盖轻微弯曲呈蛙腿样姿势。这样可以很好地检查大腿内侧和腘窝。遵循人体工程学，使检查者的手臂得到支撑，而不是与身体成直角。检查床应升高到超声医师感到舒适的高度，显示器和键盘处于合适的高度和位置。

踝肱指数

可通过ABI评估下肢血流受损的严重程度（表22.1）。ABI是一种非影像学检查，不提供解剖细节。测量两侧肱动脉、足背动脉和胫后动脉的血压。任何新诊断为PAD的患者都应该将ABI作为基础检查。除了测量血压之外，还须使用连续波多普勒获得双侧胫动脉的频谱，或者使用脉动容积描记法记录脚踝处的容量搏动频谱。

踝肱指数计算公式：踝部最高收缩压 / 肱动脉最高收缩压。

患者仰卧位，使用合适尺寸的血压袖带（袖带气囊的宽度应超过肢体直径的20%）和可以获得连续多普勒频谱的探头。给袖带充气，直到多普勒信号消失，然后慢慢释放压力，直到多普勒信号再次出现，信号刚出现时的血压为收缩压。超声设备或生理测试机存储获得的多普勒频谱图像。如果血压没有记录在仪器上，通常是记录到工作表里。以类似的方式，通过在脚踝上方放置1个大小合适的血压袖带，从足背动脉和胫后动脉获得双踝收缩压。

表 22-1　踝肱指数

> 1.3	动脉钙化
1.0 ~ 1.3	正常
0.9 ~ 1.0	伴有轻微症状的轻度动脉损害
0.5 ~ 0.9	轻 - 中度缺血伴轻 - 中度跛行
0.3 ~ 0.5	中 - 重度缺血伴重度跛行或静息痛
< 0.3	严重缺血伴静息痛或坏疽

测量踝压的方式和测量肱动脉压的方式相同，最高踝压除以最高肱动脉压分别计算两腿的 ABI。选择两只手臂中较高的肱动脉压用于计算双侧脚踝的 ABI。

在血管硬化、钙化的患者中，可能会人为地导致胫动脉压升高。当 ABI 无法解释或不可靠时，可以测量足趾收缩压，因为趾动脉很少钙化。可以通过使用光电容积描记（PPG）仪来获得血压。糖尿病患者可能还需要测量𧿹趾的血压。这是通过 PPG 仪和 1 个较小的血压袖带实现的，通常宽为 2.5cm。趾肱指数是最大趾压除以最高肱动脉压计算出来的。𧿹趾的血压通常是肱动脉血压的 70%。因此，正常的趾臂指数应超过 0.7。ABI 测量值不可靠是指 ABI 在"正常"范围内，但是多普勒频谱明显异常。

穿刺并发症

有股动脉穿刺置管或其他操作史的患者有发生术后并发症的风险。血肿、假性动脉瘤（PSA）和动静脉瘘（AVF）是 3 种主要的并发症，超声很容易鉴别。患者可因腹股沟发现搏动性肿块或患者主诉穿刺部位或其附近疼痛而就诊。血肿可能会将大腿动脉血管压得很深，因此需要使用凸阵探头检查（图 22.7）。注意到彩色混叠有助于确定血肿的位置。PSA 表现为动脉旁与动脉以管状结构相通的囊样结构，连接二者的管状结构称为瘤颈。血流通过瘤颈在动脉和 PSA 之间来回流动。血液在收缩期进入瘤体，在舒张期离开瘤体时，瘤体内将显示阴阳彩色血流信号（图 22.8）。瘤体内一半是红色的，一半是蓝色的。瘤颈和瘤体内可见彩色混叠。重要的是，不要把从 CFA 发出的动脉分支，误认为 PSA，动脉分支为高阻血管，末端会消失在肌肉中。AVF 是动脉和静脉之间形成的交通。这很容易用 2 种多普勒频谱来诊断。在动静脉交通之前，动脉血将流入低压的静脉内，动脉内有舒张期血流信号（图 22.9）。动静脉相交通之后，血液流向腿部高压血管，动脉恢复三相或高阻波形（图 22.10）。交通处会出现彩色混叠。提高彩色标尺有助于消除彩色混叠并显示 AVF 内的高速血流（图 22.11）。静脉的多普勒频谱可呈脉动性，不要将其误认为是动脉。股静脉中段获得多普勒信号应该是正常的。使用彩色多普勒横切面扫查，从 SFA 中部缓慢扫查到 CFA，有助于定位彩色混叠和感兴趣区（图 22.12）。

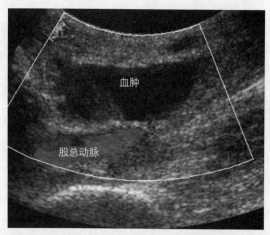

图 22.7　经股动脉心脏介入术后，腹股沟区疼痛肿胀
使用低频凸阵探头探及血肿，以囊性为主的，股总动
脉（CFA）被血肿推向深方

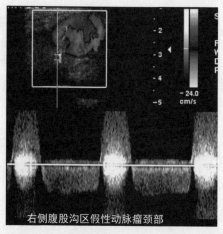

图 22.8　假性动脉瘤（PSA）1 例，患
者可见典型的瘤颈部的往返血流频谱（见
彩图 61）

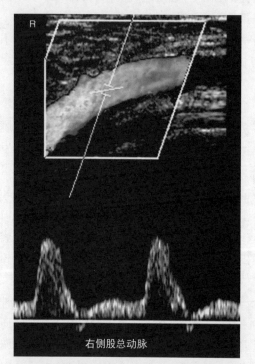

图 22.9　动静脉瘘口近心端的股总动脉内的
血流频谱
正常情况下，股总动脉内的血流频谱应为高
阻力的三相波，而不是有舒张期正向血流的
两相波。

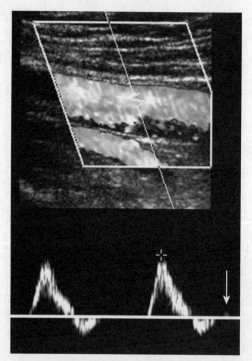

图 22.10　与图 22.9 同一位患者，动静脉瘘
口远心端股总动脉的多普勒频谱，显示为 1
个正常的三相波。箭示第 3 个波位于基线的
上方

多普勒频谱

准确的超声术语不仅仅提示疾病的严重程度，还可以影响疾病的诊断和治疗。超声术语描述的是波形，而不是解释波形异常的原因。这部分作为一个参考，使用科室统一的、明确的术语。目前，正在努力制定描述不同类型频谱波形的标准的超声术语，超声医师应该了解最新的规范。

三相波形　也称多相波形，具有收缩期的快速上升支和下降支、舒张早期的反向波和舒张晚期的正向波。反向波是由正常静息状态下，下肢小动脉毛细血管床的血管收缩引起的（图 22.13）。

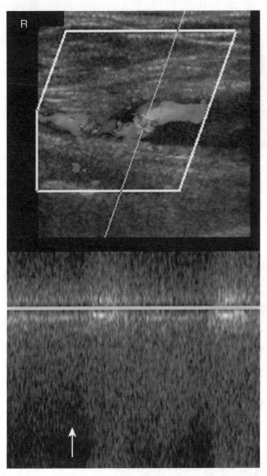

图 22.11　与图 22.9 和图 22.10 同一位患者，动静脉瘘口处高速、低阻、湍流频谱。箭示舒张末期血流。符合动静脉瘘频谱波形（见彩图 62）

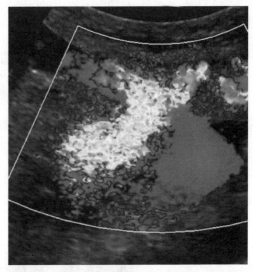

图 22.12　彩色多普勒显示：动静脉瘘周围软组织震动引起的彩色混叠（见彩图 63）

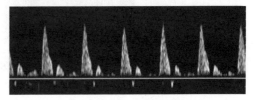

图 22.13　三相波形

双相波形　可在正常动脉和尚未引起血流减少的病变动脉中发现（狭窄 < 50% ～ 60%）。该波形具有收缩期快速的上升支和下降支，舒张早期短暂的反向血流。还有可能存在一个特别小的前向血流，但被壁滤波过滤掉了。如果动脉从三相波变成了双相波，提示

血流动力学异常。双相波也见于老年患者、动脉壁钙化或血管壁弹性和顺应性减低的患者（图 22.14）。

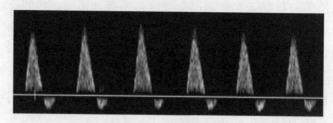

图 22.14   双相波示例

单相波形   位于基线上方。收缩期有快速的上升支和下降支，没有舒张期血流（图 22.15）。

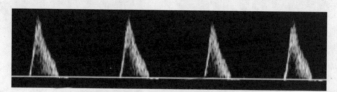

图 22.15   单相波示例。未见舒张期血流

单相和连续波形   一个收缩期峰值后是舒张期前向血流，见于血管疾病患者和动脉运动负荷试验后（图 22.16）。血流受限病变的远端，可见收缩期频谱变钝，舒张期持续的前向血流 （图 22.17）。

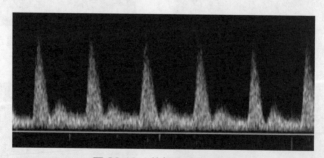

图 22.16   单相和连续波形
该患者近期在跑步机上活动时，感觉不适。

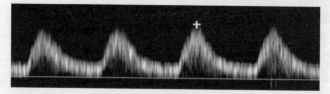

图 22.17   单相和连续波形
频谱多普勒波形为小慢波，该患者近端血管血流动力学显著异常。

下肢动脉速度

每条动脉的收缩期峰值流速范围仅供参考（表 22.2）。最常见的是，使用狭窄前速度与狭窄处速度的比值来确定病变的严重程度。比值 > 2.0，直径狭窄率 > 50%；比值 > 4.0，直径狭窄率 > 75%。

表 22.2　下肢动脉正常流速

股总动脉	$80 \sim 100$cm/s
腘动脉	$60 \sim 80$cm/s
胫动脉	$40 \sim 60$cm/s

动脉疾病

狭窄 1% ~ 49% 的患者中会出现双相波形（表 22.3）。动脉内可见斑块，斑块不超过血管的 50%，流速也没有升高。当狭窄接近 49% 时，频窗增宽（图 22.18）。

表 22.3　下肢动脉双功能诊断标准

狭窄率	波形	频窗增宽	速率比	远端波
正常	三相波或双相波	无	无	正常
1% ~ 19%	三相波或双相波	很小	PSV 较近段增加 < 30%	正常
20% ~ 49%	三相波或双相波	收缩期	PSV 较近段增加 30% ~ 100%	正常
50% ~ 74%	双相波或单相波	全收缩期	PSV 较近段增加 > 100% 2 : 1	单相波
75% ~ 99%	双相波或单相波	全收缩期	PSV 较近段增加 4 倍 4 : 1	单相波
闭塞	无血流	无	无	侧支为单相波，PSV 降低

PSV. 收缩期峰值流速。

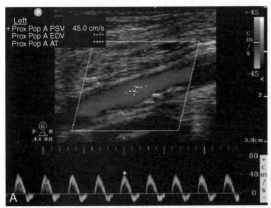
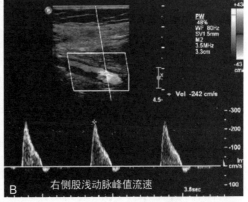

图 22.18　A. 动脉内可见斑块，未超过血管的 50%，流速没有升高，收缩期可见清晰的频窗。B. 中度狭窄，狭窄率 20% ~ 49%，双相波形，全收缩期谱带增宽

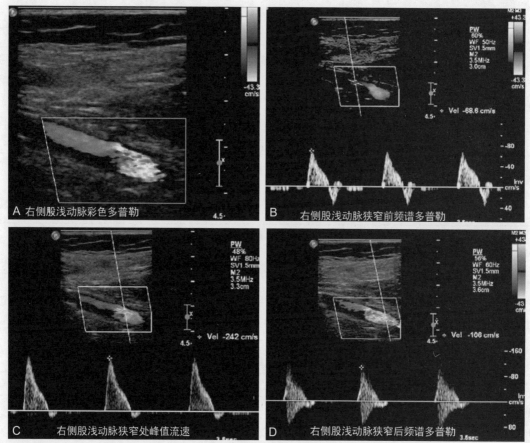

图 22.19 A. 股浅动脉远端狭窄 50% ～ 74%，彩色多普勒图像显示：管腔狭窄和彩色混叠。B. 狭窄前频谱多普勒波形，速度为 68.6cm/s。呈三相波，并可见频窗明显增宽。C. 狭窄处频谱多普勒峰值流速为 242cm/s。242cm/s 除以 69cm/s，比值为 3.5，符合 50% ～ 74% 的狭窄。D. 狭窄后的频谱多普勒流速为 106cm/s。典型的狭窄后湍流，基线上、下频带增宽，呈单相波

　　狭窄 50% ～ 74% 的患者可见双相或单相波形。狭窄前、狭窄处和狭窄后的峰值流速都增加，且比值＞2。彩色多普勒图像显示动脉狭窄（图 22.19）。

　　狭窄 75% ～ 99% 的患者可以见双相或单相波形。狭窄前、狭窄处和狭窄后的峰值流速将明显增加，且比值＞4。狭窄后通常出现湍流波形。彩色多普勒图像可显示动脉狭窄（图 22.20）。

　　单相波形是异常的，当在 CFA 中出现单相波形时，检查应该延伸到腹主动脉和髂动脉，以找到病变区域。如果只有一侧异常，病变位于髂动脉。如果两侧都不正常，那病变位于腹主动脉或髂总动脉（图 22.21）。

　　频窗增宽是指清晰的收缩期频带内充满等回声。在腿部，这通常是由疾病引起的，因为斑块，即使很小，也会破坏正常的层流。在小动脉中可见频窗增宽，动脉的直径略宽于取样容积；因此，无法做到对小动脉的中心血流进行测量，只能对整个小动脉剖面的流速进行测量。如果彩色多普勒增益太高，会增加频窗噪声，造成频窗增宽的假象（图 22.22）。

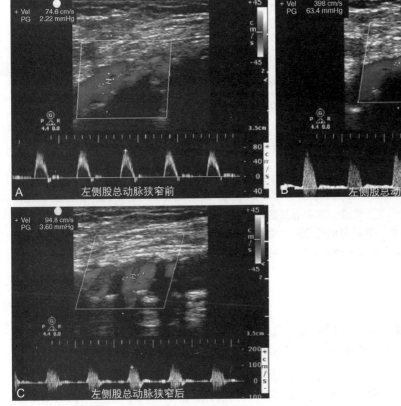

图 22.20　A. 股总动脉狭窄前频谱，速度为 74.6cm/s。B. 狭窄处峰值流速为 398cm/s，比值为 5.3，狭窄率为 75%～99%。彩色多普勒显示动脉管腔减少。C. 狭窄后湍流，呈单相波和舒张期连续波，峰值速度为 94.8cm/s

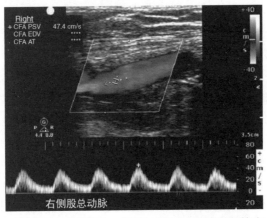

图 22.21　股总动脉（CFA）连续血流的单相波，提示需要对髂动脉进行检查，发现髂动脉重度狭窄。对侧 CFA 正常，所以未对主动脉进行检查

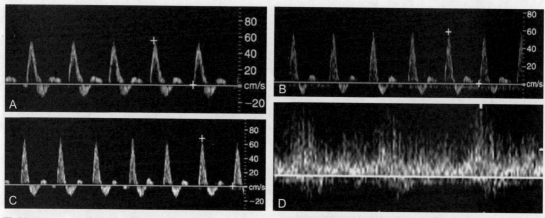

图 22.22   A. 正常股总动脉的三相波频谱，在中心层流处使用小的取样容积，获得清晰的频窗。B. 胫后动脉可见窄的谱带。因动脉细小，取样容积包含整个动脉。在基线以下可见静脉血流频谱。C. 胫后动脉显示全收缩期谱带增宽，这是增益过高引起的。D. 重度狭窄后湍流的频谱图像，可见狭窄后湍流

扫查技巧

超声医师在行下肢动脉扫查时，应有批判性思维，不要一味地专注于图像优化。图像参数调节不仅仅只在扫查开始时，在整个扫查过程中都需要优化调整图像。调整图像对比度或整体增益，使血管完全呈无回声，但低回声的软斑块也可能会漏诊。

选择正确的成像频率很重要，可以通过频率调整改变探头频率，或使用 PEN/RES/GEN 调节，PEN（低频）强调穿透力，RES（高频）强调分辨力，GEN（中频）用于常规情况。选择 PEN 激活探头的低频，RES 激活高频，GEN 激活中频。检查过程中，需要不断地改变探头频率。如扫查 CFA 和近端 SFA 时，使用更高频的 RES 或 GEN 模式，但随着动脉向腿部深方延伸，需要使用更低频率或 PEN。

大腿较粗的患者在使用线阵探头对动脉进行充分成像时有一定困难。"腹部"凸阵探头对这些患者血管的检查和对其他患者远端 SFA 的评估也特别有帮助。远端 SFA 和腘动脉也可采用后方入路进行评估，将探头放到大腿后方找到腘动脉，或者患者俯卧位，将脚抬高放在枕头或卷起来的毛巾上，或者抬高检查床床尾，便于行腘窝检查。

牢记多普勒原理并保证多普勒角度 < 60° 非常重要。使用彩色多普勒，取样线平行于彩色取样框边框。为了与动脉保持适当的角度，通常需要根据动脉走行而变换检查角度。根据需要调节彩色多普勒，以识别血流紊乱、湍流或无血流区域。对于频谱多普勒波形，将超声的多普勒角度调整为 ≤ 60°，游标平行于血管壁。在整个检查过程中应使用低频谱和彩色多普勒壁滤波。如果壁滤波太高，将无法显示低速血流，会误诊为血管阻塞或误将双相频谱视为单相。能量多普勒成像是彩色多普勒的补充，因为其对低速血流更敏感，并且不依赖于角度。能量多普勒的使用有助于确认血管闭塞或低流量状态的区域。帧率由图像深度、聚焦区数量和每帧有效扫描行数决定。深度和帧率成反比；使用彩色多普勒成像时，增加深度会导致帧率降低。在横切面中扫描时，保持彩色取样框的宽度尽可能小，像深度一样，增加取样框宽度会降低帧率。彩色取样框的高度不影响帧率。

　　最后，找到最佳声窗可以提高图像的可视程度。斑块会导致声束衰减，斑块后方区域的彩色多普勒图像和频谱多普勒波形难以获得。当遇到斑块时，将探头移至声束不会穿过斑块的地方，如将探头放在更靠后的位置。扫查升主动脉时，可将探头置于胸主动脉水平附近，患者吸气后屏气。此时肝向下移动，作为声窗，可以更好地观察升主动脉。扫查髂动脉时，可以请患者侧卧位，探头置于髂前上棘的内侧并平行于髂骨翼。

　　动脉支架与血管钙化难以鉴别（图 22.23）。支架需要全面地评估，因此准确地定位支架的位置很重要。扫查动脉时，左右侧动探头，观察支架的超声表现。也可以在横切面上进行，以定位支架（图 22.24）。

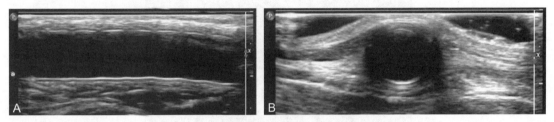

图 22.23　A. 聚四氟乙烯（PTFE）人工血管的纵向切面。可见特征性的"双线征"。B. PTFE 人工血管的横切面

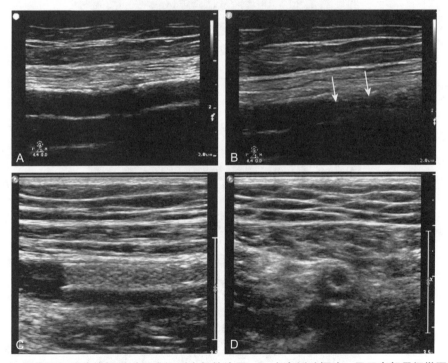

图 22.24　A. 图像显示动脉伴钙化时很难识别支架的边界。B. 左右侧动探头，显示支架呈细微网状（箭）。C. 网状支架纵向切面。D. 网状支架横切面

下肢动脉扫查需要的图像

　　腹主动脉和髂动脉不作为下肢动脉检查的常规内容。超声检查如果发现 CFA 的多普勒频谱波形为近端血管狭窄的小慢波，或者如果患者出现可能存在主动脉 - 髂动脉损伤的症状时，将检查延伸到髂动脉和腹主动脉。

　　1. 股总动脉长轴图像。

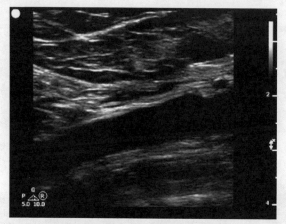

右侧股总动脉长轴或左侧股总动脉长轴

　　注意：为了方便和统一，本章节中的图像均标记为右侧。

　　2. 股总动脉彩色和频谱多普勒图像，测量股总动脉收缩期峰值流速。

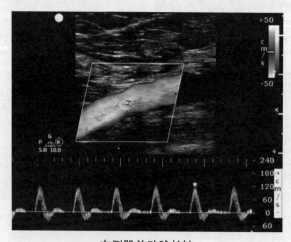

右侧股总动脉长轴

3. 股深动脉近端长轴图像。

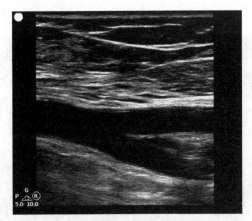

右侧股深动脉长轴

注意：显示右侧股总动脉分叉处的股深和股浅动脉近端的灰阶图像。

4. 股深动脉近端的彩色多普勒和频谱多普勒图像，测量股深动脉收缩期峰值流速。

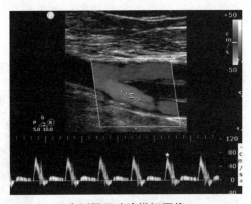

右侧股深动脉纵切图像

5. 股浅动脉近端长轴图像。

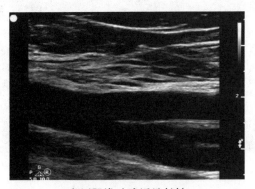

右侧股浅动脉近端长轴

6. 股浅动脉近端彩色多普勒和频谱多普勒图像，测量股浅动脉近端收缩期峰值流速。

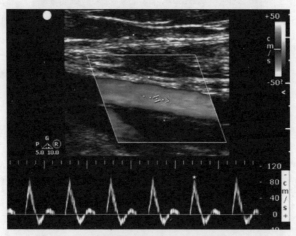

右侧股浅动脉近端长轴图像

7. 股浅静脉中段彩色多普勒和频谱多普勒图像，测量股浅动脉中段的收缩期峰值流速。如果管腔内没有斑块，一些科室只留存彩色多普勒和频谱多普勒图像，不另外再存储灰阶图像。

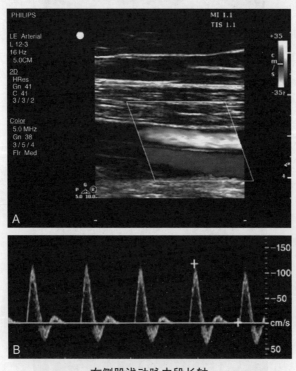

右侧股浅动脉中段长轴

8. 股浅动脉远端彩色多普勒和频谱多普勒图像，测量股浅动脉远端峰值流速。

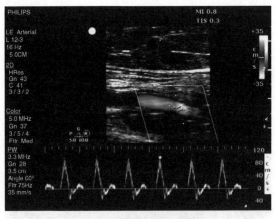

右侧股浅动脉远端长轴

9. 腘动脉长轴图像。

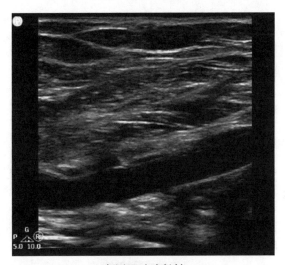

右侧腘动脉长轴

10. 腘动脉彩色多普勒和频谱多普勒，测量腘动脉峰值流速。

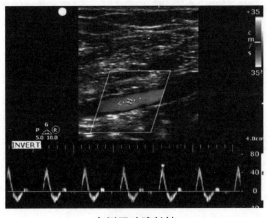

右侧腘动脉长轴

11. 胫前动脉近端和胫腓干长轴图像。

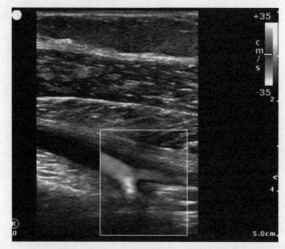

右侧腘动脉分叉处或右侧胫前动脉／胫腓干

12. 胫前动脉近端彩色多普勒和频谱多普勒图像，测量胫前动脉收缩期峰值流速。

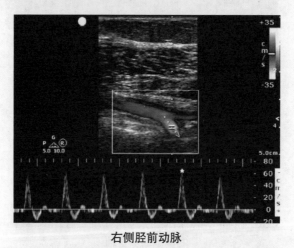

右侧胫前动脉

13. 胫腓干彩色多普勒和频谱多普勒图像，测量胫腓干收缩期峰值流速。

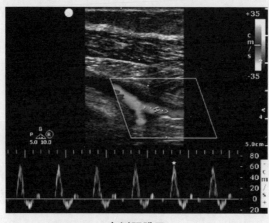

右侧胫腓干

14. 胫后动脉彩色多普勒和频谱多普勒图像，测量胫后动脉收缩期峰值流速。

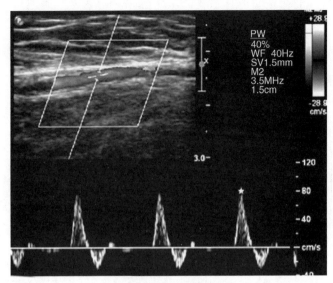

PW
40%
WF 40Hz
SV1.5mm
M2
3.5MHz
1.5cm

右侧胫后动脉近端或中段

一些科室测量近端、中段和远端动脉的多普勒信号。动脉的中到远端部分太小，不使用彩色或能量多普勒无法看到。

注意：美国超声医学研究所（AIUM）/美国放射学院（ACR）和国际社会认证委员会血管测试（IAC-VT）仅要求胫动脉的图像和频谱。有些医院可能要求评估和记录腓动脉和胫前动脉的图像和频谱。

下肢静脉多普勒超声

深静脉血栓（DVT）和肺栓塞（PE）因其死亡人数多和医疗费用高，是目前公共卫生领域的难题之一。静脉血栓栓塞症（VTE）是指静脉中形成血栓，即深静脉血栓，其中一部分脱落，随血液流动，最终进入肺，导致 PE。静脉多普勒检查是医院中最常进行的超声检查之一。

通过下肢静脉系统检查评估是否存在血栓。静脉多普勒超声检查的适应证包括但不限于：下肢肿胀、疼痛、压痛、可触及的条索和深静脉血栓的随访。因为 PE 可危及生命，深静脉的诊断，对于预防肺栓塞非常重要。

由于血栓形成，导致静脉壁不能被探头压瘪，可以诊断下肢深静脉血栓。当静脉壁可以被探头完全压瘪时，诊断该区域未探及血栓。

据美国疾病控制和预防中心（CDC）估计，美国有多达 900 000 人患有 DVT，并且有 60 000 ～ 100 000 人将死于 VTE，这比每年因获得性免疫缺陷综合征（AIDS）、乳腺癌和交通事故而失去生命的总人数还要多。DVT 诊断的一个难点是，患者不伴随其他症状，或者 DVT 一侧的腿没有症状，而出现症状一侧的腿并没有 DVT。

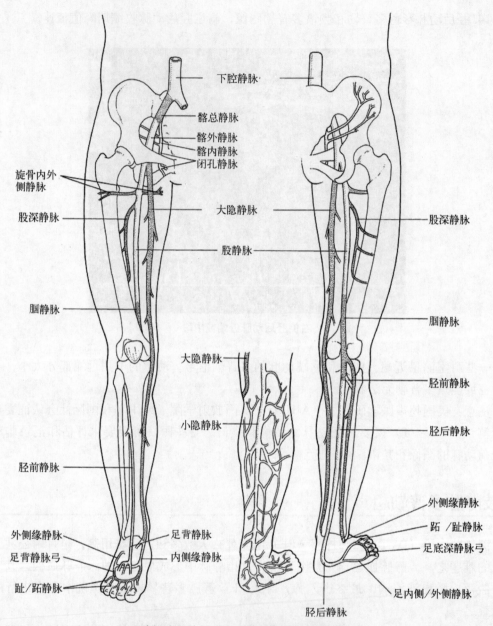

下肢静脉系统：正常下肢深静脉及浅静脉解剖

下肢静脉含有静脉瓣，使血液向心脏的方向流动（图 22.25）。当这些静脉瓣功能失常时，血液会聚集在腿部，并可能导致疼痛、肿胀、可见的静脉曲张、静脉淤滞性溃疡或腿部"沉重"感等症状。静脉多普勒可以评估腿部静脉瓣反流，称为静脉瓣功能不全。这些检查非常具有挑战性，通常由经验丰富超声医师进行检查，本章不做讨论。

解剖

全面了解静脉解剖及其变异，对于获得高质量的诊断检查非常重要。使用正确的静脉名称很重要，因为近几年有部分血管名称发生了变化，如股浅静脉、深的股静脉、较大的隐静脉和较小的隐静脉，现在分别称为股静脉、股深静脉、大隐静脉和小隐静脉。

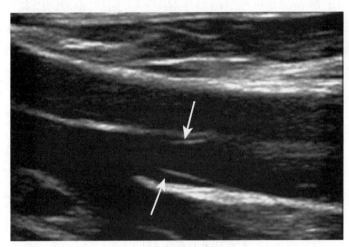

图 22.25　图像示静脉内的静脉瓣（箭）

髂外静脉穿过腹股沟韧带，成为股总静脉（CFV），CFV 位于股总动脉（CFA）内侧。CFV 接收来自大隐静脉的血液，并分成股静脉和股深静脉。股静脉位于 SFA 后方，沿着大腿内侧弯曲走行。20% ～ 30% 的股静脉是成对的，当发现成对的股静脉时，必须单独评估每条股静脉。股深静脉位于股静脉的后方，汇合成 CFV，CFV 走行于大腿深方。股深静脉在分叉后很难探及，通常只扫查近段的部分。股静脉在收肌管水平成为腘静脉，位于腘动脉后外侧。腘静脉由胫前静脉和胫腓干汇合而成。

小腿静脉包括胫前静脉、胫后静脉和腓静脉。一般这些静脉在同名动脉的两侧成对伴行，但在部分患者中，这些静脉可能会有两条以上，并伴行其同名动脉。成对的胫前静脉起源于足背静脉，走行于胫骨外侧的骨间膜上。在膝关节下方，这些静脉汇合在一起，成为共同的胫前静脉干，穿过骨膜的近段，汇成胫腓干，并延续为腘静脉。与胫后静脉和腓静脉不同，胫前静脉不直接与小腿比目鱼肌静脉窦相通，所以胫前静脉一般不发生血栓。IAC-VT 或 AIUM 扫查操作规则都不要求对胫前静脉进行成像。胫后静脉由足底静脉形成，位于胫骨后方，伴随内踝后方的胫后动脉，沿小腿内侧向上走行，在腘窝形成胫总干。腓静脉在腓骨的后内侧，沿小腿外侧走行。成对的静脉汇合形成腓总干，并与胫总干汇合形成胫腓干，然后汇入腘静脉。胫后静脉和腓静脉通常显示在同一切面中。

大隐静脉是人体内最长的静脉，位于腿部的皮下组织内。大隐静脉起始于足背，向前延伸至内踝，走行在胫骨内侧，然后在胫骨内侧的后方，绕膝关节内侧，在大腿内侧继续走行，在腹股沟韧带下方的隐 - 股连接处汇入股静脉。大隐静脉有静脉瓣。小隐静脉也在皮下走行，起始于足背静脉外侧，到达外踝后下方，然后沿着小腿后方走行，通常在中线处，膝关节中部或上方，约腓肠肌静脉水平，汇入腘静脉。小隐静脉和腓肠肌静脉可以汇合在一起形成共干。小隐静脉在与深静脉汇合处可出现变异，可以绕过腘静脉，与股静脉或大隐静脉汇合，称为 Giacomini 静脉。

小腿肌肉中有两组静脉：腓肠肌静脉和比目鱼肌静脉。比目鱼肌静脉或比目鱼肌静脉窦走行于小腿的比目鱼肌深层，并汇入胫后静脉和腓静脉。当小腿肌肉不活动时，血栓会在比目鱼肌静脉窦中形成，并可能成为腘静脉 DVT 的常见来源。因此，久坐时，如长途飞行或开车，时常挤压小腿肌肉很重要。腓肠肌静脉位于腓肠肌的内侧头，并在小隐静脉水平汇入腘静脉。腓肠肌静脉是从腘静脉分出的一条主干，然后迅速分为两条静脉，与同名动脉伴行。鉴别腓肠肌静脉和胫后静脉的一种方法是沿着静脉观察其是否一直延伸到足部。如果是，则为胫后静脉，因为腓肠肌静脉停留在腓肠肌内。

除了比目鱼肌静脉；所有的下肢静脉都有瓣膜，保证血液向一个方向流动，防止静脉回流。小腿胫静脉的瓣膜数量最多。

超声表现

正常的静脉管壁较薄，腔内为无回声。如果血液流动缓慢，静脉内可能会出现旋涡状的低回声，不要将这些旋涡状的低回声与血栓混淆。可以看到静脉瓣的开放和关闭，特别是在较大的静脉中，静脉瓣超声表现为薄的瓣膜状回声。

静脉多普勒扫查时不需要测量峰值速度，因此不使用角度校正，重要的是频谱波形特征。评估随呼吸变化的自发血流的频谱多普勒信号。增加腹压和行 Valsalva 动作可以获得静脉更多的信息。静脉自发流动是连续的，并且在不使用任何增压动作时也会存在。由于与呼吸相关的腹腔内和胸腔内压压力的变化，呼吸相位导致多普勒血流波形的振幅发生变化。吸气时，腹内压增加，血流量减少；呼气时，腹内压降低，血流量增加（图22.26）。无明显呼吸变化的持续血流提示近段阻塞（图 22.27）。挤压小腿远段时，静脉流量增加导致流速急剧上升（图 22.28），表明在探头和挤压点之间没有静脉血栓形成。挤压后，流速没有增快或增加较慢，呈小圆形的增高，类似动脉中的小慢波，表明在探头和挤压点之间可能存在部分阻塞（图 22.29）。

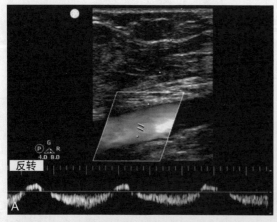
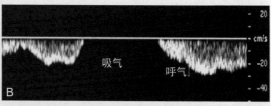

图22.26 A.正常静脉的呼吸相位性的频谱多普勒波形。B.图示吸气时的频谱多普勒波形。由于腹内压增加，血流停止，并随着腹内压降低，呼气时血流量恢复正常，腹内压降低，多普勒信号恢复正常

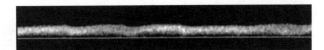

图 22.27 随着呼吸运动，静脉频谱多普勒变化不明显

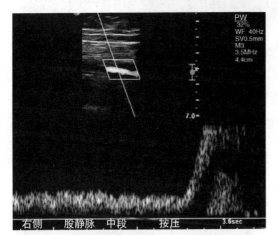

图 22.28 正常股静脉中段按压后的频谱多普勒波形
注意频谱多普勒波形快速上升支和混叠。多普勒特征表明，从加压处到股静脉中段，血管腔通畅。

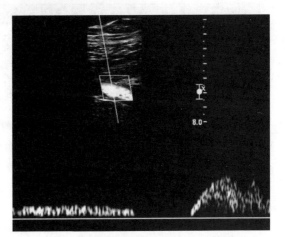

图 22.29 股静脉远段按压后的频谱多普勒波形
注意该频谱没有陡直或快速的上升支，也没有混叠。可能是由于小腿肿胀导致按压不到位，或者可能是腘静脉内的非阻塞性血栓。

以下并非是所有医院都执行的额外的操作。压迫近段，在脐水平向下按压腹部或让患者进行 Valsalva 动作时，可以评估瓣膜功能。如果瓣膜功能正常，会导致探头下的静脉血流停止流动（图 22.30）。如果瓣膜反流，当按压腹部或让患者行 Valsalva 动作时，会出现反流，一旦动作停止，血流就会恢复正常方向（图 22.31）。如果进行快速用力按压，可能会出现少量的反流，因为没有足够的时间让瓣叶充分闭合（图 22.32）。静脉流量变化应该随着呼吸周期而发生，而不是随着心脏搏动。静脉出现搏动性血流提示充血性心力衰竭或三尖瓣关闭不全（图 22.33）。

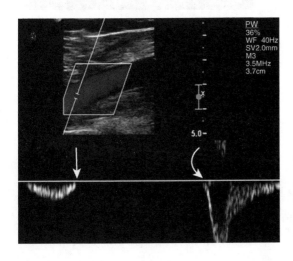

图 22.30 按压下腹部脐水平，对近端加压的正常反应频谱。另一种方法是让患者行 Valsalva 动作，如果出现上述频谱，表明探头与加压水平之间没有瓣膜反流。直箭示压力导致频谱信号消失。弯箭示停止加压，频谱信号重新出现

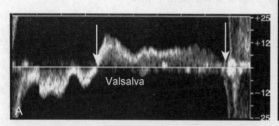

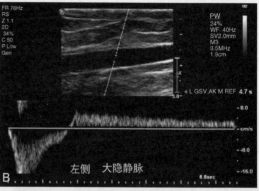

图 22.31 1 例瓣膜功能不全的患者

A. 当患者做 Valsalva 动作时，血流反向，从近心端反流回腿部，当患者结束 Valsalva 动作时，血流恢复从腿部向近心端流动。箭示 Valsalva 动作开始和结束。B. 大隐静脉多普勒波形显示长时间血流反向发生在加压动作后，提示严重的浅静脉瓣功能不全。

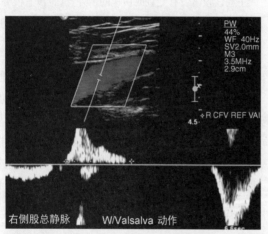

图 22.32 在 Valsalva 动作开始时出现快速反向血流

注意反流没有持续到整个 Valsalva 动作。

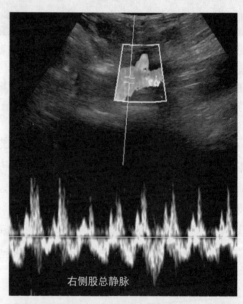

图 22.33 严重三尖瓣反流患者静脉出现脉动波形的示例

下肢静脉超声多普勒检查

患者准备

除了内裤以外，患者需要脱掉腰部以下的所有衣物。为了更好地评估脚踝以下的静脉，还需要脱掉袜子。在内裤边垫一个毛巾以防粘到耦合剂，但是穿平角内裤的男士可能要脱下内裤。检查患者时只露出被检查侧的皮肤，另一侧需要用床单盖住。腿部有支架或可拆卸石膏模具的患者需要将其拆除。如果患者不确定是否可以拆除，则需要联系患者的临床医师，以征得同意。

探头

使用 5 ~ 10MHz 的线阵探头扫查静脉。扫查盆腔和腹部静脉、髂静脉和股静脉远段或对大腿较粗或腿部肿胀的患者进行扫查时需要用 1 ~ 5MHz 的凸阵探头，以获得更好的穿透深度（图 22.34）。与前文所讲述的动脉扫查相同，在保证良好穿透力的条件下使用最高频率的探头，同时降低图像噪声。

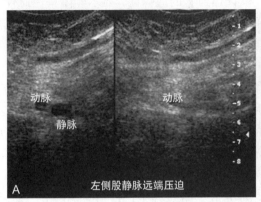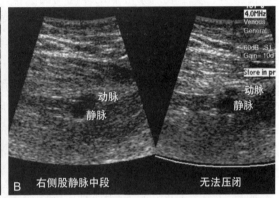

图 22.34　A. 使用凸阵探头，对大腿粗的患者股静脉远端进行加压的正常图像。为了消除静脉内部的噪声，调节图像的黑白对比度，使血管显示得更加清楚。这种消除低回声的调节操作，根据需要谨慎地使用。B. 使用凸阵探头，对大腿粗的患者股静脉中段进行挤压的异常图像。由于使用了对比度控制，静脉内看不到血栓，通过按压可见血栓，表明黑白对比度调节需要根据需要谨慎使用

患者体位

患者尽可能取仰卧位进行扫查，检查床放置在头高足低位，以促进下肢的静脉充盈。为了更方便地扫查患者腿部内侧，患者需要腿部外旋。为保证患者舒适，在膝盖下放一个枕头。检查腘静脉时，可能需要更大程度地旋转腿部，或者让患者侧身进行扫查。

扫查技巧

从大隐静脉汇入股总静脉的位置开始，在横切面上进行加压扫查。要使用足够的压力来压迫静脉，使得静脉壁完全塌陷。每隔 1 ~ 2cm 按压一次，一直按到小腿的胫腓干，以免遗漏小的血栓。在某些科室，按压时的图像用动态视频记录。一般情况下应该在灰阶图像上进行按压，除非很难显示静脉，再使用彩色多普勒。如果患者腿部较粗且难以按压，检查者应将手放在探头下方的腿部，探头和手同时施力。一旦静脉壁塌陷，松开一只手按下冻结键，然后按下动态视频存储键，以获取按压时的图像。该方法对于按压收肌管内的远段股静脉是很好用的。在一些腿部水肿或肿胀的患者中，可能难以在不引起动脉压迫的情况下，获得良好的静脉压闭图像。对于腿部水肿的患者，探头会暂时在腿上留下一个缓慢恢复的压迫凹痕。对于大腿较粗（包括腿部水肿）的患者，用探头轻轻按压静脉，以使

其更靠近探头，但力度不足以使其开始变形；冻结图像后，再进行加压，解冻图像，然后存储图像。超声医师在用力按压时，要注意保护自己的关节，以免造成肌肉拉伤。如果在静脉中发现血栓，按压时应小心，以免血栓脱落引起肺栓塞。

在重复静脉中发现血栓很难，特别是如果整条静脉都充满血栓。按压静脉有利于发现血栓或确定二者之间的交通支。

可以使用调整灰阶图像的对比度或缩放图像来调整图像噪声，确保低回声血栓的显示。增加对比度有助于血管显示更清晰。新鲜的急性血栓可能呈无回声，但血管不能压闭可提醒超声医师此处存在血栓。有时，增加总增益有助于显示静脉中的血栓。

使用彩色多普勒观察静脉的纵向切面图像，以评估血管的通畅性，显示非闭塞性血栓，并定位血管，特别是深方的血管。在彩色多普勒条件下按压腿部有助于探及难以显示的静脉。按压动作是通过挤压小腿使腿部血液快速回流。遇到不稳定的血栓，不应进行按压，因为可能发生血栓移位和栓塞。

所有的多普勒频谱波形应遵循血流与声速角度＜60°的基本原则。按压可帮助显示静脉通畅与否，并有利于观察缓慢的血流。不要用力挤压小腿，而是持续、轻轻地挤压，这样不会造成快速的上升支，而是形成一个均匀的静脉波形。应适当调整频谱扫描速度，以显示按压或 Valsalva 动作前，基线下的静脉血流，并显示 Valsalva 动作后，基线上的反向血流以及返回到基线下的血流。

图像的优化不是在检查开始时一次性调整，而是在检查过程中进行不断地调节。如果将总增益调整得很低，以至于血管看起来完全无回声，似乎图像很漂亮，但低信号（如血栓）可能会被遗漏（图 22.35）。应使用静脉扫查条件，并将彩色速度标尺设置到管腔内充满彩色血流信号为止（图 22.36）。

大腿较粗的患者，使用线阵探头对静脉进行成像有一定困难，应使用凸阵探头。因为凸阵探头在评估股静脉远段和腿部较粗的患者时是有优势的（图 22.37）。股静脉远段和腘静脉也可采用后方入路进行评估，将探头放到大腿后方找到腘静脉，或者患者取俯卧位，将脚稍微抬高放在枕头或卷好的毛巾上，以便检查腘窝。

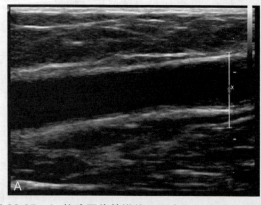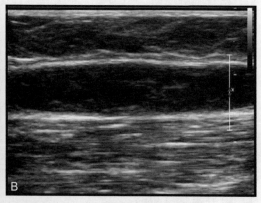

图 22.35　A. 静脉图像的增益设置太低，导致其使管腔看起来正常。B. 与图 A 同一位的患者，使用适当的增益设置，显示了血管腔内的血栓

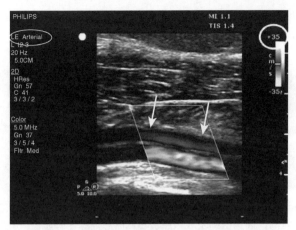

图 22.36　箭示靠近静脉壁处未见彩色血流信号

椭圆形标志显示错误地使用了动脉血管条件，圆圈显示彩色速度标尺过高，靠近静脉壁的低速血流无法显示。图像给人一种非阻塞性血栓的错觉（见彩图 64）。

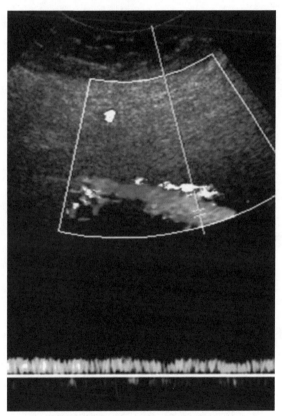

图 22.37　使用凸阵探头获得股静脉远端的多普勒信号（见彩图 65）

如果科室使用的扫查规程包括评估髂外静脉，则单侧下肢检查要求扫查两条股总静脉或两条髂外静脉的频谱多普勒波形。最佳做法是从无症状侧肢体开始检查，然后转向有症状一侧的肢体。这样可以对比观察到双侧股总静脉之间的差异，以及判断是否需要评估髂静脉和下腔静脉。如果扫查双侧髂外静脉且波形存在差异，则应评估髂总静脉和下腔静脉远段（图 22.38）。

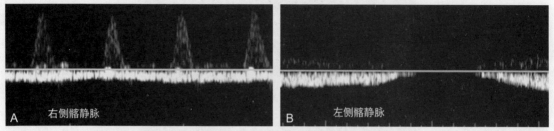

图 22.38 A. 右侧髂静脉的频谱多普勒显示频谱的呼吸期相性消失。B. 与图 A 为同一位患者，左侧髂静脉频谱随呼吸的变化是正常的。超声医师发现该患者右侧髂总静脉内有血栓

小腿静脉可能更容易在远段找到并追踪到它们的汇合处。小腿静脉的检查应使用低彩色速度标尺和彩色多普勒条件。有时很难在小腿静脉上获得频谱，应该仔细进行图像优化，不要误认为是血管异常。此时，不要使用彩色多普勒获得频谱多普勒波形，因为去除彩色信号可清晰地显示出静脉的灰阶图像，这样就可以获得满意的频谱图像（图 22.39）。而且在小腿静脉中，没有自发血流是正常现象。

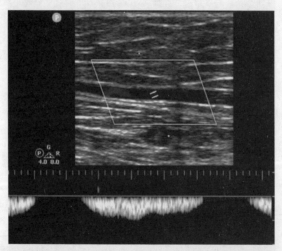

图 22.39 去除彩色多普勒，以更好地看到静脉，将取样框放置到满意的位置，同时获得了频谱多普勒图像

对于小腿有疼痛和压痛的患者，检查疼痛区域的小腿肌肉是有必要的。血栓可能来源于小腿的比目鱼肌静脉，从而引起疼痛或不适。试图寻找充满血栓且肿胀的比目鱼肌静脉。比目鱼肌静脉通常汇入胫后静脉和腓静脉。

并非所有的腿痛都是血管源性的，超声医师应注意其他病理情况，如淋巴结肿大、积液或肌肉病变（图 22.40）。在进行静脉超声扫查时，超声检查者应注意动脉系统，未考虑到的动脉疾病可能是引起疼痛的原因（图 22.41）。

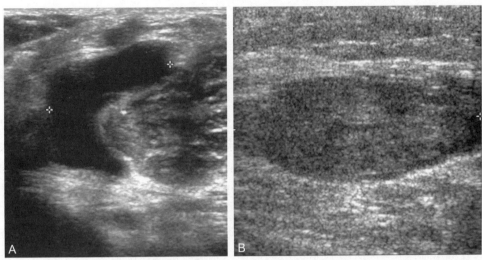

图 22.40　A. 患者在行静脉血栓检查时，偶然发现 Baker 囊肿。记录该病变，并告诉临床医师腿部疼痛或肿胀的原因，特别是在未探及深静脉血栓时。B. 在患者的腹股沟区发现一个增大的淋巴结，呈椭圆形，中心高回声结构模糊，与感染导致的淋巴结增大相符合。腹股沟区可能会有压痛，压迫股总静脉时，可能会感到疼痛，特别是探头在肿大淋巴结上方按压时

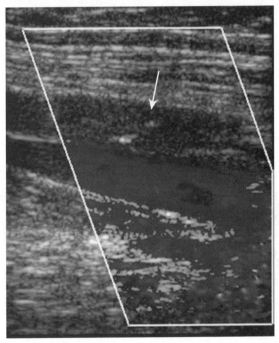

图 22.41　患者因腿部疼痛就诊，行双侧静脉检查。在进行检查时，超声医师发现股总动脉栓塞。箭示栓塞的股总动脉

扫查技术和技巧

从横切面开始扫查,患者取仰卧位,下肢外旋,膝盖以蛙腿姿势轻微弯曲,以便检查股静脉和腘静脉。从腹股沟上方开始检查,找到 CFV 和 CFA。通过在静脉上缓慢地施加压力来评估静脉的可压缩性,确认静脉壁是否塌陷(图 22.42)。CFA 的壁不像静脉那样,不随按压而变形。继续扫查并按压至隐 - 股静脉交界处,然后至 CFV 分叉处。沿着大腿内侧的股静脉走行扫查。记录其近段、中段和远段的可压缩性,继续通过 Hunter 管到达腘窝。然后将探头置于腘窝,记录腘静脉至胫腓干的可压缩性。边扫查边按压胫后静脉和腓静脉直到脚踝处,完成全部检查流程。腓静脉和胫后静脉及其伴行动脉位于骨间膜下,腓静脉比胫后静脉深(图 22.43)。压迫小腿静脉通常会使静脉看起来像是在眨眼。扫查操作规程没有规定需要记录压迫小腿静脉所需的图像数量,这应该由相关科室规定留存按压血管的图像数量和按压的位置。如果需要评估腓肠肌静脉,应从腘静脉开始按压,沿着它向下直到腓肠肌静脉。检查者应追踪腓肠肌静脉从其末段至小腿上部,评估静脉的可压缩性(图 22.44)。根据扫查规程要求,必须记录以下位置的血管情况:股总静脉、隐 - 股静脉交界处、股深静脉伴 / 不伴股静脉近段、股静脉近段、股静脉中段、股静脉远段、腘静脉、胫后静脉和腓静脉。这些内容是检查中最基础的,不同科室可以根据需要,增加扫查的范围。

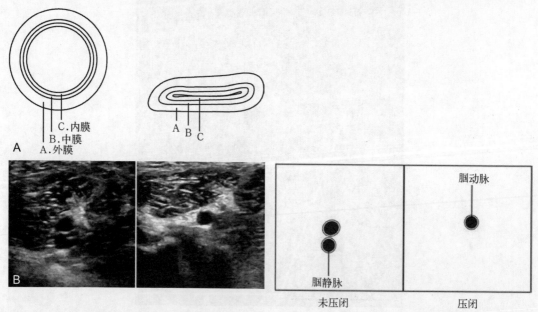

图 22.42 A. 静脉壁的示意图,显示在没有血栓时,静脉壁是如何压闭的。B. 腘静脉正常压闭的声像图像和示意图

检查的下一部分是彩色多普勒和频谱多普勒。IAC-VT 需要至少一个频谱多普勒波形来证明左右股总静脉和腘静脉的自发血流、呼吸期相和按压后双侧股总静脉和腘静脉内的血流变化。各科室可以根据自己的需要从其他位置的切面图像获得其他额外的频谱。记住,

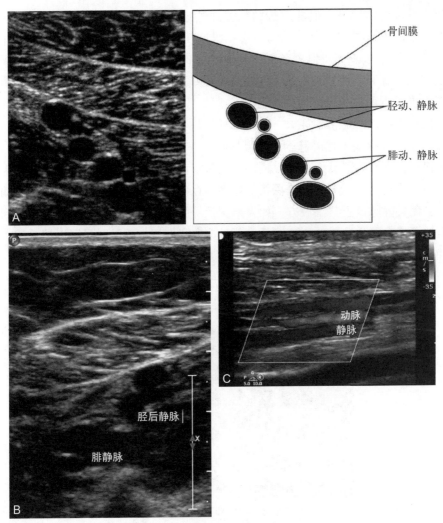

图 22.43 A. 腘窝处胫后动、静脉和腓动、静脉位于骨间膜后方的声像图和示意图；B. 小腿胫后静脉（PTV）和腓静脉（PER）及其伴行动脉位于骨间膜下方的声像图；C. 胫后动脉两侧成对的胫后静脉的彩色多普勒图像（见彩图 66）

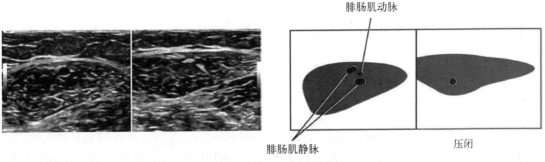

图 22.44 腓肠肌静脉和动脉的图像和示意图

单侧下肢检查，必须记录双侧股总静脉或髂外静脉的频谱多普勒波形。AIUM 指南稍有不同，要求记录以下位置的彩色和频谱多普勒纵向切面图像：双侧股总静脉或髂外静脉，和有症状一侧的腘静脉或者双侧腘静脉（要求检查时）。双侧股总静脉或髂外静脉波形，是用来确定髂总静脉和下腔静脉是否存在病变的。单侧股总静脉或髂外静脉多普勒波形呼吸相位消失，提示近段血栓栓塞或外部压迫。双侧股总静脉和髂外静脉多普勒波形变平，提示肿瘤或血栓引起的下腔静脉阻塞。注意，一般机构的要求都不需要记录股静脉、股深静脉、大隐静脉、小隐静脉或小腿静脉的多普勒频谱。

因为已有孤立性髂静脉血栓的报道，有些科室可能需要髂外静脉的图像。因为其静脉位置很深，所以需要 1 ～ 5MHz 凸阵探头，也易于在髂窝处加压扫查。流速快的髂动脉通常很容易显示，髂外静脉位于其正后方。如果未探及静脉，应降低彩色速度标尺，直到显示静脉流动，但这可能会导致动脉的彩色混叠，不过这在我们评估静脉时是可以接受的。这些血管向髂总静脉和下腔静脉方向倾斜走行，因此探头的角度应该朝向脐部（图 22.45）。

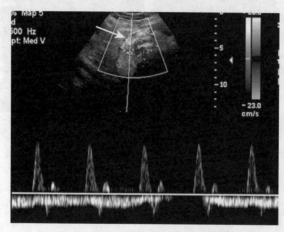

图 22.45 髂外静脉和动脉的图像

箭指更前方的动脉。如图所示，可以同时获得动脉和静脉的多普勒信号，因为取样容积是三维的，在屏幕的"后面"和"前面"同时获取信号。静脉血流显示很好，为了单独显示静脉血流，可将取样框放置到静脉的更远端。

静脉疾病

静脉壁不能压闭，静脉内探及回声，这两者都是诊断 DVT 的标准（图 22.46）。但是，急性血栓可能呈无回声，难以显示。在这种情况下，增加二维灰阶增益，观察是否存在血栓回声，使用彩色或最好是能量多普勒评估该区域，检测静脉内是否有彩色血流信号，或放大图像，观察静脉内是否存在彩色血流信号。

如果彩色或能量多普勒显示血管通畅，超声医师应设法寻找管壁不可压闭的原因，可能是因为患者体位不当或近段梗阻。另一种方法是加大按压力度，直到动脉开始压闭，因为这可能会让患者不舒服，所以在增加压力之前要提醒患者。如果动脉变形，而静脉没有，考虑静脉内存在血栓。单独使用彩色多普勒评估静脉时应小心，因为如果机器调节不当，彩色信号就可能会掩盖非闭塞性血栓（图 22.47）。

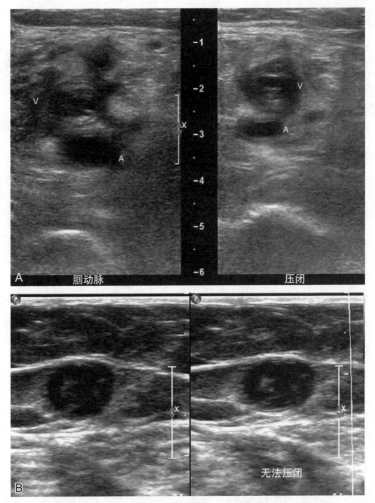

图 22.46　A. 腘静脉血栓随着加压，静脉变得更清晰。B. 大隐静脉血栓无按压和按压的分屏横切面图像，显示静脉无法压闭，但其形状从圆形变成了椭圆形

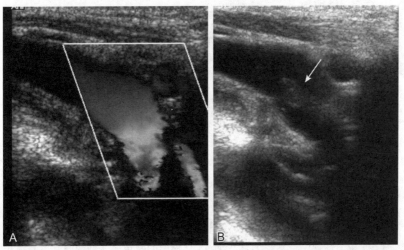

图 22.47　A. 正常静脉的彩色多普勒图像（见彩图 67）。B. 与图 A 同一例患者，箭示被彩色多普勒信号掩盖的不稳定的血栓

静脉正常与异常时的图像标准

正常情况

可压闭性：适度的探头加压使静脉壁完全闭合，腔内无异常回声。
血流模式：多普勒频谱波形显示静脉应有呼吸时相的自发性血流。

异常情况

可压闭性：静脉壁不能压闭或部分压闭，腔内有异常回声。
血流模式：完全闭塞时频谱多普勒信号消失；非梗阻性血栓为连续的、没有呼吸时相
  的频谱多普勒信号。血栓远端静脉的多普勒信号也是同样的波形。

急慢性深静脉血栓对比

　　急性静脉血栓通常会导致血管扩张，静脉管径大于动脉。血栓通常为无回声或低回声。
按压静脉时，静脉仅轻微压闭。血管再通是指之前闭塞的静脉内再次出现静脉血流。应该
降低彩色速度标尺或者使用能量多普勒观察是否有彩色血流信号。确保彩色速度标尺处于
最低设置，并将彩色增益调整到合适的强度（图 22.48）。

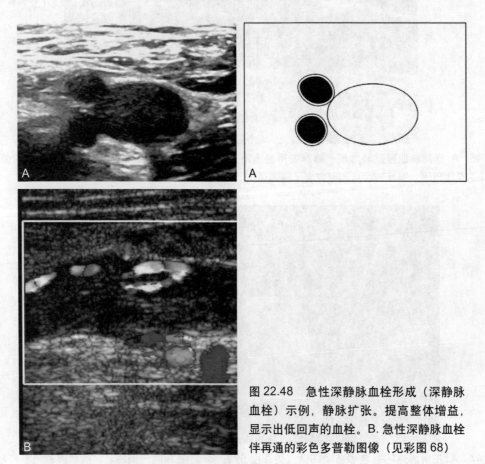

图 22.48 急性深静脉血栓形成（深静脉
血栓）示例，静脉扩张。提高整体增益，
显示出低回声的血栓。B. 急性深静脉血栓
伴再通的彩色多普勒图像（见彩图 68）

通常，随着急性血栓变成慢性，回声增强，体积缩小。因此，慢性或残留的深静脉血栓偏心性局限于血管壁，导致静脉直径减小（图 22.49）。

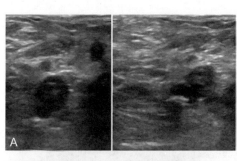

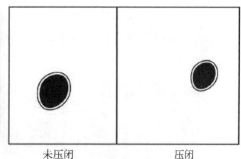

未压闭　　　　压闭

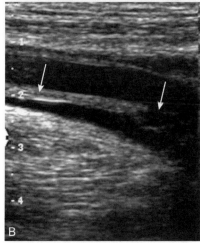

图 22.49　A. 慢性深静脉血栓形成（DVT）患者的图像。血栓回声不均匀。B. 另一例慢性深静脉血栓的图像。箭示增厚的静脉壁和变细的静脉管腔

急性与慢性深静脉血栓的超声特征

急性深静脉血栓的特征

1. 低或无回声
2. 血栓轻微附壁或为"漂浮"血栓
3. 海绵状结构
4. 按压可变形
5. 静脉扩张或膨大

慢性深静脉血栓的特征

1. 高回声
2. 附壁良好
3. 结构稳定
4. 静脉挛缩
5. 粗大的侧支形成
6. 静脉壁增厚

下肢静脉多普勒超声扫查所需的图像

为了简单起见，标示均使用 RT 右侧。

1. 非压缩和压缩 CFV 股总静脉的分屏图像。

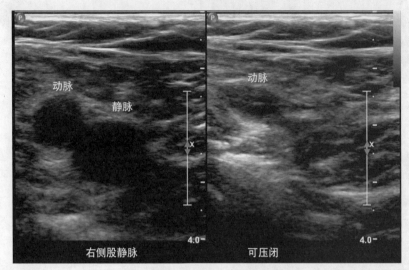

右侧股静脉　可压闭

2. 非压缩和压缩隐股连接处的分屏轴向图像。

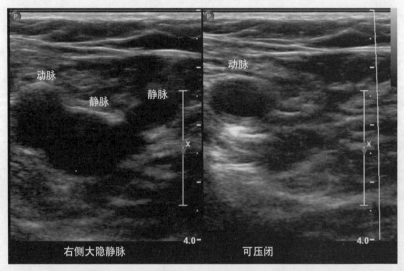

右侧大隐静脉，隐 - 股静脉交界或股总静脉 / 大隐静脉　可压闭

3. 非压缩和压缩股深静脉的分屏轴向图像（DFV）。

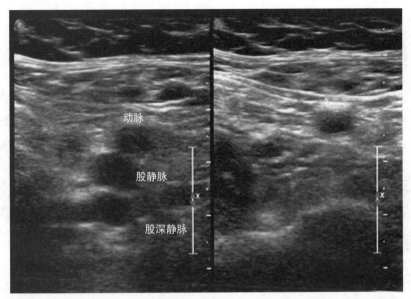

右侧股深静脉近段可压闭；如果股静脉近段可见，可标示右侧股静脉 / 股深静脉近段

4. 非压缩和压缩近端股静脉的分屏轴向图像。

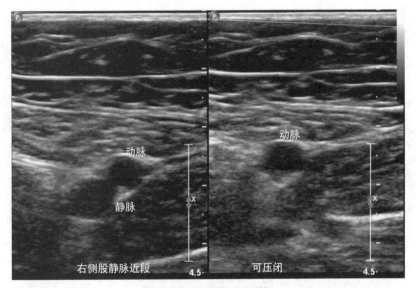

右侧股静脉近段　可压闭

注意：先键入"股静脉"字样以便之后，你只需要键入股静脉的具体位置便可。

5. 非压缩和压缩中段股静脉的分屏轴向图像。

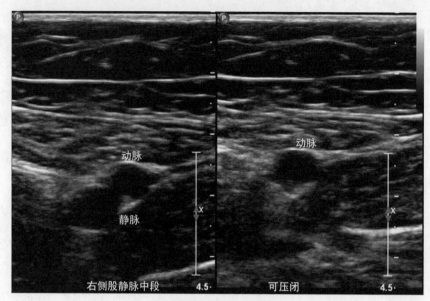

右侧股静脉中段　可压闭

6. 非受压缩和压缩远端股静脉的分屏轴向图像。

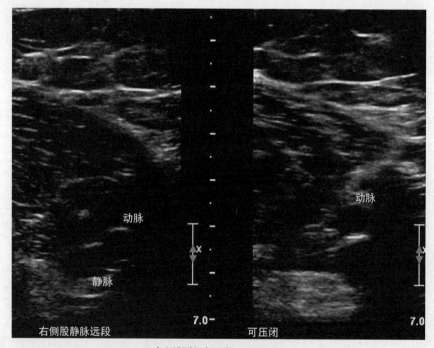

右侧股静脉远段　可压闭

7. 非压缩和压缩腘静脉的分屏轴向图像。

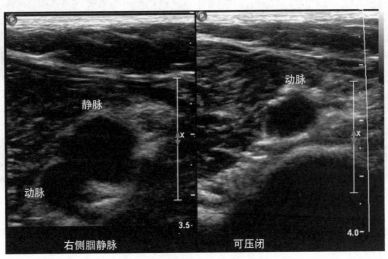

右侧腘静脉　可压闭

8. 非压缩和压缩胫后静脉和腓静脉的分屏轴向图像。

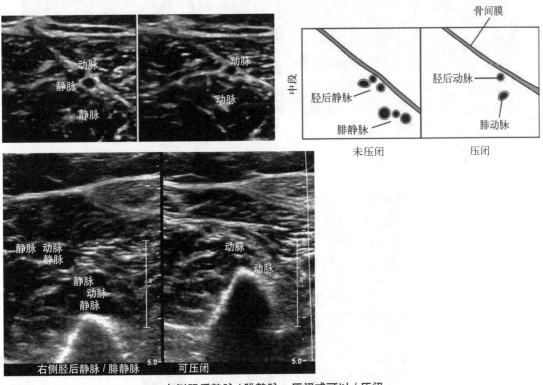

右侧胫后静脉 / 腓静脉　压闭或可以 / 压闭

9. 右侧股总静脉的纵切面图像，有 / 无彩色，多普勒频谱波形，有 / 无增强。注意：虽然图像显示加压操作，但不需要再次操作。然而，一些实验室仍在使用。

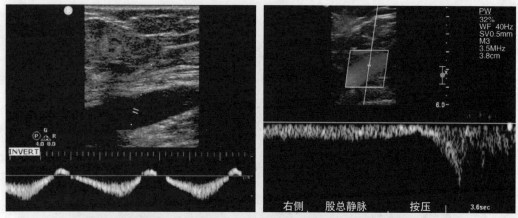

右侧股总静脉。如果在扫查中进行按压，大多数科室会在小腿按压时的留图上标注"按压"

10. 左侧股总静脉的纵切面图像，有 / 无彩色，多普勒频谱波形，有 / 无增强。

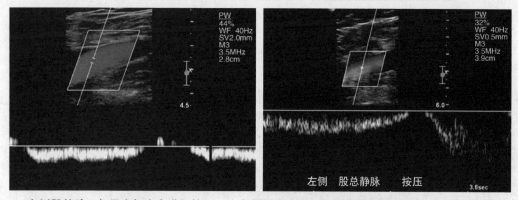

左侧股静脉。如果在扫查中进行按压，大多数科室会在小腿在按压时的留图上标注"按压"

11. 腘静脉长轴图像，有 / 无彩色，多普勒频谱波形，有 / 无增强。

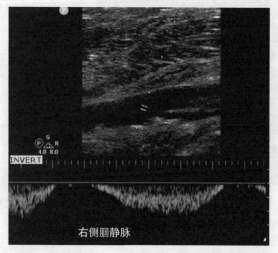

右侧腘静脉。如果在扫查中进行按压，大多数科室会在小腿在按压时的留图上标注"按压"

目前下面这些图像在某些实验室中依然使用。

1. 大隐静脉前后径的测量图和压闭图。这是识别大隐静脉典型的"埃及艳后眼"征象。

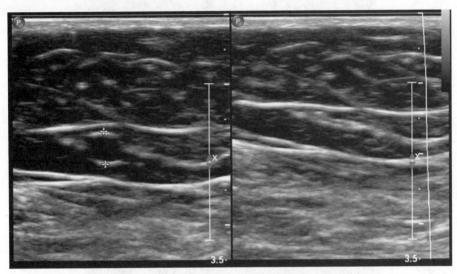

右侧大隐静脉　可压闭

2. 在隐 - 股静脉交界之前的大隐静脉的频谱多普勒图像。

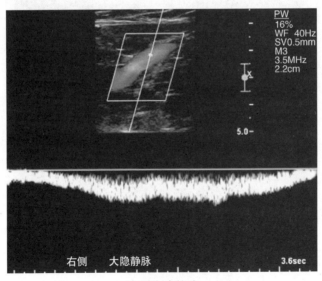

右侧大隐静脉

3. 股静脉近、中和远端的频谱多普勒图像。

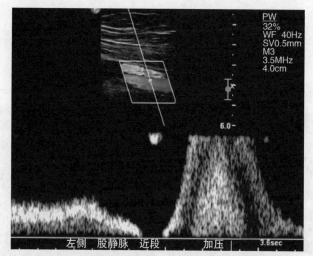

右侧股静脉（近、中、远）

4. 股深静脉的频谱多普勒图像。

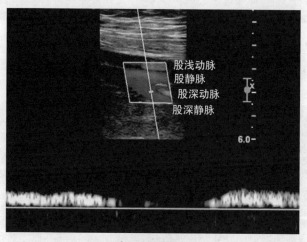

右侧股深静脉

（翻译　田霁松　李丽伟　校对　孙雅琴　赵冉冉）

预 防 感 染

医院获得性感染（HAIs）是患者在住院期间发生的感染。HAIs 增加了医疗保健系统的财政负担，耗资数十亿美元。根据美国疾病控制和预防中心（CDC）的数据，大约每 31 名住院患者中至少有 1 名 HAI，估计每年影响 68.7 万名患者。每年约有 72 000 名患者死于 IIAI[1]。HAIs 是一个严重的卫生保健问题，也是一个世界性的问题。

最新证据表明，超声科是患者感染的来源之一。作为一名超声医师，尽力减少 HAI 是很重要的。其原因在于 HAIs 除了影响患者的健康外，许多支付者（包括医疗保险在内）认为 HAIs 是可以预防的。因此，他们不会报销由于艰难梭菌 (C.diff) 而支付的照顾患者的费用。这意味着医院将承担这部分患者的额外费用，从而增加医院的开支。支付这笔额外的钱必须有所出处，这可能意味着每年的加薪会减少，福利成本增加，以及无法购买新的设备。

大多数病原体，如万古霉素耐药肠球菌（VRE）、耐甲氧西林金黄色葡萄球菌（MRSA）和艰难梭菌（C.diff)，都会在物体表面存活数周。作为超声医师，我们需要保护患者，但同样重要的是保护我们自己和家人。在检查每位患者前后、用餐前和上完洗手间后洗手，对于减少 HAIs 至关重要。这些病原体大多可以在我们的手上找到，并可以通过口进入身体，从而感染我们。被感染并不意味着会发病，但是我们会成为携带者，传染其他人。

超声医师必须确保超声仪器和探头的消毒。制造商的网站上有介绍设备和探头清洁和消毒的专区。重要的一点是，只使用制造商推荐的，可以在其设备上安全使用的产品。并不是一台超声仪器上的所有探头都可以用同一款消毒产品清洗；因此，首选可以在所有探头上使用的产品，避免使用不当。

采用的消毒类型取决于探头的使用方式，并基于 Spaulding 的分类。接触黏膜的探头、术中探头或接触体液的探头（即使使用保护盖）都必须经过高水平消毒（HLD）。所有其他探头都可以用低水平消毒（LLD）进行处理。关于 HLD 方案，已证实经阴道（EV）和经直肠（TR）探头的手柄上都有病原体；因此，最好使用手柄可以 HLD 的设备。研究表明，LLD 后，探头上仍存在一定数量的病原体，因此如果可能，应该对所有探头进行 HLD。如果所有探头都可以在诊室内消毒，则更容易对所有探头进行 HLD。使用 35% 的过氧化氢进行高级消毒。有一些设备可以在被感染患者的诊室里进行 HLD，以保证下 1 名患者的安全。超声中的一些设备使用辐照过的 35% 的过氧化氢，如 Trophon，允许探头在室内 HLD。此外，还有一些使用紫外线辐射的新技术，如抗菌混合 S1。目前研究表明，并不是所有的 HLD 方法都能杀死人类乳头瘤病毒（HPV），HLD 后，经阴道（EV）探头上仍然发现 HPV[2]。如果科室进行了大量的 EV 检查，应使用杀死 HPV 病毒的消毒方法，以免感染患者。请参阅美国超声医学学会（AIUM）的官方声明：患者间体外和体内使用的超声探头的清洁和准备指南、安全操作和超声耦合剂的使用。

　　超声医师还需要了解预防感染的其他方面，如探头的存放和耦合剂的使用。深入了解消毒和超声科所需的细节，超出了本书的范畴，建议读者与医院的感染预防专家进行交流，阅读更多关于该主题的知识，参加讲座或听取关于感染预防的在线研讨会。超声协会正在帮助超声医师和超声专家了解预防感染和超声的重要性。

参考文献

[1]　Magill, S. S., O'Leary, E., Janelle, S. J., Thompson, D. L., Dumyati, G., Nadle, J., et al. (2018). Emerging Infections Program Hospital Prevalence Survey Team. Changes in prevalence of health care-associated infections in U.S. hospitals. New England Journal of Medicine, 379(18), 1732-1744. https://doi.org/10.1056/NEJMoa1801550.

[2]　Meyers J, Ryndock E, Conway MJ, Meyers C, Robison R. Susceptibility of high-risk human papillomavirus type 16 to clinical disinfectants. J. Antimicrob Chemother. 2014; 69:1546-1550.

（翻译　薛国艳　校对　李丽伟）

给超声医师的十点建议

1. 所有病变至少需要在 2 个切面上记录。肿物可能在矢状切面上扫查时没有看到，但在横断面上被发现。在这种情况下，超声医师需要在矢状切面或冠状面寻找肿物。若不能在 2 个切面上同时看到肿块，应考虑该异常所见是人为造成的。

2. 测量是非常重要的，测量值异常可以提示病理情况。在后续检查中，通过测量确定大小的变化是很重要的，特别是对于正在接受治疗的患者。糟糕的测量技术可能会给之后的检查或在不同成像方式之间进行比较时造成很多混乱。永远不要为了保护另一位超声医师而编造测量结果。这对患者不好。

3. 并不是每一张图片都值得挂在卢浮宫里，它们应该具有诊断价值。一张不漂亮但具有诊断意义的图片，比漂亮但无诊断意义的图片要好很多。

4. 谈到不美观的图片，如果这张图片展示了你想表达的东西，就把它留存下来。超声界有句古语，"你总是可以得到更好的图片，但你永远不会再得到同样的图片"。也许你留取了一张胎儿脊柱图片，不是最好看的，所以你决定解冻，试着拍一张更好的。然而，胎儿此时感到厌烦，开始活动，无法再次获得脊椎图像，胎儿在接下来的检查中会一直保持这个位置。另一个例子是胰腺：当你试图获得更好的图像时，气体会挡住胰腺，无法显示胰腺。

5. 在记录或"拍摄"图像之前，请花几秒钟时间查看图像的质量。超声医师要有批判性的思维技能。当我们扫查时，我们应该下意识地评估图像，看看是否可以改进或调整图像。优秀的超声医师应意识到，在检查的技术方面，不能"一刀切"，而是要不断思考图像质量是否可以改善和如何改善。他们需要知道通过哪种方式来帮助改善图像质量。要乐于学习这些操作是如何影响图像的。试着每天学习 1 个或 2 个操作，观察它们如何改善图像的质量。要做到这一点，请将条件设置到最低，然后逐渐开始增加，直到达到最高设置，注意每次调整都会对图像产生哪些影响。你不能通过调整各种条件来"伤害"患者，但是你不这样做也可能会"伤害"患者，这意味着你如果不优化图像的话，可能会看不到或显示不到异常病灶。了解机器及所有条件（包括多普勒设置）对图像的影响，这样你就可以根据需要来调整机器的条件设置。这并不像看起来那样难。

6. 如果发生漏诊，一定要承认这一点。这发生在我们所有人身上，因为我们只关注自己正在做什么，而忽略了其他。然而，放射科医师或者超声医师应习惯于关注整体，并从中寻找有无值得重点观察的感兴趣区。不要试图掩盖它，认为是气体或假象。相反，应该承认你没有看到它，并返回那个区域仔细扫查。如果你假装无阳性发现，而该区域正是超声医师认为应重点扫查并有可能发现异常的区域，那么超声医师就会对你失去信任，并可能会质疑你的工作能力和诚信。超声医师和超声检查者之间有一种神圣的信任关系，一旦它被打破，就需要时间去修复它。请记住，超声医师是依靠超声检查者作为他或她的眼来获得检查诊断的。

7. 永远不要害怕尝试新的考试。互联网上有大量的信息和教程，很容易找到你需要进行考试的信息。做一个自学成才的人，并为此而感到自豪（auto- 意思是"自己"，didact 来自希腊语中"教导"的意思，所以 autodidact 指的是自学成才的人——这是向朋友和家人描述自己的一个很酷的词）。如果你正在和超声医师一起做检查，把他们的解剖、生理和病理知识与你的超声图像优化知识结合起来，就可以提供很漂亮的图像。这是一种多么棒的感觉，会让你的自信心爆棚。

8. 保持积极的态度。唯一能导致你态度不好的就是你自己。不要让你的情绪受到不良情况的左右。当星期五下午 5 点临时增加了 DVT 检查时，和你一样，患者也不想在此时进行检查。这不是患者计划好的。不要把你的挫败感发泄在患者身上。你选择的职业容易受到生活中意想不到的状况影响。理解和尊重你的同事。生活中总会发生一些事情，与其他同事背后谈论，不如问问他们是否可以跟你谈谈并询问你是否可以做些什么来帮助他们。另一个问题可能很简单，就像把孩子带到一所新学校并试图弄清楚新的交通方式一样简单。团队成员应融洽相处，相互支持，营造愉快的工作氛围。

9. 照顾好你的身体。有很多符合人体工程学的扫描信息。有许多超声医师希望它们能"倾听"自己的身体。当你开始经常感到疼痛时，不要认为疼痛会消失。随着时间的推移，情况可能会更糟。与你的初级保健医师谈谈你的疼痛。试着预约物理治疗，学习有助于保护和加强关节的运动。为了保护自己，如果你需要手术，向主任报告你的疼痛，并试着去职业病门诊就诊。

10. 让超声成为一种职业，而不是朝九晚五的工作。加入全国性的协会，如超声诊断医学会（SDMS）。参加地方和全国会议。这可以让你结交新朋友，学习新的技术和技巧来跟上时代，获得继续医学教育（CME）学分，并享受一段美好的时光。如果你不清楚病变的病理，回家搜索并在互联网上学习。阅读超声杂志上精选的论文。跟上行业的变化，考虑写个案报道或学术论文，讲课。从科室会议或学生组会开始。一旦你对讲课充满信心，就和当地协会谈谈在会议上讲座的事。提交给一年一度的 SDMS 会议，遵守提交的截止日期。一些协会，甚至是协会的社团，通常在每次演讲时都会发放酬金。考虑与你当地的协会或 SDMS 打交道。考虑向 SDMS 申请加入委员会。如果你是会员，你会收到一封要求提名的电子邮件。决定一条职业道路。你想从事管理、教育还是为超声公司工作？看看每条职业道路的积极和消极方面，然后开始你的旅程。你需要更高的学位吗？你应该选什么类型的课程？看看你的雇主是否帮助支付你的高等教育费用。最后，再注册各方面的超声检查，这是对你职业能力的认证，在简历上看起来很棒。一些就业要求可能要求申请者在某些专业注册。能够在医疗保健方面帮助人们是一种天赋和特权。你的特殊技能和奉献精神将会影响到患者的康复。请引以为豪。

（翻译　薛国艳　校对　李丽伟）

超声检查记录

以下指南是基于美国超声医学学会（AIUM）网站"资源和实践参数"的指南而提出的。

准确和完整的记录是必不可少的，超声诊断团队的所有成员之间必须保持良好的沟通，才能更好地为患者提供服务。所有的交流形式应尊重患者隐私，并遵守当前的健康保险便携性和责任性法案（HIPAA）的规定。超声检查的图像应以可检索的格式记录和存储。

在合法的情况下，适当的文件记录对于诊疗患者和保护设备是必不可少的。应该保留1份关于超声检查及其详细解释的永久记录。记录和存储正常和异常的器官图像和（或）感兴趣区的图像。与正常大小不一时应一并测量。超声检查的储存和保存必须符合国家的指导方针规定和标准。

根据 AIUM 网站（http：//www.aium.org）资源"实践参数"栏目下的"AIUM 超声检查实践参数记录"，超声检查应记录下来，以便后续审查检查的必要性和诊断目的。尽管有些检查可能只需要静态图像，但有些检查可能需要对视频或回放视频进行存档，如AIUM 网站上的实践参数所述。

无论是留存静止图像还是动态视频，还是两者都需要留存，存档图像都应包含以下内容。

- 患者姓名和其他身份信息。
- 设备的识别信息。
- 超声检查的日期和时间。
- 输出显示标准的热指数（TI）和机械指数（MI）。
- 注明解剖位置和方位。
- 正确的图像方向。
- 超声检查者标识，如首字母或数字代码。

在调整影响声输出或功率按钮时，最好遵循 ALARA（尽可能低）原则。然而，为了保持低输出功率而牺牲图像质量并不能帮助患者得出诊断；然后他们可能需要使用放射性和（或）肾毒性造影剂来进一步检查。美国食品药物管理局（FDA）限制了诊断超声设备的输出功率，来确保患者的安全。这些限制根据使用的预置而变化，其中产科设置的声输出最低。虽然声输出可以提供良好的灰阶成像，但在多普勒检查方面，尤其是腹部检查，声输出可能强度不够。在改善图像质量和多普勒灵敏度的情况下增加输出功率是可以接受的。如果图像或多普勒信号中存在大量噪声伪影，请考虑增加输出功率。

（翻译　薛国艳　校对　李丽伟）

腹部和腹膜后检查操作指南

以下指南是基于美国超声医学学会（AIUM）网站"资源和实践参数"的指南而提出的。

本指南旨在为超声医师进行腹部和腹膜后超声检查提供帮助。该指南包括对腹部和腹膜后各器官或区域进行的检查。每项完整的腹部或腹膜后检查所需要记录的脏器，可以在其各自的章节中找到。局部检查包括 1 个或多个扫查区域，但不是所有的区域。

超声检查有其局限性，并不能显示所有的病变。但我们希望，遵循 AIUM 网站上的指导原则尽可能地提高发现腹部和腹膜后病变的可能性。在一些患者中，可能需要额外和（或）专门的检查，如活检或其他成像方式来确定诊断。

设备

腹部和腹膜后超声检查应使用线阵探头、凸阵探头或两者的组合进行。探头应选用具有一定穿透力的较高频率的探头。用于腹部或腹膜后检查的探头频率应在 2.0 ～ 9.0 MHz。

肝

肝超声检查应包括从纵向切面和（或）矢状切面、横切面和其他切面（如冠状面）获得的图像。图像应能很好地显示肝，观察肝左右叶和尾状叶的正常和异常表现，并比较肝与右肾的回声强度，以及观察肝区主动脉和下腔静脉（IVC）、圆韧带、肝膈顶区、右侧膈肌与右侧胸膜间隙，并且测量肝的大小。可以使用高频线性探头对肝表面进行成像，以评估肝硬化患者的再生结节。非酒精性脂肪肝（NAFLD）、酒精性肝病、肝硬化、肝炎和其他适应证患者应进行肝弹性成像检查，以评估肝纤维化。

肝左右叶的图像应包括肝静脉和门静脉主干、门静脉左右支。所有检查均应考虑使用显示门静脉血流方向的多普勒频谱，应评估胆总管和肝内胆管的扩张情况。

胆囊和胆管

　　胆囊超声检查应在胆囊充分充盈进行，必要时应测量胆囊的长径及胆囊壁的厚度。嘱患者左侧卧位，在多切面上评估胆囊内部结构的活动性，并寻找仰卧位时未发现的结石。当患者无法侧卧或需要进一步观察时，可直立位检查。对于右上腹痛或腹痛患者，应通过探头加压来评估胆囊是否有压痛，即"超声墨菲征"。

　　通过获取肝的多个切面来评估肝内胆管。根据需要，在仰卧位和左侧卧位及直立位时评估肝外胆管。彩色多普勒可用于区分肝动脉和门静脉与胆管。应评估肝内和肝外胆管的扩张、胆囊壁增厚、腔内表现和其他异常。应测量并记录肝门部胆管，尽可能记录和测量远端胆总管。

胰腺

　　胰头、钩突、胰体和胰尾应在横切面和矢状切面上显示。当胰管可见时，应进行测量。为了更好地显示胰腺，可以让患者饮水或其他液体使胃充盈，改变患者的体位，如直立和倾斜位，可以更好地显示胰腺。

　　以下情况应进行胰腺超声检查。

1. 实质异常，如肿块、囊肿和钙化。
2. 应评估胰管是否扩张，如果扩张，还应寻找原因。
3. 胰头区的远端胆总管，如果可见，应进行测量。
4. 应评估胰周是否有淋巴结增大和积液。

脾

　　应在长轴和横切面上获得脾的多个切面。应该测量脾的长径，尤其是脾大时。如果需要评估脾体积，则应增加宽度和前后径（AP）测量值。应比较左肾上极和脾的回声，并尽可能显示左侧胸膜腔。

肾

　　应获得每侧肾的纵向切面，通过每侧肾的内侧、中部和外侧显示皮质和肾盂。应测量肾的长径，并评估肾皮质的厚度。肾的回声应与邻近的肝和脾进行比较。必要时，应观察膀胱。应在最佳体位对患者进行扫查，以提供肾的诊断图像。患者扫查体位可以包括仰卧、俯卧、斜卧位等。彩色多普勒有助于评估肾灌注情况，可以区分肾门内管状结构是否为血管，以及通过"快闪伪像"来诊断肾结石。

主动脉

　　主动脉应在长轴和横切面上观察,范围包括从膈肌到分叉处及髂总动脉。直径应在近端、中部和远端的矢状面上测量。如果发现腹主动脉瘤,需要观察肾动脉水平的横切面。

下腔静脉

　　下腔静脉应在长轴和横切面观察,范围包括从膈肌到分叉处及髂总静脉。需要彩色多普勒来评估下腔静脉滤器的通畅性。如果在下腔静脉发现血栓或瘤栓,需要评估肾静脉是否存在血栓或瘤栓。

腹腔积液(腹水)

　　腹水的评估应记录积液的范围和位置,包括盆腔。

　　留取右上象限的纵向和横切面图像,观察肝周、肝下间隔和Morison囊。液体会横向聚集,所以横切面上显示积液更好;留取左上象限脾区的纵向和横切面图像,观察脾周积液,在横切面,脾和左肾之间最明显。留取左右结肠旁沟的纵向和横切面图像,观察是否有肠间积液及盆腔积液。留取骨盆中线的纵向切面图像,观察子宫有肠陷凹有无积液。

(翻译　孙素娟　校对　李丽伟)

阴囊超声检查操作指南

本指南旨在为超声医师进行阴囊和睾丸超声检查提供帮助。超声有其局限性，超声检查并不能发现所有的病变，但是遵循美国超声医学学会（AIUM）网站的指南可以最大限度地发现阴囊病变。

仪器与文档指南

阴囊和睾丸超声扫查需要使用频率至少为 7 ～ 10MHz 的高频线阵探头。如果阴囊非常大（如大量鞘膜积液时），需要使用低频凸阵探头，保证穿透力的同时尽可能采用最高频率扫查。可以使用凝胶垫来改善皮下组织的成像质量。

阴囊超声检查指南

阴囊超声应该至少在切向切面和横切面 2 个切面上进行，根据需要补充其他切面来充分评估阴囊、睾丸和任何病理改变。要获得每侧睾丸的上部、中部、下部的短轴图像。应在中部的最宽处进行横径和前后径测量。从睾丸中线处获得长轴图像，测量每侧睾丸的长径，并获得睾丸内侧和外侧长轴图像。需要在长轴和短轴切面观察附睾的头部、体部和尾部。比较双侧睾丸的大小、回声和血流信号。最好在中部留取图像，需要伴 / 不伴彩色多普勒的双幅对比图像。有些情况下，需要附睾头伴 / 不伴彩色多普勒的双幅对比图像。评估并测量每一侧的阴囊壁。如果在阴囊内未发现一侧或双侧睾丸，应扫查腹股沟区，寻找隐睾。

如果适应证是可触及的病变或区域，应至少在 2 个平面上成像。当考虑有精索静脉曲张时，可行 Valsalva 动作，观察精索静脉丛的反向血流信号。对于急性阴囊疼痛的患者，需使用彩色和（或）能量多普勒来鉴别睾丸扭转和炎症。至少应该获得 1 张双幅对比图像，保持多普勒的设置条件一致，有利于评估双侧睾丸血流情况。当一侧睾丸血流信号缺失，提示睾丸扭转，应调整彩色多普勒设置，尽可能地显示血流信号。对于睾丸肿物的患者，应评估腹膜后淋巴结是否增大。睾丸癌转移增大的淋巴结常见于肾静脉水平主动脉和下腔静脉周围。

（翻译　李丽伟　校对　杜智慧）

女性盆腔超声检查操作指南

以下是基于美国放射学会、美国妇产科医师学会、美国医学超声研究所、儿科放射学会和放射学会在超声实践中提供的女性盆腔超声操作指南。需要查阅完整文件，请访问http：//www.aium.org。

本指南旨在为超声医师进行女性盆腔超声检查提供帮助。超声有其局限性，超声检查并不能发现所有的病变。在某些情况下，可能需要进行其他影像学检查，如磁共振成像或宫腔声学造影。遵循美国超声医学学会（AIUM）网站的指南可以最大限度地发现女性盆腔病变。

仪器

女性盆腔的超声检查应使用频率 $3 \sim 5MHz$ 的凸阵探头。体型肥胖或子宫肌瘤的患者，可能需要使用低频探头，以获得更好的穿透力，如 $2 \sim 3MHz$ 扇形 / 相控阵探头。使用频率在 $5 \sim 10MHz$ 的经阴道（TV）探头有助于盆腔器官细小解剖结构的显示。所有探头必须经过高水平消毒（HLD），在使用前要盖好保护套。检查后，保护套应妥善处理，探头必须按照制造商的要求进行高水平消毒（HLD）。

以下指南描述了如何对女性盆腔内各器官和解剖区域进行检查。所有相关检查均通过经腹部或经阴道方式进行，在大多数患者中，会两种方式结合使用。

常规盆腔准备

对于经腹（TA）盆腔超声检查，患者应尽量充盈膀胱，有一些科室要求检查时膀胱充盈。对于仅进行经腹部盆腔超声检查的患者来说，膀胱应处于完全充盈状态，膀胱尖端应该延伸到子宫的底部，但患者膀胱充盈过度也可能造成检查困难，此时患者应部分排空膀胱。对于经阴道超声检查，应尽量排空膀胱。

阴道探头可由患者、超声医师或超声技师插入阴道。在一些科室，即使超声医师是女性，也强烈建议对经阴道超声检查进行陪同。陪同人员性别不限，但必须为医院工作人员，患者家属不能作为陪护人员。陪护的主要目的是保护超声医师免于法律诉讼。通常要记录超声检查陪同人员的姓名或首字母。在检查过程中患者需要了解经阴道检查的步骤，如果存在沟通障碍，应寻求翻译人员的帮助，来更好地解释扫查流程。

子宫

在扫查子宫时，应评价和记录以下参数：子宫、子宫内膜、子宫肌层和子宫颈长度、形态和方向。应显示阴道图像，其可作为确认子宫颈和子宫下段的解剖标志。

可采用经腹部和经阴道的超声检查来确定子宫大小。在纵向切面测量子宫最长径，应从宫底测量到宫颈外口（如果可以识别）。在同一纵向切面上，垂直于长径测量前后壁，获得前后（AP）径。在横切面或冠状切面中测量最宽经。子宫异常表现应至少在 2 个切面留取图像。

在检查中应测量子宫内膜厚度，并记录是否存在液性或其他异常情况。子宫内膜的测量应在内膜最厚部分测量其前后径，即为两层高回声之间的距离。经阴道超声检查（TV）通常是其最佳测量方式。子宫内膜的厚度会因月经周期而异。

检查时应细致评价子宫肌层和宫颈的轮廓、回声变化，以及是否存在占位性病变。

子宫附件、卵巢和输卵管

卵巢位于髂动脉的前方，可以作为识别卵巢的标志。应评价并记录是否存在卵泡，若存在则记录其大小、形状、回声、相对于子宫的位置。卵巢大小可以通过测量长轴长度来确定，前后径应垂直于长轴测量。卵巢宽度在横切面或冠状切面测量。可以通过卵巢径线来推算出卵巢体积。在一些患者中，尤其是在青春期前和绝经后，可能无法探及一侧或双侧卵巢。

正常的输卵管并不容易显示。检查中要注意双侧输卵管区是否存在异常，尤其是扩张的管样结构。

如果发现附件包块，应记录其大小和超声特征以及记录其与卵巢和子宫的关系。

子宫直肠陷凹

子宫直肠陷凹又称直肠子宫陷凹或 Douglas 陷凹，是腹膜腔在直肠与子宫后壁之间的延伸。它是盆腔中的最低点，也是盆腔积液最常出现的区域。检查时应评价子宫直肠陷凹是否存在游离液体或肿块。如果发现肿块，应该记录其大小、位置、形状、超声特征及与子宫和卵巢的关系。观察该处肿物是否有蠕动，可区分肿块和肠道。

三维（3D）超声可用于某些情况，如识别宫内节育器（IUD 或 IUCD）。3D 超声应按照科室要求来具体应用。

当组织器官的血流评估对诊疗至关重要时，应使用多普勒超声技术来评估相应血流情况，也有一些科室会常规获取卵巢动脉和静脉多普勒图像。考虑卵巢扭转时，必须进行彩色和频谱多普勒评价其有无血流。临床工作中，应根据科室规定使用彩色和频谱多普勒。

（翻译　张容锦　校对　李丽伟）

产前产科超声检查操作指南

以下指南基于美国放射学会、美国妇产科医师学会、美国超声医学学会（AIUM）、儿科放射科医师学会和放射科医师学会标准诊断性产科超声检查的实践参数。查阅完整文档，请访问 http：//www.aium.org。

本指南旨在为超声医师进行产科超声检查提供帮助。虽然诊断性超声不可能检测出所有的先天结构异常，但希望通过遵循AIUM网站上的指南，可以最大限度地检测到胎儿异常。对某些患者，可能需要额外的和（或）专门的检查以明确诊断，如羊膜腔穿刺术或磁共振成像检查。

急诊时，诊断性超声可以进行局部的检查，或者作为后续进一步检查。在某些情况下，可能需要额外的和（或）专门的检查。虽然诊断超声不可能检测出所有的先天结构异常，但遵循以下指南将最大限度地提高检测胎儿异常的可能性。

仪器

产科超声检查应使用 3.5 ～ 7MHz 频率的凸阵探头。探头频率应该使用保证适当穿透力的最高频率。特别是在怀孕前 3 个月，当需要更好的分辨率时，可以使用 5 ～ 9MHz 的阴道探头。所有经阴道（TV）探头在插入前必须经过高水平消毒（HLD）并盖好保护套。检查后，应妥善处理保护套，探头必须按照制造商的要求进行 HLD 处理。超声医师应该使用尽可能低的声学输出频率，以便能够很好地显示胎儿和子宫。

孕早期超声检查指南

在孕早期通常要进行经腹部（TA）和经阴道（TV）超声检查。标准的检查包括评估孕囊存在与否及孕囊的位置、大小和数量。可以使用孕囊的平均直径来估算孕龄。检查妊娠期的孕囊中是否存在胚胎和（或）卵黄囊。当发现胚胎或胎儿有胎心搏动时，如果可以，应进行测量。当胎儿足够大时，应测量头臀长度（CRL）。胎心搏动可以用 M 型或视频记录下来。因彩色或频谱多普勒的输出功率较高，不应该使用。检查子宫、宫颈、卵巢、附件和子宫直肠陷凹，并记录任何异常或病理变化。

当胎儿大小合适时，应显示和记录胎儿头颅、脐带插入口和四肢。应在合适的孕周测量颈项透明层的厚度。

妊娠中期和晚期超声检查指南

标准的胎儿检查应包括有无心脏搏动并测量胎心率。同样，由于输出频率的增加，不建议使用组织或彩色多普勒。

胎儿的测量应包括双顶径、头围、股骨长度和腹围。采用定性或半定量的方法记录羊水量，记录胎盘的位置、回声类型及其与宫颈口的位置关系。应观察记录胎盘脐带插入口的位置，应记录脐带中血管的数量，评估子宫、宫颈、卵巢和附件有无异常或病理状况。

记录以下结构可以作为胎儿解剖检查的一部分，但是可能受胎龄、胎方位和母体腹壁厚度的影响，使一些结构难以完全评估。如有需要，应进行更详细的胎儿解剖扫查。

头颅、颜面部和颈部的结构包括侧脑室、脉络丛、脑中线、透明隔腔、小脑、枕大池和上唇。有些指南可能要求胎儿的侧面、测量颈后透明层的厚度。

胸部的结构包括胎儿心脏的大小和位置，四腔心，左心室流出道，右心室流出道。如果该区域可见，则应该包括三血管切面和三血管气管切面。

腹部结构的评估包括胃的大小和位置、肾、膀胱、胎儿脐带插入和脐血管数量。

颈椎、胸椎、腰椎和骶椎应在纵向和横切面上进行全面评估。

应记录有无手臂、腿、手和足。

如有需要，应记录胎儿的外生殖器。

多胎妊娠时，对比记录胎儿大小、羊水最大深度及胎儿生殖器，更重要的是记录绒毛膜性、羊膜性。

需要时，详细的胎儿解剖检查应包括以下几条。

孕 15—22 周时胎儿头颈部扫查应包括第三脑室、第四脑室、侧脑室壁完整性、轮廓和室管膜内层、小脑叶、蚓部、小脑延髓池、胼胝体、颅穹隆的完整性和形状、脑实质、颈部、胎儿轮廓，冠状面显示胎儿鼻、嘴唇、眼晶体、上腭、上颌骨、下颌骨、舌、耳位置、大小和眼眶。

胎儿胸部图像应增加主动脉弓、上下腔静脉、导管弓和室间隔的图像；三血管切面和三血管气管切面及肺、膈肌的完整性和肋骨。

胎儿腹部图像应增加小肠和大肠、肾上腺、胆囊、肝、肾动脉、脾和腹壁的完整性的检查。

胎儿脊柱应观察脊柱和皮肤的完整性及脊髓圆锥的形状和曲度。

应增加显示胎儿四肢的数量、结构和位置的图像。

胎盘的其他图像应包括肿物、副胎盘和宫颈内口的关系、血管插入的位置，以及异常粘连的植入部位。

另外需要进行的额外测量的包括：孕 16—20 周时测量小脑、眼眶内外径、颈后皱褶厚度、肱骨、尺骨、桡骨、胫骨和腓骨。

（翻译　孟　颖　校对　李丽伟）

下肢静脉多普勒超声检查操作指南

本指南旨在为超声医师进行下肢静脉多普勒超声检查提供帮助，以评估深静脉血栓形成（DVT）。超声有其局限性，超声检查并不能显示所有的病变。遵循美国超声医学学会（AIUM）网站上（http://www.aium.org）的指南可以提高检测到下肢静脉病变的可能性。指南也可从 IAC-VT 的网站上（https://www.intersocietal.org/vascular/）获得。注：股浅静脉现在称为股静脉，大的隐静脉现在称为大隐静脉。

推荐一篇值得阅读的好文章《下肢深静脉血栓的超声诊断》，由放射医师协会在超声共识会议上多学科推荐。该论文发表在 2018 年 4 月发行的第 137 卷第 14 期。主要作者是 Larry Needleman，医学博士，文章可以免费下载。这篇文章讲述了许多与 DVT 相关的静脉多普勒研究。

设备

静脉多普勒检查应使用大于 5 MHz 的线阵探头。如果患者腿部肿胀或较粗，应使用凸阵探头，在保证达到所需的穿透力的同时尽可能使用最高频率。必要时，可能需要用凸阵探头来评估髂外静脉，并且使用凸阵探头可能更有利于扫查腘静脉，因为探头的曲度适合腘窝。在检查过程中，可能需要实时切换这两种探头，以全面扫查。例如，当用线阵探头评估股总静脉和股静脉近段时，根据大腿中部的粗细，可能需要使用频率较低的凸阵探头。

因为静脉在向腘窝走行时会越来越深，所以需要根据静脉的深度来优化整体增益、图像深度、聚焦区位置和其他图像设置。

下肢静脉多普勒检查指南

扫描时患者取仰卧位，膝盖弯曲，腿稍微外旋，以便更好地探查大腿内侧和腘窝区。检查床的床头可采用半坐卧位并稍抬高，有助于下肢静脉充盈。可以在患者的内裤边塞一条毛巾，以防沾到耦合剂。如果内裤影响腹股沟区的扫查或是内裤太紧，应脱去内裤并适当地遮盖与检查无关的区域，以保护患者隐私。

静脉按压试验是验证是否存在静脉血栓的主要诊断标准。按压的目的是观察静脉是否可以压闭。如果静脉可以压闭，提示静脉内无异常。然而，如果静脉无法压闭，提示静脉中可能有血栓。因此，静脉多普勒检查中最重要是从股总静脉开始边按压静脉边向下移动探头，具体到哪里结束扫查，这需要根据所遵循的指南。在横切面上每移动≤2cm 的距离，按压一次静脉，要在皮肤上施加足够的压力，以完全压闭静脉腔。在扫查静脉时应仔细，以免遗漏，因为血栓可能小于探头的宽度，容易被忽略。可使用动态视频记录整条静脉，留取或不留取静态图像，或仅留取静态图像。如果只留取静态图像，必须从以下几个区域留取压闭和未压闭时的横切面灰阶图像：股总静脉、隐 - 股交界处、股深静脉近段、股静脉近段、股静脉中段、股静脉远段和胫腓干近段的腘静脉。如果还要留取小腿静脉的图像，胫后静脉和腓静脉压闭时的图像也应包括在内。每组小腿静脉只需记录一张图像，且建议选择靠近胫腓干处的图像。股深静脉近段和股静脉近段的压闭图像可以包含在同一张图像中。如果患者有多条股静脉畸形，必须对每条股静脉进行评估。如果按压困难，将一只手放在要按压的区域下，向探头方向按压，同时用探头按压静脉。当检查压迫收肌管（也称为 Hunter's canal）中的股静脉时，这种方法非常有效。

　　扫查腘窝时，患者体位同前，超声医师将探头放置在膝后方，或者通过让患者侧卧，将"上方"的腿放置在被扫查的腿的前面。此时患者处于前斜位。

　　扫查小腿时的体位与扫查大腿时的体位相同。另一个姿势是让患者屈膝，把脚放在检查床上，以利于血液汇集在小腿上，使静脉充盈。还有一种扫描小腿静脉的方法是让患者坐在检查床边，双脚自然下垂。该体位可能会给超声医师带来一些不便。一般只需要评估胫后静脉和腓静脉，因为没有文献报道有单独的胫前静脉血栓形成。

　　彩色多普勒检查可用于判断静脉管腔是否通畅、显示不完全血栓形成时残留管腔内的血流，以及评估完全性血栓时是否存在血流重建。应使用彩色和频谱多普勒检查股深静脉近段和大隐静脉近段。一些科室可能还需要髂外静脉的彩色和频谱多普勒图像。凸阵探头通常用于评估髂外静脉。

　　频谱多普勒用于评估血流的呼吸期相性和自发性。频谱多普勒波形从静脉的长轴获取，应包括股总静脉和腘静脉。不需要额外的扫查。在单侧下肢静脉扫查中，应评估对侧股静脉的频谱多普勒，比较两条股静脉的超声特征，观察是否一致。如果两条股静脉都失去了呼吸期相性，应该评估下腔静脉是否有梗阻。如果只有一条股静脉失去了呼吸期相性，应评估同侧髂外静脉是否有血栓。

（翻译　田霁松　校对　李丽伟）

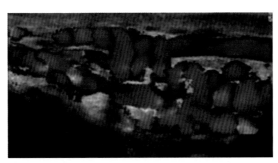

彩图 1　精索静脉曲张患者。彩色多普勒图像显示 Valsalva 动作后，血流量增加（见图 15.30B）

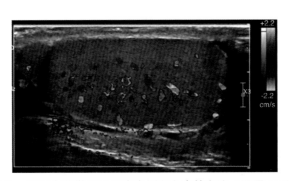

彩图 2　彩色多普勒显示正常右侧睾丸内的血流（见图 15.32A）

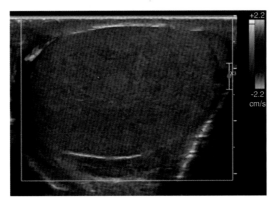

彩图 3　彩色多普勒图像显示左侧睾丸内未见血流信号，符合睾丸扭转。睾丸周围可见血流，超声医师不应将其与睾丸内的血流混淆。彩色速度标尺为 2.2cm/s 的低速设置，与彩图 2 中患者右侧睾丸的设置条件相同（见图 15.32B）

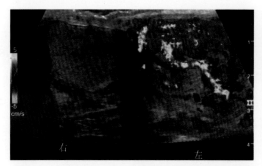

彩图 4　两侧睾丸对比图像显示左侧睾丸内血流增加，符合睾丸炎（见图 15.33A）

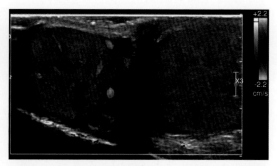

彩图 5　双侧睾丸对比图像显示左侧睾丸未见血流信号，符合睾丸扭转（见图 15.33B）

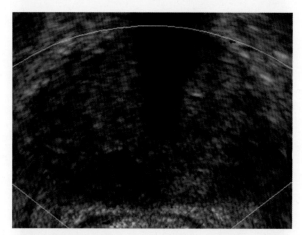

彩图 6　前列腺彩色多普勒显示前列腺癌血流信号增加（见图 15.69）

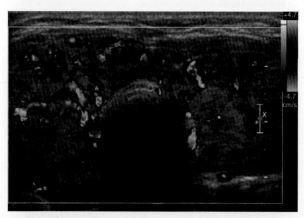

彩图 7　彩色多普勒显示桥本病患者彩色血流信号增多（见图 16.15C）

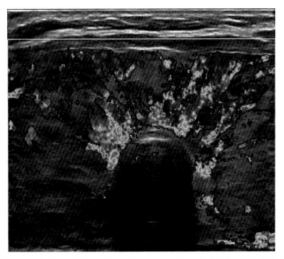

彩图 8　彩色多普勒显示弥漫性甲状腺肿（Graves 病）表现为"火海"征，血流明显增加（见图 16.16B）

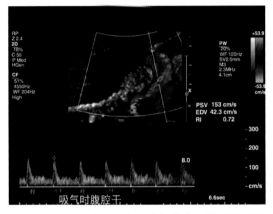

彩图 9　吸气时腹腔干在弓状韧带水平的图像（见图 20.2B）

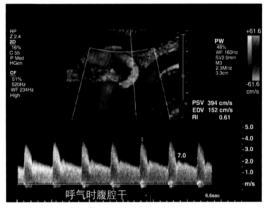

彩图 10　与彩图 9 同一例患者，腹腔干弓状韧带水平图像，呼气时，腹腔干血流速度增加（见图 20.2C）

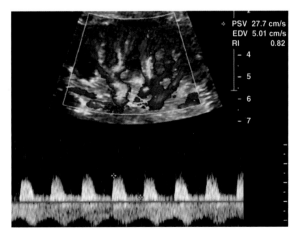

彩图 11　测量阻力指数的错误示例，将噪声误认为舒张末期血流（见图 20.9A）

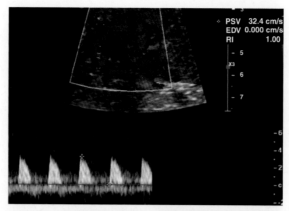

彩图 12　与彩图 11 同一例患者，在基线正确地测量舒张末期流速（见图 20.9B）

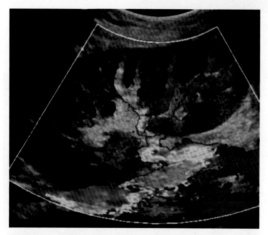

彩图 13　使用彩色多普勒协助测量阻力指数。图中为收缩期达峰时的图像（见图 20.10A）

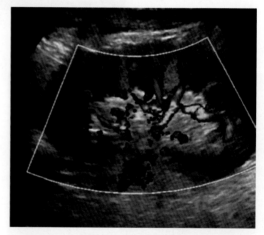

彩图 14　与彩图 13 同一例患者的舒张期血流
注意：没有代表收缩期的红色血流。测量 RI 值为 1.0（见图 20.10B）。

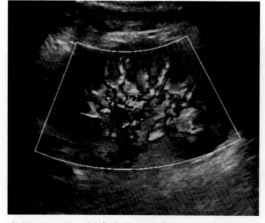

彩图 15　另一例患者高阻力指数。图像显示收缩期峰值（见图 20.11A）

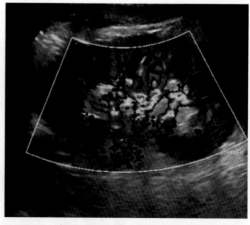

彩图 16　与彩图 15 同一例患者的舒张期血流，收缩期血流减少，几乎消失，但在舒张末期仍然存在，阻力指数＞ 0.8（见图 20.11B）

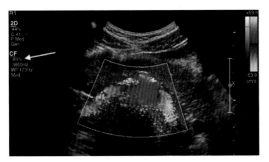 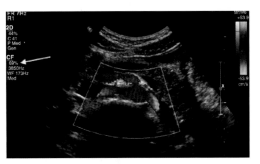

彩图 17　图像上的所有彩色噪声都与增益太高相关，增益设置为 89%（见图 20.16A）

彩图 18　与彩图 17 同一例患者，增益设置为 69%（见图 20.16B）

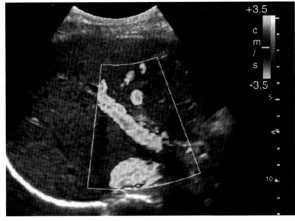

彩图 19　彩色速度标尺设置过低，为 3.5cm/s，彩色多普勒显示门静脉出现混叠（见图 20.18A）

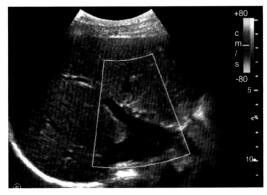 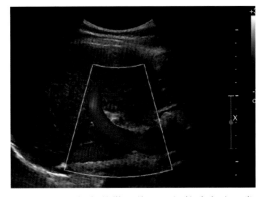

彩图 20　彩色速度标尺设置太高，为 80cm /s，彩色多普勒图像显示门静脉内未见血流信号（见图 20.18B）

彩图 21　彩色多普勒图像显示门静脉血流正常，彩色速度标尺设置为 33.9cm/s（见图 20.18C）

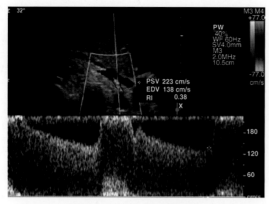

彩图 22 右肾动脉的图像

取样框置于混叠区的附近,代表高流量区域。因为在技术上获取完整的信号是不可能的,所以测量可见信号的顶部,流速为223cm/s。测值>200cm/s,符合狭窄率>60%。由于肾动脉的深度,当出现狭窄时,信号会出现混叠。诊断标准是一个测量值>60%的狭窄;因此,不需要测量真正的峰值速度(见图20.21A)。

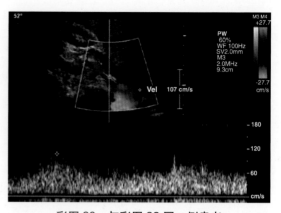

彩图 23 与彩图 22 同一例患者

显示动脉狭窄后湍流,之后血流恢复到均匀的颜色(见图20.21B)。

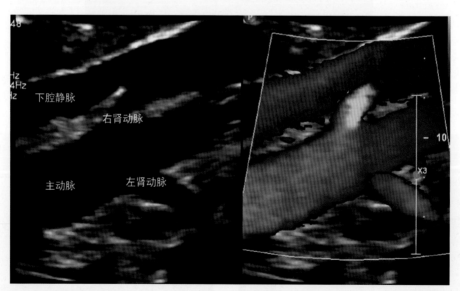

彩图 24 肾动脉起始处冠状切面,灰阶和彩色多普勒图像,显示"香蕉皮"征(见图20.24)

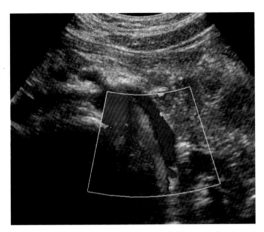

彩图 25　彩色多普勒图像显示患者仰卧位时，从腹主动脉到近肾门处肾动脉的彩色多普勒图像。注意彩色颜色均匀表明动脉正常（见图 20.28）

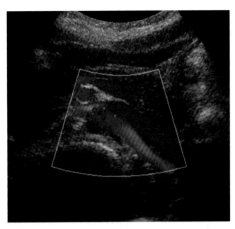

彩图 26　彩色多普勒图像显示左肾静脉从左肾到下腔静脉通畅。黑色区域是由于血流与声束垂直（见图 20.29）

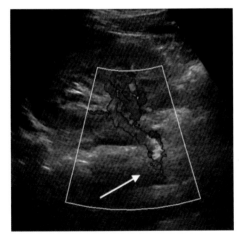

彩图 27　左肾动脉图像

患者右侧卧位时显示左肾动脉的全长。起始处的混叠是由狭窄引起的。箭示主动脉，因腹主动脉垂直于声束，其内未探及血流信号（见图 20.30）。

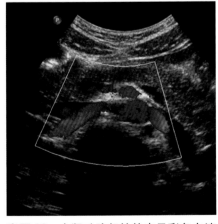

彩图 28　右肾动脉起始处未见彩色血流信号，因其垂直于声束。左肾动脉多普勒角度良好，左肾动脉起始处清晰可见（见图 20.31A）

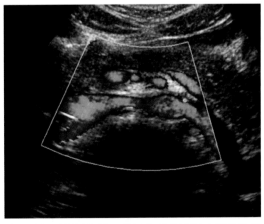

彩图 29　同彩图 28，能量多普勒显示右肾动脉起始处通畅。能量多普勒能够显示垂直于声束的血流（见图 20.31B）

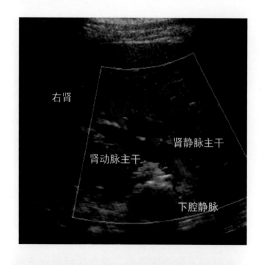

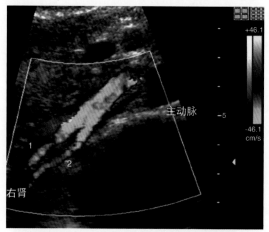

彩图 30　右肾静脉从右肾汇入下腔静脉(IVC)（见图 20.35）

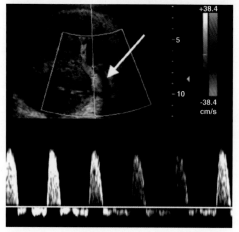

彩图 31　与肾静脉血栓形成相关的双相动脉频谱（箭）（见图 20.37）

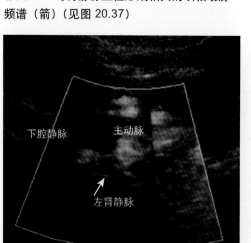

彩图 33　能量多普勒图像显示主动脉后方的左肾静脉

由于静脉垂直于声束，彩色多普勒很难显示静脉内的血流信号（见图 20.39）。

彩图 32　右肾双支动脉彩色多普勒图像

这是从主动脉并排发出的 2 条独立的动脉（见图 20.38）。

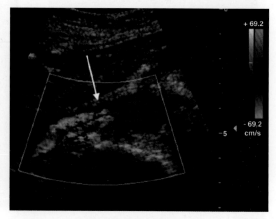

彩图 34　彩色多普勒显示右肾动脉起始处管腔狭窄和狭窄引起的混叠（箭）（见图 20.41）

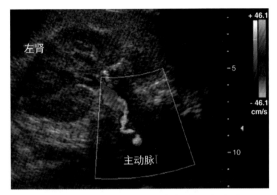

彩图 35　左肾动脉肌纤维发育不良患者
注意血管中间区域的混叠。患者为右侧卧位（见图 20.43）。

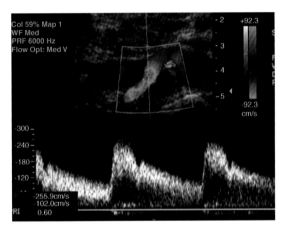

彩图 36　频谱多普勒图像显示纤维肌发育不良患者的右肾动脉血流速度增高（见图 20.44A）

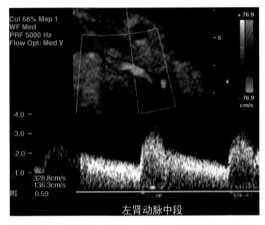

彩图 37　与彩图 36 同一患者，图像显示左肾动脉血流速度增高（见图 20.44B）

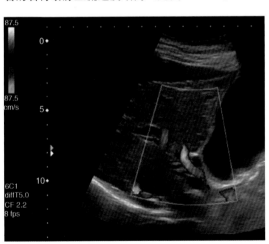

彩图 38　肝动脉血流迂曲
患者肝硬化伴腹水。门静脉未见血流。这些征象都提示门静脉血栓形成。评估后发现彩色速度标尺显示数值很高，为 87.5 cm/s，这可能是门静脉未探及血流的原因（见图 20.60A）。

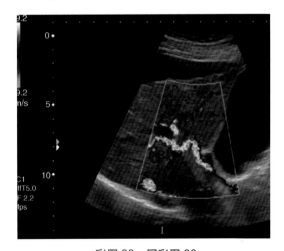

彩图 39　同彩图 38
将彩色速度标尺降至 19.2cm/s，静脉流量较正常。肝动脉出现混叠（见图 20.60B）。

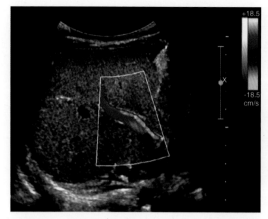

彩图 40　彩色多普勒图像显示正常门静脉流速较慢，呈深橙色，而肝动脉流速较快，呈亮橙色。彩色标尺上的颜色越靠近中间，颜色越深的是较慢的血流，而靠近顶端，颜色越亮的是较快的血流（见图 20.60C）

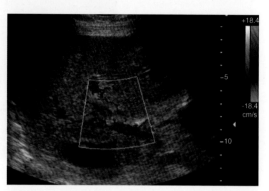

彩图 41　门静脉高压的图像显示门静脉呈蓝色，远离肝和探头，肝动脉呈红色，进入肝并朝向探头。彩色标尺的上端为红色（见图 20.62A）

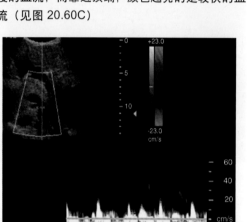

彩图 42　彩色多普勒超声显示脾静脉血流反向。蓝色在彩色标尺的底部，脾静脉是蓝色的显示血流背离探头，流回到脾（见图 20.64）

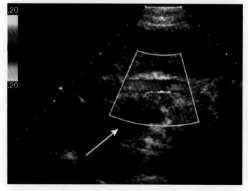

彩图 43　这是一侧支静脉的图像，超声医师误以为是反向流动的脾静脉，直到放射科医师指出它在胰腺上方。箭示胰头部。从此例中得到的教训是要仔细评估整个图像，而不仅仅是眼关注的地方（见图 20.66A）

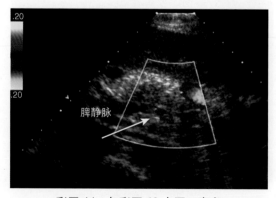

彩图 44　与彩图 43 中同一患者
真正的脾静脉（SPLV）细小，血流反向。胰腺上方的蓝色是侧支血管（见图 20.66B）。

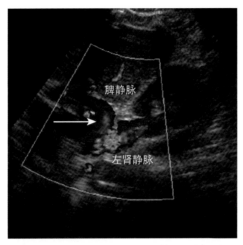

彩图 45　身体是很神奇的，它在脾静脉和左肾静脉之间形成了一条通道，这样门静脉的血液就可以回流到体循环中。箭示已形成的脾肾分流（见图 20.68A）

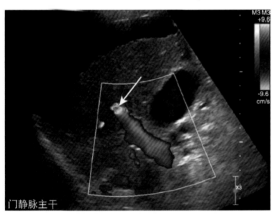

彩图 46　门静脉的彩色多普勒图像，超声医师认为是正常的，直到放射科医师质疑静脉末端为何出现混叠（箭）。本例的教训就是要密切注意细节。在这张图片中，门静脉的颜色应该是一致的，而混叠表明有些地方出现了异常，需要进一步寻找原因（见图 20.73A）

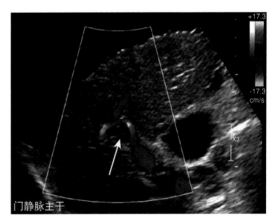

彩图 47　与彩图 46 中相一患者

彩色速度标尺由 9.6cm/s 增加到 17.3cm/s。在较高的标尺设置下，现在可以看到被彩色信号（箭）"掩盖"的血栓（见图 20.73C）。

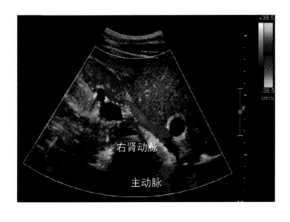

彩图 48　彩色多普勒显示正常右肾动静脉的图像（见第 20 章，未编号的图 15）

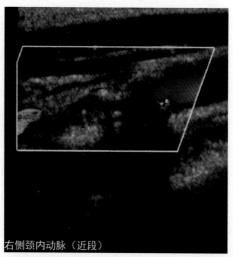

右侧颈内动脉（近段）

彩图 49　对侧颈内动脉闭塞造成异常的高速血流

图像左侧的混叠流来自于颈静脉，因为彩色速度标尺设置低（见图 21.1）。

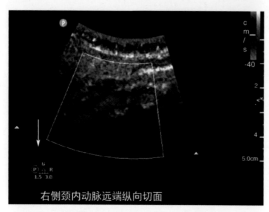

右侧颈内动脉远端纵向切面

彩图 50　使用腹部凸阵探头显示颈内动脉远端的彩色图像（见图 21.16B）

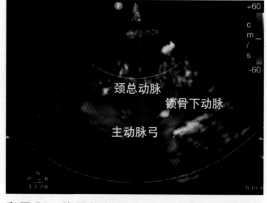

颈总动脉　锁骨下动脉　主动脉弓

彩图 51　使用低频探头对主动脉弓颈总动脉（CCA）和锁骨下动脉起始处进行彩色多普勒成像（见图 21.17E）

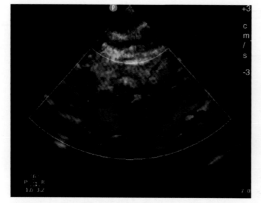

彩图 52　彩色多普勒图像显示左侧颈总动脉起始处小范围的颜色混叠区域，提示存在狭窄（见图21.22C）

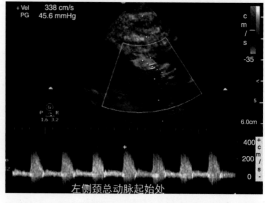

左侧颈总动脉起始处

彩图 53　彩色多普勒图像显示混叠区，可见高速和湍流波形，证实颈总动脉的起始处病变（见图21.22D）

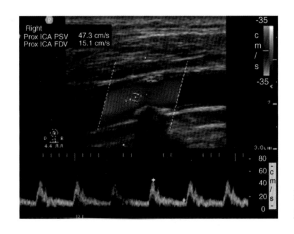

彩图 54　一个狭窄＜50％的病例，彩色多普勒显示残余管腔的轮廓（见图 21.26A）

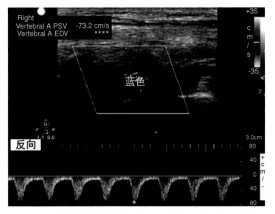

彩图 55　椎动脉背离探头和头部，血流呈蓝色，频谱多普勒显示与反向血流相符（见图 21.28B）

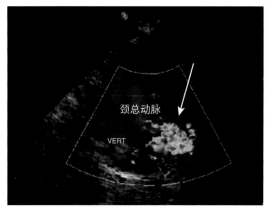

彩图 56　图像显示无名动脉远端狭窄导致的湍流彩色信号。湍流彩色信号是由狭窄引起的组织振动导致的（见图 21.28C）

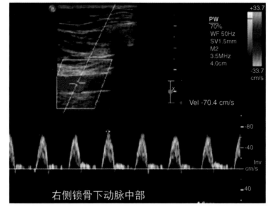

彩图 57　此图中锁骨下动脉呈红色，背离探头。锁骨下动脉血流反向，因为它们起源于胸部中心并向外侧延伸。这就是为什么在正常锁骨下动脉中，彩色标尺是反向的，以保持动脉的红色。如果保持相同的角度，则左侧正常血流方向为蓝色（见图 21.28E）

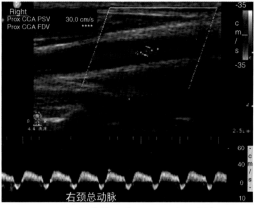

彩图 58　彩色多普勒图像显示颈总动脉管腔变细。无名动脉闭塞导致颈动脉波形异常（见图 21.28F）

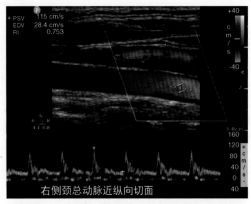

彩图 59　彩色多普勒图像显示正常的颈总动脉和颈静脉

注意，彩色血流并没有完全填满颈静脉，因为显示动脉需要的彩色速度标尺较高（见第 21 章，扫查操作规程未编号的图 2）。

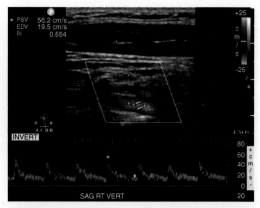

彩图 60　图像显示正常的椎动脉和椎动脉上方的椎静脉

注意，在这幅图中它们直径相同的。（见第 21 章，在扫查操作规程未编号的图 14）。

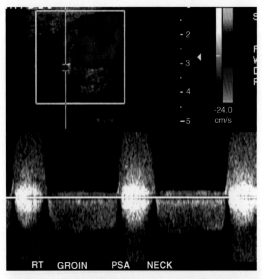

彩图 61　彩色多普勒显示假性动脉瘤（PSA）的阴阳征

蓝色在彩色标尺的顶部。血液进入 PSA（蓝色），然后顺时针流出 PSA（红色）（见图 22.8）。

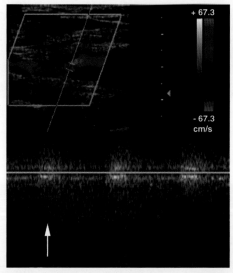

彩图 62　取样框置于血流混叠区域，这是动脉与静脉连接的位置

注意该区域的颜色。舒张期血流几乎是混叠的，给人一种多普勒显示的全是噪声的错觉。然而，可以听到具有明显收缩期和舒张期成分的高频信号。这说明了多普勒信号声音的重要性（见图 22.11）。

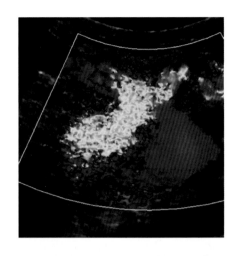

彩图 63　彩色多普勒图像显示动静脉瘘周围组织杂乱的彩色血流信号（见图 22.12）

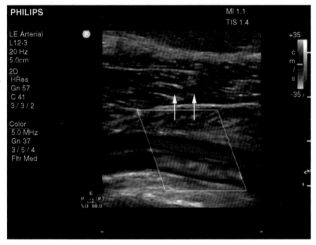

彩图 64　静脉管壁附近没有血流，易误诊为非梗阻性血栓。这是由于使用了动脉的彩色速度标尺造成的，因此在同一彩色多普勒图像上，优化静脉彩色速度标尺，以显示静脉的完整填充（见图 22.36）

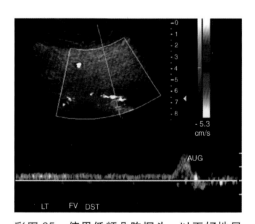

彩图 65　使用低频凸阵探头，以更好地显示股静脉的远端。图中股静脉前方的股浅动脉是正常的，出现混叠是由于彩色速度标尺设置速度较低造成的（见图 22.37）

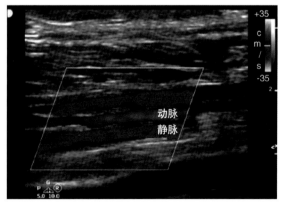

彩图 66　彩色多普勒图像显示胫后动脉及两侧的胫后静脉（见图 22.43C）

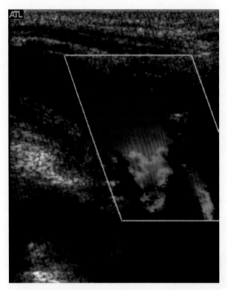

彩图 67　彩色多普勒图像，彩色信号遮掩了下方的血栓（见图 22.47A）

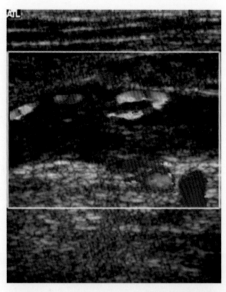

彩图 68　彩色多普勒图像显示急性深静脉血栓形成并血流再通（见图 22.48B）

（翻译　孙素娟　李丽伟）